U0310123

2008-2011年，国家社科项目"中医名词术语英译国际标准化研究"（08BYY009）

2012-2015年，国家社科项目"中医英语翻译理论与方法研究"（12BYY024）

2018-2021年，国家社科项目"《黄帝内经》英译及版本比较研究"（18BYY033）

2017-2020年，上海哲社项目"中医典籍翻译研究"（2017BYY013）

中医翻译研究教程

李照国◎著

上海三联书店

编写说明

20世纪70年代，随着中医翻译事业的开启，中医翻译及其研究一直在努力推进。从20世纪80年代到90年代，中医和中西医结合等杂志上发表了不少总结中医翻译的文章。《中国翻译》《中国科技翻译》《上海翻译》等重要翻译杂志上连续发表了数篇研究中医翻译基本原则、标准和方法的文章，有力地推进了中医翻译事业的发展、学科的建设和人才的培养。

进入21世纪后，由于中华文化传承和翻译人才培养的欠缺，使得中医翻译研究一直处在徘徊状态。为了推进中医翻译的发展、学科的建设和人才的培养，我们根据中医翻译在国内外的发展以及中医理论体系和标准体系的建设，编写了《中医翻译研究教程》，比较系统地总结了中医翻译的历史、现状和走势，分析了中医英语翻译的原则、标准和方法，探讨了中医英语翻译的特点、难点和要点，为国内中医翻译事业的发展、学科的建设和人才的培养创造条件。本教程中的思考题是对中医翻译历史、现状和发展及其目的、意义和要求的系统总结，分别设置在每节课之后，通过学习进行分析、思考和研究。

由于中医翻译及其研究工作还处在摸索之中，其理论体系和标准体系还在建设之中，本教程自然有诸多不足之处，特别有许多二十年前的研究，敬请批判指正。

目　录

甲　篇

早期中医西传与翻译研究

第一课　中医西传的历史回顾

　　要探索和研究如何英译中医的问题,尤其是英译的原则、方法和标准,就必须系统深入地总结和分析中医西传的历史和发展,并对不同历史时期、不同地域、不同译者的翻译背景、翻译目的、翻译理念、翻译方法和翻译经验进行系统的分析、归纳和总结。只有这样,才能比较客观实际地梳理清楚中医英译的思路和方法,才能比较准确地把握中医英译应遵循的原则和标准。

　　中医西传的历史大约有三百多年了。在这三百多年的发展过程中,中医翻译从最初以拉丁语翻译为主逐步发展到以英语翻译为主,这一变化与西方文化、社会和科技的发展息息相关。这一变化,也为中医英译的顺利发展提出了诸多亟待解决的问题,尤其是中医名词术语的翻译及其标准化。在当代的中医英译实践中,这样的问题已愈来愈严峻,成为中医英译所面临的最大挑战,因为英语语言中缺乏中医基本名词术语的对应语。

　　对于这一问题,1997 年《上海科技翻译》杂志(即如今的《上海翻译》杂志)发表中医西传专题文章,总结了中医西传三百年的历史发展,尤其是翻译在中医西传过程中所发挥的不可替代的作用。同时对其存在的颇值反思的问题,也进行了初步的梳理和分析。通过对中医西传历史的总结和分析,不仅能使我们了解其发展过程中所遭遇的各种语言、文化、医理以及民族心理的挑战,而且也能使我们对中医翻译的作用和意义有更为深刻的认识。同时,也会使我们更为全面地了解、更为深刻地思考、更为准确地把握中医基本名词术语英译及其标准化所面临的问题和挑战。

一、中医的风采

中医是中国医药学的简称,是中国特有的一门与天文、地理和人文密切交融的古典医学体系。中医以中国的传统文化、古典哲学和人文思想为理论基础,融合诸子之学和百家之论,综合自然科学和社会科学的理论与实践,构建了独具特色的理论体系、思辨模式和诊疗方法。中医重视人与自然的和谐共处,强调天人相应的基本观念,提倡人与社会的和谐发展,重视形与神的自然统一,为中华民族的健康、繁衍与发展,为周边地区医药的创建、文化的传播和文明的提升,开辟了广阔的路径。

中医是目前世界上历史最为悠久、体系最为完整、疗效最为显著、应用最为广泛、发展最为迅速的一门传统医学体系。早在秦汉之际,中医已经逐步传入周边地域,20世纪以来更是走出亚洲,传扬世界,为世界医药的发展,为各国民众的健康,作出了巨大的贡献。即便在现代医学高度发达的今天,中医在人类医药保健事业中仍然发挥着不可替代的作用,并且日益走向世界,造福人类。据国家有关方面统计,中医目前已经传播到了全球160多个国家和地区,并在大多数国家不仅建立了自己的学术团体、学术机构和学术组织,而且还建立了颇具特色的高等院校、培训基地和出版机构,极大地推动了各国医疗保健事业的发展。有些国家——如澳大利亚和泰国——经过多年的努力推进以及与中国的交流合作,已经先后完成了中医的立法,赋予了中医以相应的法律地位、学术规范和发展要求,从而保证了其在本国的健康发展,同时也促进了中医在全球范围的传播、发展和应用。

由于理论先进、方法科学、药物自然、效果神奇,中医这门古老的医学体系虽历经千秋万代而始终昌盛不衰,为中华民族的繁衍、为中华文化的发展、为中华文明的传播作出了巨大贡献。同时,通过民间交流、民族融合和文化辐射,中医很早便东传高丽扶桑,西传西域高原,南传南亚列岛,北传朔方诸部,为这些地区医药的创建和发展奠定了理论和实践基础,促进了这些地区社会的进步和文明的昌兴,也为中国与阿拉伯世界以及欧洲、拉丁美洲和非洲的交往开辟了蹊径。

二、中医的外传

据文献记载,到了唐宋时期,有关中医的信息已经通过阿拉伯世界传入了欧洲。据史学界专家对阿拉伯人阿维森纳所编写的《医典》的分析研究,当时中国的脉诊技术就是通过阿拉伯世界传入欧洲的,为欧洲医药的发展注入了东方元素。在唐代,由于中国文化的高度发达和巨大影响,吸引了很多国家的商人和学者来华学习大唐文化。日本的遣唐使就是其中最具代表性的来华留学群体之一。他们不但将中华文化、语言和文字传播到了本国,而且也将中华民族的各种创造和发明——包括医药学说——都带回了本国。今日日本所谓的"汉方"和韩国所谓的"四象医学",就是其中最具代表性的发展。正如美国人威斯(Ilza Veith)在她所翻译的《黄帝内经·素问》(The Yellow Emperor's Classic of Internal Medicine)前 34 篇的前言中所指出的那样:

In the beginning of the seventh century many young Japanese were sent to China in order to study the language of the scriptures. It was inevitable,however,that during their stay in China they should come in contact with all aspects of Chinese culture. Chinese medicine at the time of the T'ang dynasty was highly developed compared with the medical practices of the Japanese. Buddhist scholars returned to their island not only with a knowledge of the Chinese script but also enriched by the knowledge of the medical art of the Chinese. Chinese medicine soon came to supplant indigenous Japanese practices,particularly after the study of the ideographs had made Chinese medical texts available to many Japanese. From then on—with slight modifications—Chinese medicine ruled supreme in Japan until,in the late sixteenth century,Portugues priests and,in the seventeenth century,the physicians' of the Dutch

East India Company introduced European medicine（Ilza Veith，
1997：72 - 73）.

大致意思是说：

> 公元 7 世纪初的时候，很多日本青年被派往中国学习中国语
> 言。毫无疑问，在中国学习期间，他们当然会接触到中国文化的各
> 个方面。在大唐时期，中国医药得到了极大的发展，这是日本医学
> 所无法比拟的。当日本佛界的学者从中国返回其岛屿时，他们不
> 仅带回了中国的语言文化知识，而且也带回了中国医学的理法方
> 药。中医很快便主导了日本本土的医学实践，由于中国语言文化
> 的传入，使得很多的日本人都有机会和条件了解和掌握中国医学
> 了。从此以后，直到 16 世纪后期，中国医药学——当然也有一定
> 的调整——在日本一直居于统治地位。16 世纪的时候，荷兰传教
> 士和荷兰东印度公司的医务人员将欧洲医学介绍到了日本。

　　威斯的总结，显然是参照了唐代以来的历史记载和日本的历史发
展，因此是颇为符合实际的。在世界卫生组织（World Health
Organization，简称 WHO）2009 年所启动的 ICD - 11 - ICTM（疾病国
际分类第 11 版传统医学部分）工程以及世界标准化组织
（International Standard Organization，简称 ISO）2010 年所建立的
TC249（中医药国际标准化技术委员会）的过程和发展中，如果日本和
韩国的代表团及其所谓的专家能牢记其所谓传统医学的历史渊源与历
史发展，就不应该坚决反对将中医翻译为 Traditional Chinese
Medicine，更不应该否认他们的所谓传统医学源自中国这一历史事实。
　　到了元明时期，随着中西方贸易和文化交流的开展，中医通过中国
本土和周边其他区域开始传入欧洲。此时的欧洲，正处在文艺复兴的
滚滚洪流之中，各种新的思想和思潮风起云涌。而中医理论和实践的
传入，无疑为变革时期的西方注入了异域华彩。同时，西方商人和传教
士的东来，也为古老的中华帝国带来了别样文明的火种，为古老的中华
文化输入了西方的思想和理念。以利玛窦（Matthew Rieci，公元

1552—1610)为代表的明代来华传教士,不但将基督教的教义和法理传入了中国,也为当时的中国带来了西方最为先进的科技和文化。而这些科技和文化也在一定程度上影响了中国文化——包括中医药——的发展。例如,一些源自西洋的药物传入中国之后,便逐步按照中医理法方药的理论和实践纳入了中药的范畴之中。

到了清代,特别是鸦片战争之后,中西方之间的商贸、外交和文化交流更加频繁广泛。大部分来华的西方人士——包括外交人员——皆通晓中国文化和语言,他们在向中国灌输和传播西洋宗教和文明的同时,也将西方医药作为传教的辅助手段介绍到了中国。关于这一点,美国人威斯在其所翻译的《黄帝内经·素问》前34篇的前言中,对此曾作了较为客观的记述。她说:

Western medicine reached China in the early 17th century, when the Jesuit fathers who had been trained in medicine and the physicians employed by the East India Companies began to extend their activities to Chinese patients. The first organized effort to introduce Western medicine into China was made upon the realization by the American Board of Commissioners for Foreign Missions that medicine could serve as an aid in the spreading of Christianity. Following the inauguration of the Medical Missionary Society in China in 1838, the scope of activity of Western medicine increased rapidly, and in the last third of the 19th century a considerable number of Chinese cities had well-run hospitals of fair size. The same impetus contributed to the founding of several small medical schools, some of which, during the 20th century, grew to impressive proportions(Ilza Veith, 1997: 1).

大致意思是说:

西医是在公元17世纪早期,由受过医学训练的传教士和荷兰东印度公司所雇佣的医生传入中国的,为的是拓展他们与中国患者的交流活动。首次联合起来向中国介绍西方医学的是美国的

"对外传教机构",目的是将医学作为传播基督教的辅助工具。1838 年在中国创建了"医学传教协会"之后,西方医学在中国的活动发展迅速。19 世纪末期,相当多的中国城市都建立了一定规模的西医医院。同时,还建立了几所小型的西医学校,有些到了 20 世纪的时候已经得到了很大的发展。

将医药作为传教手段,这是明清时期西方来华传教士们逐步形成的一个共识。关于这一点,J. P. Du Halde 在其 1738 年出版的 A Description of the Empire of China(《中华帝国的记述》)一书中,就有明确的论述。当然,这些传教士们在向中国传播基督教义和西方医药的同时,也间接地将中国文化——包括中医——的某些理论和实践介绍到了欧洲,无意间为此后中医药在西方的传播和发展做出了一定的有益探索。在嗣后的百年之中,通过不同的途径,中医在西方得到了较为广泛的传播。

三、中医西传的挑战

在现代医学高度发达的今天,中医在西方各国的医疗保健事业中仍然发挥着不可替代的作用。1982 年,WHO 委托亚太西区(World Health Organization Western Pacific Reigon)组织中、日、韩等国的专家,就针灸经穴名称的国际标准化问题进行了广泛的研究和商讨,于 1991 年颁布了《针灸经穴名称国际标准》。2009 年,WHO 启动 ICD - 11(the Eleventh Edition of International Classification of Diseases,疾病国际分类第十一版),专门设立了第 23 章,首次将中医纳入其中。2010 年,ISO 成立了"中医药国际标准化技术委员会"(TC249)。这两个重要国际组织先后启动的这三项重要的工程,充分说明了中医在世界上传播的深度和广度,也充分说明了中医在养生保健和防病治病中所发挥的重要作用。

由于中医是源自中国本土且以中国传统文化为其理论基础和实践指南的传统医学体系,其理论和实践自然与现代医学迥然不同。虽然中西医均以研究人体的生理、病理和健康问题为目标,但在对人体各个部位的生理功能、病理变化和相互关系的认识方面,却存在着巨大的差异,从而形成各具特色的理论体系和实践规范。所以在西方各国语言中,一般都缺乏中医对应语,给中医的对外翻译和国际交流造成了极大的困难。

为了从根本上解决中医对外交流和传播过程中的语言问题,20世纪70年代以来,海内外不少学者开始对中医英语翻译——特别是基本名词术语的翻译——进行实践总结和理论研究,提出了许多颇具建设性的意见和建议,编写出版了一些较为规范的中医英文教材和汉英中医词典。有的学者还发表了较为系统的研究文章,撰写出版了构建中医翻译理论体系和标准体系的研究专著,探讨了中医基本术语英语翻译存在的问题及应采取的应对策略,在中医英语翻译的理论研究方面作了许多开创性的工作,为此后中医英语翻译的深入发展奠定了学术基础。

中医术语英译的国际标准化问题,很早就引起了中国政府有关部委和WHO的关注,并积极采取措施指导和推进这一工作的开展。例如20世纪70年代末80年代初,为了加快中医药在世界各国的传播,促进各的医疗保健事业,在《阿拉木图宣言》精神的鼓舞下,WHO在中国及其他一些国家设立了不少传统医学合作中心,为世界各国培养针灸医师。为了配合WHO开展国际针灸师的培训工作,中国政府有关方面组织专家和翻译人员编写和翻译了《中国针灸学》一书,较为全面地介绍了中医的基本理论和实践方法,特别是经络学说和针灸理法。这是我国第一部由国家有关机构组织专家编写和翻译的英文版中医教科书,语言较为规范,翻译较为统一,为此后中医基本名词术语的英译奠定了实践基础。

在中医西传的历史中,在中医国际传播的过程中,翻译也始终发挥着不可替代的桥梁作用。通过对中医西传的历史和中医国际传播过程的回顾,不仅能使我们深刻地认识到中医在中华文化西传及走向世界过程中所发挥的排头兵的重要作用,而且能使我们清楚地看到翻译在中医西传及其国际化进程中所发挥的作用、面临的困难和面对的挑战。

思考题

1. 中医最早外传到哪些地域?

2. 中医什么时期开始传入西方?

3. 中医是如何传入西方的?

4. 中医传入西方的渠道和路径是什么?

5. 早期向西方介绍中医的目的是什么?

6. 早期向西方介绍中医的人士来自哪里?

7. 早期向西方介绍中医的内容是什么?

8. 中医西传存在的问题是什么?

9. 中医西传面临的挑战是什么?

10. 翻译在中医西传中有何意义?

第二课 中医西传的历史与文献

　　中医对外交流和传播的历史,可谓源远流长。早在秦汉之际,中国医药学的理论和实践已经传播到了东南亚一些地区。当时的中国,文化先进,经济发达,社会昌明,引领着世界文明发展的潮流和方向。东南亚一些国家、地区和部族在与中国的文化交流中,不但接受了中国的文化,而且还接受了中国的文字。作为中国文化的一个重要组成部分的医药学,自然也随之传入了这些地区,主导着这些地区医药理论与实践的发展。这种状况一直持续到 19 世纪末。例如在日本,直至所谓的明治维新之后,西方医药才取代中医药的独尊地位。其他各地的情况也大致如此。

　　由于东南亚诸国在历史上全盘接受了中国文化和文字,所以当时中医药的理论和实践实际上以汉语语言在当地传播和应用,基本上不存在翻译的问题。只有当中国医药在公元 8 世纪左右传入阿拉伯世界时,翻译才成为彼此之间进行交流的必要途径。所以从某种意义上讲,中国医药对外翻译的历史大概始于其传入阿拉伯世界的那个时期。但由于时间久远,且缺乏必要的文献记录,中医药传入阿拉伯世界时期的翻译实践,如今已无迹可考。但从阿维森纳公元 8 世纪所撰写的《医典》来看,其中似乎包含有一定的中医信息。这说明中医在此之前就已经传入了阿拉伯世界。事实上,在汉唐时期,中国与阿拉伯世界的交流就一直持续进行。这种交流不仅仅是商业,也包括文化,文化中自然包括着医药。中医药中所包含的来自阿拉伯世界的药物和药方,即从另外一个角度充分地说明了这一点。可惜,这方面的文献资料现在已经无从查考了。

能为我们今天研究中医翻译提供某些文献资料的,只有中医传入欧洲的那一历史时期了。事实上,有关中医药的信息和实践很早就通过阿拉伯世界传入了欧洲,但中医药从中国直接传入欧洲的历史,大约始于16世纪左右。不过,从现有的文献资料来看,中医在西方的早期传播是极其缓慢的,甚至是非常偶然的,范围也是十分有限的。

一、传教士在早期中医西传进程中的作用

有关中医药的信息大约在16世纪左右通过传教士直接从中国传入了欧洲。据现有史料记载,公元1575年西班牙传教士来到我国的福建省进行传教活动时,接触到了中国医学并搜集了大量的资料。两年后他们携带了大量的中医古籍和文献回到欧洲。在此之前,来华的意大利传教士利玛窦在其传送给欧洲的著述中,也对中国医学的基本理论和方法作了一定的介绍。所以学界有人认为,利玛窦是第一个比较准确地向西方介绍中国医学的西方人士。从历史的发展来看,这样的说法确实是有一定道理的。尽管利玛窦并没有刻意地向西方传播中医,但在向西方介绍中国的历史、文化和社会时,还是传递了不少有关中国医药和卫生的信息。

就传入地域而言,中医主要是通过日本和中国本土传入西方的,特别是针灸学。就传入者而言,向西方介绍中医的主要是来华或来亚的传教士及医务人员。从16世纪开始,随着西方商人和传教士的东来,西方一些科学和医药信息就开始传入中国,中国的医药知识也开始传入西方。西方的传教士在中医西传过程中的确发挥了一定的积极作用。应当指出的是,西方来华的传教士之所以在中国传播西方医药,其目的就是为了更加顺利地在中国传教。他们向西方介绍中医药知识,也主要是为了让西方了解中国文化,以便于其制定对华传教策略和方略。如美国第一位来华的传教士裨治文(Elijah Coleman Bridgman,1801-1861)就曾说过这样一段话:"欲介绍基督教于中国,最好的办法是通过医药;欲在中国扩充商品的销路,最好的办法是通过传教士。"

神治文的自白,明白无误地暴露了来华传教士介绍医药知识的目的和企图。所以传教士不会,也不可能承担起向西方传播中医的任务。他们充其量是向西方传递了一些有关中国医药的信息。所以在中医西传的历史上,传教士的主要贡献大概只是提前了中医西传的历史而已。

二、中医西传的时代背景

16 世纪的欧洲正处在"文艺复兴"的滚滚洪流之中,封建制度开始走向灭亡,资产阶级在欧洲各主要国家掌握了政权。在资产阶级的革命洪流中,西方近代科学也随之蓬勃发展起来。光学、力学、电学、磁学、热学等的兴起与迅速发展,对世界科学文化的发展产生了深远的影响。作为自然科学的医学,随着哲学和自然科学所取得的一系列成就,也在西方得到了飞速发展。西方医学从 13 世纪费里德里希允许实行人体解剖,14 世纪初蒙迪诺在蒙披利埃正式实行人体解剖并著《解剖学教科书》,至 16 世纪 30 年代维萨里著《解剖图谱》、40 年代著《人体的构造》,奠定了近代人体解剖学的基础。16 世纪末,巴拉塞尔萨斯开辟了制药化学研究方向。17 世纪在解剖、生理方面又取得了一系列的辉煌成就。如 1616 年哈维发现血液循环;1662 年贝利尼发现肾脏排泄管;1664 年格拉夫研究了胰液的消化作用;1667 年岱尼斯首次在人体进行输血实验,胡克用人工呼吸法阐释肺的呼吸功能;1669 年海厄又证明静脉血液在肺里获取空气,梅犹认识到呼吸和燃烧都靠氧进行,等等。

这一系列成就冲破了中世纪宗教势力的神圣权威,对西方社会、科学和人文方面,都产生了深刻的影响,使西方医学在对人体循环、消化、呼吸、泌尿系统方面的认识有了质的飞跃。此时的西方世界正处在专制向民主、迷信向科学的迅速转折时期。从认识论上讲,中国医学的思想与西方人所推崇的"科学观"颇有差异,所以中医当时并不为西方学界人士所接受,是有其时代原因的。拜尔敦(Baldry P. E.)的著作《针灸、穴位与肌肉骨骼系统疼痛》(Acupuncture, Trigger Points and Musculoskeletal Pain)一书,即对此进行了颇为客观的介绍。

拜尔敦在该书中指出："当中国医学传入西方时，正值盖伦禁锢人们思想的错误理论刚刚结束，哈维的新循环理论刚刚诞生的时期。而中医理论体系中的阴阳、气、精、经络等概念显得灰色难懂，充满了神秘色彩，很容易使人把它与长期束缚人们思想、刚刚被抛弃了的盖伦理论联系在一起，这无形中降低了中医的可信度，使那时大多数的西方人都将其拒之门外。"这显然是对中国文化和医学的误解。这种误解很不利于中医药在西方的传播。但西方人对待中国医学的这种先入为主的偏见并未从根本上阻止中医在西方的传播。事实上17世纪以后，特别是19世纪初，中医的重要学科针灸学不但没有被西方拒之门外，反而得到了一定程度的传播、发展和应用。这一方面归功于西方一些有识之士的不懈努力，另一方面也归功于针灸疗法本身所具有的显著疗效。

三、西方医师在早期中医西传中的贡献

谈到中医在西方的早期传播时，人们习惯于将其归功于传教士的努力。其实真正将中医当成一门医学并有意识地向西方传播相关信息和知识的，并不是传教士，而是当时来亚的一些西方医生，特别是17世纪游历亚洲的几位西方医务人员。荷兰医生瑞尼（W. Ten Rhyne）就是其中的代表人物之一。

瑞尼曾为荷兰东印度公司的医生。1673年他从爪哇抵达日本长崎的出岛（Dejima）。该岛是当时闭关锁国的日本唯一一处允许外国人进入的地方。在出岛上，瑞尼看到当地的日本医生经常使用针灸治疗疾病，且疗效显著。这引起了他对针灸学的极大兴趣。瑞尼很想深入了解这种完全不同于他所掌握和了解的医术，但在当时闭关锁国的日本，他的这一愿望却很难实现。跟明清时期的中国一样，当时的日本面对外来文化的影响，也曾经采取了闭关锁国的消极政策。经过多方努力，瑞尼终于搜集到了一些中文和日文资料，甚至还收集到了一些经络挂图。但瑞尼既不识中文，又不会日语，无法破译这些资料。当时的日本闭关锁国，与外国人的接触是非常谨慎的。所以，瑞尼很难找到愿意为他翻译的人。

正在他一筹莫展之际,日本政府派遣了一位名叫杂户(Iwanango Zoko)的医生来向他了解有关西医的问题。他趁机向对方提出交换条件,要求对方帮他翻译所收集的资料。因其有求于瑞尼,所以杂户不得不同意为其翻译,请了一位叫双代夫(Mottongi Sodaio)的日本人帮他将日文材料翻译成荷兰文。最后瑞尼将翻译成荷兰文的材料翻译成拉丁文,并据此编写了一本名为《针刺术》的专著,该书于 1683 年出版,是西方出版的第一部有关中医的学术著作。

除了瑞尼之外,当时向西方介绍中医的还有其他一些西方医务人员,如丹麦人旁特(Dane Jacob Bondt)、布绍夫(H. Bushof)和甘弗(E. Kaempfer)等。虽然他们均非翻译家,也从未研究过翻译,但却无意间开启了中医在西方翻译和传播的先河。之前虽有一些传教士在向西方传递有关中国和亚洲的信息时,对中医有过点滴介绍,但就其对中医在西方传播和翻译的影响而言,远不及这些医生们所做的努力。

17 世纪下半叶,丹麦人旁特在担任荷兰东印度公司驻巴达维亚外科总医师时,曾与当地的中国医生和日本的医生有过一些接触。在与他们的交往中,他了解到了中医,并观察了中医用银针刺扎人体的一定部位以治疗疾病的过程。对于这种闻所未闻的医术,旁特颇感惊讶,他在 1658 年出版的一本关于印度自然史和医学的书中,介绍了中国的针刺术,并认为这一神奇的治疗方法值得研究。所以有学者认为,旁特在其著作中对中医针刺术的介绍,是西方最早的、较为确实的有关中国医术的资料。其他几位西方医师也做了类似的工作,出版了各自有关中医针灸的著作。由于他们的努力,中医的一些基本概念被翻译到了西方语言中。如现在普遍使用的 acupuncture(针刺),moxibustion(灸法),moxa(艾绒)等,都是他们当年翻译介绍中医时所创造的词语,一直沿用至今,并且给后来的翻译人员以极大的启迪。据文献记载,这两个词语是荷兰人 Dane Jacob Booudt、Bushchof H. 及 Rhjne W. 等人在 17 世纪左右为翻译中医基本概念而仿造的两个词语(镐京学者,1993:3)。

据文献记载,从 17 世纪中叶到 18 世纪末的一个半世纪中,仅有十几部有关中医药的著作在欧洲问世,大部分为针灸学,少部分为脉学和药学。这种情况到了 19 世纪后才有了很大的改观。据记载,从 18 世纪末到 19 世纪末的一个世纪中,中医药在欧洲的传播有了较大的发展,先后有一百多部有关中医药理论和实践的书籍在欧洲出版。这些书的编撰者自然都是清一色的欧洲人,大部分都是来华来亚的传教士和医务人员。但这些书的内容,大部分都是有关中医药的记述性或介绍性的文字,鲜有直接将中医典籍翻译成西文的记载。不过,当时所翻译的个别术语却流传至今,对今日的中医翻译产生了深远的影响。

四、中国人在早期中医西传中潜在的作用

中国人在早期中医西传中有没有发挥显著的作用,史无记载。但从早期来华传教士和来亚洲的西方医师对中医的了解和对西方的介绍来看,一定会有中国的教徒、学者和医师的配合和帮助。当年利玛窦在向中国翻译介绍西方的《几何原本》时,徐光启的配合和帮助就是颇具启发意义的一例。

据史料记载,1711—1723 年马国贤(Matteo Ripa,1682‐1746)以传教士身份在华生活 12 年,1724 年带着 5 位中国青年回到那不勒斯(Naples),其中两人以拉丁语接受教育;1732 年创立了中国神学院(Collegio de' Cinesi),由其培养的另外两名传教士(中国人)曾在马戈尔尼(George Macartney)手下担任英国派驻大清国使团翻译。1818 年,伦敦传道会的马礼逊(Robert Morrison)在梁阿发的帮助下在马六甲建立"英华书院"。梁阿发可能是中国第一个新教徒。1708 年 1 月 14 日山西青年教徒樊守义离开澳门,途经南美,第二年到达欧洲。1709 年 12 月 15 日在罗马做耶稣会见习修士,1720 年 7 月 12 日回到广州,同年 10 月 12 日向康熙禀报了他的游记《身见录》。

这些中国人和西方传教士接触的时候,尤其是在西方学习和生活的时候,在文化方面与西方人一定会有所交流。只是由于文献的缺乏,如今已经很难了解中国的教徒、学者和医师在中医西传过程中所发挥的实际作用。如果沿着中国古代僧人西天取经的足迹去考察,也许会从另外一个角度发现一些值得探究的信息。东晋时期中国高僧法显

（公元 337—422）的西天取经，就是典型一例。

法显于公元 399 年离开长安，西出玉门，徒步四载到达印度。在印度停留了八年后（公元 412 年），法显带着自己寻访抄写的六部逾百万言的大乘佛经，在狮子国（今斯里兰卡）搭乘一条从大秦（罗马帝国）返航的中国船只回国。该船起航两天后便遭遇风暴，致使该船迷失方向。在海上漂流了九十日后，该船来到了一个名叫耶婆提的地方。法显在耶婆提住了五个月后搭乘了另外一只中国航船，经过九十余日的航行回到山东崂山。

法显这次取经跟中医西传有什么关系呢？历史地考察法显的这次旅行，可能会发现一些相关的蛛丝马迹。据史书记载，他所到达的地方叫“耶婆提”。“耶婆提”到底在哪里呢？过去人们多以为是爪哇。18世纪中期西方学者经过考证认为，法显所到之地“耶婆提”并非爪哇，而是美洲。20 世纪美国的考古发现证明，中国人早在两千年前就已经到达美洲。同时中国学者经过研究，也找到了一些较为确凿的证据。如连云山先生经过四十多年的多学科考证，证实法显当年所到之“耶婆提”确系美洲，并在纪念法显到达美洲 1580 年和哥伦布到达美洲 500年之际，出版了研究专著。

如果法显确系到达美洲并在该地留居了五个月，那么毫无疑问他一定无意间将中国的医药知识带到了美洲。因为古代的僧人多精于医术，在宣讲佛法普度众生的同时，也广施医术救死扶伤。但中国古代的僧人同西方后来的传教士一样，只是将医术作为传播教义的一种辅助手段。所以可以这样讲，将中国医学传入西方，既不是中国古代僧人所能承担的义务，也不是近代西方传教士所能完成的任务，而是中西方学者和医务人员的使命。

五、早期传入西方的中医文献

早在 17 世纪的时候，来华或来亚的传教士已将一些有关中医的知识传递给了西方世界，那时所使用的语言基本上都是拉丁语。据文献记载在西方出版的第一部非拉丁语撰写的、涉及中医学理论与实践的书,是 1735 年法国出版的《中华帝国全志》,法文名称为 *Description de l'Empire de la Chine*,编著者为杜赫德(Jean-Baptiste Du Halde, 1674—1743)。第二年该书即被翻译成英文在伦敦出版。该书第三卷即为中医专辑,编译了《脉经》《脉诀》《本草纲目》《神农本草经》《名医别录》《医药汇录》等著作和许多中医处方,介绍了中国医学的独特理论和实践。

1874 年南宋人宋慈撰写的一部有关法医学的专著《洗冤集录》由英国汉学家翟理斯(Giles HA)博士翻译,部分发表于《中国评论》(全文于 1924 年刊载于《英国皇家医学会志》)。1871 年美国人斯密斯(Smith FP)编译的《中国药料品物略释》(*Contributions towards the Materia Medica & Natural History of China*)出版,该书大部分取材于《本草纲目》。1893 年英国传教士德贞(Dudgeon J)将清人王清任的《医林改错》译成英文,发表于《博医会报》。此外,德贞还翻译了古代养生书《遵生八笺》,刊行于《北京东方学会刊》(*The Journal of Peking Oriental Society*)1895 年第 3 卷第 4 期。

从 17 世纪初到 19 世纪末,是中国医药传入西方的初始阶段。据统计,17 世纪中叶到 18 世纪末长达一个半世纪的时期内,在欧洲仅出版了 19 部有关中医的译著。就译语而言,拉丁语 5 部,法语 5 部,英语 4 部,德语 4 部,荷兰语 1 部。从 18 世纪末到 19 世纪末这百年间,西方研究、介绍和翻译中医的主要内容依然集中在针灸学方面,但范围却有了明显的拓展,先后出版了 137 部有关中医的书籍,英语 50 部,法语 46 部,拉丁语 21 部,意大利语 4 部,德语 10 部,俄语 4 部,荷兰语 2 部。可见,英文版中医著作的数量在这两个多世纪中终于有了显著的增加。在这两个多世纪间,中医西传的重点仍为针灸学。

从 17 世纪初到 19 世纪末的这一时期,在西方出版的为数不多的有关中医的书籍,节译了一些中医文献,介绍了一些中医的理论和方法。这些节译的文献和介绍的理论和方法均与临床、药物和针灸有关,基本没有涉及到《黄帝内经》等中医经典著作。对中医经典著作的翻译和研究,尚未提到议事日程。

思考题

1. 中医是中华文明和文化的杰出代表

2. 中医蕴含中华民族深邃的哲学思想

3. 中医对世界文明进步产生积极影响

4. 中医是中国文化走向世界的桥头堡

5. 中医是传承和发展中华文化的基础

6. 中医翻译是中华文化外传的排头兵

7. 中医翻译是中华文化国际化的桥梁

8. 中医翻译是跨学科和跨专业的体现

9. 中医翻译是古今中外相结合的体现

10. 中医翻译是译界所面临的最大挑战

第三课　中医西传的历史演变

中医的西传,一如今天的中医国际化一样,从来都不是一帆风顺的,甚至可以说是风云变幻的。在中医界,首先传入西方并且逐步国际化的,便是针灸学。"针灸热"曾经是中医界非常流行的一个话题,也是中医界非常自豪的一件大事。但从历史的角度来看,西方的"针灸热"并不是 20 世纪 70 年代才首次出现的。事实上 19 世纪中叶的时候,针灸在西方就曾经一度广为流行,其热度甚至超过了 20 世纪 70 年代的"针灸热"。

一、首次"针灸热"的出现及其迅速的衰亡

中医学在 16 世纪末 17 世纪初传入西方以后,经过西方一些学者的努力终于在 18 世纪末和 19 世纪初得到了一些西方医生的临床应用。这一时期针灸之所以能逐渐为西方医学界所接受,与西方当时的社会发展有一定的关系。进入 19 世纪以后,西方资本主义发展迅速。随着西方资本主义对外的不断扩张,其在经济和文化领域与中国的接触愈来愈多,使得西方人士有机会更多地了解中国文化和中国医学。据统计这一时期西方出版了 60 多种有关中医药的书籍,大部分是有关针灸学的,从而形成了西方的第一次"针灸热",其热度甚至超过了 20 世纪 70 年代。据文献记载,那个时期的欧洲,甚至理发师都普遍发展成了针灸师。由此可见,针灸当时在西方的传播和应用是多么的广泛和普及。但到了 19 世纪的中期,针灸在西方却渐渐地衰亡了。

西方首次出现的"针灸热"之所以很快便衰亡了,原因是多方面的。德国慕尼黑大学东方医学史研究所所长文树德(Paul Unschuld)先生认为,造成针灸术19世纪中期在西方的衰亡有三个原因,这三个原因均与中国政府有密切的关系。第一,与20世纪相比,18世纪到19世纪期间,针灸在中国国内陷入名声扫地的境地;第二,与现在的情形相比,18世纪到19世纪期间针灸得不到中国政府的支持;第三,当时中国教育机构对国际教学与交流缺乏经济意识。从清代宫廷对针灸的限制和排斥来看,文树德的看法确有一定的道理。但这个道理似乎带有一定的臆想成分,不一定符合历史的实际。

夫克(Volker Scheid)则认为,19世纪中期针灸在西方衰亡的主要原因在于,首先欧洲的针灸师认为中医缺乏一定的理论模式,主要是针刺局部的阿是穴,具有较好的临床效果;其次也与当时欧洲对中国的总的态度有关。夫克的看法,似乎比文树德的看法更客观一些,但还是有一定的偏颇。其实针灸在西方的首次盛传及迅速衰亡,与西方人对中医理论与方法——尤其是经络学和针灸学的理论和方法——缺乏实质性的了解,有着很大的关系。

中医针灸传入西方以后,经过一个多世纪的努力才逐渐为西方医学界所接受。许多医生和研究人员为研究和推广针灸疗法作了大量的工作并取得了很大的进展。他们在一定程度上也推动了针灸这门古老医术在西方的发展。但是,由于这些医生和研究人员对中国医学的理论缺乏了解,将针灸视为像理发一样的一种手艺而不是一门科学,其在临床上的应用也不过是按痛施灸,照猫画虎。对针灸的原则、手法、适应症等几乎一无所知,于是导致了其对针灸的滥用。一些医生急功近利,不加区分地将针灸用来治疗一切疾病,对其疗效也作了不切实际的夸大。

这种情况的出现,与中西方缺乏充分的交流有一定的关系。由于中西方之间缺乏交流,西方对中医药的理论与实践缺乏起码的了解。由误解导致误用,由误用导致误伤。中医认为,通则不痛,痛则不通。中医在西方传播过程中所导致的"阵痛",恰好说明了当时中西方之间沟通和交流的欠缺。

当时在西方,系统介绍中医和针灸的书籍并不多。大部分介绍中国医药的都属见闻式的报道。如此以来,西方医务人员就很难接触到正宗的中国医学了。一些介绍中医的书在内容上不是道听途说就是曲解原义,西方应用与研究中医针灸的人员难免不受其误导。例如,1863年出版的《中国的医学》一书,据认为是一部系统地向西方介绍针灸学的专著,作者是在中国做过领事的法国人达勃利(Dabry,P.)。法国人拉儿里(Marel Lavergne)在70年后评价这部专著时指出,达勃利不是医生,而且他的写作无疑是借助于翻译人员的。在该书里可以看到中国医学的各个方面,但其中有很多观点没有被很好地表达出来,看起来有些幼稚,而且内容模糊,因此不能供实际应用。中国现代学者马堪温先生在评价该书时指出,该书"谬误甚多"。这样的劣质译本如何能准确系统地介绍中医!西方医务人员若以此书"按图索骥",岂能不南辕北辙?

在针灸的临床应用中,西方的针灸师们对循经取穴、经穴配伍等要求一无所知,完全想当然地在患者身上随意用针。他们将很长的针深刺入脏器之中,而且留针时间达20—30小时。他们并不知道,他们所施行的并不是中国的针术。在临床实践的同时,当时的西方人还对针灸进行了一定的实验研究。他们所做的试验研究,有些还是很有实际意义的。电针的发明,就是其试验研究的成果之一。但他们的试验也导致了一系列严重的后果。比如他们通过试验,居然发现针刺时断针可以增强疗效,于是有人在针刺时就刻意将针折断在患者体内。这无疑会导致严重的医疗事故。再比如在施行灸法时,他们不懂施灸的方法和用料。材料滥用,方法粗暴,使好不容易才掀起的针灸热潮,数年之后即趋于衰落。

法国人日诺默(Jeunhomme,J.)数年后回忆起自己亲身参与的一次"灸治疗法"时,还有些毛骨怵然。他称其为一场"悲剧"。他说:"这件事发生在好久之前,当时我是法国曼次城军医医院的住院医生。根据主治医师的命令,我应该在一个患者上臂部施行灸术治疗。一切准备完毕后,我用拉兰氏执灸器将一小卷缓慢燃烧着的棉絮放置于选定的皮肤上面。患者立即呻吟起来,继而狂叫、咒骂,拼命地挣扎;而我则用力吹旺燃着的棉絮，因为主治医生的命令是：产生一个二度的烧伤，以后再将其转化为人造溃疡。当时我非常激动，觉得这是一种野蛮的方法。"（引自镐京学者的博士论文《论针灸在西方的传播、研究与发展》，下同）这种施灸方法的确很野蛮。如此滥用灸法，怎么能不使其衰亡呢！说到底，这还是中西方之间在中医药领域缺乏直接和广泛的交流所造成的。

日诺默所提到的拉兰氏执灸器，是法国人拉兰（Larrey）发明的一种施灸器具。拉兰是拿破仑军中的外科主任，在行军打仗中常用灸术治疗伤病员。在他的回忆录中，有许多关于灸术的记载。为了提高对伤员的治疗效果，他在军中推广使用针灸治疗法，尤其是灸法。他用艾灸治疗麻痹、破伤风、眼疾、关节炎，特别是脊椎骨伤，据说效果很好。在当时西方的针灸研究和应用中，拉兰（Larrey）的工作最为突出。由于他出色的工作使得灸术在西方大为风行了数十年。拉兰曾多次报道用灸术治愈了麻痹。他亦曾用灸术治疗眼科疾病。他曾报道在视神经的主要分支上施灸来治疗黑内障（Schwarze Star）及白内障（Starblindheit）。

由此可见，拉兰为灸法在西方的使用作出了一定的贡献。他不但大力推广灸法，而且还改革了灸具，为灸法在西方的传播、研究与应用方面作出了特殊的贡献。但在当时的欧洲灸术都是施行于病变部位或附近，因为大多数人并不知道选穴施灸的道理与方法。长此以往，导致了针刺术和灸疗术在西方的滥用，并最终导致了中医药在西方的全面衰落。倘若当年中西方的交流深入广泛，中医的西传系统完整，中医的西译忠实规范，西方人对中医理法方药的认识就一定会明确深刻，断不至于导致如此严重的后果。

二、中医在西方的复苏和发展

以针灸为代表的中医 19 世纪在西方曾一度火热。但由于当时的西方人对中医的理论和针灸的原理缺乏必要的了解，随意滥用针法和灸法，从而造成了非常严重的后果。这是中医西传过程中一段非常值得深思的经历。从此之后,中医在西方消声灭迹,甚至被西方人视为邪恶的骗术。直到 20 世纪之后,中医在西方才逐步地复苏起来。

20 世纪给中医和针灸在欧洲带来转机的原因是多方面的,如东西方文化交流的深入、欧洲中心论的衰落以及伴随着高度工业化而产生的自然主义思潮等等。法国人苏理耶(Soulie de Morant,公元 1878—1955)在针灸在西方的再度复兴过程中发挥了重要的作用,因此他被看作是促使这一转机产生的关键人物。苏理耶于 1907—1927 年间在中国任外交官,学会了中文与针灸。回国后不久便辞去外交职务,而专门从事针灸的临床实践和宣传推广工作,并在 1934 年出版了《真正的中国针刺术》一书,在法国与欧洲产生了深远的影响。

苏理耶在一次演讲中详细地介绍了他在中国学习针灸的经过。他说:"我在庚子年间充当北京法国公使馆职员,忽然当地霍乱流行,情势很为严重。法国公使馆附近特设临时医院,专为容纳和治疗霍乱病人之用。当时西医治疗此病的方法成绩很坏;一百人治好了的只有十几个。同时北京天主教会在非使馆区由主教主持,又开了一个霍乱医院。主教是法国人,常常和我说他的医院治疗的成绩相当满意,一百个人当中倒有八十个人左右治愈。我就觉得奇怪,特地到他的医院里去看看。一看之后,更觉得奇怪,因为治疗的方法不过针刺,并不用药。我因为好奇之心,就和那位针科专家谈谈。这位先生颇有学者风度,并不守秘,交谈数次之后,就教我治疗霍乱的针法。我觉得这个学问颇有研究的价值。我就跟这位先生学。……我在中国服务期间约有三十年之久,可以说对于金针的研究从未间断。"

苏理耶献身于针灸事业既是偶然的也是必然的,因为他正是西方针灸界长期以来呼之欲出的人物。针灸 19 世纪中后期在西方的由盛而衰,促使西方一些学者对其进行反思和研究,试图找出深层的主客观原因。例如法国学者拉凡里在《什么是中国的针术》(Qn'est-ce que l'acupuncture Chinoise?)一文中,就比较深入地探讨了针灸 19 世纪中后期在西方衰落的原因,并且提出了重新使法国人接受针灸疗法所必备的条件。拉凡里在他的文章中指出:"要使针灸在法国被采用,需要有四个条件:第一,需要一位完全懂得中国语文的法国人;第二,他曾在中国长期居住；第三，他曾在实际中向中医学习过针灸方法；最后，他应该作出广博的考证与综合的工作。四个条件都在苏理耶·德·摩浪氏身上实现了。……此外尚需要第五个条件：就是苏理耶氏必须将他的工作成果介绍给法国医师们。"

谈到苏理耶对中医在西方传播的贡献时，拉凡里说："事实上，他是非常诚意地传授他的方法，使很多人现在已能成功地运用这种技术。从1931年起有关这方面所发表的著作，都应该归功于他的启发。"

拉凡里在这篇文章中虽然探讨的是如何复兴法国的针灸事业，但对于欧洲及整个西方又何尝不是如此！针灸19世纪中后期之所以在西方由盛而衰，与没有杰出的针灸师指导临床应用与把握发展方向不无关系。这已经是历史反复证明了的一个事实。拉凡里所提出的这五个条件很重要，也是塑造西方杰出中医人才的必备条件。正是由于苏理耶等西方学者和有识之士的大力宣传和推广，才使针灸在欧洲和西方逐渐复兴起来。有关学术组织在20世纪40年代先后建立并开始举办国际学术会议。正是从那时起，中医和针灸在西方才逐步发展起来。但其发展道路却非常艰辛，因为很多西方人并不了解中医，所以也很难接受中医和针灸疗法。

在20世纪70年代以前，尽管针灸在西方得到了有识之士的重视，但并未得到医学界的认可。这种状况一直持续到20世纪70年代以后才得到了基本的改变。其改变的契机，便是中国针刺麻醉术的研究成功以及中西方关系的改善。由于针刺麻醉术的研究成功，针灸疗法再一次引起了西方人士的注意。1972年美国总统尼克松访华，是当代中医西传历史上具有里程碑意义的大事件。

随行的私人医生塔卡（Walter R. Thach）在中国参观了针麻手术，一名随行记者还亲身体验了针刺的感受。塔卡和那位记者回国后，撰文详细地介绍了中国的针灸疗法，在美国和西方引起了较大的反响。自从中国实行改革开放政策以来，中西方在针灸方面的交流不断加强，交流形式已从纯民间形式逐步转化为官方形式。中医和针灸的学术组织、教育机构和学术刊物在西方各国不断涌现出来。目前世界上已有一百多个国家和地区建立了自己的中医和针灸学术组织，几乎每年都有各种国际性的中医和针灸学术会议召开,从而形成了西方的第二次针灸热"。

三、中医西传中的文化主权争辩

从 16 世纪到 20 世纪 80 年代,中医西传表面上只存在理论和实践上的争议,而不存在文化主权方面的争辩。但 20 世纪 80 年代以来,由于日韩的参与,中医西传中文化主权的争夺已经开始显现出来了,只是还没有引起中国方面的注意而已。自从 WHO 西太区 20 世纪 80 年代启动了针灸经穴名称国际标准化工程以来,特别是 WHO 2009 年启动了 ICD - 11(其中的第 23 章为中医)工程和 ISO 2010 年建立了 TC249(中医药国际标准化技术委员会),中医国际化过程中的文化主权之争便成了公开的秘密。

从理论上讲,中医名词术语英译及其国际标准化是一个纯学术的问题,或者说纯语言学和翻译学的问题,与政治似乎毫无关系。然而,从近些年来的发展来看,这样的认识似乎过于理想化。事实是,中医名词术语英译及其国际标准化问题目前已经与一些地缘政治纠葛在一起,这一点在 WHO 和 ISO 所推动的中医国际标准化的有关工作中,就得到了充分的体现。事实上在 WHO 1982 年开始启动针灸经穴名称的国际标准化工程时,这一问题就已经显现出来。

20 世纪 60 年代中期,中国针刺麻醉术的研究成功引起了世界许多国家和组织的关注。后来 WHO 在北京专门召开了一次会议,号召其成员国推广使用针刺疗法以促进各国基础医疗保健事业的发展。在 WHO 的主持下,与会各国专家在这次会议上还确定了针刺疗法的 43 种适应症。会议之后,WHO 在不少国家设立了 WHO 合作中心,开展针灸国际培训工作,为各国培养针灸师。由于针灸在以往的国际传播中术语翻译极不统一,给国际交流和合作造成了很大的困难,也在一定程度上妨碍了其在国际间的进一步传播和发展。

为了从根本上解决针灸经穴名称的国际标准化问题,WHO 于 1982 年启动了针灸经穴名称国际标准化工程。在此之前的 1980 年 10

月，日本人 Andree Nakajima 博士作为 WHO 的短期顾问（temporary advisor）访问了中国，希望与中国方面商讨确立一个标准化方案。从1981 到 1982 年间，中日两国有关方面就此问题举行了研讨，试图就制定国际标准化针灸经穴名称的指导方针求得共识，但由于两国对此问题的认识存在较大的差距，最终没能达成协议。这其中所涉及的除了学术问题之外，更多的是关于针灸经穴名称国际标准化的理念与方法。换句话说，这涉及到谁有资格用英文或中文之外的其他语言给针灸经穴名称和概念进行解释和定义的问题。这就触及了问题的另一个方面，即中医的文化主权和知识产权问题。

事实上，目前在 WHO 和 ISO 就中医药学的名称及其基本术语和概念的国际标准化问题上，中国与周边一些国家之争就集中地反映在中医药的文化主权和知识产权这一问题上。这就是为什么某些国家在这两个国际组织所推动的有关中医标准的过程中推行"去中国化"的根本原因。对此，我们必须要有清醒的认识。

目前，WHO 正在推进 ICD－11 传统医学部分的研制工作，而这部分工作的核心内容便是中医药学问题。这也是近年来中国与某些国家在中医药问题上不断交锋的主战场。为了说明问题，本课便以 ICD－11 作为个案，对有关问题的背景、现状与发展作以概要分析，希望引起国内学术界对这一问题的重视。特别希望引起国内语言学和翻译学界的专家和学者们对这一问题的了解和认识，希望有更多的语言学和翻译学专家和学者关心、指导和帮助我们开展有关研究，以便能更有效地保卫我国在中医药学领域的文化主权和知识产权。

ICD 是 International Classification of Diseases（国际疾病分类）的缩写，由 WHO 主持编写和发布，作为权威的国际标准供世界各国医务人员从事医疗、教学和科研工作使用。在以往的 ICD 10 个版本中，所有的疾病名称、定义和编码均为现代医学所使用，传统医学的相关内容一直没有纳入其中。2008 年 WHO 决定编写 ICD 的第 11 个版本（即 ICD－11），同时决定在 ICD 的第 11 个版本中，专门开辟第 23 章节，将传统医学纳入其中。这对于 ICD 而言，的确是一件开天辟地的大事变，必将为传统医学的发展和国际空间的拓展创造良好的条件。

为此,WHO 专门成立了研究协调机构,组织相关国家专家召开会议,讨论制定将传统医学纳入 ICD - 11 的思路、方法和程序,并努力协调各国之间的意见和分歧。

根据两次日内瓦非正式会议、两次香港和一次日本正式会议的讨论情况来看,所谓的传统医学,实际上就是中医药学,因为其他国家(如印度等国)的传统医学由于种种原因尚未具备进入 ICD - 11 的条件。在日内瓦和香港会议上,各参加国(无论日本、韩国、英国还是美国)所讨论的只有中医。这对于中医的国际化,自然具有十分重要的意义。对此,中国政府的态度是非常积极的,先后组建代表团出席了历次会议,并对 ICD - 11 的研制和发展做出了郑重的承诺。为此,国家中医药管理局曾召集国内各方专家先后召开了多次会议,研究相应的对策和方案,并组建了国际和国内专家组,系统深入地研究与之相关的分类、术语、干预和信息等问题。

经过专家组的多方努力和协调,中国推荐方案的中文草案在 2010 年 5 月基本完成。顾问组、专家组和工作组对此又进行了充分讨论和研究,进一步完善了草案的内容和体例。之后,国家中医药管理局又组织有关专家对草案进行了论证和审定,提出了许多修改意见和建议。专家组根据审定意见和建议,对草案又作了多处调整和修正,形成了中国推荐的最终方案。这一方案在充分考虑到 WHO 关于 ICD - 11 的基本模式以及传统医学的录入要求的同时,也充分表达了中国方面对有关问题的原则和立场,特别是中医药学纳入 ICD - 11 的内容结构和技术框架。

在国际方面,围绕将传统医学纳入 ICD - 11 的问题,有关国家展开了紧锣密鼓的外交工作,坚决反对以国际通用的英文形式 TCM(即 Traditional Chinese Medicine 的简写)翻译中医药学。他们提出以 Oriental Traditional Medicine 或 East Traditional Medicine 来翻译 "中医药学"这个名称,并且不遗余力地宣示他们的所谓 traditional medicine。其实这些国家所谓的传统医学的理论和实践,都来自于中医药学。自汉唐以来,中国医药学逐步传入这些国家,并在当地得到了普遍的传播和应用。在西方医学传入这些国家以前,其一统天下的医药就是中医药学。直到近代，这些国家才废除了中医药学，全盘接受了西方医学。

但在现今的国际医药舞台上，某些国家看到了中医药学的现实和潜在的文化、商业和学术价值，拼命地牟取其利。与此同时，又努力地淡化其与中国文化、历史和人文密不可分的关系，处心积虑地在中医药学领域大搞"去中国化"。反对将中医药学英译为 traditional Chinese medicine，就是其近年来一再使用的伎俩之一。

对某些国家"去中国化"的做法，中国表示了明确的反对。但考虑到国际合作的需要，中国决定对 ISO/TC249 的名称问题暂时搁置，留待以后讨论。其实在 ISO/TC249 申请设立之时起，这一争议便被日韩所挑起，给筹备工作造成了极大的困难。根据 2009 年 ISO 南非开普敦会议精神，暂以 TCM（即"中医药"）命名 ISO/TC249，正式名称留待讨论后决定。在 ISO/TC249 的成立大会上，由于某些国家的反对，使得大会很难作出 ISO/TC249 命名的决定，只好宣布继续"暂时以 TCM 命名，正式名称以后再议"。经过五年的努力，ISO 在 2015 年经过认真讨论和多次投票，最终确定以 TCM 命名中医。

在 WHO 的舞台上，某些国家对 TCM 的反对似乎收到了一定的成效。为了协调各国立场，WHO 决定既不使用 Traditional Chinese Medicine，也 不 使 用 Oriental Traditional Medicine 或 East Traditional Medicine，而是采用 Traditional Medicine 这一名称来称呼时下正在研制的 ICD－11 中有关中医药的相关部分。中国方面考虑到国际合作的因素，特别是 WHO 相关工作的开展，最后默认了 TM（即 Traditional Medicine）这样一个模糊的概念和名称。

思考题

1. 中医翻译研究的要点：古今语言比较
2. 中医翻译研究的要点：古今修辞比较
3. 中医翻译研究的要点：古文今文比较
4. 中医翻译研究的要点：中西语言比较
5. 中医翻译研究的要点：中西文化比较

6. 中医翻译研究的要点：中西医理比较

7. 中医翻译研究的要点：中西译法比较

8. 中医翻译研究的要点：中西标准比较

9. 中医翻译研究的要点：文理译则比较

10. 中医翻译研究的要点：经典概念比较

第四课　中医西传的现代发展

进入 20 世纪之后,特别是 21 世纪以来,中西方之间在文化、经济等方面的交流不断深入。在这样的时代背景下,中医药在西方的传播也得到了一定的发展。进入 20 世纪以来,中医药对外传播的突出特点有三,一是中国学者开始涉足中医药的对外传播和翻译,二是英语开始在中医对外传播和翻译中逐步占据主要地位,三是翻译的内容开始由针灸学而扩展到史学和药学等中医药学的其他领域。但更为重要的是,20 世纪初期开启了中医经典著作翻译的先河,20 世纪中期中国学者发挥了历史性的重要作用,20 世纪后期和 21 世纪初期,中医名词术语英译标准化的国内和国际工程先后启动,从而使中医的国际化和中医翻译的学科化进入到了一个崭新的阶段。

一、开启中医经典著作翻译的先河

在中医对外翻译领域,经典著作的翻译始终是最为重要但也最具挑战性的工作。自 18 世纪中医开始逐渐传入西方以来,翻译工作基本停留在基本概念的介绍和基本信息传递等方面。即便是涉及翻译实践和研究的问题,也多与名词术语的解读和表达有关,与经典著作的翻译还有相当大的距离。

直到 20 世纪上叶,随着东西方交流的不断深入,作为中华文化重要代表的中医再次引起了西方学界的关注,为中医在西方的传播和发展开创了新的路径。正是在这一时期,中医药经典著作的翻译才有了突破性的发展。其标志性的发展,就是美国人艾尔莎·威斯(Ilza Veith)。1945 年 2 月,在有关机构的支持下,她在约翰·霍普金斯大学医学史研究所里开始翻译《黄帝内经·素问》。经过四年的努力,她完成了《黄帝内经·素问》前 34 篇的翻译,并将其编辑成册于 1949 年出版。该译本语言流畅,排版精美。虽然她的翻译在释义方面存在着颇多值得研究的问题,但其翻译实践本身却具有划时代的意义,对中医药在西方的传播和发展的影响,是人所共知的。

威斯翻译的《黄帝内经·素问》前 34 篇出版之后,在西方产生了很大的影响,使很多人对中医产生了浓厚的兴趣。由于其对一些基本概念的理解和翻译出现了较大的偏差,也导致了读者对中医基本理法方药的误解。比如《素问·脉要精微论篇》说"夫精明者,所以视万物,别黑白,审长短;以长为短,以白为黑,如是则精衰矣"(The eyes function to observe things, distinguish white from black and differentiate long from short. If the eyes take long as short and white as black, it is a sign that essence is declining),其中的"视""别""审"三个动词,形象地描绘了眼睛观察事物、分辩黑白、审视长短的生理功能。威斯却将这句经文译作:But those who are skilful and clever in examination observe every living creature. They distinguish black and white; they examine whether the pulse is short or long. When they mistake a long pulse for a short one and when they mistake white for black or commit similar errors, then it is a sign that their skill has deteriorated 原文中的"精明"指的是眼睛,威斯却将其理解成了精明的人(those who are skilful and clever in examination),与原文可谓风马牛不相及。

类似这样的误读、误解和误译情况在威斯的译文中,为数甚多。这当然与当时中医和中国文化在西方的有限传播有一定的关系。事实上,即便在中西方之间的交流颇为深入和广泛的今天,对《黄帝内经》等中医和中国文化典籍的误读、误解和误译的现象,依然颇为普遍。目前在国内外出版的《黄帝内经》《难经》《伤寒论》和《金匮要略》等经典著作的各种译本,即从不同的角度和侧面充分说明了这一点。但从文化交流和翻译实践的角度来看,出现这样的问题也是颇为自然的。无论如何,中医经典著作的翻译对于中医系统、深入地走向世界,无疑发挥了重要的作用,同时也使中医翻译在深度和广度方面都得到了极大的升华。

二、中国学者发挥了历史性的重要作用

从 18 世纪到 20 世纪初的这二百多年间,虽然中医已经逐渐地传入西方,但中国学者的参与度却非常的有限。所以 1948 年在《中华医学杂志》"西译中医典籍考"一文中,王吉民先生感慨地说:"考吾国经史各书,大都有译作。即小说一类,如《三国志》《红楼梦》《西游记》《聊斋志异》《今古传奇》等,亦有译本。独关系人类消长之医书,尚不多见。同志中有欲振兴中医,发扬国粹者,尽秉生花之笔,选重要之书,亟为移译,以供西方学者之研究,而促世界医学之进步,是以吾辈应负之责也。"

自 20 世纪以来,中国学者便开始加入了中医西传的行列。比如20 世纪 50 年代的时候,中国学者黄雯和梁伯强先生翻译了《素问》的一些主要部分,并对其详加评注。黄雯的译文为英文,发表于《中华医学杂志》第 68 卷 1—2 期。梁柏强的译文为德文,发表在 Sudhoff's Archiv Geschichte Der Medizin Bd. Heft 2。这是中国学者首次翻译中医经典著作,为嗣后中国学者的积极参与、大力实践和认真研究指明了方向。改革开放以来,随着中西方之间在经济和文化领域的交流与合作日益拓展,中医药对外交流与合作发展迅速。特别是 20 世纪 70年代中国成功研制针刺麻醉术之后,中国古老的医学理论和实践再一次在西方乃至于全世界引起了广泛的关注。中国学者的积极参与中医的对外交流,已经成为时代的重任和历史的责任。

在 WHO 的推动下,以针灸为代表的中国医药学开始在世界各地扎扎实实地传播、应用和发展起来。为了使中医药在各国的医药保健事业中发挥更大的作用,WHO 主持制定了有关针灸疗法的适应症,并在许多国家开设了培训国际针灸师的传统医学国际合作中心。为了适

应这一发展,中国政府有关方面组织专家编写了《中国针灸学》英文教材,供各传统医学国际合作中心教学使用。这也是中国官方组织编写的第一部英文版的中医教材,对于中医英文教材的建设、中医药的对外传播的健康发展以及中医英语翻译的规范化都发挥了积极的作用。这也是中国学者首次有组织、有纪律地参加中医对外传播工程。

正是在这一时期,中医的英语翻译问题引起了学术界——特别是医学科技界——的极大关注。一批早期毕业于教会学校的医学家——主要是中西医结合学家——开始认真思考、总结和研究如何将中医的基本概念和术语翻译成英语的问题。其代表人物有原北京医科大学的黄孝楷先生、谢竹藩先生,中国中医科学院(原中国中医研究院)的马堪温先生、陈可冀先生、吕维伯先生,广州中医药大学的欧明先生,湖南中医药大学的帅学忠先生等等。其中黄孝楷先生、欧明先生和帅学忠先生在 1970 年代前后先后编写了汉英中医词典,开启了中医英语翻译研究的先河。特别是欧明先生 1978 年出版的《汉英中医常用词汇》及1986 年出版的《汉英中医辞典》等,对中医基本名词术语的英语翻译进行了系统的归纳总结,为嗣后中医英语翻译在国内外的实践探索和理论研究奠定了坚实的基础,至今仍然是指导中医英语翻译实践及中医名词术语英译研究的"备急千金要方"。

三、中医名词术语英译标准化工程启动

由于中医是中国特有的一门传统医学体系,且其理论和实践均根植于中国传统文化,不但在理论体系和诊疗方法上与现代医学迥然不同,而且在术语体系和表述方法上与现代医学也泾渭分明。所以在西方各国语言中,一般都缺乏中医对应语,给中医的对外翻译和国际交流造成了很大困难(欧明,1988:179)。20 世纪 70 年代以来,由于中国针刺麻醉术的成功应用,古老的中医药学再次引起了国际医学界和学术界的关注,中医药的对外传播和交流也因此得到了极大的推动和发展。中医药的翻译——特别是英语翻译——也因此而在海内外广泛开展起来。但在其蓬勃发展的背后,一个潜在的难题也日益凸显出来,成为翻

译人员和研究人员必须面对但又无法有效加以解决的问题。这个颇为棘手的问题就是中医名词术语的翻译及其国际标准化。

由于理解的偏差和翻译的偏颇，中医名词术语在国内外的翻译极不统一，一词多译、数词同译、概念交叉等等弊端日积月累，不但阻碍了中医翻译事业的健康发展，而且直接影响了中医药国际化的发展进程。这一问题不但引起海内外有关学者的关注和研究，也引起了中国国家有关方面和 WHO 的重视。1982 年 WHO 委托西太区组成一个工作小组，开始对针灸经穴名称的国际标准化问题进行研究。经过多次国际会议的协商和各国专家的研究，WHO 西太区最终于 1989 年和 1991年颁布了其主持制定的针灸经穴名称的国际标准，在中医名词术语英译国际标准化进程中，做出了有益的探索。尽管这一标准还有很多需要进一步完善的地方，但其对中医走向世界的促进和中医名词术语国际标准化发展的影响，是有目共睹的。

中国国家中医药管理局（以下简称"中管局"）和全国科技名词术语审定委员会（以下简称"全国名词委"），也先后主持开展了有关中医名词术语国家标准（以下简称"中医国标"）和中医名词术语英译国家标准（以下简称"中医英译国标"）的研制工作。如"全国名词委"在本世纪初即成立了"中医委员会"，开始着手制定和审定中医名词术语的中英文国家标准。2004 年"全国名词委"所颁布的《中医基本名词术语》，即在各术语之后附录有相关的英文翻译，在中医名词术语英文翻译标准制定方面做出了有益的探索。关于这方面的发展，我在《译海心语——中医药文化翻译别论》和《中医基本名词术语英译国际标准化研究——理论研究、实践总结、方法探讨》等书著及 2003—2010 年以来在《中西医结合学报》所发表的一系列研究文章中，作了较为系统的介绍，这里不再赘述。

为了进一步促进和完善中医名词术语国际标准（以下简称"中医国际标准"），WHO 于 2009 年开始实施 ICD-11（即"国际疾病分类"第十一版）传统医学部分的研制工作，首次将传统医学——主要是中医药学——纳入其中，这为"中医国际标准"的实现提供了一次难得机遇，必将对中医名词术语的英译及其国际标准化产生深远而持久的影响。在这一工程的影响和推动下,中医药学基本名词术语的翻译及其国际标准化问题已经从理论研究、实践总结和学界论争进入到了实际推进、具体操作和国际协调阶段。为了适应这一国际形势的发展,为了有效地推进这项工作并矫正其发展方向,"中管局"也迅速组织国内中医界和翻译界的学术力量,组建了中国的专家团队和工作小组,及时立项,多次召开国内和国际会议,协调各方立场,有效地促进了这项工作的开展。在"中管局"的直接领导和指导下,国内课题组开展了多项专题研究,初步制定了"中医国标"的英文版和参与 WHO/ICD-11 传统医学部分的中国推荐方案,在"中医国际标准"方面做出了深入而扎实的理论研究、实践总结和方法探索。虽然目前有关各方在中医名词术语英译及其国际标准化的概念、原则和方法方面,还存在着一定的分歧,但各方都在不断采取措施努力推进这一工作的开展,在很多方面已有逐步趋同的迹象。这是值得肯定的发展,也是必须充分认识的现实。

同时我们还必须清醒地认识到,"中医国际标准"的研究和制定是一项长期、系统、复杂的工程,其所涉及的不仅仅是医学、语言和翻译的问题,有时还与国家文化主权、民族知识产权以及地缘政治等问题密切相关。这些问题自然不是翻译理论和方法所能有效解决的,往往需要有关国家和组织通过协商,甚至通过谈判来逐步加以解决。这是我们在推进这一工程的同时,必须时刻保持清醒头脑的根本原因所在。

自 2004 年以来,我们曾先后参加了"中管局""全国名词委"WHO和"世界中联"等单位和国际组织所主持开展的有关"中医国际标准"的研究和制定工作,具体参与了一些标准的研制和审订,深刻地体会到"中医国际标准"的研制是一项不同于一般学术研究的重大而又复杂的课题,亲身体验了这一工程在启动、实施和推进过程中所遭遇的种种艰辛和困难,同时也积累了大量的一手资料,深切感受了中医药在走向世界过程中的语言、文化和民族心理的巨大挑战。目前作为中国专家组和工作组成员以及 WHO 的 TAG(topic advisor group,专业顾问组)成员和 ISO/TC249(世界标准化组织中医药学国际标准技术委员会)术语组注册专家,我们正在积极参与有关国际标准的研制和审定工作。对于中医翻译的研究就是根据我们多年来从事中医英语翻译的体会和参与中医国际标准研制的感受，并结合翻译学、语言学和文化学的相关理论，对中医名词术语英译及其国际标准化问题进行较为系统的实践总结、方法探索、理论研究和方案制定，旨在为推进中医翻译国际标准的进一步开展提供具体的文献总结和实践指导。

中医名词术语的翻译及其国际标准化问题，是一项长期而复杂的系统工程。其中所涉及的语言、文化和民族心理等问题往往又与一定的国际政治、地缘政治和文化主权等问题交织在一起，使其在操作层面上常常超越了翻译研究的一般理论和方法。对此，我们必须有清醒的认识。同时，我们也必须更新观念，拓展视野，重新审视其概念、原则和方法。

思考题

1. 中医翻译研究的要点：历朝典籍比较
2. 中医翻译研究的要点：历代文献比较
3. 中医翻译研究的要点：术语翻译比较
4. 中医翻译研究的要点：概念翻译比较
5. 中医翻译研究的要点：句法翻译比较
6. 中医翻译研究的要点：修辞翻译比较
7. 中医翻译研究的要点：翻译方法比较
8. 中医翻译研究的要点：翻译技巧比较
9. 中医翻译研究的要点：翻译原则比较
10. 中医翻译研究的要点：翻译理论比较

乙　篇

现代中医西传与翻译研究

第五课　早期中医翻译的理念和方法

　　中医西传的历史,也同时体现了中医翻译的历史。没有中医翻译这座不可替代的桥梁,作为中国传统文化不可分割的重要组成部分的中医,是无法系统传入西方的,更无法在西方得到持续传播和发展。对中医翻译史的回顾和总结,将使我们对中医翻译的理念和方法、问题和挑战、程序和趋势有更为明确的认识。

　　16世纪的时候来华的传教士已经将一些中医文献带到了欧洲。17世纪的时候,来亚的一些欧洲医生已经将中医的有关知识和治法介绍到了西方。但中医的西译工作并没有因此而真正地开展起来。一方面是因为西方对中医的了解有限,另一方面,当时的西方尚不具备接纳中医理论与实践的社会基础。到了19世纪,中医学,特别是针灸学曾一度在西方大为流行。就是在这样的历史背景下,真正意义上的中医西译工作也没有规模化地开展起来。

　　从16世纪到19世纪近三百年的历史中,在中医西传的过程中,无论是介绍还是评说,从某种意义上说也都涉及到翻译的问题,都涉及到如何将中医的基本概念和术语翻译成外文的问题。由于理解的不同和语言文化的差异,早启的传播者在介绍中医基本概念和术语的时候,一般都采用两种方法进行翻译,一种是意译,一种是仿造。

　　一般来看,意译都因理解的差异而出现了较多的偏颇。如旁特等人在介绍针灸学时,因为不了解中医的基本理论及经络的基本含义,将其误解为血管,自然而然地误译为 vessel。这样的理解和翻译也令他们颇感困惑,不知中国人对血管体系的认识怎么会有那么大的失误。

一些在西方医学领域阙如的概念和术语,他们则采用了仿造的译法,也就是我们现在所谓的词素译法,一方面为中医在西方创造了全新的术语,另一方面也为后来的译者翻译中医术语并进而实现其国际标准化开辟了蹊径。将"针"和"灸"分别译作 acupuncture 和 moxibustion,就是其仿造译法最为突出代表。

一、"针刺"的译法及其影响

在一般人的观念中,"针灸"是一个术语,是一种治疗方法。事实上,"针灸"是两个概念,也是两种治疗方法。所谓"针",指的就是"针刺术",将其翻译为 acupuncture(拉丁语为 acupunctura),的确是个创造。其特点是词素组合,构成新词。所谓的 acupuncture,由拉丁语中的词素 acu(针,尖锐)和 punctura(穿刺)组合而成。拉丁语有词素 acu 和 punctura,却没有 acupuncture 这个词。译者正是根据针刺的含义,借用拉丁语相应的词素进行了仿造化的翻译,为针刺创造了一个对应语。这个对应语的创造,符合西方语言的构词法,特别是医学用语和科技用语的构词法。所以一经问世,便在西方各国语言中流传开来,并一直沿用到现在。

从 acupuncture 这个词的创造及其使用情况来看,完全可以说这个词的创造是成功的。然而,这并不意味着这种翻译方法和思路在实际的翻译活动中具有广泛的适应性。因为时代不同了。在 20 世纪中医西译的研究中,有两位学者的研究似乎从一个侧面说明了这一点。一位是德国慕尼黑大学中医基础理论研究所的满晰博先生(Professor Manfred Porkert),另一位是中国广州中医药大学的蒙尧述先生。

满晰博先生曾致力于用拉丁语为中医创造一套既规范又实用的术语系统。经过多年的努力,他终于完成了这一艰巨工程。他的翻译原则主要体现在其所著《中医诊断学》(The Essentials of Chinese Diagnostics)及《中医基础理论》(The Theoretical Foundations of Chinese Medicine System of Correspondence)等书中。如他将"内关"译为 clusa,将"足三里"译为 vicus terlius pedis,将"苑脉"译为

cepacoulicus,将"虚"和"实"译作 inanitas 和 repletio,将"脏"和"腑"译作 orbis horreal 和 orbis aulici,将"脏象"译作 orbis-iconography。满晰博先生所创造的这些术语也许在意义上是准确的,但却难念、难记、难认、难以推广,因为拉丁语在今日世界上的使用与 17 世纪时的情形大不相同。所以,这种用拉丁语为中医创造的术语在国际上很少有人使用。但满晰博先生所做的这一工作在语言学研究上,是有意义的。这个例子说明,当我们选用一种语言作为译语时,必须考虑该语言的使用范围,必须牢记翻译的目的是为了让读者去阅读。如果读者不熟悉你所选用的译语,翻译又有什么意义呢?

蒙尧述先生通过对中医语言和西医语言进行比较研究,借鉴了西医语言的构词法来翻译中医术语,目的是创造一套符合英语词法,但又成为中医所独有的英语词汇。这种翻译法类似于词素翻译,与 acupuncture 的组合方式基本相同。如他将"得气"译为 acuesthesia(由词素 acu 和 esthesia 组合而成),将"里虚"译为 endopenia(由词素 endo 和 penia 组合而成),将"晕针"译为 acusyncope(由词素 acu 和 syncope 组合而成)。从形式上看,以上三个由词素组合而成的词语比一些流行的翻译要简洁得多,而且看起来也像一个医学术语。然而在翻译实践中,以这种方式翻译的中医用语却很难推广开来,在实践中不断碰壁,其结果跟满晰博先生用拉丁语给中医创造的术语一样。难以推广的原因大致有三:一是这种组合词并不能完全表达中医原有概念的实际内涵;二是一般读者很难辨析这些词语究竟代表着新发展的理论和方法还是表达着古老文化的理念和思想;三是这种合成词语与中医的古老性、传统性和民族性显得格格不入。

但在翻译实践中,这种方法并非完全不能使用。事实上在目前的中医英译中,已经有几个以这种方法翻译的中医用语在广泛流行,acupoint(穴位,由 acu 和 point 组合而成)就是典型一例。镐京学者在上个世纪 80 年代学习和研究中医术语的英语翻译时,即深受满晰博和蒙尧述先生仿造译法的影响。所以在撰写《中医翻译导论》时,他便以仿造之法将中医基本术语进行了翻译。但其结果也正如满晰博和蒙尧述先生的做法一样,仅仅为所谓的学术研究提供了某种形式的借鉴,并没有能够传播开来。

二、"灸法"的译法及其影响

所谓的"灸",指的就是"艾灸法"。其译文 moxibustion,也是早启译者为我们留下来的一个极具特色的译语。其特点是"音意结合,生成新词"。同 acupuncture 一样,moxibustion 从 17 世纪流传至今,为各国所普遍接受。但 moxibustion 的生成却颇为曲折,与 acupuncture 的翻译不同,并因此而引起了一些现代学者的质疑。这一质疑与其产生的历史背景有很大的关系。

当西方医生 17 世纪踏上日本国土时,注意到日本医生通过在患者身体的一定部位燃烧一种毛绒绒的物质治疗疾病。他们问日本医生所燃为何物,日本医生回答说是 moxa。其实 moxa 是日本语"艾"的读音。于是这些西方医生便按照日本医生的发音用拉丁语拼写出了 moxa 这个词。从此在西方语言中,moxa 指的就是艾绒。同 acupuncture 一样,moxibustion 是一个组合词。但它与 acupuncture 又不完全相同,因为它是一个音意结合的组合词,即 moxa 是音译,而 bustion(即"燃烧")是意译。这两个词出现于同一个时期,但却反映了不同的翻译思路。

20 世纪 80 年代的时候,国内有些学者鉴于 moxia 源于日语读音,所以对 moxibustion 一词的翻译提出了质疑。《中国针灸》1984 年第 4 期上有一篇署名文章的观点,最能体现其理据。该文在谈到这个问题时说:"这当然非属中国医学界的沿用术语及其习惯用法;显然难以令人据此辨认所指称的灸或艾属中国起源的由来。"因此呼吁用汉语拼音 ai 将 acupuncture 改译作 aibustion,用以代替原来误译的 moxibustion。并提议将"针灸"音译为 Zhenjiu,以正视听。这种观点不能说不正确,但却不符合实际,或者说不符合语言的发展规律。这样的观点不时见诸报刊,给中医对外翻译认识上造成了一定的混乱。因为语言有其自身的运动规律,合理的未必就合乎其运动规律,不合理的就未必不符合其运动规律。

前人所翻译的一些中医术语可能存在着这样那样不尽人意之处，但由于已经流行几百年了，其所指意义与联想意义早已公式化，人们一见到这些词语，就自然而然地将其与中医联系在一起了，既不妨碍交流，又不影响研究，似乎大可不必重译。荀子在《正名》篇中说："名无固宜，约之以命。约定俗成谓之宜，异于约则谓之不宜。名无固实，约之以命。约定俗成谓之实名。"讲的就是这个意思。

三、间接转译的作用和影响

所谓"间接转译"，指的是一个概念的翻译，不是直接从原语转入译入语的，而是经过了一些中间环节。瑞尼对其所搜集的一些中医文献的翻译，就是一个典型的例子。

瑞尼将中文的中医资料翻译成拉丁语，中间经过了三个独立的环节，即从汉语翻译成日语，再从日语翻译成荷兰语，最后由他本人由荷兰语翻译成拉丁语。关于翻译，西方有这样一个说法："误解作者，误达读者，是为译者"（commonly mistakes the one and misinforms the other）。这说明翻译很容易歪曲原文之意。一般翻译都是从一种语言到另外一种语言，就这样还难以避免误译、漏译和错译。像瑞尼这样，同样一份材料从汉语翻译成拉丁语，中间居然还经过了日语和荷兰语这样的中转，其误译、漏译和错译的概率可想而知。

在中医西传和西译的历史上，这样的例子还有很多。比如，法国由于18世纪资产阶级革命的成功，科学与民主的气氛甚厚，医学发展迅速。针灸等中医疗法在法国得到了较快的传播，一些中医书籍也被翻译成了法文。后来其他一些欧洲国家在向本国介绍中医时，多是将法国翻译的中医书再翻译为本国语。这种中转式的翻译越来越偏离了中医原著的精神，对于中医在西方的传播带来了一定的消极影响。

当然，瑞尼在他所处的那个时代这样做，是不得已而为之。而且，也只有如此方可对原文得以解读。也许大家以为现在时代变了，不会再有人采用这种中转方式翻译中医了。的确，完全采用瑞尼那样的翻译方法是不多见了，但类似的做法仍时有所闻。比如对中医典籍的翻译（无论是翻译成英语还是法语或德语），许多人就不是按照中医经典原著进行翻译，而是找来该书的白话文译本进行翻译。这就是一种中转式的翻译，因为将文言文的原著翻译成白话文，已经过了一次翻译过滤。虽然说文言文和白话文都是汉语，但由于其行文方式和句法结构的不同，文言文的内涵和主旨精神并不能完全化入白话文中。再以白话文为底本翻译成西文，必将使译文再次偏离原著的内涵和主旨精神。这种做法实不可取。

以上概要地回顾了中医西译的早期实践，从有限的几个实例中，不难看出早期译者翻译中医的思路与方法。今天我们研究他们的翻译方法，总结他们的翻译实践，其目的就是要从历史的角度和发展的眼光看待中医对外翻译工作，更新翻译思路和方法，以便能更客观、更准确地翻译中医的理论与方法。

思考题

1. 中医翻译研究的要点：翻译目标比较
2. 中医翻译研究的要点：翻译用语比较
3. 中医翻译研究的要点：翻译创意比较
4. 中医翻译研究的要点：翻译创词比较
5. 中医翻译研究的要点：翻译句法比较
6. 中医翻译研究的要点：翻译影响比较
7. 中医翻译研究的要点：翻译理念比较
8. 中医翻译研究的要点：翻译流派比较
9. 中医翻译研究的要点：西方流派比较
10. 中医翻译研究的要点：中方流派比较

第六课 中医现代翻译的策略与方法

　　自中国改革开放以来,中西方在中医药学领域的交流和合作不断加深,中医药对外翻译工作也随之广泛开展起来。经过中西方译者不断的努力和探索,已取得了很大的发展,一大批中医典籍和论著被翻译出版,为中西方的交流和中医在全球的传播架起了一座坚实的桥梁。但由于中西方文化存在着较大的差异,而中西医从理论到实践都迥然不同,要译好中医并不容易,其翻译的发展道路可以说是一条充满了矛盾与挑战的荆棘之道。由于中西方在文化、语言和民族心理等方面存在着巨大的差异,而中国医药学又是中国特有的一种医学体系。将这样一种独特的医学体系翻译成西方语言,是非常困难的,特别是其基本概念和术语的翻译。

　　中医的基本概念和用语在西方语言中一般都缺乏对应语,给翻译造成了很大的困难,即便勉强硬译,也很难达旨。例如,英语语言中有blood,有 deficiency(或 asthenia),却没有 blood deficiency(blood asthenia)这样一个概念;有 kidney,有 water,却没有 kidney water 这样一个说法。目前在翻译这样一些中国医学特有概念时,一般采用的都是仿造法。仿造法是翻译学上的一种方法,但在一般翻译中却很少使用,因为按其翻译的概念、形式和内涵之间并不完全一致,有时甚至风马牛不相及,这在一定程度上妨碍了理解和交流。但如果放弃仿造之法而采用词典解释性译法,势必使翻译之概念冗长烦琐,缺乏实用价值。也有的译者采用比照西医用语的方法翻译中医药学的概念和用

048 / 中医翻译研究教程

语,但这需要对中西医的理论与实践有一个深入的了解和把握,不然便会张冠李戴,指鹿为马。如中医学上的"伤寒"(exogenous febrile disease 或 cold damage 或 cold attack)与西医学上的"伤寒"(typhoid fever)虽然在语言外壳上一一对应,但在内涵上却泾渭分明,绝非同一。

为了解决这些问题,中外译者近几十年来作了很多的理论研究和实践探索,编写出版了不少词典和论著,使这一领域的研究由纯粹的实践探索上升到了理论研究阶段,为中医药学的对外交流开辟了广阔的前景。这个问题学术界早就意识到了,并不断采取措施予以完善。如为了促进交流和指导实践,中国中西医结合学会1991年发起成立了"中医外语专业委员会",中国中西药学会1996年发起成立了"中医翻译专业委员会"。世界中医药学会联合会(简称"世界中联")于2008年发起成立了"中医翻译专业委员会"。学会的成立将使翻译人员有统一的组织和协调机构,为校正翻译实践的发展方向和促进本学科的发展发挥积极意义。在学会的统一组织下,中国各地的中医药翻译人员深入开展翻译研究,有选择、有目的地翻译出版中医论著,加强了与西方各国的交流,使中医翻译的实践与研究得到了更为深入和广泛的发展。

近年来,为了适应对外交流的需要,中国各中医院校普遍开展了外向型中医人才的培养和双语教学的探索。为了促进这一新的中医教育模式的发展,学会组织其成员积极编写双语教材和开展双语教学实践。希望通过双语教材的编写和双语教学的开展,进一步加强中医翻译研究的力度,使理论研究与实践探索有机地结合起来,为中医药对外翻译和交流的开展创造更为有利的条件和途径。

对外翻译介绍中医是一项前无古人的巨大工程,任重而道远。中外译者既须不断努力,又须密切合作。只有这样,才能为中医的国际交流架设起一座坚实的桥梁。相信随着中西方文化的不断交流和相互借鉴,中医对外翻译事业必将于"山重水复疑无路"之窘困跃入"柳暗花明又一村"的理想境界。

为了解决中医翻译所面临的种种挑战,中西方学者、研究机构和学术团体采取了很多措施,努力探索解决这些问题的策略和方法,为有效解决中医翻译所面临的这些急迫而艰巨的问题开辟蹊径。这些策略和方法大致包括三个方面，即学术研究、人才培养和组织建设。

一、学术研究

学术研究方面的发展，主要体现在汉英中医词典、中医翻译研究论文和中医翻译研究著作的撰写等方面。汉英中医词典的编撰，起始于20世纪70年代，主要由中国学者主持进行。20世纪90年代以后，这一工作在西方也得到了很大的推进，为中医的国际化发展奠定了语言基础。在国内外已经出版的汉英中医词典为数不少，但较为流行的大致为以下几部。

广州中医药大学欧明先生1980年出版的《汉英中医常用词汇》（Chinese-English Glossary of Common Terms in Traditional Chinese Medicine），是国内外出版的第一部汉英中医词典；1986年出版的《汉英中医辞典》（Chinese-English Dictionary of Traditional Chinese Medicine），收录了4000多条中医基本概念和术语，且均附有定义和解释，是国内外出版的第一部有定义的汉英中医辞典，对于完整准确地向西方介绍中医的基本概念和术语发挥了重要的指导作用。欧明先生是国内外较早研究中医名词术语英译问题的知名学者。他在中医名词术语英译方面的探索，为后来的翻译实践和标准化发展奠定了坚实的基础，成为以后中医翻译实践发展的源泉。WHO西太区在制定中医名词术语国际标准时没有将该辞典纳入其参考书目之中，实在是一大缺憾。在本项研究中，我们在许多术语的理解和翻译方面，都借鉴和参考了欧明先生的翻译思想和翻译方法。

人民卫生出版社1987年出版的《汉英医学大词典》"中医药学部分"，是对欧明先生等早期中医翻译家翻译经验和研究成果的总结和发挥，推进了中医名词术语英译的统一性和完整性。该部分收录了相当数量的中医基本名词术语，且含有一定的注解。其翻译反映了20世纪80年代前后国内外在中医名词术语翻译方面的探索和实践，至今仍然有重要的指导和参考价值。本项研究在一些名词术语的翻译及其国际标准化研究中,即参考和借鉴了该词典中医药学部分的翻译思路和方法。

英国学者魏迺杰(Nigel Wiseman)主编的《英汉汉英中医词典》(English-Chinese Chinese-English Dictionary of Chinese Medicine)和《实用英文中医辞典》(A Practical Dictionary of Chinese Medicine),先后于 1995 年和 2002 年由我国湖南科学技术出版社和人民卫生出版社出版发行,对国内外的中医翻译实践,尤其是中医名词术语英译的理念和方法产生了很大的影响。魏迺杰是西方中医名词术语英译的代表人物之一,他多年来致力于中医名词术语的翻译及其国际标准化研究工作,著作颇丰,探索颇深,影响颇大。他高举通俗化大旗,对传统中医名词术语的翻译进行了大胆的创新和探索,做出了很多惊世骇俗的创举,在中医英语翻译和中医名词术语国际标准化研究中,颇有另类之风。他的翻译研究一直以来颇受争议,但也颇受关注。他的通俗化思想对于中医名词术语英译的实践和国际标准化的发展,均产生了较大的影响。在 WHO 西太区的标准中,即在一定程度上采纳了他的翻译思路和方法。所以在本项研究中,也给予了其翻译实践和探索以极大的关注,并从中吸取了很多值得借鉴的思路和方法。

北京大学中西医结合研究所谢竹藩先生 2002 年出版的《新编汉英中医药分类词典》和 2004 年出版的《中医药学常用名词术语英译》,是较早从中医名词术语国际标准化的角度考虑编写的汉英中医词典,对中医名词术语英译的标准化发展发挥了重要的作用。谢先生在中医名词术语的翻译和标准化方面做了长期的实践总结和探索,撰写了大量研究论文,用英文撰写出版了研究专著,开辟了中医名词术语英译及其国际标准化的新天地。他所主编的这两部词典,集中反映了中医名词术语翻译实践的历史传承和现实发展,以及他个人在该领域锲而不舍的深入探索和独到思考。他所负责制定的中医基本名词术语国际标准化方案,在 2004 年 WHO 西太区主持召开的首届标准化研讨会上,被指定为主要参考蓝本。

德国汉学家 Paul. U. Unchuld(文树德)所编写的《黄帝内经·素问词典》(A Dictionary of the Huang Di Nei Jing Su Wen),是国内外

第一部研究中医典籍基本概念和术语英译的词典。文树德先生多年来从事中医药学的研究和英译工作，有多部著作问世。尽管其翻译思路和方法与海内外其他译者的探索有较大的差异，但其独辟蹊径的做法，对于翻译研究者思路的拓展和研究的深化，无疑有积极的促进作用。特别是其"与时俱退"的研究和翻译思路，对于我们在翻译实践中"追本求原""探因索果"无疑是有积极的启迪意义。

方廷钰先生主编的《新编汉英中医学词典》(New Chinese-English Dictionary of Traditional Chinese Medicine)2003 年由中国医药科技出版社出版，深入系统地总结了中医名词术语英译的方法和要求，与时俱进地引领了中医名词术语英译标准化的发展。考虑到中外学者近年来出版了不少有关中医药的词典和教材，以及发表了大量论文，方廷钰先生又对其编写的词典进行了认真的修改。其修订版于 2013 年出版。

在中医翻译研究方面，20 世纪 80 年代以来，国内外先后有大量的研究论文发表，比较有代表性的是 20 世纪 90 年代镐京学者在《中国翻译》等杂志发表的"论中医翻译的原则""论中医翻译标准化的概念、原则与方法""论中医名词术语翻译的原则与方法"等系列研究论文以及英国中医翻译家魏迺杰(Nigel Wiseman)同一时期在西方发表的系列研究文章，对中医翻译事业的发展奠定了基础。但中医翻译的理论研究目前还比较欠缺，研究专著的出版目前还比较有限。镐京学者 1993 年由西北大学出版社出版的《中医翻译导论》是国内外中医翻译界出版的第一部研究著作，1997 年人民卫生出版社出版的《中医英语翻译技巧》是国内外中医翻译界出版的第一部研究中医语言与文化及中医翻译方法与策略的专著。同时，镐京学者在汉英中医词典编写方面也有一定的经验。镐京学者主编的《简明汉英中医词典》(A Concise Chinese-English Dictionary of Traditional Chinese Medicine)2002 年由上海科学技术出版社出版，WHO 西太区在制定中医名词术语国际标准时，将该辞典纳入其参考书目之中。

二、人才培养

汉英中医词典的编撰、中医翻译研究论文的发表和中医翻译研究著作的出版,为中医翻译事业的发展、中医翻译人才的培养和中医翻译学术的研究,发挥了重要的指导和引领作用。正是由于这样的指导和引领,才使得中医院校外语工作者理念改变,工作中心转变,教学内容充实,教材设置调整。

据了解,国内第一位将中医翻译纳入教学体系的,是广州中医药大学。由于广州中医药大学的欧明教授、蒙尧述教授、黄月中教授等从20世纪70年代即开始深入细致地研究中医翻译的历史发展、实践探索和现实问题,并先后编写出版了多部汉英中医词典和辞典,在全国吹响了中医翻译研究的号角,在各中医院校,尤其在广州中医药大学,营造了一个非常浓郁的研究和学习氛围,不仅使很多的老师和同学对学习中医翻译产生了浓厚的兴趣,而且使从事教学管理和学科建设的人员对深化和拓展中医院校教学的内容产生了新的想法。

在我们的印象中,大约在20世纪80年代末期,广州中医药大学即编写了一部未公开出版的中医英译小册子,将中医翻译纳入到了研究生的教育之中。这是国内为研究生第一次开设中医翻译课程的学校,其历史和现实意义,可谓不言而喻。正是受广州中医药大学的启发,镐京学者于20世纪90年代初,在陕西中医药大学为研究生开设了中医翻译课程,也在本科生的大学英语教学中将中医英译的基本理念纳入其中。经过两年的教学实践,在1993年出版的《中医翻译导论》的基础上,他和团队成员一起于1995年编写出版了《中医英语教程》,将中医翻译和正在形成的所谓中医英译正式纳入教学体系之中。在此后的几年中,国内有几所中医院校的外语教师和中医专家也根据形势发展的需要,先后编写出版了多部中医英语教科书,如湖北中医药大学和河南中医药大学的一些教师,均从不同的角度,根据不同的文献,按照不同的需要,对中医翻译问题进行了较为具体的探讨和实践,对推进中医翻译事业的发展和完善中医翻译人才队伍的建设,做出了积极的贡献。

当然,从学术发展、翻译质量和规范化要求方面来看,各部中医英语教科书都存在诸多需要不断完善、不断修正的地方。这也反映了中医翻译发展的自然历程。

为了进一步完善中医英语教材的建设,我们根据以往的教学体会、翻译实践和研究探索,组织力量开始探索编写比较规范的《中医英语》教材。该教材 2002 年由上海科技出版社出版,先后为多所中医院校所使用,并于 2007 年入选教育部"十一五"规划教材。经过"世界中联"翻译专业委员会的集体努力和认真修改,该教材的修订版于 2009 年出版,在一定程度上深化了中医英语和中医翻译的学科建设,规范了中医英语和中医翻译的教学和实践。在此前后,也有其他一些中医英语教材先后问世,进一步丰富了中医英语的学科建设,推进了中医翻译的规范化研究,加快了中医翻译的人才培养和团队建设。

正是由于中医英语和中医翻译的教学实践和教材建设的不断发展,中医英语和中医翻译的课程建设逐步提到了中医院校学科建设的议事日程。从此之后,很多中医院校开始培养中医英语和中医翻译的教学队伍,开设了相应的课程,制定了比较客观实际的考核标准体系。目前,很多中医院校都建立了外语学院,力推中医英语和中医翻译的学科建设。即便是没有建立外语学院和外语系部的中医院校,也始终将中医英语和中医翻译纳入到其基本教学体系之中,成为中医教育的基础课程。

近年来,国家有关方面也开始关注中医英语和中医翻译的学科建设问题,并就不同中医院校中医英语和中医翻译教学的发展进行了评估和考察,以便能规范其学科建设、人才培养和课程设置。经过深入的考察和认真的研究,国家中医药管理局于 2012 年组织专家对中医院校的中医英语和中医翻译学科建设进行了总结和评估,北京中医药大学和贵州中医学院的中医英语学科,最终被评为中医院校国家级的重点学科。这一评估,不但极大地鼓舞了这两所中医院校以更大的热情和努力加快中医英语及中医翻译的学科建设,也极大地推进了中医英语和中医翻译学科建设在全国范围内的广泛开展。

在中医翻译界的积极努力下,在国家有关方面的鼓励下,在中医国际交流的推动下,近年来,一些中医院校在学科建设的基础上,设立专业基地,强化教学实践、翻译研究和学科建设。如江西中医药大学近年来申请建立了中医院校的第一个中医翻译研究基地,组建了30多人的研究团队,在翻译实践、翻译研究和翻译教学方面,均有一定的建树,并逐步形成了独具特色的翻译和教学理念、实践和研究方法。

三、学术组织建设

学科建设重人才培养,人才培养重团队建设,团队建设重组织建设。为了促进中医翻译的人才建设事业,从20世纪70年代开始,国内一些中西医院校及科研机构的学者和研究人员即开始凝聚力量,培养人才,组建团队,为中医翻译界的组织建设奠定了基础。当时的中国翻译界逐步形成了南北两股强大的队伍。

北方队伍的代表是谢竹藩教授、马堪温教授、黄孝楷教授、方廷钰教授。他们既独立研究,又综合实践。其中谢竹藩教授与黄孝楷教授联合编写了《汉英常用中医药词典》(1980年由中西医结合杂志连载,1984年由香港商务印书馆出版并向国外发行)。1987年卫生部组织学界精英编撰《汉英医学大词典》,为了解决中医部分的编撰困难,有关方面遂指派谢竹藩教授与黄孝楷教授等人脱产到江苏瓜洲逐条修订,历时两月,终使词典得以顺利出版。同一时期受国家中医研究院的委托,谢竹藩教授又与其他学者合译了《中国针灸学》一书,该书现已成为国外多家针灸学校的指定教科书。马堪温教授主要从事医学史的研究,其中也涉及到中医对外传播和翻译史。在研究医学史的同时,马堪温教授也参与了中医翻译及其研究工作。将"中医"译作 traditional Chinese medicine,据说就是马堪温教授的首创。方廷钰教授参加了《汉英词典》的编写,并负责其中有关中医术语的翻译工作。该词典从20世纪70年代初开始编写,首版于1978年问世。

南方队伍的代表是欧明教授、蒙尧述教授、黄月中教授等广州中医药大学的著名教授。当然也包括湖南中医药大学的帅学忠教授等人。其中最为重要的是欧明教授,他是现代中国中医翻译事业的奠基人和创始人。1980 年他组织编写出版《汉英常用中医词汇》，这是海内外的第一部汉英中医词典，为中医英译在国内外的广泛开展奠定了坚实的基础。他翻译中医的基本思路和方法今天依然深刻地影响和引领着中医翻译界。欧明教授 1986 年出版的《汉英中医辞典》，是国内外出版的第一部有定义的中医辞典。直到现在，一般的汉英中医词典都是词对词的翻译。这样的词典虽然简洁，但内涵却比较欠缺，信息也比较缺少，不利于西方读者完整准确地掌握中医基本概念和术语的实际含义。

在南北方这两大队伍的引领下，中医翻译事业——尤其是中医英译——从 20 世纪 80 年代开始就在国内广泛开展起来。在他们所编写的词典、所积累的经验、所构建的体系指导下，国内中医翻译的力量逐步得以凝聚，形成了更为强大的团队，进一步推动了中医翻译事业的发展。其中的代表人物，为山东中医药大学的徐象才教授和张恩勤教授。从 20 世纪 80 年代中期开始，他们先后组织了各中医院校的专家学者以及外语工作者和翻译人员，编写出版了两套汉英对照中医系列丛书。其中张恩勤教授组织编写翻译的中医系列丛书《英汉对照实用中医文库》，1990 年由上海中医学院出版社出版。徐象才教授组织编写翻译的中医丛书《英汉实用中医药大全》，1991 年由高等教育出版社出版。

这些团队建设，不但有效地加快了人才的培养和推进了中医翻译事业的发展，也为中医翻译的组织建设奠定了基础。中国中西医结合学会 1991 年建立的"中医外语专业委员会"，就是在徐象才教授组织的《英汉实用中医药大全》编译团队的基础上创建起来的。该委员会是国内外第一个中医翻译的学术组织，首次将全国各中医院校和研究机构从事中医翻译的人员组织起来，凝聚力量，拓展思路，为中医翻译的学科建设和人才培养开辟了一条新的路径。当然，由于种种原因，这一委员会自 1993 年在威海举行了第二次学术会议之后，便没有任何活动了，实在是中医翻译组织建设方面的一大缺憾。但其在中医翻译组织建设方面的努力，还是产生了很大的影响。

1996 年，中华中医药学会在上海中医药大学筹备成立了"中医翻译专业委员会"，延续了中国中西医结合学会 1991 年成立"中医外语专业委员会"的理念和目标,再一次凝聚了全国中医院校和研究机构的学术力量。为了进一步加强中医翻译的组织建设,凝聚全球力量加快中医走向世界的步伐,实现中医国际标准化的理想和信念,2003 年由世界各国学术团体、学术机构和学术组织联合成立的"世界中医药学会联合会"于 2008 年 8 月 1 日在上海师范大学成立了"世界中医药学会联合会翻译专业委员会",将全球从事中医翻译的学者和专家凝聚起来,为中医在全球的传播和传扬铺平了道路。在该组织的凝聚和推动下,该委员会的主要成员先后参加了 WHO 和 ISO 等国际组织有关中医国际标准研制的工程,既锻炼了中医翻译的队伍,又促进了中医翻译国际标准化的实现。

思考题

1. 中医翻译研究的要点：西方拉丁派研究
2. 中医翻译研究的要点：西方考据派研究
3. 中医翻译研究的要点：西方通俗派研究
4. 中医翻译研究的要点：中方简约派研究
5. 中医翻译研究的要点：中方释义派研究
6. 中医翻译研究的要点：中方词素派研究
7. 中医翻译研究的要点：中方联合派研究
8. 中医翻译研究的要点：中方理法派研究
9. 中医翻译研究的要点：中方规范派研究
10. 中医翻译研究的要点：中西流派总结研究

第七课　20 世纪中医翻译的发展

　　20 世纪是中医在西方复苏并逐步得以发展的关键时期。在这一关键时期,中医翻译也发挥了重要的作用,为中医在西方的复苏和发展奠定了语言基础,同时也成为中医典籍英译及其术语规范化研究起步阶段。特别是中国学者的积极参与、深入研究和努力探索,为中医翻译事业的发展奠定了实践基础和文化基础。

一、中医典籍翻译——缓慢起步,稳步推进

　　进入 20 世纪,随着中西方在政治、文化和经济领域交流的不断深入,中医传入西方的历史进程也在不断加快。特别是 20 世纪 70 年代以后,随着中国针刺麻醉术的研究成功和中美之间关系的改善,中医进入西方世界的步伐大大加快。与此同时,如何翻译中医典籍及如何规范中医典籍术语的问题,也引起了一些西方学者的注意,并开始对其加以研究,从而开创了中医典籍翻译及其术语规范化研究的先河。

　　20 世纪初,一些有关中药学内容的书籍继续在西方编译出版,如1911 年司徒柯德(Stuart GA)出版了编译自《本草纲目》中 12 至 37 卷的内容,以《中国药物草木部》(*Chinese Materia Medica*：*Vegetable Kingdom*)之名出版。1920 年英国人伊博恩(Read BE)在北平协和医院开始节译《本草纲目》,1949 年完成。同时伊博恩还于 1946 年出版了其译介的《救荒本草》。这些编译著作均与药物的研究有关,且编译

者多为医务工作者。其编译的目的是向西方介绍中国的药学知识。

直到 20 世纪中叶，中医典籍的翻译及其研究问题，才开始提到议事日程。其标志性发展便是美国人威斯英译的《黄帝内经·素问》节译本。在该节译本的前言中，威斯对《黄帝内经》的学术体系、思想传承及其理解翻译作了较为系统的介绍。尽管她对这部经典基本概念的释义常常南辕北辙，对其语言的理解往往似是而非，但其译著面世之后，在西方世界，特别是汉学界，还是引起了一定的轰动。因为在此之前，传入西方的有关《黄帝内经》的思想和理论，只散在地出现在某些有关中国文化或中国医学的论著之中，而且往往都是只言片语或有限节引，使西方读者很难窥一斑而见全豹。威斯所翻译的《黄帝内经·素问》81 篇的前 34 篇，可谓开启了中医典籍翻译先河。此后半个世纪以来，中医四大经典中的三部——《黄帝内经》《难经》《伤寒杂病论》——陆续翻译成英文在东西方出版，为中医的西传奠定了理论基础。

1973 年，美籍华人吕聪明先生英译了《黄帝内经·灵枢》（*The Yellow Emperor's book of acupuncture*），由东方文化学院出版社（Academy of Oriental Heritage）出版。1978 年，他的另一部书《内难全集》英译本（*The Yellow emperor's classic of internal medicine and The Difficult Classic：complete translation of Nei Jing and Nan Jing*）由东方文化学院出版社（The Academy of Oriental Heritage）出版。1986 年，德国慕尼黑大学医史研究所所长、汉学家文树德（Paul U. Unschuld. 1943—）先生完成了《难经》的英译，由加利福尼亚大学出版社出版。全书包括《难经》的原文、译文及历代学者对《难经》的研究成果。1981 年美籍华人许鸿源（Hong-yen Hsu）博士（1917—1991）翻译的《伤寒论》出版。1995 年美国华裔中医师 Mao shing Ni 编译的《素问》（*The Yellow Emperor's Classic of Medicine：A New Translation of the Neijing Suwen with Commentary*）出版。1997 年旅美华人中医师吴连胜和吴奇父子翻译的《黄帝内经》汉英对照全译本（*The Yellow Emperor's Canon Internal Medicine*）在国内出版。1999 年美国蓝罂粟出版社（Blue Poppy Press）编辑 Bob Flaws 翻译的《难经》（*The Classic of Difficulties：A Translation of the Nan Jing*）由该社出版。

二、术语规范化研究——由点到面，深入系统

经过近三百年的对外传播和交流，特别是经过 20 世纪中后期的典籍翻译的深入开展，西方在中医英语翻译，特别是中医典籍翻译方面，积累了一定的经验，取得了一定的进展。同时在翻译和交流过程中也出现了很多亟待解决的问题，包括如何从语言、文化和医理方面解读和诠释中医典籍理法方药的问题，以及如何正确理解、翻译和规范中医典籍术语的问题。尤其是中医典籍术语规范化的问题，一直是西方中医界和中医翻译界持续关注的热点问题。

自 20 世纪 80 年代以来，西方的一些汉学家、中医学家和中医翻译家，便开始对中医在西方长期传播、交流和翻译的历史，尤其是对中医典籍翻译的方法、术语的统一和规范等问题，进行深入的总结和研究，试图找到殊途同归的路径。其代表人物有德国慕尼黑大学的文树德（Paul U. Unschuld）先生和满晰博（Manfred Pockert）先生、英国中医翻译家魏迺杰（Nigel Wiseman）先生。

文树德先生从考据学入手，试图通过解读中医典籍概念和术语的原始内涵对其加以正确的翻译和统一。他在这方面的研究，集中的体现在他所翻译出版的《难经》和《黄帝内经·素问》的具体实践中以及其他相关的介绍和说明中。满晰博先生是西方最早注意并潜心研究中医典籍术语规范化问题的汉学家。他在 20 世纪 50 年代便对中医典籍及其术语进行了系统地研究分析，认为中医是世界上最成熟的一门科学，现代西方任何语言都不足以准确地表达其概念的实际内涵。所以他选择了用拉丁语翻译中医术语，并且根据拉丁语的词法并结合中医概念和术语的基本内涵和特点，为中医制定了一套相当规范的拉丁语术语系统。

英国中医翻译家魏迺杰先生，是西方当代最有影响的中医翻译家和中医术语规范化研究者和实践者。他在总结前人实践经验和研究成果的基础上，推陈出新，提出了一整套异化加俗化的翻译方式。他从中医典籍所使用的汉字解读和翻译做起，逐步将较为常用的中医术语采

用通俗的异化方式加以翻译,形成了具有鲜明时代特点的翻译理念和方法,并在此基础上制定出一套标准化方案。这个方案集中体现在他所编写的《实用英文中医辞典》(*A Practical Dictionary of Chinese Medicine*)中,该词典 1998 年由美国 Paradigm Publications 出版。他所提出的中医术语翻译方法在西方具有较大的影响,美国三大中医文献出版社中的两个——Paradigm Publications(标登出版社)和 Blue Poppy Press(蓝罂粟出版社)——即以他所翻译的中医术语为标准。

此外,一些国际学术组织——特别是 WHO——也对中医术语英译的规范化问题给予了一定的关注。为了规范化针灸经穴名称,WHO 在 1982 年委托西太区组成了一个工作组,研究针灸经穴名称的国际标准化问题。该工作组由相关国家的专家所组成,经过多次会议讨论和协商,于 1991 年颁布了《针灸经穴名称国际标准》(Standard Acupuncture Nomenclature)。尽管该标准还存在着这样那样一些理解和翻译的问题,但作为第一个中医学科术语国际标准的问世,对于中医国际化无疑起到了积极的推动作用。

三、理论与方法研究——共识逐步形成

中医翻译的研究工作,开始于 20 世纪 50 年代,发展于 20 世纪 70 年代,进步于 20 世纪 90 年代。中医翻译的研究大致包括三个方面,即术语研究、文献研究和理论研究。

1. 术语研究

中医术语的翻译问题,很早就引起了一些学者和译者的关注。与其他领域的翻译一样,术语翻译也是中医翻译面临的首要问题。18 世纪西方医师翻译介绍中医时对"针法"和"灸法"的翻译,就反映了他们对术语翻译的思考及其方法的选择。术语翻译的问题不仅是早期的译者所面临的问题,也是今天的译者所面对的问题。术语的翻译不仅仅涉及到理解和方法的问题,而且还涉及到统一性和标准化的问题。对这一问题的实际研究,大约起始于 20 世纪 50 年代,发展于 20 世纪 70 年代,其代表人物为德国的满晰博先生和中国的欧明教授。

满晰博(Manfred Porkert)1933 年出生于捷克,后移居德国。20 世纪 50 年代开始学习中医,先后远赴日本、香港、台湾、新加坡等地访学,开始研究和翻译中医,以在西方传播中医学为己任。为了从根本上解决中医术语翻译的统一性和标准化问题,满晰博先生采用拉丁文和词素翻译法翻译中医的术语,为中医制定了一套颇为规范的术语体系。虽然这一做法最终没能在学术界和翻译界得以推广和普及,但其研究的思路和翻译的方法却深刻地启发了后来者,并在一定的程度上和范围内引领了中医翻译事业的发展。20 世纪 70 年代蒙尧述教授的分析和总结以及 20 世纪 90 年代初镐京学者撰写出版的《中医翻译导论》的研究和思考,即充分说明了这一点。

从 18 世纪旁特等人对"针法"和"灸法"的翻译,到 20 世纪 50 年代满晰博先生采用拉丁语对中医术语的翻译,都反映了传播和翻译中医的学者对中医术语翻译的思考和探索。20 世纪 70 年代,随着中医在西方的复苏和中医西传的推进,这一问题再次引起了学术界的关注,尤其是中国医学界和翻译界的重视,相关的学术研究和讨论也因此而开展起来。《中国中西医结合杂志》和《中医杂志》率先发表了一些文章,分析和研究了术语翻译的问题,提出了解决这一问题的意见和建议,开启中医术语翻译研究的先河。特别是欧明教授 1979 年在《广州中医学院学报》上发表的文章,总结和分析了中医术语翻译的实践和问题,提出了中医术语翻译的理念与方法,是中医翻译界发表的第一篇专业论文。

欧明教授所发表的这篇论文,是对自己及其团队多年来研究中医术语翻译并在此基础上编写汉英中医词典的经验总结。欧明教授 1982 年出版的《汉英常用中医词汇》(Chinese-English Glossary of Common Terms in Traditional Chinese Medicine)和 1986 年出版的《汉英中医辞典》(Chinese-English Dictionary of Traditional Chinese Medicine),就是中医术语翻译研究的杰出成果,至今还发挥着重要的指导作用。

2. 资料研究

资料整理和研究是学术研究的基础。只有完善了资料的整理和研究,才能从根本上推进学术研究的发展,才能为后来者对相关问题的认识、总结和思考奠定基础。

德国中医翻译家满晰博先生在翻译介绍中医时,大约就关注了前人的翻译实践,并发现了中医术语翻译中统一性的缺乏,因此而萌生了以拉丁语为中医制定规范化的术语体系。正如严复先生翻译《天演论》时所提出的"信达雅"一样,一方面是自己翻译实践的体会和感悟,另一方面也是对前人翻译观念的分析和总结。关于这一点,钱锺书先生在《管锥编》第三册中谈到支谦的《法句经序》时说,"严复《天演论》弁例所标:'译事三难:信、达、雅',三字皆已见此。"满晰博先生和严复先生虽然对前人的翻译实践有所考察和思考,并因此而形成了自己的翻译理念,但却对前人翻译实践的相关资料缺乏整理。

从现有的文献记录来看,国内外学术界首位对中医在西方传播和翻译的文献资料进行整理的,是王吉民先生。王吉民先生 1910 年毕业于香港西医大学堂。民国时期先后担任中华医学出版社社长、中华医学会副会长、中华医史委员会主席、医史博物馆馆长等重要职务。作为一位医学家和医史学家,王吉民先生不仅极大地推进了中国医学的发展和医史的研究,而且在中医对外传播和翻译方面也做出了巨大的贡献。他与伍连德先生合著的英文版《中国医史》,于民国 1932 年出版。该书第一部分为中医史,第二部分为西医在中国的传播和发展史。中医史从盘古开天辟地开始,系统而深入地总结中医发展的历程,总结了其理论思想和治疗方法。有关中医的历史、理论和方法是用英文撰写的,自然涉及到主要概念和术语的英译以及中医典籍的翻译问题。

对于中医翻译的理论和方法,王吉民先生虽然没有具体的分析说明,但其对中医基本概念和术语的翻译,特别是对《黄帝内经》等中医典籍主要内容的翻译和介绍,就比较具体而形象地展示了他的中医翻译理念和方法,在中国开辟了中医翻译及其研究的先和,为后来译者的翻译实践和翻译研究奠定了基础。

20 世纪 60 年代的时候,依然在医史博物馆工作的王吉民先生,对中医西传的发展历程进行了深入细致的研究,搜集整理了大量资料,与傅维康先生联合编写了两部有关中医西传的史料。其中 1963 年《中国医学外文著述书目》(Catalogue of Publications on Medicine in China in Foreign Languages)，"收集了从公元 1656 年到 1962 年三百年间有关中国医学的外文译著(日文除外)包括我国医学发展概括、中医传到外国的历史和在外国的应用情形，以及西医传入我国的经过等资料"，包括通论、医史、脉学、临床各科、针灸、药学、临床保健、书刊、传记、其他等十个方面，比较系统地总结了中医西传和西医东传的历史。中医西传史料自然包括翻译这一重要方面，为后来的中医翻译及其研究提供了重要的史料。

20 世纪 60 年代中国中医药研究院(现今改名为"中国中医科学院")成立之后，设立了医史研究所，其研究范围也包括对中医对外传播史的研究。其代表人物为马堪温先生。马先生对中医西传的历史——包括翻译的实践和存在的问题——进行了系统的研究和总结，对相关文献资料进行了深入的分析和总结，提出了许多颇具历史和现实意义的观点和看法，为今天研究和探索中医走向世界的思路与方法提供了有益的借鉴。

3. 理论研究

对于中医翻译的思考、总结和研究，可谓久矣。早期向西方介绍中医的传教士和医务人员，在谈到中医的理法方药时，很自然涉及到对其基本概念和用语的理解和表达的问题。由于这些概念和用语在西方的语言中都比较或缺，早期的传教士和医务人员就不得不慎重地考虑，审慎地表达。将"针刺"译作 acupuncture，将"灸法"译作 moxibustion，就是最为经典的例子。

但从翻译的角度、从语言的层面、从文化的视野对中医翻译问题进行深入研究和系统总结，提出较为客观实际的原则、标准和方法，并以此为基础建立中医翻译的理论、方法和标准体系，在早期对外介绍中医的人员中，还是比较罕见的，甚至可以说是从未有过的。直到 20 世纪，这一问题才逐步得以推进，并得到了实质性的进展。

第一位从翻译的角度关注中医问题的，是中国学者王吉民先生。在用英文撰写《中国医学史》时，王吉民先生很自然地会对中医翻译的历史、发展及问题进行深入的思考和总结，尤其是对中医基本术语的翻译问题，一定会有深入系统地研究和分析，并有非常深刻的感受和非常急迫的希望。1948年在《中华医学杂志》发表的一篇题为"西译中医典籍考"的文章中.王吉民先生感慨地说："考吾国经史各书，大都有译作。即小说一类，如《三国志》《红楼梦》《西游记》《聊斋志异》《今古传奇》等，亦有译本。独关系人类消长之医书，尚不多见。同志中有欲振兴中医，发扬国粹者，尽秉生花之笔，选重要之书，亟为移译，以供西方学者之研究，而促世界医学之进步，是以吾辈应负之责也。"

第一位从术语的角度系统研究、分析和思考中医翻译的，是德国学者满晰博先生。满晰博先生关于中医术语的翻译及其标准的观念和方案，此前已经作了简要的介绍，这里不再赘述。需要说明的是，满晰博先生所制定的中医术语标准化拉丁语方案，虽然没有为世界各国的中医工作者和中医翻译工作者所接受，但从语言学和标准化的角度来看，其研究对于今天研究中医术语翻译及其国际标准化，甚至对于任何一个领域的专业翻译或普通翻译而言，都有非常重要的参考意义和借鉴的价值。这一点非常值得我们思考。

第一位从实践和方法的角度对中医翻译问题进行系统总结和研究的，是中国的医界泰斗和学界贤人欧明教授。欧明教授关于中医翻译问题的思考，尤其是关于中医术语的翻译及其规范化的研究，此前也已经作了简明扼要的介绍，这里也不再重述。需要说明的是，欧明教授对中医翻译的研究，尤其是他发表的中医翻译界的第一篇专业论文，特别是他编写出版的多部中医术语翻译词典和辞典，对于我们今天从事中医翻译实践和研究的人来说，学术意义依然重大，指导作用依然巨大，引领价值依然非凡。从事中医翻译的学人，从事中医翻译研究的学者，如果不了解欧明教授的中医翻译理念和方法，就无法科学地把握中医翻译的历史脉络和发展轨迹，就更无法客观地明确中医翻译中合璧东西思路和贯通古今的方略。

第一位从中西医学比较、中西语言比较和跨文化交际的角度对中医翻译，尤其是中医术语的翻译及其标准化问题进行系统而深入总结和研究，并因此而在国际上产生了重大影响的，是英国的汉学家魏迺杰先生。关于魏迺杰先生的中医翻译研究及其词典编写，此前已经作了简要的介绍,这里不再赘述。需要说明的是,中国的译者一定要关注西方译者的翻译思路和方法,因为中医翻译服务的对象是海外读者,只有西方的译者才能比较好地把握海外读者的需求和要求。从目前中医翻译及中医国际化的发展趋势来看,东西方译者的精诚合作无疑是完善中医翻译事业的必由之路。中国的译者对中医基本概念的理解,显然是比西方译者要深刻得多,要明确得多;西方译者对西方语言——尤其是英语语言——的掌握和应用,当然比中国译者要自然得多,要正宗得多。从近年来 WHO 和 ISO 的有关中医国际标准的研制进展情况来看,中西方译者的密切合作,无疑是有效完成这一工程的唯一路径。所以,作为中国的译者,一定要有了解和掌握西方译者翻译思路和方法的意识,并因此而不断寻求与之合作的途径和机会。

第一位从语言学、翻译学和文化学的角度对中医翻译的理论、方法和标准进行深入研究和系统总结,并逐步构建中医翻译的理论体系和标准体系的,是中国镐京学者。该学者大学毕业后分配到中医药院校,从事大学英语教学和中医翻译工作。为了深入了解和感悟中医的理论体系和临床实践,以便能比较准确地理解和翻译中医,在从事英语教学和中医翻译的同时,他系统学习了中医本科的基础课程以及中医的经典著作《黄帝内经》和《难经》。在从事中医翻译实践的同时,他认真学习和研究了国内外为数不多的有关中医翻译问题的信息资料,特别是欧明教授、帅学忠教授和谢竹藩教授等人编写的汉英中医词典以及欧明先生等人当时发表的几篇研究论文,明确了中医翻译面临的困难、挑战、问题与偏差。要从根本上应对这样的挑战,消解这样的困难,解决这样的问题,就必须确立中医翻译的原则和标准,就必须构建中医翻译发展的理论和方法,以指导和引领中医翻译的发展。

经过深入的研究和探索,镐京学者从 1991 年初开始,先后在《中国翻译》《中国科技翻译》《上海翻译》等国内学术刊物上及 Translato 等国际学术刊物上发表了一系列的研究论文,提出和论证了中医翻译的基本原则、方法和标准。从 1993 年起,在翻译出版了《黄帝内经》等 25 部译著的基础上,他先后撰写出版了《中医翻译导论》等 26 部中医翻译的研究著作,提出和论证了中医翻译的原则、标准和方法,构建了适应于中医翻译问题的理论体系。实践证明,他所提出、论证和构建的中医翻译理论体系,比较客观地应对了中医翻译面临的挑战和困难,比较实际地解决了中医翻译存在的问题和困惑,比较有效地指导和引领了中医翻译的发展。他对中医名词术语的翻译研究,得到了国内外学界的广泛理解和认可。他编写的《简明汉英中医词典》被 WHO 西太区列为传统医学术语国际标准化的参考书。

思考题

1. 中医名词术语翻译研究的要点:16 世纪西方传教士对中医文献的搜集

2. 中医名词术语翻译研究的要点:16 世西方传教士对中医理法方药的看法

3. 中医名词术语翻译研究的要点:17 世纪西方传教士对中医西传的贡献

4. 中医名词术语翻译研究的要点:17 世纪西方学者对中医西传的贡献

5. 中医名词术语翻译研究的要点:17 世纪中方学者对中医西传的贡献

6. 中医名词术语翻译研究的要点:18 世纪西方传教士对中医西传的贡献

7. 中医名词术语翻译研究的要点:18 世纪西方学者对中医西传的贡献

8. 中医名词术语翻译研究的要点:18 世纪中方学者对中医西传的贡献

9. 中医名词术语翻译研究的要点:18 世纪西方外交人员对中医西传的贡献

10. 中医名词术语翻译研究的要点:18 世纪其他人士对中医西传的贡献

第八课　21世纪中医翻译的发展

进入21世纪之后,中医在西方的传播和发展虽然遇到了种种挑战,但仍然以勃勃生机在西方得到了全面和深入的发展,其标志有三,即典籍翻译研究、规范化词典问世和国际组织建设。

一、中医典籍翻译研究

1. 中医典籍翻译的国际发展

典籍是中医的理论和实践基础。中医之所以传承千秋万代而不绝,其中一个重要的原因就是典籍的指导和引导。中医的典籍历朝历代皆有发挥和发展,但其最为核心的经典一般概括为四,即《黄帝内经》《难经》《伤寒论》和《金匮要略》。当然也有其他一些不同的分类,但一般比较公认的,比较符合中医教育和实践基础的,大致还是这样四部经典。

在中医西传的早期阶段,虽然这些经典并没有全文得到翻译或介绍,但其中的重要内容、概念和观点还是或多或少地介绍到了西方。这从当时向西方介绍中医的西方传教士、医务人员及外交人员所留下来的信函、发表的文章、编写的书籍以及收藏的资料中,就能看出一二。但对中医经典系统而全面的翻译工作,则起始于20世纪40年代。美国学者威斯(Ilza Veith)所翻译的《黄帝内经·素问》的前34篇,即标志系统翻译中医典籍工程的起始。

自此以来,中医典籍的翻译便被提到了议事日程,西方中医界和翻译界的学者及译者翻译中医典籍的意识便逐步明确起来，其创新成果便不断得到发展，中医典籍的英译得到了更为深入的发展，中医的四大经典悉数被翻译成英语，不同译本不断涌现。同时，中医其他典籍的译本也陆续问世，丰富了中医在西方的内涵建设，深化了中医在西方的学科建设，为中医系统完整地在西方传播和发展奠定了理论基础。美籍华人吴景暖（Jing-Nuan Wu）2002 年出版的《黄帝内经·灵枢》译本（*Ling Shu，The Spiritual Pivot*）和文树德 2003 年出版的《黄帝内经·素问》评述译本（*Huang Di Nei Jing Su Wen，Nature，Knowledge，Imagery in an Ancient Chinese Medical Text*），就是其中的代表。

2. 中医典籍翻译在国内的发展

自 20 世纪 50 年代以来，中国学者也开始关注中医典籍的翻译。如当时的中国学者黄雯和梁伯强先生也像威斯一样，翻译发表了《黄帝内经》的部分内容。到了 20 世纪中后期的时候，中医典籍翻译在西方有了一定的发展，在西方的中国学者和医务人员也开始投入了中医典籍的翻译。中医典籍翻译在西方的发展，引起了国内学术界和翻译界的一些学者和译者的关注。自此以来，中国一些学者和译者也开始探索典籍翻译的思路与方法，并积极地投入到这一划时代的巨大工程之中。

从目前的发展进程可以看出，20 世纪 50 年代以来，尤其是 80 年代之后，基本上是中国学者学习和翻译中医典籍的孵化时期。其孵化表现有三，一是关注中医在西方的传播和发展，二是学习和掌握中医典籍的基本理论和实践，三是探索中医典籍翻译的思路与方法。经过对中医西传和西方译者翻译中医理念的了解，通过对中医典籍的学习和研究，根据综合分析而总结出的中医典籍翻译的思路和方法，中国一些学者和译者便积极投身于中医典籍翻译的时代工程之中。

到了 21 世纪的时候，中国学者所翻译的中医典籍便陆续问世，如罗希文翻译的《伤寒论》《金匮要略》《本草纲目》和《黄帝内经》的部分内容以及镐京学者翻译的《黄帝内经》和《难经》全文，陆续出版发行，为中国学者和译者学习和翻译中医典籍开辟了一定的路径，在理论和实践上均丰富和发展了传播于西方各国的中医典籍。

3. 中医典籍翻译研究的发展

随着中医典籍翻译在国内外的不断发展，典籍翻译的研究也逐步开展起来，尤其是典籍基本概念和术语的解读和翻译问题。在目前的中医典籍翻译中，基本概念和术语的解读和翻译是最具挑战性的、亟待解决的问题。如果没有正确地解读和翻译基本概念和术语，中医典籍的翻译无疑将会出现巨大的偏差。正如威斯在翻译《素问·脉要精微论》的时候所遭遇的尴尬一样。其中的"精明"一词指的是眼睛，威斯却将其解读为 those who are skilful and clever in examination observe every living creature。因此将"夫精明者，所以视万物，别黑白，审长短；以长为短，以白为黑，如是则精衰矣"（The eyes function to observe things, distinguish white from black and differentiate long from short. If the eyes take long as short and white as black, it is a sign that essence is declining）这段文字翻译为：But those who are skilful and clever in examination observe every living creature. They distinguish black and white; they examine whether the pulse is short or long. When they mistake a long pulse for a short one and when they mistake white for black or commit similar errors, then it is a sign that their skill has deteriorated。由于误解了这段话中的核心概念"精明"，因而误导了整段文字的释义和翻译。

类似情况在中西方译者所翻译的中医典籍中，可谓比比皆是，层出不穷。中医典籍翻译中为什么会出现这么多理解和表达皆有偏差的问题呢？除了语言和文化的差异之外，还有一个重要的问题，就是译者对中国古典文字和文化的了解以及对中医经典理论和实践的掌握等方面还需要有很大的提高。因此，深入学习、研究和掌握中医典籍核心概念和术语的结构及语意，并结合中医翻译发展的历史、现状和趋势，系统研究和探索中医典籍概念和术语的翻译问题，便成为 21 世纪国内外中医翻译界所面临的重大任务。这一重大工程的逐步启动和推进，不仅开启了中医典籍翻译研究的先河，而且还加快了中医名词术语翻译研究的进程，丰富了中医名词术语翻译研究的文化内涵。在国内外学术界和翻译界的努力下，近年来中医典籍术语的翻译研究得到了比较全面的发展。

在西方很多国家，涌现出了一批专门研究中医翻译理论与实践以及中医术语英译国际标准化问题的汉学家，他们虽然在翻译的策略方面各有去向，但在翻译的理念方面却有殊途同归的取向，即都强调遵照中医典籍原文的文法、句法和词法，尊重中国传统文化的精气神韵，因此均在一定程度上倾向于用异化译法来翻译中医典籍的基本概念和用语。其代表人物除了文树德、满晰博和魏迺杰之外，还涌现了其他一些专家学者，如美国的 Dan Bensky，Sonya Pritzker，Miltra Ergil 等。他们试图借用西方现代翻译理论来解析中医英语翻译中所遇到的种种语言、文化和医理的问题。2008 年，文树德先生编辑出版了《〈黄帝内经·素问〉词典》(A dictionary of the Huang Di Nei Jing Su Wen)，从字词句的角度对《素问》的核心内容进行了梳理和总结。

在国内学术界和翻译界，对中医典籍基本概念和术语的解读和研究，可谓古已有之，其专著和文献历朝历代皆有传承和发展。但从翻译的角度对中医典籍基本概念和术语的研究，则孵化于 20 世纪中后期，起始于 21 世纪初期。20 世纪中后期，随着中医翻译事业的发展，中医基本名词术语的翻译便引起了学术界和翻译界的关注，其研究工作也随之开展起来。由于中医的基本概念和术语均源自以《黄帝内经》为代表的经典著作，所以中医基本概念和术语翻译的研究，自然也涉及到经典著作相关概念和术语的翻译问题。如中医基本概念和术语中的"阴阳、五行、三焦、命门、精、气、神"等，均来自中医的经典著作。20 世纪对这样一些中医核心概念和术语的翻译，也为 21 世纪中医典籍的翻译和术语的研究奠定了实践基础。

2010 年，人民卫生出版社出版镐京学者编译的《简明汉英〈黄帝内经〉词典》，是我国学者编写出版的第一部有关中医典籍基本概念和术语翻译问题的词典。该词典的编译者根据《黄帝内经》在国内外翻译的发展现状以及所遭遇的种种困难和挑战，依据中国文化的基本精神和中医的基本理论和实践，并结合其二十多年来学习、翻译和研究《黄帝内经》的经验，梳理和总结了《黄帝内经》核心概念和术语以及一些广为流传的话语的基本内涵,系统地编译了一部汉英对照的《黄帝内经》词典,为中医典籍概念和术语的翻译开辟了一条颇有文化内涵的蹊径。

二、汉英中医规范化词典的编写

1. 规范化发展的基础

20 世纪 70 年代的时候,汉英中医词典编写的先河已经开启。欧明教授 1980 年主编出版的《汉英常用中医词汇》(Chinese-English Dictionary of Common Terms in Traditional Chinese Medicine),就是国内外汉英中医词典编写起始的标志。嗣后帅学忠教授、谢竹藩教授、黄孝楷教授等编写出版的几部汉英中医词典,可谓正式启动了汉英中医词典的编写事业。由于 20 世纪 70 年代的时候,中医在西方还在逐步传播和推进,还没有像如今这么的普及和发展,因此那时翻译中医基本概念和术语时,一般都采取的是词典解释性译法。当时出版的几部汉英中医词典的译法,大致也是如此。由于中医基本概念和术语的含义都比较丰富,所以不同的译者对其释义和翻译皆有一定的出入,很难形成比较统一的译法。

进入 21 世纪之后,随着中医在西方的快速传播和发展,随着中西方交流的深入和广泛,基本概念和术语翻译的统一化和规范化便日显紧迫。如何才能统一和规范中医基本概念和术语的翻译,尤其是英语翻译呢? 这是中西方学者和译者都在认真思考的问题。早在 20 世纪 80 年代的时候,中国一些学者和译者便开始关注这一问题,并提出了各种各样的意见和建议,在一定意义上指导和引领了学术界和翻译界对这一问题的研究。1986 年广州中医学院李衍文教授在《中国翻译》杂志上发表了"中医方剂学译名法则的探讨"译文,就方剂学的翻译问题——尤其是其法则问题——进行了较为深入的分析探讨,为后来方剂学的翻译提供了颇具借鉴意义的意见和建议。

1988 年广州中医学院的欧明教授在《广州中医学院学报》第五卷第 3 期发表的《中医常用词汇英译刍议》,根据其编写的《汉英常用中医词汇》和《汉英中医辞典》的经验,对如何使用英语词汇准确表达中医名词术语的原意进行了分析研究,提出了一些颇具实际意义的意见和建议,就中医的八纲、五行、脏腑、人体基本物质、病因、病症、中药的四气五味、经络穴位等方面的一些常用名词术语的英译进行了探讨。此文首次对中医核心概念和术语的翻译问题进行了颇为深入的分析研究,为后来中医典籍概念和术语的翻译奠定了基础。

1989年苏志红在《中国翻译》杂志上发表了"关于中医名词术语的翻译"一文,就中医名词术语英译中存在的问题以及可能解决的办法进行了颇为实际的分析和总结,提出了颇有针对性的意见和建议。1991至1993年,镐京学者在《中国翻译》杂志上发表了"论中医翻译的原则"、"中医翻译标准化的概念、原则和方法"、"论中医名词术语原则与方法"等文章,比较系统地研究和探讨了中医翻译及中医名词术语翻译的原则、方法和标准等问题。1993年和1997年镐京学者又先后撰写出版了《中医翻译导论》和《中医英语翻译技巧》,初步提出和论证了构建适应于指导中医翻译的理论框架和方法体系。

2. 规范化发展的标志

20世纪中后期的翻译研究,为21世纪开启规范化汉英中医词典的编写奠定了基础。为了有效地推进这项重大工程,谢竹藩教授在21世纪初即开始对规范化中医基本概念和术语的翻译问题进行了认真的研究和总结,并在此基础上用英文撰写了 On the Standard Nomenclature of Traditional Chinese Medicine(《论中医的标准名称》)一书(外文出版社2003年出版)。该书以中医的基本理论为基础,深入系统地解读了中医基础理论、诊断和治法等领域的核心概念和术语,并对其英文翻译问题进行了细致的分析、归纳和总结。这部专著的出版,为中医基本名词术语的英译及其规范化词典的编写开阔了视野,铺平了道路。

在西方,以魏迺杰为代表的中医翻译家对此问题也进行了持续不断的深入研究,也发表了很多文章,探讨了中医基本名词术语翻译的原则、方法和标准等问题。由于切入点的不同,文化意识和视野的差异,魏迺杰等西方译者关于中医基本概念和术语翻译的理念和方法与中国的译者还是有一定的距离。谢竹藩教授和魏迺杰先生在《中国中西医结合杂志》上发表的文章,即充分反映了这一点。尽管彼此之间在翻译理念和方法上有这样那样的差异,但从哲学的角度来看还是从不同的角度充实了中医基本名词术语翻译应该注意的问题和应该考虑的因素,所以都从不同的层面为中医基本概念和术语翻译的规范化作出了杰出的贡献。

正是由于中西方学者和译者从不同的角度对中医基本概念和术语翻译问题的研究,使得中西方翻译界的学者和译者渐渐明确了中医名词术语英译时应注意的问题和应考虑的因素,为其规范化的发展拓展了路径,为规范化词典的编写奠定了基础。21 世纪以来,比较规范化的汉英中医词典相继问世,为中医名词术语英译的标准化发展铺平了道路。2007 年 WHO 西太区颁布的《世界卫生组织西太区传统医学国际标准术语》(WHO International Standard Terminologies of Traditional Medicine in the Western Pacific Region),将国际上出版的 19 部中医英译词典和译著纳入其参考文献,其中包括中国外文出版社 2002 年出版的谢竹藩教授主编的《新编汉英中医药分类词典》,中国中医药出版社 2004 年出版的谢竹藩教授编写的《中医药常用名词术语英译》,人民卫生出版社 2002 年出版的魏逎杰先生编写的《使用英文中医辞典》,上海科学技术出版社 2002 年出版的镐京学者编写的《简明汉英中医词典》,科学出版社 2004 年出版的全国科学技术名词审定委员会公布的《中医药学名词》以及人民卫生出版社 1987 年出版的《汉英医学大词典》的中医部分。

3. 规范化发展的影响

21 世纪以来,中医基本名词术语英译规范化研究的发展,较为规范化汉英中医词典的编写和出版,在很大程度上影响着中医和中医名词术语的英译。其影响主要体现在三个方面,一是翻译实践的规范,二是翻译研究的深化,三是翻译标准的研制。

在 20 世纪的时候,由于中医基本名词术语的英译还处在探索阶段,很多核心概念和术语的翻译极不统一,使得同一术语有很多不同的译法,同一篇文章和同一部书的译本出现了较大的差异。如"经络"一词,有的译作 channel,有的译作 meridian,有的译作 vessel,有的译作

conduct,给翻译造成了很大的混乱。如果谈论同一个关于"经络"的话题,一位译者使用了 meridian,另外一位译者使用了 vessel,第三位译者使用了 conduct,会令读者极为困惑,因为谈论的是三个完全不同的话题。进入 21 世纪后,随着规范化意识的加强和规范化研究的深入,中医基本概念和术语的英译方式和方法逐步走向趋同。即便"经络"现在依然有 channel 和 meridian 两种不同的译法,但由于交流的深入广泛和学术界的普遍共识,channel 和 meridian 已经被视为"经络"的两个并行的对应语。所以,从实用的角度来看,"经络"的英译也已经统一了,规范了。

为了加快规范化发展的步伐,中医基本名词术语英译规范化的研究也在不断深化,不断拓展。这方面的研究,从最初的理解和表达研究上升到统一和规范研究,从实践探索和经验总结上升到了原则和方法研究,从应用型研究上升到理论和标准体系的构建研究,从纯学术研究层面上升到专业教育和学科建设方面,以更为宽广的路径和平台拓展了中医基本名词术语英译及其规范化的研究。正是在这一更加宽广、更加坚实、更加深入的学术发展平台上,中医基本名词术语英译标准化的建设才终于得到了较快的发展。全国科学技术名词审定委员会 2004 年颁布的《中医药学名词》国家标准、国家标准化管理委员会 2006 年颁布的《中医基础理论术语》国家标准、WHO 西太区 2007 年颁布的西太区传统医学国际标准、"世界中联"2007 年颁布的《中医基本名词术语中英对照国际标准》等,就是中医基本名词术语英译规范化发展的标志性成果。

21 世纪比较规范化的汉英中医词典的编写和出版,国家有关职能部门主持启动的有关中医名词术语英译国家标准的研制工程,以及相关国际学术组织所组织研制的中医名词术语国际标准,对目前和未来中医基本概念和术语英译的标准化发展必将发挥重要的引领作用,对中医翻译事业在国内外的发展必将产生重要的影响。由此可见,中医基本名词术语英译的规范化发展,的确是 21 世纪中医翻译事业最为突出的发展。

三、中医国际组织的建设

进入 21 世纪以来,中医国际组织的建设得到极大的发展。一些重要国际组织的建立,将世界各国中医界的学术团体、学术机构和学术组织的人才和资源凝聚起来,为中医在国际上的传播、发展和创新搭建了越来越坚实的平台,开辟了越来越宽广的道路。近年来中医在世界各国的快速发展,特别是中医立法事业的不断发展,均与中医国际学术组织的建立及其推进作用的发挥有着一定的关系。

1. 国际组织建设的基础

19 世纪末期以来,随着中医在西方的逐步传播,不少国家的学者或医务人员出于利用一切积极因素为民族健康服务的考虑,便开始学习和研究中医的理论与方法。在学习、交流和宣传的过程中,学者之间的联系不断加强,彼此之间的交流也不断深入,逐步形成了一定的学术团体意识。进入 20 世纪之后,随着苏理耶等西方著名人士的不断努力,中医在西方的传播得到了很大的推动,许多对中医了解或感兴趣的人士便自行组织起来,开展一些学术交流和宣传活动,为嗣后的学术组织建设奠定了社会基础。

17 世纪至 18 世纪将中医介绍到西方的传教士、商人和医务工作者,一般都采用的是拉丁语。进入 19 世纪以来,西方各国的民族语言——如英语、法语、德语等——开始在国际交流中得到了广泛的使用,拉丁语的使用便逐步淡化了。随着中医在西方的传播,一些国家的学者就将早已以拉丁语介绍到西方的中医文献资料翻译成英语、德语和法语。在翻译构成中,很多学者之间以及与学术界和文化节的交流开始逐步加深,为嗣后学术组织的建设构建了一定的人际和人脉关系。

2. 国际组织建设的起步

20 世纪 40 年代初期,随着中医在西方的传播和发展,特别是由于苏理耶等人的积极努力,中医的学术组织开始在欧洲逐步建立起来,并举办了国际学术会议,研究中医的理法方药,讨论如何将中医传播到西方。其代表人物即为法国顺势疗法研究者福耶(de la Fuye)。在临床治疗中,福耶将电针与药物注射相结合,大大地提高了临床疗效,在西方产生了极大的影响。其撰写的《现代实用针刺术》一书,在西方颇为畅销,促进了针灸学在西方的传播和应用,也奠定了他在西方的针灸地位。

1946年福耶发起建立了"法国针灸学会",开辟了西方建立中医学术组织的先河。法国针灸学会的建立,在西方产生了很大的影响。该学会不仅凝聚了法国学习、研究和实践针灸疗法的力量,而且还影响了欧洲其他国家的学习者和实践者。因此在同一年,他又组织建立了"国际针灸协会",为中医国际学术组织的建设探索了一条新路。在福耶所建立的"法国针灸学会"和"国际针灸协会"的影响下,欧洲不少国家的学者开始组建自己的学术组织、学术团体和学术机构。这些学术组织、学术团体和学术机构的建立,为中医在国际上的传播搭建了越来越宽广的平台,并引起了 WHO 的关注。

正是由于中医在国际上的广泛传播和影响,1976年 WHO 召开的第29届世界卫生大会上,首次将所谓的传统医学列入会议议程,并发布 WHA29·72号文件,将传统医学纳入 WHO 的工作之中,从而推动了中医在国际上的传播和发展。从某种意义说,传统医学被纳入 WHO 的工作范围之中,也为中医国际组织的建设指明了方向。WHO 在1977年和1978年先后举办的第30届和第31届世界卫生大会上,又进一步深化了对传统医学的关注。在其发布的 WHA30·49号和 WHA31·33号文件中,提出了培训传统医学人才的规划和开展传统医学研究的计划,并在其总部设立了"传统医学规划署",具体落实培训传统医学人才和开展传统医学研究的计划。先后在中国的上海、北京、南京等地建立了国际针灸培训中心,为中医国际学术机构的建立创造了良好的条件。

进入20世纪80年之后,WHO"传统医学规划署"在联合国开发计划署(UNDP)的支持下,在世界上建立了21个"传统医学合作中心",其中7个建立在中国。截至目前,WHO 已经在世界上建立了27个国际合作中心。这些中心除个别与印度传统医学相关外,基本上都是中医的国际合作中心。为了推进针灸在国际上的顺利传播,1982年

WHO 委托西太区筹备制定针灸经穴名称的国际标准。在筹备的过程中,部分国家针灸专家倡议建立"世界针灸学会联合会",并商定以日本学者高木健太郎为首。但由于针灸起源于中国,在中国的努力下,世界各国学者的协助下,"世界针灸学会联合会"于 1987 年 11 月 22 日成立,总部设在北京,成为世界上建立的第一个重要的中医国际组织。

在"世界针灸学会联合会"成立之前,世界上已经建立了 5 个国际性的针灸学术组织,一些国家也已经建立了 52 个针灸学术组织和团体。这些国际性的和国家性的学术组织和团体均加入了"世界针灸学会联合会",从而凝聚了针灸的国际学术力量,加快了针灸的国际化的进程。

3. 国际组织建设的完善

"世界针灸学会联合会"的建立,从某种意义上已经将中医国际组织的建设推向了一个高潮。但就系统性和完整性而言,"世界针灸学会联合会"这一国际组织毕竟还仅仅局限于针灸学这一单科领域,还没有涵盖中医学这一广阔的天地。中医是一个学科齐全的庞大医学体系,针灸学只是中医学体系中的一个学科,所以"世界针灸学会联合会"并不能包含中医理论与临床的其他学科和专业。所以,20 世纪以来中医的学术组织在西方各国陆续建立,国际组织也相继建立起来,为中医在西方的交流和传播,为中医的国际化发展发挥了积极的作用。但这些学术组织之间缺乏深入的联系,往往各自为政,缺乏联合和协作。

为了整合和凝聚中医的国际力量,以便能充分发挥现有学术组织的效能,为中医的国际化开辟更为广阔的前景,世界各国的学术团体、学术组织和学术机构经过商讨,决定成立"世界中医药学会联合会"(World Federation of Chinese Medicine Societies)。2003 年 9 月 26 日,"世界中医药学会联合会"(简称"世界中联")在北京成立,来自 43 个国家和地区 118 个中医药学术团体的代表出席了成立大会。该组织成立之后,即集中优势力量,开展中医术语国际标准化的研究,并与 2007 年颁布了其制定的《中医基本名词术语中英对照国际标准》(International standard Chinese-English basic nomenclature of Chinese medicine)。目前,已经有 65 个国家的 239 个学术组织加入了

"世界中联",该联合会也已经建立了 74 个专业委员会,覆盖了中医学领域的方方面面,

此外,WHO 西太区从 2004 年开始,启动了西太区传统医学——即中医学——术语国际标准的研制工作。经过相关国家专家的多次讨论协商,最终于 2007 年颁布了其主持制定的国际标准,在中医术语的国际标准化研究中迈出了新的一步。2008 年 WHO 在启动《疾病名称国际分类》第十一版(ICD-11)的修订工作时,决定开辟第 23 章,将传统医学——以中医学为代表的传统医学——纳入其中。为此,该组织专门组建了术语工作组,负责对中医术语的英译及其规范化问题进行研究,计划在 2015 年完成相关工作。该项目的启动,为中医术语英译的国际标准化开辟了广阔的前景。

21 世纪才刚刚开始,中医的国际组织就已得到了前所未有的发展。在此基础上,在 21 世纪未来几十年的历程中,中医的国际组织一定会得到更大的发展,为中医的国际化凝聚更为强大的力量,也会为中医基本名词术语英译的国际标准化开辟更为理想的路径。

四、中医翻译教育事业的发展

中医翻译教育事业的发展,起始于 20 世纪 80 年代后期。随着中医翻译事业的推进,中医翻译逐步纳入到中医院校外语教育和翻译实践的教学之中,为中医院校学科体系的建设输入了新鲜的血液,为中医院校人才的培养开辟了合璧中西、贯通古今的渠道。

1. 知识的普及

随着中国对外开放的推进,中西方在经济、文化和科学教育等方面的交流不断深化。作为中国独有学科的中医,不仅是一门医学,而且也是一门人学,更是一门国学。自 20 世纪 70 年代针刺麻醉术的研制成功,中医在西方的影响不断扩大,学习和研究中医的西方人士越来越多。随着中国和 WHO 合作的开展及国际教育基地的建设,来华学习中医的西方人士日益增加。中医翻译——特别是中医英译——的需要越来越紧迫,尤其是中医院校、中医医院和中医研究机构。虽然要求紧

迫,但要真正地推进这项工作,难度却非常的大。其中一个很重要的原因,就是中医界懂外语的很少,而外语界懂中医的则更少。

要从根本上解决中医翻译的问题,特别是中医翻译人才的培养问题,就必须在中医界普及中医翻译的基本知识和技巧,更必须在外语界普及中医的基本常识和中医翻译的基本要求。对于这一问题,中医界和外语界都有非常清醒的认识。1993年中西医结合学会中医外语专业委员会在山东威海召开年会的时候,时任国家外文局副局长的黄友义先生出席了会议,在大会发言中他特别强调了这一点,并且希望中医界对外语感兴趣的人士和外语界对中医翻译重要性有认识的人士积极行动起来、将中医和外语、将中医和翻译、将中医和中国文化的对外交流和传播密切结合起来,努力打造一支跨学科、跨专业、跨文化的翻译队伍。

黄友义先生的讲话,可谓一语中的。但要实现这一理想,无论在中医界还是外语界,都有很长的路要走,更有很多的时间、精力和勇气需要孜孜不倦地投入。学界很多人士对此有清楚的认识,但要从根本上解决这一问题,却面临着很大的难度和挑战。所以,虽然经过学界有识之士的不断呼吁和鼓励,中医翻译领域依然存在着诸多亟待解决的问题,尤其是人才的培养和专业的发展。特别是随着黄孝楷教授、帅学忠教授的离世,随着欧明教授、谢竹藩等教授的年老,随着一批中青年译者的转行,正在渐渐兴起的中医翻译界日显萧条,中医翻译的学习意识、实践意识和研究意识日趋薄弱。这就是21世纪中医翻译所面对的严峻现实。

所以,要从根本上解决这一问题,就必须强化中医翻译的三大意识。而要强化中医翻译的这三大意识,首先必须大力地普及中医翻译的基本知识。这一基本知识的普及,单从学术刊物的角度进行推进,其影响力显然是非常有限的。若能将其纳入中医院校本科、硕士和博士的教学之中,其潜移默化的普及和影响,自然是不言而喻的。正是处于这样的考虑,在20世纪80年代和90年代的时候,个别中医院校的外语教师已经开始在外语教学中,将中医翻译纳入其中。广州中医药大学在20世纪80年代末将中医翻译纳入研究生的教学之中,编写了一册内部使用的教学材料,开辟了中医翻译教育的先河。陕西中医学院在 20 世纪 90 年代中期,在两年教学经验的基础上,编写出版了《中医英语教程》,这是国内外第一部旨在普及中医翻译知识和培养中医人才的专业教材。

进入 21 世纪,中医走向世界已经成为我国振兴中医、发展中医的战略方针。要从理论到实践使中医系统深入地走向世界,翻译是必不可少的桥梁。而要搭建好这样的一座桥梁,翻译队伍的建设、翻译知识的普及和翻译水平的提高,是其关键的关键。要从根本上解决这一关键问题,中医教育界义不容辞。正是处于这一考虑,自 20 世纪 90 年代末,尤其是进入 21 世纪以来,中医翻译便逐步地进入到各个中医院校的教育体系之中。尽管有很多学校依然将其视为选修课,但对其基本知识的普及和传播,还是发挥了非常重要的作用。正是经过各中医院校通过教育体系的普及和传播,使许多中医院校的外语教师、中医人员和本硕博士对中医翻译产生了浓厚的兴趣,为中医翻译的发展奠定了良好的基础,营造了良好的氛围。

2. 课程的开设

随着中医翻译基本知识在中医界的逐步普及和传播,随着中医院校选修课程的开设和系列讲座的举行,将中医翻译纳入中医教育体系和中医课程设置之中,已经成为中医走向世界的必然之举。进入 21 世纪之后,很多中医院校逐步将中医翻译纳入了课程体系之中,成为中医院校基础教育的课程之一。

由于在我国大学的外语教学中,英语是最为主要的外语,所以中医翻译课程一般指的就是中医英译。而中医英译一般又分为两类教学形式,一种叫中医英译,一种叫中医英语。两者其实是合二而一的。中医英译可谓见词明义,讲的就是如何用英语翻译中医的问题。而中医英语,则强调的是由于中医英译的长期实践和中医在西方的长期传播,在英语中所形成的一些从词汇到句法的独特的表达方式,就像我们现在所说的 Chinese English 一样。通过这门课的学习,不仅使学生能基本了解和掌握中医英译的基本原则、方法和技巧,而且还可以使学生对中医在英语语言中形成的独特表达方式和独有词汇有一个比较宽泛的了解和认识,为其今后的中医英译实践和研究开辟更为宽阔的路径。

经过多年的普及和努力,21世纪之后中医院校开设中医翻译课程已经成为中医界和外语界的共识,从而为中医院校构建了一门合璧东西、贯通古今的特色课程。当然,由于人才的匮缺、翻译标准的欠缺和翻译水平的有限,这门课程的开设还存在着许多亟待解决的问题。

3. 教材的编写

从20世纪90年代开始,中医翻译的教材已经开始问世了,但相对而言,还比较粗浅,还不够系统,也不够深入。如1995年镐京学者主编的《中医英语教程》,虽然是国内外第一部专门讲授中医翻译理法、普及中医翻译常识的教材,但从专业性和系统性方面看,依然存在着诸多亟待解决的问题。21世纪初,中医英语教材的编写进入上升到了一个新的阶段,专业性和系统性都有了较为深入的发展。如人民卫生出版社2001年出版的朱忠宝教授主编的中医英语教材,上海科学技术出版社2002年出版的镐京学者主编的中医英语教材,2003年科学出版社出版的李磊教授主编的中医英语教材,就是集中的代表之一。

从21世纪初到现在,几乎年年都有中医英语之类的教材问世,各个中医院校几乎都有了自己编写的中医英语教材。这些教材的接踵而至,在一定程度上普及了中医翻译的基本知识,培养了中医院校学生翻译中医的基本意识,推进了中医翻译事业的发展。但在规范性和专业性方面,依然存在着许多亟待完善的地方。比如中医基本术语的翻译及其标准化问题,一直困惑着中医翻译界,也一直影响着中医的国际交流。当然,要真正地实现中医基本术语翻译的标准化,单靠翻译者自己的努力还是难以实现的,还需要各级学术组织,特别是国家职能部门的大力推进和有效掌控。近年来国家所制定的中医名词术语国家标准英译版,以及"世界中联"、WHO和ISO所启动了标准化工程,均在一定成都上有效地推进了中医基本术语英译国际标准化的发展。但这方面的发展,目前还有待于在国内中医翻译界得以普及和传播。

2007年,镐京学者主编的中医英语教材入选卫生部"十一五"规划教材,在一定程度上体现了国家对中医英语和中医翻译事业的重视。为了完善这一规划教材,上海科技出版社组织国内各中医院校的专家学者对其进行了认真的修改、调整和补充，在中医英语教材的编写方面又迈出了新的一步。

4. 专业的建设

进入 21 世纪以来，中医院校的课程建设和专业发展，有了很多的突破，几乎都在向所谓的综合性高校发展。在这样理念的指引下，外语专业在中医院校也有了极大的拓展。目前，很多中医院校都有了外语学院或外语系，基本都以英语为主，也有其他的小语种。作为中医院校的外语专业，很自然地都与中医专业有着一定的关联性，都将中医翻译作为其发展方向。这也是中医院校外语专业的基本特色。

从目前的发展来看，中医院校外语专业的发展依然有很多值得完善之处。有些中医院校的外语专业，总是在极力地向外语院校的外语专业靠拢，愈来愈淡化了中医外语和中医翻译的特色。这样的走向，一方面与时代的发展有着一定的关系，另一方面也与中医院校外语专业师资队伍的知识结构和专业发展有着一定的关系，因为各中医院校具有较好中医翻译能力和水平的外语人才现在已经愈来愈少。由于师资队伍的缺乏，中医外语和中医翻译专业的发展面临着很多难以克服的困境。这就是中医院校的外语专业总是在向外语院校的外语专业努力靠拢的一个主要原因。从学科的建设角度来看，这样的靠拢当然有利于纯外语专业的教学和发展，但却无利于发展具有中医特色的外语专业。

当然，中医院校外语专业向着纯外语专业方向的发展，与中医外语与中医翻译专业的实际发展，也有很大的关系。从专业性的角度来看，目前所谓的中医外语和中医翻译还不是一门成熟的学科，还不完全具备专业学科所应具备的基本条件。一门成熟的学科，起码应该有三大专业标志，即专家、专著和专论。所谓专家，并不是指的哪一位有名有姓的学者，而是指本专业领域的一大批专家学者。就像中医专家一样，各个院校、各个地区、各个层面都有一批又一批的专家学者，而不是一位或两位。这正是中医翻译界目前最为缺乏的。所谓专著，也不是指某位学者的专著，而是指的本领域从不同角度、不同层面对相关问题进行深入研究的一系列学术著作。任何一门成熟的学科都具有这样的风貌。这也是中医翻译界目前最为欠缺的。从目前的发展来看，只有个别学者撰写出版了一些研究著作,绝大多数学者皆无有这方面的建树。所谓专论,指的是构建的一套专门指导相关专业发展的理论、标准和应用体系。这也是目前中医翻译界最为缺乏的一个重要的方面。

正是由于专家、专著和专论的欠缺,极大地影响了中医院校独具特色的外语专业和翻译专业的发展。由于中医外语和中医翻译专业的不成熟,还未形成自己的专业领域,要拔苗助长似地推进其发展,也很难有实际效应的。所以,通过纯外语专业的发展来推进中医外语和中医翻译的学科建设,也还是有一定的实际意义的。

5. 人才的培养

要发展中医翻译和中医外语专业,师资队伍建设、人才培养为重中之重。如何才能建设师资队伍,如何才能培养人才呢? 这个问题自 20 世纪 80 年代已经引起了学界的密切关注,但还没有从根本上得到解决,甚至都没有找到解决问题的办法。受中医师带徒这一传统的影响,一些中医院校有一定翻译经验和翻译能力的老师,影响和感染了身边的一些同事或同学,潜移默化地带动他们走向了中医翻译的领域。这是中医翻译人才培养的最初模式,目前中医翻译界年过半百的译者和研究人员,大部分就是通过这一路径跨入中医翻译这个独特领域的。镐京学者当年就是受其外语教研室老主任的影响,私下拜他为师,在他的指导下开始学习和研究中医翻译的。

到了 20 世纪 90 年代的时候,这一师带徒的传统人才培养模式有了一定的突破。一些有志于从事中医翻译的外语工作者,为了深入学习中医并将中医与外语紧密结合起来,开始寻找从专业的角度跨入中医界的路径。其中一个很重要的方式,就是直接报考中医专业的硕士或博士。作为外语工作者,要直接报考中医专业的硕士或博士,确实存在着很大的困难。一方面报考者对中医专业课程要认真地学习,系统地掌握。另一方面招生单位在人才培养理念方面也需与时俱进地加以调整,以便能为跨学科人才的培养创造条件。经过一些外语工作者的艰苦努力和一些招生单位人才培养理念的调整,20 世纪 90 年代的时候,有几位外语工作者先后考取了南京中医药大学和上海中医药大学的硕士和博士,为跨学科人才的培养开辟了一个颇为理想的蹊径。

进入 21 世纪之后，外语专业与中医专业的结合，已经成为中医院校人才培养的一个人所共识的理念，几乎每个中医院校都有外语工作者考取中医专业的硕士或博士，为中医翻译和中医外语人才队伍的建设搭建了一个非常坚实的平台。这些跨学科的青年学者，如果能积淀丰富的翻译实践经验，并在此基础上将理论与实践紧密加以结合，努力研究和探索中医翻译的理法方要，一定会推进中医翻译和中医外语的学科建设、人才培养和专业发展，一定会使"山重水复疑无路"的中医翻译和中医外语赢得"柳暗花明又一村"的明天。

思考题

1. 中医名词术语翻译研究的要点：19 世纪西方传教士对中医西传的贡献

2. 中医名词术语翻译研究的要点：19 世纪西方学者对中医西传的贡献

3. 中医名词术语翻译研究的要点：19 世纪西方外交人员对中医西传的贡献

4. 中医名词术语翻译研究的要点：19 世纪中方学者对中医西传的贡献

5. 中医名词术语翻译研究的要点：19 世纪中方传教士对中医西传的贡献

6. 中医名词术语翻译研究的要点：19 世纪其他人士对中医西传的贡献

7. 中医名词术语翻译研究的要点：20 世纪初期西方学者对中医西传的贡献

8. 中医名词术语翻译研究的要点：20 世纪初期中方学者对中医西传的贡献

9. 中医名词术语翻译研究的要点：20 世纪中期西方学者对中医西传的贡献

10. 中医名词术语翻译研究的要点：20 世纪中期中方学者对中医西传的贡献

第九课　中医英译的难点、特点与问题

　　自 20 世纪 70 年代针刺麻醉术研制成功之后,尤其是改革开放以来,中医药学在西方的传播越来越广泛,也越来越受到西方各界的关注,中医对外翻译——尤其是英语翻译——也越来越广泛地推动起来,其研究和探索也越来越深入系统地开展起来,为其健康、持续、深入的发展开辟了越来越广阔的路径。经过中外翻译工作者多年的努力实践、深入探索和广泛研究,中医翻译——尤其是中医英语翻译——已经取得了很大的进展。在基本术语的理解和表达、统一与规范,在基本原则、标准和方法的分析和总结方面,均有一定的建树和突破。这是非常值得肯定的。

　　由于中西语言、文化、思维的差异,特别是医学理法方药的不同,给中医翻译造成了很大的困难。无论译者的翻译能力多强、知识结构多好、中西贯通多深,要想将如"精气神"这样的人体三宝既信又达且雅地翻译成西方语言,都是非常困难的。如在英语中,当然有 essence, air 和 spirit 这样的三个单词,但其与中医的"精气神"虽然"貌"合,但"神"一定是"离"的。这就是为什么虽然经过了这么多年的努力,中医西译方面依然存在许多难以解决的问题。由此而造成的译语不一、解释混乱、表达随意等问题,极大地影响了中医翻译的顺利发展。

　　当然,造成这些问题的原因,除了中医语言、文化和医学的差异之外,还与译界长期以来在翻译实践和翻译研究方面存在的不足,也有很大的关系。长期以来中医翻译界一直重实践经验轻理论研究,重个人践行轻团队合作,重中方努力轻中西合璧,从而使其始终未能建立起一套指导其健康发展的理论体系,甚至连起码的原则与标准也未能完全确立起来。即便是翻译界有些研究人员已经提出和论证了较为客观实际的翻译原则、标准和方法,甚至初步构建了具有中医翻译特色、适应中医翻译发展的理论体系,翻译界也没有予以特别的重视,翻译人员也没有对其加以研究和应用,从而使得中医翻译领域始终处于实践探索阶段,而没能深化到理论与实践相结合,尤其是理论指导实践、实践丰富理论的理想阶段。

有鉴于此,我们对国内外中医翻译界长期的翻译实践和研究探索进行了初步的分析、归纳和总结,并结合我们自己长期以来的翻译实践和研究体会,努力总结归纳出了中医基本名词术语英译的基本原则、标准和方法,借以抛砖引玉,以期引起国内外中医翻译界人士对这一问题的重视。要从根本上解决这一问题,首先要明确中医翻译的基本难点和挑战。这些难点和挑战,从学术研究的角度来看,实际上就是中医翻译特点的体现。

一、中医英译的难点

将中医的基本概念和术语翻译成英语,将中医的基本理论和方法用英语加以介绍和解释,非常不易,这是人所共知的事实。但将中医翻译成英语的难度具体说来究竟是什么呢? 到底是什么原因引起的呢? 对此 1993 年镐京学者撰写出版的《中医翻译导论》一书,对此作了如下概括:

"首先,中医语言本身深奥难懂,将其翻译成现代汉语亦不免有诘屈聱牙之弊,更何况译成外语? 其次,中医用语自身的规范化程度不高,存在着一词多义、数词同义、概念交叉等现象,造成了理解上的困难和偏差。在此基础上产生的译文难免有'葡萄酒被水者也'之嫌。再次,除了汉语及具有汉文化背景的一些亚洲国家(如日本、朝鲜等)外,世界上其他国家和民族的语言中都没有可供译者选择的中医对应语。译者只有亲自到译入语中去比较筛选可能的对应语。然而'名物不同,传实不易',要使译文至善至美,谈何容易？最后,中医翻译并不只限于中国,实际上大量的工作是在海外进行的。由于译者既无方便途径交流切磋,又无协调机构咨询释疑,'误解作者、误达读者'在所难免。"

从目前的翻译实践、标准化进程和中西交流的发展来看,中医翻译的难点和挑战主要体现在对应语的缺乏、理解的偏差、统一的不易等三个方面。

1. 对应语的缺乏

中医是中国特有的一门具有浓郁文化内涵、人文精神和自然神韵的医学体系,与中国传统文化和诸子学说有着极为密切关系。事实上,中医的基本理论阴阳学说、五行学说、精气学说等都是中国传统文化的核心,而这样的核心概念和思想是中国所独有的。所以中医理论和实践中最常见的概念和最常用的词语在英语语言和其他欧洲各国语言中,一般都缺乏对应语。

所以在中医英译中,一般都很难从中找到合适的词语翻译相应的中医概念和术语。例如"阴阳""五行""精""气""神""命门""三焦""经络""穴位"等等中医概念,在英语语言中很难找到相应的说法,要将其翻译成英语,其难度可谓不言而喻。虽然现在人们一般都将"五行"译作 five elements,实际上"五行"的"行"的基本意思是"运动"(即"木火土金水"的"生克乘侮"等四种运动变化),即 movement 或 interaction,而不是 elements。再如《易经》的"易",国内外的译者一般都译作 Change,非常不完整。实际上《易经》"易"含有三层基本含义,一为"简易",即 simplification;二为"变易",即 change;三为"不易",即 no change。从《易经》的基本精神来看,其最根本的,就是不易。如太阳从东方升起,由西边降落,这当然是变化的。但不变的是日升日落的这一运行的基本规律。从这个意义上说,将《易经》的"易"译作 change 显然是不准确的,必要理想的译法大概应该是音译,而不是直译或意译。

由于西方语言中缺乏中医基本概念和术语的对应语,从而为各国、各地、各时代译者的自主发挥留下了无限广阔的空间。每一位译者都可以从不同的角度和层面、根据自己的理解和感受,对某一概念或用语作出自以为"合情合理"或者颇能"自圆其说"的翻译。如"五脏六腑"先后被译为 five solid organs and six hollow organs，five zang-organs and six fu-organs，five zang-viscera and six fu-viscera，等等。从不同的角度来看，各种不同的译法都在一定程度上表达了原文的某些含义，也都有一定的翻译特点。但从原文的实际含义来看，这样的翻译又皆有不足之处，均未能比较完整地再现原文的实际所指。这就是为什么长期以来中医名词术语的翻译始终处于混乱状态的基本原因。

在国内外的中医翻译实践中，这样的例子可谓俯拾即是。如"五行"被译作 five elements，five phases 或 Wuxing；"邪气"被译作 evil qi，pathogenic factors 或 pathogen；"命门"被译作 gate of life，vital gate 或 vita port；"三焦"被译作 three warmers，three burners，three heaters 及 triple energizer；"经脉"被译作 meridian，channel 或 conduit；"辨证论治"被译作 selection of treatment based on the differential diagnosis，diagnosis and treatment based on overall analysis of symptoms and signs，planning treatment according to diagnosis，differentiating syndrome to decide treatment 或 syndrome differentiation and treatment。从这些中医术语的不同译法可以看出，中医术语的翻译目前的确亟待统一，亟待规范。如果一门学科的基本术语的翻译各不相同，自然非常不利于该学科在国际间的交流与合作，也非常不易于该学科在世界各地的正常发展，甚至会造成该学科在各地传播和发展中出现一些难以想象的偏差。

需要说明的是，中医名词术语英译目前虽然还不统一，更不规范，但却有一定的统一性走势和规范化的趋势。这与长期以来中医的国际传播和交流以及多年来中医翻译的实践和探索，也有密切的关系。经过多年来的实际交流和逐步梳理，中医基本名词术语的英译已经形成了一定的规范化趋势，在一定意义上指导和引领着中医翻译的实际发展。"经脉"的翻译就充分地说明了这一点。在目前的翻译实践中，"经络"的英译尽管还不完全统一，但较为流行的翻译形式基本上为 meridian 和 channel。所以翻译时若能以此为准则来规范我们的实践，就一定会更好地推进其规范化的进程。也就是说在翻译"经络"这一术语时,要么译作 meridian,要么译作 channel。尽管两者的译法完全不同,但这两种译法可以视为"经络"两个并行的规范译法,而任何其他形式的翻译显然都违背了规范化的发展趋势。在世界卫生颁布的国际标准化方案中,"经络"的首选译语为 meridian。但事实上目前 meridian 和 channel 两个词的使用频率都很高,所以可以视为"经络"的两个并行的规范译法。

当然,从中医的理论和实践来看,"经络"还是译作 channel 比较符合中医的客观实际。虽然在目前的所谓科学研究中,"经络"的本质还没有完全揭示出来,但几千年来的中医实践已经充分证明了其在人体的实际存在。从这个意义上说,还是将其译作 channel 比较有实际意义。而译作 meridian,则有些虚化的感觉,因为在英语中 meridian 指的是地球仪上的 imagined lines,而不是地球上实际存在的 lines。

2. 释义性的偏差

在中医英译实践中,理解的偏差和释义的偏颇是非常普遍的、难以回避的一种现象。这种现象的存在和持续,一方面是缘于中西方文化的巨大差异及古汉语与现代汉语语义的变化,这一差异和变化给翻译中的理解造成了很大的困难;另一方面则缘于译者对中医基本概念和用语理解的偏差,这一偏差当然与中西语言和文化差异有关,但更与译者对中医的理论与实践理解表浅有关。

在中西方的译者队伍之中,对中医基础理论与临床治疗有着比较深入了解和体验的人,还是比较稀少的。虽然很多译者因工作的需要也学习了一些中医的基础课程,对中医的理论和实践有一定的认识,但对其基本概念的实质内涵、对其临床治疗的理法方药,还是缺乏深入的了解和系统的掌握。所以在翻译中医的一些基本的概念时,往往有表化、浅化或虚化的表现。如将《黄帝内经》译作 Yellow Emperor's Internal Medicine,将"带下医"译作 doctor underneath the skirt,将"失笑散"译作 Powder for Lost Smiles,即为理解偏差的经典案例。仔细分析一下这几个概念的翻译,便会发现理解的偏差给译文带来的别异影响。

《黄帝内经》中的"黄帝"是不是 Yellow Emperor,对此国内译界有很大的争议。如何理解"黄帝",如何将其比较客观地译为英文,不仅仅与该名词的形与意密切相关,更与"五行"配"五色"、"五行"配"五方"的机理和喻意密不可分。同时,还与《易经》坤卦的精神及中国人自古以来对大地的敬慕息息相关。如果不了解这些关联密切的基本要素,是无论如何也无法正确理解中国人将轩辕帝尊为"黄帝"的基本因由。此外,"内经"当然不是 Internal Medicine。现代医学包括两大体系,一是内科学,二是外科学。在英语中,Internal Medicine 指的就是内科学。而"内经"的内容涵盖了中医内外妇儿科等各个方面,当然不是指的内科学。译文中之所以出现这样的偏差,自然是译者望文生义的结果。为了避免这样的误译,现在一般将《黄帝内经》改译为 Yellow Emperor's Canon of Medicine 或 Yellow Emperor's Classics on Medicine。

需要说明的是,"黄帝"的"帝"译作 Emperor,依然值得商榷。因为"三皇五帝"时期的"皇"和"帝"与秦始皇之后的"皇"和"帝"有着本质的不同。秦始皇之后的"皇"和"帝"是纯行政的概念,即 emperor。而"三皇五帝"时期的"皇"和"帝",则和春秋战国时期所谓的"仁"与"德"、"圣"与"贤"有着相近的喻意。

"带下医"指的是"妇科医生",即 gynecologist,译作 doctor underneath the skirt 显然是误解误达了。在中国传统文化中,很多与人体或性色有关的概念或词语,都采用了暗喻的方式予以表达。如今天所谓的上厕所,古时称其为"更衣"。在中医的典籍中,"更衣"也一直作为一个专业术语使用。现代医学上的所谓"便秘",在中医上就被称为"不更衣"。当然,从科普的角度或通俗的角度来讲,"带下医"也可以译作 woman doctor。

何谓"失笑散"? 根据《医方发挥》的解释,"失笑散"指的是"具有行血止痛祛瘀、推陈出新的作用"的药方。这样的药方为何称为"失笑散"呢?《医方发挥》的解释是,"前人用此方,每于不觉中病悉除,不禁欣然失声而笑,故名'失笑散'"。根据《医方发挥》的这一解释,"失笑散"中的"失笑",其实是"得笑"。无比痛苦的患者很快便被奇妙之方治好了,痛苦的表情立刻就转变为欢乐的笑容。如此的"失笑",译作 Lost Smiles 显然是"误解作者,误达读者"了。由此可见。理解的偏差对翻译的影响多么巨大！作为一名译者，要想真正提高自己翻译中医的质量，要想深入地理解中医基本概念的实际含义，仅仅对中医的医理和药剂有所了解，还是远远不够的，还必须对中国古典文化，尤其是诸子学说，要有一个基本的了解。只有这样，才能比较准确地把握中医的精气神韵。

3. 统一性的不易

一直以来，术语英译的统一以及概念理解的一致是中医翻译界的梦想。但这一梦想的实现，却始终困难重重，难以实现。这一问题很早就引起了国内外学术界、翻译界和中医界的关注，也引起了很多学者、译者和研究者的重视。自 20 世纪 50 年代以来，有很多学者对此进行了较为深入的研究和分析，提出了各种各样的意见和建议。德国汉学家满晰博先生所制定的拉丁语中医术语，就是其中的代表。但在翻译实践中，这样的意见和建议却始终没有能够引起大家的重视，更没有为大家所接受。出现这种情况的原因，大致有五个方面。一是为数不多的中医翻译人员之间的学术交流不够深入；二是当时的中医在西方的传播还不够广泛；三是中西方的交流与合作还比较欠缺；四是中国人参与中医翻译的程度还比较低；五是规范化的意识还比较薄弱。

到了 20 世纪 70 年代之后，随着针刺麻醉术的研制成功，尤其是随着改革开放政策的实施，中西方在经济、文化和科学等领域的交流不断发展，极大地促进了中医在西方的传播和交流。由于时代的需要，一大批中西方的学者和译者开始投入到中医翻译事业之中。在翻译实践中，尤其在交流合作中，中医基本概念和术语翻译的不统一、理解的不一致、表达的不完整很快引起了学界和译界的广泛关注。如何统一和规范中医基本术语的翻译问题，成了中医翻译界和中医对外交流所面对的一大挑战。为此，中西方的一些学者和译者在努力实践的同时，也开始认真地研究如何统一和规范中医术语的翻译问题。

经过多年的研究、分析和总结，学术界和翻译界的一些研究人员先后提出了统一和规范中医基本术语翻译问题的原则、标准和方法。英国学者魏逎杰在西方发表了一系列的研究文章，提出了自己的看法和想法，开始制定规范化的方案，深刻地影响了中西方中医翻译的实践。

镐京学者在《中国翻译》《中国科技翻译》和《上海翻译》等杂志上发表了一系列研究文章,提出和论证了中医基本术语英译及其标准化的概念、原则与方法,得到了学术界和翻译界的关注。但由于种种原因,这些颇有学术价值和学术意义的研究成果,却没有很好地发挥其引领作用,使得中医基本术语英译的规范化问题至今还没有得到实质性的解决。造成这一现状的原因是多方面的,除了中西方语言、文化和医理的差异之外,还有从事中医翻译人员的基本理念、方法和标准的差异。还有一个更为重要的原因,从事中医翻译工作的人员的知识结构、文化基础、翻译经验和研究意识还不够理想。即便是在今天,从翻译实践和翻译研究的发展情况来看,国内外合格的中医翻译人员依然比较缺乏。这一现状是影响中医术语英译规范化的主要原因之一。所以,英国中医英语翻译家魏迺杰曾说:"中医翻译难。恐怕没有几个人能够,甚至愿意从事这个工作。"

镐京学者在《中医英语翻译研究》一书中,曾对中医翻译的"境界"作了这样的概括:"'少年不知愁滋味,爱上层楼,爱上层楼,欲赋新词强说愁。'此为第一境界。'寻寻觅觅,冷冷清清,凄凄惨惨戚戚。'此为第二境界。'噫吁嚱!危呼高哉!蜀道之难难于上青天!'此为第三境界。"这一诗意化的论述,从另一个角度说明了中医英译的确非常难及理想的中医英译人员非常的匮乏。在《中医翻译导论》一书中,镐京学者指出,一个合格的中医翻译工作者起码应该具备六个方面的条件:一是精通英语,尤其是医学英语;二是具有一定的翻译学和语言学知识;三是熟悉中医的基本理论和临床实践;四是具有扎实的医古文基础;五是了解西医的基本理论;六是具有相当的中国古典哲学知识。

镐京学者所提出的这些基本要求,当然比较理想,比较完美,但在现实之中却很难实现。对于一般的中医翻译者而言,要具有如此良好的知识结构、文化素养和研究水平,是非常不易达到的。虽然目前国内外翻译界和医学界均有一大批人员从事中医英译及其研究工作,但在知识结构、文化素养和研究水平上能够达到如此要求的人还比较罕见。这就是中医英译目前还存在着这么多问题和挑战的主要原因所在。要从根本上解决合格中医翻译人员的培养和打造,还有待于翻译界的不断努力和中医界的密切配合。目前国内各中医院校基本都开办了中医英语和中医英译课程,甚至还建立了中医院校的英语专业,从而为培养合格中医英译人才搭建了一个理想的平台。

二、中医英译的特点

中医与西医相比,有其独具特色的理法方药与意义非凡的临床疗效。中医英译也是如此。与一般的翻译相比较,中医英译的特点不仅鲜明,而且别异,有时甚至与众不同得令人不可思议。对中医英译特点的总结和分析,对于梳理中医英译的思路、调理中医英译的方法、确立中医英译的机理,可谓不可或缺。根据长期以来从事中医英译的实践和体验,尤其是从事中医英译的研究和分析,中医英译的特点大致可以概括为五个方面,即仿造性翻译、解释性翻译、多样性翻译、音译性翻译、结合性翻译。

1. 仿造性翻译

所谓仿造,指的是在翻译原语的无等值词汇时,用译语中的直接对应词代换无等值词汇的组成部分,即词素或词。所谓的词素翻译及词对词的直译,就是仿造译法的具体体现。

中医学是具有独特理论体系、治疗方法和诊断机制的中国传统医学,其基本概念和术语的内涵和喻意均与现代医学以及其他国家和民族的传统医学有极大的差异。尽管在人体解剖、生理和病理等方面,中医的一些名词术语与现代医学的一些名词术语在含义上比较接近,甚至相近,但在具体的所指方面,依然有其独具风貌的喻意。正如脏腑一样,形式上似乎与现代医学较为一致,但其含义却远远超出了现代解剖学、生理学和病理学的范畴。如中医的“心”不仅“主血”,而且还“主神”;不仅是人体的“君主之官”,而且还“神明出焉”。

由此可见,中医基本概念和术语的含义与现代医学不仅不尽相同,甚至还相差甚远。在中医独特理论体系的指导下,中医对人体器官的生理功能和病理变化,对疾病的病因、治疗和预后等均有自己独具的观念和认识,并由此而形成了特色鲜明的术语体系和语言体系。要理解和感悟中医的这一独特的术语体系和语言体系,就必须将其与中国的古典文化和传统思想密切结合起来,不然就很难揭示其精神实质。对于翻译人员而言,要想将中医这些独具特色的概念和术语翻译成与中国语言和文化差异巨大的英文,可谓"难于上青天",因为英语中很难找到中医名词术语的对应语。从长期以来的中医翻译实践来看,要想解决这一问题,仿造化翻译可能是唯一有效的方法。

回顾中医对外翻译交流史,便可发现早期的译者一开始便有意无意地采用了仿造法来翻译中医的一些基本的名词术语,如将"肝血"译作 liver blood,将"血虚"译作 blood deficiency,将"活血化瘀"译作 activating blood to resolve stasis,就是比较典型的例子。在英语语言中确实有 liver,blood,deficiency 这样一些单词,但却没有 liver blood 和 blood deficiency 这样的概念和术语。所谓的仿造翻译,就是将英语中已有的相关单词组合起来,借以表达中医特有的概念和术语。按照翻译界的说法,这样的仿造译法即为词层翻译。这种译法不仅仅重新排列组合了英语已有的词汇,而且还向英语语言输入中医特有的概念和表达法。所谓的中医英语,强调的就是中医为英语语言所输入的独特表达法。

在中医英译中,仿造化翻译不仅仅运用在名词术语的翻译上,而且也运用在句子层次的翻译上。这是中医英语最显著的语言特色之一。例如《黄帝内经·素问·阴阳应象大论》篇中的"从阴阳则生,逆之则死",可译为 Following (the law of) yin and yang ensures life, while violating it leads to death;"阴虚则热,阳虚则寒"可译为 Asthenia (or deficiency) of yin generates heat and asthenia (or deficiency) of yang produces cold。从句法结构上看,这样的译法在一定程度上也体现了仿造化翻译的基本特征。这种形式的翻译在目前的中医英译实践中,表现得非常突出。西方译者在翻译中医的术语和典籍时,尤其喜欢采用这样的仿造化译法。如魏迺杰先生将"风火眼"译作 wind fire eye,将"牛皮癣"译作 oxhide lichen,将"白虎历节"译作 white tiger joint running,就是这种仿造化译法的具体体现。这也是魏迺杰先生力主推广的中医英译方法。

2. 解释性翻译

由于中医的理论与实践体系完全建立在中国古典文化思想之上，再加上中医的基本概念和术语均来自于国学典籍，因此中医基本概念和术语一般都言简意赅，喻意深刻。常用的中医基本概念和术语一般多由两个或四个汉字构成，结构非常简洁，但含义却非常精深。按照科技术语信息密度的要求，要将如此简明扼要、内涵深厚的概念和术语较为妥当地翻译成英文，确实非常不易。

由于中西文化和语言的差异，再加上英语语言信息密度的偏低，为了比较明确地再现中医基本概念和术语的实际内涵，中国译者——尤其是早期的译者——在翻译时往往采用词典解释性译法，将中医术语的翻译变成了用英语给术语下定义。在早期的翻译中，"辨证论治"被译作：diagnosis and treatment based on the overall analysis of symptoms and signs。这样的词典解释性虽然冗长一些，但还基本再现了原文的实际含义，为读者提供了较为客观实际的信息。但由于比较冗长，不太符合术语的翻译要求，所以后来逐步将其调整为 treatment based on syndrome differentiation 或 syndrome differentiation and treatment 或 differentiating syndrome to decide treatment。在临床实践中，甚至将其简化为 differentiation and treatment。从翻译的角度来看，"辨证论治"中的"辨""证"和"治"三个关键字，现一般译为 differentiation，syndrome 和 treatment。从标准化的发展趋势来看，只要这三个"关键字"的翻译一致且整个术语的结构比较简洁，即基本达到了术语翻译的要求。

"奔豚"是中医上的一种独特的疾病，其命名方式显然是比较形象生动的。在英语中，没有类似的疾病名称。所以早期的译者将其解释性地译为：a syndrome characterized by a feeling of gas rushing up through the thorax to throat from the lower abdomen。这种翻译显然是解释，而不是术语翻译。如果将其视为术语，显然不利于实际应用。所以现在一般将其调整为 running piglet。WHO 西太区在制定中医术语国际标准时，即采用了这一译法。

从术语翻译的基本要求来看，词典解释性译法显然存在着很多的不足,使简洁凝练的中医术语变得冗长繁琐,不符合科技术语翻译的基本要求。同时,由于过于冗长和繁琐,使得这些中医术语在实际应用中很难发挥正常的交际功能,从而失去了使用价值。此外,由于是解释性翻译,用词和结构都比较随意,影响了中医名词术语英译规范化的发展。根据语言国情学的理论,含有浓郁民族文化色彩的概念和术语,可以予以音译或者仿造性的直译。经过一定时间的东西交流和实际应用,其"形"与"意"便可逐步达到统一。但首次出现在文章、书著中时,还需要有必要的解释,以利于读者理解其实际含义。如 WHO 西太区的标准中,"奔豚"译作 running piglet,其后即附有这样的解释:an ancient name for the morbid condition characterized by a feeling of masses of gas ascending within the abdomen like running piglets, also known as running piglet qi。通过这一解释,原文的实际内涵即在一定程度上得以再现。

从中医英译的历史发展来看,术语的解释性译法属于初期探索性翻译,在开创中医英译先河的历史过程中,依然发挥了应有的历史作用。同时,也为后来者的实践和研究奠定了一定的基础。随着中医翻译活动的不断深入和中西方交流的广泛开展,尤其是随着中医名词术语英译国际标准化的发展,这种词典解释性译法现在已经逐步得以调整,在一定程度上达到了科技名词术语翻译的基本要求。

3. 多样性翻译

一词多义,数词同义,概念交叉,这是中医名词术语自古以来所形成的独有特色。同一术语在不同的环境下,在不同的领域中,往往具有不同的含义。例如"心主神"的"神",就包括 spirit, mind 和 thinking 等含义,究竟该如何翻译,还须根据上下文的实际含义来确定。由于文化的差异,一个英语词语往往只能表达一个中医概念或术语中的某一层含义。所以同一个中医术语在不同的情况下,就可能有不同的翻译形式。中医名词术语英译中的多样化现象,就不可避免地产生了。

在早期的翻译实践中,这一问题引起了翻译人员的极大关注,并为此作了很多的探讨和总结。从当时的翻译实践来看,当时的译者基本上是赞同一词多译的,以便能比较准确客观地再现相关术语的实际含义。比如"虚"是中医学中应用非常广泛的一个概念,其实际含义也往往多种多样,翻译的时候很难将其单一化。当时的译者根据不同的语境,将其译作 asthenia, deficiency, insufficiency, weakness, debility, hypofunction 等等不同的形式。这些不同形式的译文,皆在一定程度上揭示了"虚"的多层含义。如指脏腑的"虚"时,可译为 asthenia,因脏腑之"虚"指的是其功能虚弱。所以"脾虚"可译为 asthenia of the spleen,"肾虚"可译为 asthenia of the kidney,若译为 deficiency of the spleen 和 deficiency of the kidney,则有可能被误认为脾脏或肾脏有实质性的缺损,这显然不符合中医的实际所指。又如"脾虚水泛"一词,其原意是指脾脏运化水湿的功能障碍而引起的水肿,所以同样是"脾虚",这个"虚"字则应译为 hypofunction,即功能障碍之意。俗话说,久病必虚,即经过长期的患病,身体自然就变得虚弱了。而要表示"体虚"这一概念中的"虚"时,则将其译为 weakness 或debility(参见《中医杂志》1981 年第 11 期)。

从中医翻译历史的发展及中医基本概念和术语的内涵实际来看,采用一词多译的方式进行翻译显然也是比较客观的,也比较符合文化交流的需要。但从科技名词术语翻译要求来看,尤其是中医名词术语英译国际标准的发展来看,一词多译的做法显然不太符合时代发展的需要。正因为如此,一词一译的做法逐渐便成为时代发展的趋势。比如"神"的翻译,现在基本上比较统一地译作 spirit,"虚"的翻译基本上比较统一地译作 deficiency。如果涉及到具体所指,在译文中可以附加适当的注解。但如果只是用作普通的词语,而不是专业的术语,翻译时也可以灵活的处理。比如"虚"现在一般均译作 deficiency,但如果要表达的是身体虚弱的意思,则完全可以译作 weak,而不必译作 deficiency。

需要说明的是,虽然现在中西方中医翻译界基本统一地将"虚"译作了 deficiency,甚至成为"虚"的一个标准化的译法,但这一译法并非"虚"的实际对应语。在中医的理论和实践体系中,"虚"一般都指的是功能的低下,而不是量的减少或器官的缺损。如果译作 asthenia,则比较实际地再现了"虚"的基本含义。但译作 deficiency,则往往会有量少或缺损的意思,不大符合"虚"在中医上的实际所指。既然存在着这样一个事实,为什么中外翻译界基本都统一采用了 deficiency 这一不大切合实际的译法呢? 除了人为的一些因素之外,大概还有语言自身的运动规律吧。研究中医翻译问题时,这一点确实值得我们注意。

还需要说明的是,一词多译的做法虽然被一词一译的做法所取代,虽然向规范化和标准化的趋势在靠拢,但这种趋势仅仅体现在一般文本和文献的翻译中。如果翻译《黄帝内经》这样的经典著作,一词多译的做法还是需要认真考虑的,还是需要加以运用的。当然,在具体运用的时候,必要的技巧也是需要考虑的。比如镐京学者在翻译《黄帝内经》的时候,既考虑到用词的统一性,也考虑到概念的多义性。比如对于"道"的翻译,基本都采用了音译之法,但也同时将其实际含义加以再现。如果"道"指的是理论,则译为 Dao(theory);如果指的是方法,则译为 Dao(method);如果指的是教育,则译作 Dao(education)。如此之译虽然显得有些繁琐,但还是比较客观地再现了其实际含义。从目前的翻译实践来看,这一做法还是比较适合经典著作翻译的。

4. 音译性翻译

近年来在 WHO 和 ISO 在启动中医名词术语国际标准工程的时候,中方遭遇了日韩的很多挑战。其中之一就是对中医核心概念的音译问题。按照语言国情学的理论要求和名从主人的国际惯例,中医的核心概念是中医和中国文化所独有的,在西方各国的语言中没有对应语。按照西方人的观念,这类概念和术语的翻译,就要采用原词照借的方式。对于中医西译而言,所谓的原词照借,就是音译。但为了掠夺中国的文化主权,为了淡化中国对中医的主导地位,日韩联手拼死拼活地在这两个国际组织中对抗中国。所以在这两个国际组织中,尤其在 WHO 中,音译中医术语就成了一个极为敏感的政治问题。

从中医在西方传播和交流的三百年历史,特别是 20 世纪 70 年代以来的近半个世纪的发展来看,音译应该是中医核心概念西传的重要路径。在今天的西方,学习和研究中医的学者,基本上都是采用的音译之法翻译中医基本概念和术语的。这已经成为历史发展的事实。当然,可以采用音译的中医概念和术语是比较有限的,并不是可以普遍采用的。由于中西方文化及中西医之间的巨大差异,中医基础理论和临床实践中特有的一些概念和术语在英语中很难找到对应语,也很难简明扼要地解释清楚,比较常见的包括"气""阴阳""气功""推拿"等等。从长期以来东西方的交流和中医在西方的传播来看,这些具有典型中国文化特色的概念和术语,无论直译还是意译都无法准确地再现原文的深刻内涵,只有采用音译才能比较自然地将其所承载的文化内涵、专业知识和哲学思想传递到西方。

2015 年 5 月 31 日至 6 月 5 日,ISO/TC249 会议在北京召开,WG5(第五工作组)在讨论中药和方剂名称的翻译问题时,韩国代表团又一次跳了起来,拼命扰乱讨论的主题。西方某国代表团的成员在发言中明确指出,无论将中药和方剂名称译为英文或拉丁文,西方人都难以接受,也难以理解,因为西方人早就习惯使用音译的中药和方剂名称了。这位西方代表的发言,可谓陈述了中医术语在西方音译的历史发展和现实需要,同时也驳斥了日韩反对音译中医核心概念和术语的险恶用心。就中医基本概念和术语的翻译而言,可以采用音译的其实并不多,目前比较流行的基本上就是上面所提到的那几个。但在中药学和方剂学方面,音译的术语还是比较众多的,因为西方人基本都习惯了使用音译的中药和方剂名称。而中药和方剂名称在中医学中可谓成千上万。

在早期的中医翻译过程中,译者们也一直试图通过意译来翻译和解释中医的核心概念和术语,以便西方读者能及时地了解和掌握其实际含义。但直译和意译的结果却与中医基本概念和术语的实际含义相去甚远。例如"气"在以前的翻译中,常常被译作 energy 或 vital energy。在西方还被译作 material force,matter-energy,vital force,life force,vital power,moving power 等等。这些译法其实只表达了"气"作为"动力"这一小部分含义,却没能表达"气"的完整内涵。在中医基本理论中,"气"大致有四层含义,即推动作用、温煦作用、防御作用、固摄作用和气化作用。经过国内外译者的长期实践和探索,发现只有音义才能较好的保留"气"的实际内涵,才能避免信息的丢失。于是 Qi(或 qi)便逐渐地取代了 energy 和 vital energy 而成为"气"的规范化国际通用译法。同样地,"阴阳""气功""推拿"也被译作 Yin and Yang(或 yin and yang 或 yinyang),Qigong(或 qigong),Tuina(或 tuina)。

从目前国内外的翻译实践和国际标准化的发展趋势来看,采用音译法翻译中医基本理论和实践中的一些核心概念和术语还是比较符合文化交流实际的,更符合中医国际传播和发展的需要。尽管日韩出于自私自利和谋取文化主权的考虑,坚决反对任何中医概念和术语的音译,但在国际上,音译核心中医概念和术语的做法已逐步为中医界和翻译界所普遍采用。作为中医翻译者和研究者,作为跨文化交流的学者和研究人员,对此必须有清醒的认识。要想使中医独特的概念和术语在英译中保持其固有的内涵和实际的含义,音译恐怕是唯一可行之法。目前中医在国际上的交流与传播,已充分说明了这一点。

5. 结合性翻译

音义结合是英汉翻译中的常见译法之一。日常生活中使用的"来复枪"(rifle)、"吉普车"(jeep)、"探戈舞"(tango)、"法兰绒"(flannel)、"卡片"(card)、"啤酒"(beer)、"雪茄烟"(cigar)、"卡车"(truck)等,就是音义结合的译语。

在中医的生理学体系中,有些术语虽然有其独特的含义,但在一定程度上还与人体的自然结构和实际功能有着密切的关系,"五脏"和"六腑"就是比较典型的术语。虽然这两个术语有其独特的含义,但与人体的内脏器官还是紧密相连的。所以在目前的翻译实践中,一般均将其译作 five zang-organs 和 six fu-organs。将"脏"和"腑"加以音译,是为了体现其独有特色。同时附以 organ(也有的译者附以 viscera,亦有一定的意义),是为了从意译的角度对其实际所指加以说明。这样的做法还是比较符合客观实际的,因此也基本得到了翻译界人士和西方读者的认可。

在早期的翻译交流中,为了体现原文的实际含义,为了便于西方读者学习和了解中医的基本精神,一般译者还是采用了意译的方式将"五脏"和"六腑"分别译作 five solid organs 和 six hollow organs。从解剖学的角度来看,如此之译在形式上还是比较有实际意义的。从结构上讲,"五脏"的确有点 solid,"六腑"也确实有些 hollow。但从实际功能和作用上看,如此之译似乎还有许多欠缺之处,起码没有将"五脏"和"六腑"的独特含义揭示出来。这可能就是为什么如此之译逐步被音意结合所取代的主要原因吧。WHO 西太区在制定中医术语国际标准的时候,由于日韩的干扰,"脏腑"被译作 Viscera and Bowels,显然有些背离原文实际内涵了。"六腑"的"腑"怎么可能只是 bowels 呢?

音义结合在其他一些术语的翻译上也有着充分的体现。例如"气"和"阴阳"一般都音译为 qi 和 yinyang,但与其他概念相结合而构成新的术语时,其翻译一般都采用音义结合之法。如"气"和"阴阳"与"五脏"和"六腑"相结合,即形成了一系列的独特术语,如心气、肾气、肝气、脾气、肺气等,一般的译法是 heart qi, kidney qi, liver qi, spleen qi, lung qi,显然都是音意结合的译法。同样的,心阴、心阳、肾阴、肾阳、肺阴、肺阳等也以音义结合的形式译为 heart yin, heart yang, kidney yin, kidney yang, lung yin, lung yang 等等。这些以音意结合之法英译的中医术语,成为中医的专业标志和文化标志,可谓意义非凡。

三、中医英译中的理解问题

1. 问题的提出

在翻译实践中,理解始终是翻译的第一步,这是人所共知的事实。只有完整深入地理解了原文的基本含义,才有可能将其较为准确地翻译成外文。自古以来翻译实践中出现的种种偏颇和偏差,往往都与译者对原文的理解有着直接的关系。在中医翻译实践中,这个问题的表现最为突出,这自然与中医语言的古奥和理论的深奥有着很大的关系。

在中医翻译的初期,西方的译者在翻译中医的时候,对于中医的核心概念和术语,一般都采用音译之法,以便能比较好地在译文中保持原文的基本信息。这应该是文化翻译和传播中应采取的比较客观实际的方法。但在当今的中医翻译中,尤其是在中医基本名词术语英译的标准化研究中,很多研究人员和译者则采取了直译、意译或臆译的方式,对中医一些核心概念和术语硬搬硬套式的加以翻译,从而影响了原文信息的完整、准确的再现。

WHO 西太区 1991 年颁布的针灸经穴名称国际标准中,将"三焦"译为 triple energizer,就是典型一例。目前 WHO 启动的 ICD‐11/ICTM 和 ISO/TC249 第五工作组所涉及到的中医名词术语的翻译问题,也充分说明了这一点。

2. 语境与语义

对于今天的译者和读者而言,中医的语言和术语显得非常的晦涩,要完整准确地理解其具体含义,要求甚多,实在不易。要想比较准确地理解原文,首先必须根据语境与上下文的关系来分析和掌握原文的实际含义。在传统的汉语语言中,字词的关联性、灵活性和变异性往往非常普遍,要客观地了解其实际所指,就必须立足于具体的语境,明确上下文的关系。中医的语言和术语一直传承着中国古典语言的精神和风貌,翻译时不仅要正确理解,而且还要灵活处理。只有这样,才能比较客观地在译文中再现原文的实际意义。下面试以"精"为例,对此加以说明。

"精"是人体的三宝之一,也是中医理论和实践中的一个核心概念。在一般的翻译中,"精"基本都译为 essence,虽然显得比较空泛,但也在一定程度上表达了原文的基本含义。但在不同的语境中,"精"的具体所指又有一定的偏重。如果只将其简单地译作 essence,不一定就比较完整地再现了原文的实际含义。如《黄帝内经·灵枢·本神第八》中说:"肾藏精,精舍志"。此句中的"精",指的是"精气",与"精气神"的"精"可谓同曲同工,所以可简单地译为:The kidney stores essence and the essence maintains mental activities。谈到"精伤"时,该文指出:"精伤则骨痠痿厥,精时自下"。根据中医理论中"肾主骨"的观点,此句中"精伤"之"精",应当指的是"肾精"(kidney essence)。而"精时自下"之"精"显然指的是"精液"(semen),而不是一般意义上的"精"(essence)。虽然"精"出现在同一句话中,但其实际所指却各有偏重。所以这句话可译为:The damage of the kidney essence causes aching and flaccidity of the bones as well as cold sensation in the limbs, which will eventually lead to frequent seminal emissions。西晋王叔和编撰的《脉经》开篇指出："脉理精微,其体难辨"。此句中的"精",则指的是"精深"(abstruse or profound),也不是一般意义上的"精"(essence)。所以这句话可译作：The theory of pulse is very abstruse and the conditions of pulse are difficult to differentiate。

3. 历史与现实

在中医翻译上,除了根据具体的语境和上下文的关系准确了解和把握原文的实际含义之外,还需要根据语言背景和交流实际来解读原文的实际含义。在翻译实践中,望文生义往往是造成译文出现偏差的最为常见的自然现象。在中医翻译中,这样的现象也比较普遍。对于一些有特定历史背景的概念,如果没有深入的了解和分析,是很难明确其实际所指的,也很难将其实际含义较为客观地再现在译文之中。下面试以"中西医结合"和"中医"这两个非常普通的概念为例,对此加以说明。

"中西医结合"是中国三大医学体系(即中医、西医、中西医结合)之一,可谓人人皆知,但对其实际含义却不一定人人皆明。《中西医结合杂志》21 世纪之前将"中西医结合"译作 integrated traditional and western medicine,虽然已经广泛使用,但也引起了很大的争议。该刊就曾经发表过一些文章,从不同角度对此译法进行了分析讨论。比较普遍的看法是,将"中西医结合"译作 integrated traditional and western medicine,不太符合中西医结合的发展现状。在一般人的眼里,所谓的"中西医结合",还仅仅停留在西医诊断中医治疗的层面上。所谓的"结合",充其量只是 combine(结合)而不是 integrate(合而为一、融为一体)。所以医学界和翻译界的很多学者都认为,将"中西医结合"译作 combined traditional and western medicine 才比较符合"中西医结合"的实际发展。

但是从历史的发展来看,将"中西医结合"译作 combined traditional and western medicine 是不是就比较客观地揭示了其实际内涵了呢? 要搞清楚这个问题,就必须了解"中西医结合"这个概念的历史渊源及其原始含义,不然就只能望文生义地翻译或与时俱进地解读。

在 2015 年初召开的中西医结合学会第七次全国会员代表大会上，国家中医药管理局局长王国强在讲话中指出，"毛泽东是中西医结合的大力创造者"。这说明"中西医结合"这个概念与毛泽东本人以及毛泽东时代有着密切的关系，其含义也自然与那个特定的历史背景密不可分。毛泽东在 1956 年的一次讲话中谈到中医问题时指出，"把中医中药知识和西医西药的知识结合起来，创造中国统一的新医学新药学"。"中西医结合"这一概念就是在毛泽东这次讲话精神的指导下而形成的。周恩来在随后一次讲话中，对"中西医结合"这一概念作了进一步的阐释。周恩来指出，"中西医结合"指的是吸取了中医和西医的精华而创建的另外一种医学体系，即所谓的中国第三医学（其他两种医学分别是中医和西医）。

从毛泽东和周恩来的指示来看，"中西医结合"这个概念是从国家政策逐步发展到医学科学领域的，也是中国医学界的一大创新。但最终是否能够发展到最初设想的"中国统一的新医学新药学"以及中国的第三医学这样一个层面，依然是一个需要继续探索和深入发展的问题。但是根据毛泽东和周恩来当初对"中西医结合"这一概念的阐述和定义以及早期医药界对其进行的理论研究和实践探索，将"中西医结合"的"结合"译作 integrate 无疑是比较符合实际的。但从中西医结合的临床实践和理论研究的实际发展来看，将中国统一的新医学新药学"结合"译作 combine 似乎更加客观实际一些，毕竟中医和西医从理论到实践的交融还存在着巨大的差距。

关于新医学的创建问题，医学界、科学界和哲学界目前还在争论之中。在这种情况下，要比较客观实际地翻译"中西医结合"，似乎还是立足于其原始含义和历史背景较为妥当。从这个意义上讲，将"中西医结合"译作 integrated traditional and western medicine 似乎还是比较符合其历史意义的。镐京学者提出，从比较完整完善的角度来看，将"中西医结合"译作 integrated traditional Chinese and western medicine 更为妥当一些。如果没有 Chinese 一词限定，traditional 一词的语义便没有界定了。在全球各地，不仅中国有传统医学，其他国家和民族也都有自己的传统医学，只是传承和发扬的层次不同而已。另外，"中西医结合"译文中的 western 也可改为 modern，这样更符合国际医学界的现实。中国人传统上习惯将与中医对应的现代医学称为"西医"，现代医学虽然源于西方，却是在世界范围内形成和发展起来的，并非西方所独有。所以在国际上，所谓的西医一般均称为 modern medicine，即现代医学，以别于各地的传统医学。

随着时代的发展，"中西医结合"的翻译又有了新的发展。在目前的"中国中西医结合学会"网站和《中国中西医结合杂志》上，"中西医结合"已由此前的 integrated traditional Chinese and western medicine 改译为 integrative medicine 了。如此改译，可谓简洁，可谓明确，但却似乎淡化了"中西医结合"的概念。这当然也是与时俱进的发展。不管怎么说，integrative 这一单词的保留，也还在一定程度上保持了原文"结合"的寓意。

"中医"比较流行的译法为 traditional Chinese medicine（简称为TCM）。在 2015 年 5 月 31 日至 6 月 5 日召开的 ISO/TC249 第六次全体会议上，中日韩三国就 TC249 的名称问题进行了激烈争斗。TC249是 ISO 于 2010 年成立的一个中医药国际标准化技术委员会。既然是中医药的国际标准化技术委员会，其英文名称当然应该是 traditional Chinese medicine，即 TCM。但由于日韩的激烈反对，成立大会上无法投票。于是只好按照 ISO 的章程将 TCM 作为其暂用名（provisional title）。经过五年的暂用，这次全会上就要投票做出最后的决定。经过中日韩的激烈争斗，最终的投票结果是以 TCM 作为TC249 的法定名称。这是中方难得的一次胜利，也是中方最为重要的一次胜利。自 2009 年 WHO 启动 ICD-11 工程第二十三章（即中医部分，后来改称为传统医学部分，即 ICTM）及 2010 年 ISO 成立 TC249以来，是否将中医称为 TCM 已经不是学术问题或翻译问题，而是政治问题，甚至是民族文化主权的问题。但国内的一些学者或译者却对此译法颇有看法，为日韩与我们争夺民族文化主权提供了杀手锏。在2010 年 WHO 召开的一次有关 ICD-11 第二十三章的讨论会上，中日韩之间就其名称发生了激烈的争议。中国要求使用 TCM，日韩要求使用 Oriental Medicine。在争辩中，日本代表团拿出了几张照片，显示了北京中医药大学、南京中医药大学和中国中医科学院的英文名称，证明中国人自己都不使用 TCM，质问中方为何要求别人使用 TCM。可见，中国中医译法的不统一，不但影响了中医的标准化发展，而且成为日韩的杀手锏，为其掠夺我们的民族文化主权提供了有力武器。

在我们国内，至今依然有人对中医的如此之译提出质疑，觉得将"中医"译作 traditional Chinese medicine 有自我贬低之嫌，认为使用 traditional 一词会使西方人认为中医是"原始的""陈旧的""非科学的"。这种看法听起来似乎很有道理，但实际上却完全是自作主张的想法。实际上在经济、科技高度发达的西方，traditional 一词的联想意义要比 modern 温馨得多，代表着自然、淳朴和健康。改革开放之前的中国，穿着布衣的人基本上都是劳苦大众，而穿着的确良之类的服装的则基本上都是富有之人。但在今天经济高度发达的中国，情况则完全相反。这即从另外一个侧面说明，traditional 一词的喻意并非像一些国人的认识那样，是"原始的""陈旧的"。

也有一些人认为，将"中医"译为 traditional Chinese medicine，完全是着眼于中医悠久的历史，而没有考虑到中医的现代发展。这种看法似乎也有一定的道理，但却并非客观事实。实际上将中医译为 traditional Chinese medicine 早期的译者是根据 WHO 对医学的界定而译出的，并非是完全按照"中医"悠久的历史而选定的。WHO 将医学划分为两大体系，一个是 modern medicine，即现代医学，另一个是 traditional medicine，即其他各种传统的医学体系。中医是中国的传统医学，按照 WHO 的这一界定，其名称当然应当译作 traditional Chinese medicine，根本不存在自我贬低的问题。

在翻译"中医"这一概念时，将其译作 traditional Chinese medicine，其实也并没有忽视中医的现代发展。在时下的中医教育、研究和临床实践中，的确充分采用了现代科学的方法、仪器和理论，在大力地推进中医的现代化发展。但这并不能从实质上改变中医理论的传统性、民族性和文化性。所以，即便中医将来实现了现代化以及与西医的结合发展，但只要没有改变其理论核心、文化基础和治疗方法，那么中医的精神实质依然是传统的，依然是 traditional。这就如同国学典籍一样,现在无论采用多么先进的技术和多么优质的纸张印刷,都无法改变其古老性和经典性。

从以上结合"精"等三个翻译案例的分析来看,对原文的理解既不能望文生义,也不能脱离语境实际,更不能凭空臆想。只有对形与义加以综合分析并将其历史与现实有机结合,才能对原文的实际内涵有一个比较完整的了解。只有这样,才能为比较贴切的译文奠定基础。

思考题

1. 中医名词术语翻译研究的要点:20世纪后期西方学者对中医西传的贡献

2. 中医名词术语翻译研究的要点:20世纪后期中方学者对中医西传的贡献

3. 中医名词术语翻译研究的要点:20世纪后期世界卫生组织对中医西传的贡献

4. 中医名词术语翻译研究的要点:20世纪后期中华医学组织对中医西传的贡献

5. 中医名词术语翻译研究的要点:20世纪其他人士对中医西传的贡献

6. 中医名词术语翻译研究的要点:21世纪西方标准化的发展

7. 中医名词术语翻译研究的要点:21世纪中方标准化的发展

8. 中医名词术语翻译研究的要点:21世纪世界卫生组织标准化的发展

9. 中医名词术语翻译研究的要点:21世纪世界中医药学会联合会标准化的发展

10. 中医名词术语翻译研究的要点:21世纪世界标准化组织中医国际标准化的发展

丙　篇

中西方中医翻译流派研究

第十课 中医翻译流派形成的背景与影响

一、何谓流派

"万紫千红"是对阳春三月繁花似锦的自然美景的生动描述,"三教九流"是对中国古代各种文化、思想和学说的形象总结。所谓的"三教"和"九流",实际上指的就是中国古代的各种教派和学派。所谓的"诸子百家",就是对这些教派和学派的归纳总结。中华文明和中华文化之所以如此灿烂辉煌,之所以传承千秋万代而不衰,一个非常重要的原因就是"百花齐放、百家争鸣"。可见学派和流派对于民族文化发展的重要意义和作用。

在学术领域,学派和流派的意义和作用也是如此。如果一个学术领域缺乏学派和流派之风,即意味着该领域迂腐昏聩,停滞不前。在正常情况下,一个学术领域的发展,应该时若春风浩荡,时若烈日炎炎,时若秋高气爽,时若天寒地冻。学术领域之所以会出现这样一些春温、夏热、秋凉、冬寒的景象,自然与其不同的学派和流派之间的交融和交争密不可分。大自然万物之所以能够"生、长、化、收、藏",当然得益于其春夏秋冬的交替。学术界虽然一直是"路漫漫兮",但大部分学者却都能"上下而求索",自然得益于不同学派和流派之间的交流、交争和交融。

1. 中医翻译流派形成的基础

中医翻译也是如此。经过三百多年的努力,中医翻译终于走上了比较自然、比较健康的发展道路,终于开辟了独具特色的、自行发展的蹊径。这是其他领域的翻译所无法比拟的。比如直译之法,在其他领域的翻译中往往有别异的看法,并不将其视为可以自由使用的理想译法。但在中医翻译界,经过三百年的经验积累和实际体验,却逐步将直译之法发展为中医翻译——尤其是中医名词术语翻译——的基本方法。这一独特的发展趋势并未完全是人为的操控,而是中西方语言文化交流中自然而然的发展结果。

中医翻译是将中国的语言和文化翻译介绍给西方,其难度之大可谓前所未有。除了中西方语言和文化的巨大差异以及西方各国语言中缺乏中医对应语之外,还有一个重要的原因,就是中国文化西译的历史比较短暂,经验不够丰富,甚至还比较缺少。看看我们中国自古以来所流传下来的有关翻译的资料和文献,特别是19世纪末以来,尤其是整个20世纪,中国人的翻译经验总体上看都是外译中,而中译外的则非常稀少。这种情况当然与历史的发展密切相关,但与中国人的民族意识也不无关系。在中国的翻译史上,这样的例子可谓不胜枚举。

如1990年西北大学出版社出版了一部由张岂之和周祖达先生主编的《译名论集》,收录了自1916年陈独秀在《新青年》上发表的"西文译音私议"到1986年常涛等在《辞书研究》上发表的"《简明不列颠百科全书》的译名统一问题"等40篇研究译名问题的文章,均探讨的是如何将西方的概念和术语翻译成中文,没有一篇涉及中译外的。再如商务印书馆1984年出版的由罗新璋先生主编的《翻译论集》,收录了自三国时期支谦写的"法句经序"到1982年施觉怀在《翻译通讯》上发表的"翻译法律文献的几个特点"等200多篇文章,也都是谈论外译中的,几乎没有涉及中译外的。

正是由于长期以来中国学者和译者对西方文化、语言和学术的重视,对自己民族文化、语言和学术的轻视,而导致了中译外意识的缺失、实践的缺少、经验的缺乏,没有能够为中医的外译提供必要的借鉴经验,更没有能够为中医的外译奠定必要的基础。这就是导致中医翻译长期以来面临种种挑战的一个重要原因。面对这样的现实,从事中医翻译及其研究的学者和译者不得不自行探索,自寻路径,从而为中医的外译开辟了一个又一个的蹊径,也为中医翻译各种学派和流派的形成奠定了基础。

2. 中医翻译流派的学术意义

对于中西方中医翻译——尤其是中医英语翻译——不同流派的疏理、总结和研究,对于我们熟悉中医翻译发展的历史轨迹、明确中医翻译发展的基本路径、把握中医翻译发展的基本方向,可谓意义非凡。同时,也将为我们开展中医名词术语英译及其标准化研究,提供颇值借鉴的宝贵经验。

所谓的中医翻译流派,指的就是中西方中医翻译界较为流行但却差异显著的一些学术潮流。这些学术潮流的持续发展,自然凝聚了一批又一批独具特色的学者和译者。这些学者和译者便成为这些流派的代言人和践行者。对于这些不同流派观点、理念和方法的比较研究,对于更深入、更广泛、更系统、更全面地了解和掌握中医翻译的历史源流、现实发展和未来走势,无疑有极其重要的指导意义。

同时,对于学习和掌握中医翻译的理法方药也具有重要的引领作用。这正如中国传统上的"诸子学说"和中医学上的"各家学说"一样,是从不同的角度、不同的层面和不同的切入点对中国文化和中医学的深入研究和准确把握,对这些不同学说和观点的学习和研究,对于我们深入、系统、完整、准确地了解和感悟中华文化的精气神韵和中医药学的理法方药,可谓意义非常,不可或缺。

在研究和探讨中医翻译问题时,国内外学术界和翻译界总有各种各样的不同声音。对同一问题,不同地域、不同背景、不同专业的人士总会有不同的看法。正是因为有这样一些不同的看法,导致了学术界不断出现激烈的论争,甚至过激、过偏的指责。对同一问题之所以有不同的观点、不同的认识,对同一术语之所以有不同的译法和不同的释义,均与不同的学派和流派有着密切的关系。如果明白了这一点,就不会因为观点的不同、理念的差异而导致激烈的争论,甚至激烈的对抗。

"脏"和"腑"的翻译,就是比较经典的一例。在早期的翻译实践中,

"脏"和"腑"曾被译为 solid organ 和 hollow organ。现在一般多将
"脏"和"腑"译为 zang-organ 和 fu-organ，或 zang-viscera 和 fu-
viscera。"世界中联"所颁布的国际标准中，采用了 zang-organ 和 fu-
organ 这一译法。WHO 西太区所颁布的标准中，则采用了 viscera 和
bowels 这一不太客观的译法。尽管如此，其在一定程度上与一般译法
的相似性还是具有的。但文树德先生在翻译"脏"和"腑"时，则将其译
作 deposit 和 palace，引起了中医翻译界极大的争议，认为如此之译完
全是对号入座，与原文之意毫无关联。但如果从流派的角度出发考察
文树德先生的如此译法，则必然会找到合情合理的依据。

3. 流派的形成与文化的关系

文树德先生在学习和翻译中医时，非常重视对中国传统文化元素
的再现。20 世纪 60 年代末期，文树德先生首次接触到了中医文献，从
中感受到了浓郁深厚的中国文化。70 年代的时候，他即开始学习和研
究中医文献，从中感知了中医文献的历史、文化和人文内涵，并撰写了
首部德文的《中国本草史》。1981 年首次来到中国时，他认真考察了马
王堆出土的医药文物和文献，感触到了中医药的上古天真。同时，他还
走访了中国的一些中医药研究机构，参观了收藏丰富的中医文献馆，观
看了千姿百态、栩栩如生的动植物中药标本，无比激动地感受到了中医
药理论的博大精深、历史的源远流长和用语的寓意深远。从此他树立
了一个坚定的信念，即立足于中国的历史文化感知中医的精神真谛，按
照中医的源流关系辨析中医的精气神韵，依据中医的上古天真明晰中
医的理法方药。所以，无论从事中医文献的研究与医理的探究还是从
事中医典籍的翻译与术语的研究，文树德先生皆以中国文化的源与流
为基础，而不是像一般研究者或翻译者那样与时俱进。

在过去 40 多年的研究工作中，文树德先生不仅学习了中医的理论
和实践，而且还掌握了古汉语的文体和文风，从中感知了保持文化风采
和传统风貌对于系统完整地传承和传扬中医精神实质的重要意义。所
以在研究和翻译中医的时候，他一再强调要从历史和文化发展来理解、
研究和翻译中医的文献资料与基本概念和术语。通过对中西方文化、
语言和医理的比较研究，文树德先生更加明确了原汁原味西传中医的

要点和要求。谈到这一问题时,他曾指出:"按照西方科技来整理研究传统医学,西洋人在 20 世纪初早已经拿他们本国的传统医学试验过了。事实证明现代科技并不是整理传统医学惟一的道路,还必须尊重中医的文化特质,在研究和发掘的过程中,不要走最终把传统医学改造成西洋医学的道路。"(《中国中医药报》2003 年 11 月 10 日)

从流派的角度来看,文树德先生显然是传统派,甚至是古典派。作为传统派或古典派的创始人,文树德先生在解读和翻译中医基本概念和术语时,首先考虑的当然是历史源流和文化元素,而不是简单地按照与时俱进的观念进行释义。他之所以将"脏"和"腑"译作 deposit 和 palace,当然是从"脏(藏)"和"腑(府)"的上古喻意出发进行考证,并因此而明确了这两个汉字最为原始的含义。至于其后来具体指向为人体的两大器官体系,那是"流"的发展,而非"源"的本旨。明确了文树德先生流派的关系以及其文化理念和学术思想,便不难理解其翻译中医的基本思路,也不难接受其独具特色的翻译方法。

由此可见,划分流派对于研究中医翻译以及中医基本名词术语英译与标准化具有重要的学术意义和文化价值。只要明确了不同流派的理念、思路与方法,就不难理解学术界普遍存在的不同观点和不同方法。

二、中医翻译流派形成的历史背景

流派的形成,与其成员的思想观念和意识形态有着密切的关系,但更与时代背景密不可分。不同地域、不同时代、不同群体的人,总会对同一事物和同一问题有一些不同的看法和想法,这是非常自然的。人性的差异就是如此。这样的差异,与不同人群所处的环境,所面对的现实,所传承的文化,所经历的生活,所持有的信念,所追求的理想,皆有不可分割的关系。同时,也与时代的变迁,社会的变异,人生的变化,也有密切的关系。

1. 西方历史背景

在中医三百多年的西传和近百年来的翻译发展中,由于时代的因素以及学者和译者个人教育背景、文化背景和地域背景的差异,形成了不少颇具影响力的流派。这些流派的形成既有客观的因素,也有主观的因素;既有文化的因素,也有社会的因素。对其综合分析和研究,则能使我们更加明晰其主旨精神,更加清楚如何对其加以借鉴和参考。

早期向西方传递中医信息的来华或来亚的传教士、医务人员和外交人员,由于当时国际交流的方式和方法比较单纯,没有太多的语言、文化和信念的冲突,所以基本上还能从正常的文化交流的角度考虑如何解读和翻译中医的基本概念和术语。此外,当时来华的传教士、外交官及其他人员,一般都具有比较深厚的中国语言和文化功底,所以都能比较好地理解中医基本概念和术语的实际含义,在释义和表达方面都比较符合原文的客观实际。比如对中医核心概念和术语采用音译的方式进行翻译,对一些直观的临床概念采用仿造的方式进行翻译,对于一些与西方医学比较接近的概念和术语采取借用西医术语的方式进行翻译。这些翻译理念和方式深深地影响了后来的翻译人员。如果对 19 世纪之前向西方介绍和翻译中医的传教士、外交官和其他人员的翻译方式和方法进行分析总结,完全可以将他们划分为宗教派、学术派和文化派等几大流派。

在现代的西方中医翻译界,翻译的理念和方式对其流派的形成也产生了深刻的影响。如西方的文树德先生以中国的古典文化为基础学习、研究和翻译中医的典籍和文献,逐步形成了其"考据派"的风采;满晰博先生通过对中医玄奥理论和古奥文字的研究,通过对 17 世纪开始以拉丁文为主语翻译中医的做法的分析,逐步形成了其"拉丁派"的风貌;魏迺杰先生以便于中西沟通交流为目标,以保证英译的中医基本概念和术语具有良好的回译性为出发点,坚持直译之法,力推简朴译语,逐步形成了其"通俗派"的风格。这是西方中医翻译界最为流行,且在世界上影响最为巨大的三大流派。对这三大流派的渊源、风格和影响的研究和分析,将有助于我们了解和把握中医翻译的国际发展和走势。

2. 中方历史背景

在我们国内,经过近百年的努力,也形成了一些颇具特色的翻译流派,概括起来大致有六大类,即简约派、释义派、词素派、联合派、理法派、规范派。这六个派别形成于不同的时代,影响和指导着中医翻译事业在特定时代的发展。从今天的发展来看,这六大流派一如金元时期的中医四大家(即刘完素、张从正、朱丹溪和李杲所代表的四大流派)和现在依然传承的中医各家学说一样,成为中国中医翻译界的六大支柱,从六个不同的角度引领着中医翻译事业的整体发展和综合研究。

简约派的代表人物是伍连德和王吉民等中国学者,他们的学术研究和中医翻译实践开始于 20 世纪初期,主要目标是以简明扼要的方式向西方传递有关中医的基本信息,为中医在西方的传播开辟路径。为此,他们在介绍和翻译中医的核心概念时,一般都采取了比较简约的方式,而不是深入细致的解释性翻译。如将《素问》译作 Plain Questions,将《灵枢》译作 Mystical Gate,将《内经》译作 Canon of Medicine。对于《黄帝内经》中一些经典的概念,也是采取了这样一些比较简约而简明的翻译方式。如将"天真"译作 simple life,将"生气"译作 vital air,将"应象"译作 manifestations,将"虚实"译作 weak and strong,将"标本"译作 symptoms and causes,等等。如此简约的译法,无论从释义还是表达方面皆有贴切之处,颇值借鉴。当然,由于历史的发展,其中的一些翻译方式——如"生气"和"虚实"——如今没有能够传承,但其基本观念和思维对于今日简洁化中医名词术语的翻译,却有非常重要的指导意义。

释义派的代表为欧明、谢竹藩、帅学忠等我国现代中医翻译事业的先驱。从 20 世纪 70 年代起,由于针刺麻醉术的研制成功和中美关系的改善,中医在西方再次引起了各界的关注,为中医的西传创造了良好的国际氛围。正是出于这样的考虑,中国学术界开始关注中医的对外翻译和研究。其开创者便是欧明、帅学忠、李衍文等为代表的南方学者以及谢竹藩、黄孝楷、方廷钰等为代表的北方学者。虽然中西方之间在中医界的交流从 20 世纪便较为广泛地开展起来了,但自 1949 年以后由于政治的原因导致了中西方交流的停滞,包括中医领域的交流。所以从 20 世纪 70 年代起,国内的中医翻译事业似乎像西方所谓的文艺复兴一样,完全从基础开始。

为了使西方读者能比较深入地了解和掌握中医的基本概念和术

语，他们在翻译的时候对于一些核心概念和术语一般都采取了释义性的翻译。这种翻译方法也称为词典解释性翻译，主要体现在 20 世纪 70—80 年代出版的一些汉英中医词典中，主要包括 1980 年出版的由欧明教授主编的《汉英中医常用词汇》、1983 年出版的由帅学忠教授编译的《英汉双解常用中医名词术语》、1984 年出版的由黄孝楷教授和谢竹藩教授所主编的《汉英常用中医词条》（1980 年先在《中国中西医结合杂志》上连载）以及 1978 年出版的方廷钰教授参编的《汉英词典》等。这些词典中很多中医的基本概念和术语的翻译，基本上都采取的是词典解释性翻译，所以译文虽然意思明确，但结构上却显得比较冗长。

如将"杂病"翻译成 diseases of internal medicine aside from those caused by exogenous pahogenic agents，将"内钓"译作 infantile illness caused by cold and deficiency of spleen and stomach，将"化燥"译作 dryness-syndrome resulting from the consumption of fluids by evil heat，就是比较典型的译例。这样的释义性译法对于早期对外传播中医的基本信息，发挥了重要的指导作用。但随着中医国际化进程的不断加快，术语的简洁化便被提到了议事日程。在 WHO 西太区的标准中，"杂病"比较普遍的简化译法 miscellaneous disease 得到了采用。"内钓"和"化燥"也分别被简化为 convulsion with abdominal pain 和 transform into dryness。在"世界中联"的标准中，"内钓"的译法为 convulsions with visceral colic，与西太区的译法从内涵到形式上都比较接近。

词素派的代表为 20 世纪 70 年代的蒙尧述教授等学者。他们所代表的仿造译法与前面提到的魏迺杰先生所力推的仿造法有相同之处，也有不同指之处。相同之处在于按照中文的结构进行创造性的翻译，为英语语言中输入新的词汇，如将"麻风"译作 numbing wind（而非 leprosy）就是典型一例。这种创造性的译法在魏迺杰先生的翻译中，可谓俯拾即是。所不同的是，蒙尧述教授等学者所采用的是以词素翻译为中心进行仿造，其所仿造出的词汇完全是独立的创造。如将"血虚"译作 hemopenia，就与一般的仿造译法 blood deficiency 完全不同。

联合派的代表人物是 20 世纪 80 年代组织全国力量开展中医系列丛书翻译的张恩勤教授和徐象才教授。他们二人均为山东中医学院的教师,既精通英语又熟悉中医,且具有丰富的中医翻译经验。当时的中医正处在亟待向西方系统传播的紧迫时期。在当时的世界上,虽然已经有一些英文版的中医典籍或中医学术著作,但系统介绍中医理法方药以及内外妇儿等各个学科教材式的系列丛书,还没有完全问世。山东中医药大学的张恩勤和徐象才敏锐地注意到这一问题,并利用他们的坚定信念、组织能力和团队意识,组织全国各中医院校和研究机构的中医专家和翻译人员编写和翻译系列中医丛书。经过他们的辛勤努力,张恩勤组织编写和翻译的 12 册《英汉对照实用中医文库》1990 年 7 月起由原来的上海中医学院出版社出版发行,徐象才组织编写和翻译的 21 册《英汉实用中医药大全》1990 年 9 月起由高等教育出版社陆续出版发行。

理法派的代表为 20 世纪 80 年代起开始中医翻译研究的学者,主要有苏志红、李衍文和镐京学者等学界人士。李衍文于 1986 年在《中国翻译》杂志上发表了"中医方剂学译名法则的探讨"一文,苏志红1989 年在《中国翻译》上发表了"关于中医名词术语的翻译"一文,1991年至 1993 年镐京学者在读硕士研究生期间在《中国翻译》杂志上发表了"论中医翻译的原则""中医翻译标准化的概念、原则与方法""还是约定俗成的好""中医名词术语的结构及英译"等论文,同时还在《中国科技翻译》《中国中西医结合杂志》等学术刊物上发表了系列研究论文,比较系统深入地研究和探讨了中医英译的原则、标准和方法。

1993 年,西北大学出版社出版了镐京学者撰写的《中医翻译导论》一书,初步构建了中医英译的理论和标准体系。1997 年人民卫生出版社出版了镐京学者撰写的《中医英语翻译技巧》一书,进一步完善了其所构建的中医英语翻译理论与标准体系,从而为中医翻译理法派的形成奠定了基础。之所以称其为理法派,主要是因为他们重视中医翻译的理论研究、实践总结和方法探讨。

规范派代表为谢竹藩、王奎、朱建平等著名学者。20 世纪 90 年代之前,国内中医翻译界基本上都采取的是具有释义性的翻译方法翻译中医的一些核心概念和术语。当时虽然以传递完整准确的信息为翻译的首要目标,但依然有些学者注意到了科技术语翻译的基本原则以及规范化发展的基本要求,并开始探索如何使比较冗长的中医术语翻译简洁化和统一化。从 20 世纪 80 年代到 90 年代发表的一系列研究论文和唯一的两部研究著作,均提出了简洁化和标准化的意见和建议。1992 年镐京学者在《中国翻译》上发表的"中医翻译标准化的概念、原则与方法"以及 1994 年在《中国中西医结合杂志》上发表的"关于中医名词术语英译标准化的思考",即对此进行了较为深入的研究分析。

进入 21 世纪以来,中医名词术语英译的简洁化已经成为时代发展的潮流,特别是西方通俗派翻译方法和理念的传入,在一定程度上推进了国内有关中医名词术语英译简洁化的发展。1995 年魏迺杰先生的《汉英英汉中医词典》在湖南科技出版社出版以来,虽然一直引起国内中医翻译界的讨论,但其影响还是潜移默化的。术语翻译的简洁化成为大家的共识,就是最为典型的体现。21 世纪出版的一些汉英中医词典就也充分地说明这一点。最具代表性的词典包括谢竹藩教授主编的《中医药常用名词术语英译》(中国中医药出版社 2004 年出版)、朱建平教授主持制定的《中医药学名词》(科学出版社 2004 年出版)和王奎教授主持制定的《中医基本名词术语中英对照国际标准》(2008 年人民卫生出版社出版)。

3. 地缘政治背景

按照现在与时俱进的观点,中医当然属于科学。科学技术的翻译,自然是纯学术性的,与地缘和政治没有任何关系。但自 1982 年 WHO 西太区开始制定针灸经穴名称的国际标准以及 2004 年开始制定中医名词术语国际标准以来,地缘政治的因素便不断体现出来。其中最为突出的表现,就是 WHO 启动 ICD - 11 和 ISO 成立 TC249 以来所遭遇的种种冲突。这些冲突表面上看是翻译问题,实质上是政治问题。准确地说是地缘政治的问题。

所以,在研究学术流派的时候,我们必须对其所形成的时代背景和历史风貌加以疏理,以明确其形成的文化、社会、人文和学术因素,以便能更好地掌握其主旨精神,以利于去粗取精,去伪存真,为学术的综合发展开辟路径。研究中医翻译的流派,特别是中医名词术语英译及其标准化的流派,也是如此。在 20 世纪之前、20 世纪之间和 20 世纪之后,中西方中医翻译界对中医的一些基本概念和术语的翻译,出现了颇为明显的差异。就是在当代中医基本名词术语英译的国际标准化发展中,也出现了诸多差异显著的译法和做法。

例如,同一个"中医"概念,在中国国内居然有 traditional Chinese medicine,Chinese traditional medicine,Chinese medicine,Chinese medical science 等等诸多不同的译法。在世界上的差异,则更为巨大,除了类似于中国国内这些不同的译法外,还有坚持译作 oriental medicine, traditional medicine, western pacific traditional medicine,Chinese-based traditional medicine,等等。国内这些不同的译法,除了译者自己的不同理念和思维之外,当然与时代的发展、世俗的信念密不可分。而世界上这些不同的译法,除了与译者个人的信念和思维有关外,更与民族的文化主权和国家的政治利益密不可分。如果不了解这样一些涉及民族文化主权和国家政治利益的时代背景,自然很难准确把握这些所谓流派的实质用意。

2015 年 6 月 1—4 日 ISO/TC249 召开的第六次全会上,针对 TC249 名称的论辩和投票,即充分证明了这一点。TC249 是 21 世纪初中国向 ISO 申请建立的"中医药国际标准化技术委员会",既然是中医药学国际标准化的技术委员会,按照国际通用的译法,"中医药"当然应该译作 traditional Chinese medicine 或 Chinese medicine,但日韩却坚持将其译作 traditional medicine 或 oriental medicine,并因此而引起了极大的争议,导致 TC249 在 2010 年成立的时候竟然无法明确其具体名称。直到 2015 年最后投票的时候,日韩依然强烈地反对使用 traditional Chinese medicine,居然还联系其他一些国家现场向大会提出了其他七种不同的译法：Traditional Medicine；Traditional Chinese Medicine and Other Medical Systems Derived From Chinese Medicine；Traditional Medicine Derived From Chinese Medicine Including Chinese Medicine；Kampo and Korean Medicine；Traditional Medicine：Herbs and Devices；Traditional Medicine：

Herbal Formula and Devices；Traditional Herbal Medicine and Medical Devices；Traditional Medicine：Chinese Medicine，Kampo and Korean Medicine。

从实质上讲,对"中医药"的这些不同的译法,其实都是出于政治的考虑,而非出于学术的考虑。如果从流派划分的角度看问题,日韩代表团成员完全可以划分为中医翻译中的"政治派"。从 WHO 西太区1982 年启动针灸经穴名称的国际标准到 2004 年启动所谓西太区传统医学术语国际标准的研制,从 2008 年 WHO 启动 ICD－11 到 2010 年ISO 创建 TC249 以来,日韩参与这几个国际组织的代表一直坚持的就是这样的立场,完全形成了其独具特色的政治流派的风彩。

当然,日韩之间所配合默契形成的这一"政治派",属于中医在国际传播与翻译中形成的怪异暗流,并不能代表中医翻译在国际上的普遍走势。但对其了解和警觉,对于我们研究中医的国际化和中医翻译的国际标准化,还是有一定的参考价值的。同时,对于我们研究和梳理中医翻译流派的形成与发展,也有一定的借鉴意义。

三、中医翻译流派对学术发展的影响

从中医翻译的历史、现状和未来发展来看,对不同学派和流派学习和了解以及研究和分析,将会使我们对中医翻译的历史发展轨迹、现实运行机理以及未来发展走势有一个较为深入的了解,较为明确的认识,较为准确的把握。同时,也会使我们对本领域发展所涉及的诸多语言、文化和医理等基本元素以及翻译的理论、方法和标准等基本要素,能有一个更为深入、更为全面、更为具体的了解和感悟。

在任何一个学术领域,如果一个人对其他不同流派或学派的思想观念、方式方法和理论实践不够了解的话,其所做的一切往往都有闭门造车之嫌。这样的闭门造车之作,虽然也会有比较正确之处,但也难免有自说自话之举,由此而造成的误解自是必然。从历史的发展和现实的走向来看,认真了解和掌握中医翻译界不同学派和流派的思想观念和方法标准,将非常有利于我们开展学术研究、融合各方力量、拓展学术视野。

1. 有利于学术研究

近年来中西方译者之间,国内译者之间,因为不同的观点和理念而引起了很大的争执,甚至还爆发了攻击性和侮辱性的事件。最为突出的表现,就是 2007 年网络上广为流传的、由上海中医药大学个别人匿名散布的"镐京学者是个学术骗子"。这不是对镐京学者中医翻译理论和方法的科学分析和总结,而是对其学术研究的侮辱性攻击和谩骂。这当然不是学术批评,而是人身攻击;不是学术偏见的体现,而是人品卑劣的表现。作为一名译者或学者,如果能够对不同历史时期、不同文化背景和不同社会环境下不同学者或译者的不同理念和方法有所了解,并且能从学术发展的视野和学术流派的角度考察某些学者或译者的学术实践和学术研究,自然会有比较客观的认识和发现,而不会有如此恶劣的行为和如此卑鄙的言行。

当然,因为切入点的不同和观察视野的差异,对不同流派有比较偏颇的认识,也是比较自然的,毫不奇怪。比如自 1995 年魏迺杰在中国出版了他编写的第一部汉英中医词典以来,国内中医翻译界一直对其极端的直译之法颇有看法。21 世纪初他的第二部汉英中医词典在中国出版之后,尤其是他的有关中医基本名词术语英译问题的文章在中国发表以来,在国内中医翻译界引起了更为强烈的反响。有些学者和研究人员随即在某些学术刊物上也发表了一些文章,对魏迺杰的翻译方法和主张,尤其是一些具体概念和术语的理解和翻译,提出了质疑和批评。魏迺杰本人也随之发表了文章,对此做出了激动的回应。这种批评和回应看起来比较激烈,实际上还属于比较正常的学术论争,并没有偏颇到对其进行人身攻击和谩骂的程度。从某种意义上说,这也是不同流派之间的交流和交争。

从历史发展的轨迹来看,文化发展和学术发展的基础就是不同流派之间的不断交流和交争。正如中华文化的发展一样,之所以在春秋战国时期能够得到如此辉煌的发展,就与诸子百家的各自发展与彼此交融有着非常重要的关系。春秋战国之后,特别是秦汉以来,最有影响的道家和儒家之间的交互影响至今还在传承,道家、儒家和佛家的交融至今依然在正常进行，在自然推进。这充分体现了中华文化"汇纳百川"的精神和中国人"有容纳大"的胸襟。

中医翻译也是如此。如果西方拉丁派、考据派和通俗派之间没有交互和交融，其持续不断的发展将会失去必要的学术基础和基本的学术路径。如果中方的简约派、释义派、词素派、联合派、理法派和规范派之间缺乏必要的交流和借鉴，中医名词术语的英译无论如何也无法简洁化、统一化和规范化。

2. 有利于融合力量

从学术发展的角度来看，学术流派之间的交流和交争，也是对学术问题及其解决方法的公开展示和调查，从而激发了学术界对相关问题的深入思考和认真研究，并因此而使学术界的精英力量得到了进一步的凝聚，为相关学术问题的解决以及相关学术领域的发展开拓了视野、指引了方向。此前中医翻译界发生的学术争论——攻击和谩骂除外——其影响力也是如此。对魏逎杰翻译方法和理念的评论和批评，引起了国内外中医翻译界对其译法和译理的关注，激发了一些学者和译者对其编写出版的几部词典的研究和总结。经过交争式的论辩，魏逎杰的一些比较合情合理的通俗译法还是得到了国内中医翻译界的吸收和采纳，从而丰富和完善了中国译者的翻译思路和方法。如曾经被人视为庸俗之译的 wind fire eye，如今在国内也得到了比较普遍的使用，并且也被纳入到了 WHO 西太区和"世界中联"的国际标准之中。

由此可见，流派的特立独行，为学术界的发展开辟了一个又一个的蹊径；流派之间的交争，为相关学术问题的解决奠定了多法并举的基础；流派的传承，为相关学术领域的的发展拓展了视野。所谓的学术创新，在一定意义上即意味着新学术流派的诞生。中医基本名词术语的英译之所以能从几十年前的一词多译、一名多释的混乱状态发展到今天日趋统一化、逐渐标准化的境界，一个很重要的原因就是不同流派之间的交争和交流推动了中医翻译事业的发展，普及了中医基本名词术语英译的基本原则和方法。

20 世纪 90 年代之前，在国内中医翻译界最为流行的便是词典解释性翻译法。比如徐象才教授 1990 年翻译出版的《英汉对照实用中医文库》中的《中医基础理论》，其译文基本上还是比较简明扼要的，很多术语的翻译还是比较简单明了的。但也有很多概念和术语的翻译与当时流行的词典解释性译法保持一致。如将"肺失肃降"译作 impairment of the normal function of clarifying and sending down the qi of the lung，就显得比较冗长。在"世界中联"的标准中，"肺失肃降"译作 lung qi failing in purification，显然是在解释性翻译的基础上简洁化了的译法。

这一简洁化的理念是如何形成的呢？当然与 20 世纪 90 年代前后中国一些学者提出的仿造化译法以及标准化的原则、方法和标准有很大的关系。同时也与西方译者的思路与方法有一定的关系，特别是魏迺杰先生的通俗译法。1995 年魏迺杰先生的《汉英英汉中医词典》在中国出版发行之后，虽然引起了国内外中医翻译界的争议，但在争议的同时也潜移默化地影响了中国中医翻译者的翻译思路与方法。在争议的同时，中国的翻译者和研究者也充分研究和借鉴了魏迺杰的翻译理念和方法。1998 年镐京学者在《中国科技翻译》杂志上发表的"Nigel Wiseman 中医翻译思想评介"，即对魏迺杰的中医翻译思想进行了认真的总结分析，给予了充分的肯定。

在该文的总结部分，镐京学者指出："在西方中医翻译里，Nigel Wiseman 是一个后起之秀。他以其锲而不舍的精神、丰富的语言学知识及对汉语和中医医理的深入研究，在中医翻译方面独树一帜，开创了中医翻译的一代新风。他的研究从实际出发，具有很强的实用性，很多方面都值得我们借鉴。"同时，镐京学者也指出："由于学科发展所限，他的翻译和研究也并非完美无缺。事实上他的许多做法和提法都大有商榷之处。比如他提倡通俗翻译，这在一定程度上是合理的。但他将诸如'牛皮癣'、'鹅掌风'、'鹤膝风'、'白虎历节'等中医病名译为 oxhide lichen，goose foot wind，crane's knee wind，white tiger joint running，却很难令人接受。这实际上已不是通俗翻译了，而是庸俗翻译。"

最后，镐京学者又强调指出："然而瑕不掩瑜，对于他的翻译我们应以发展的眼光来看待，不必求全责备。更何况与他相比，我们自己还差得很远呢。"镐京学者的这一总结,就是对不同流派进行交融和借鉴的典型一例。正是各派之间的这一润物无声的交互和借鉴以及各取所需的努力和推进,才使各派的理念、思维和方法逐步交融,才使得中医翻译界终于潜移默化地融合了一切积极因素,有力地推进了中医翻译事业的发展。

3. 有利于拓展视野

在学术界,流派意味着不同学者从不同的角度和层面对同一问题的深入研究和认真探索。在现实世界里,任何一件事物或一桩事务,都会有诸多方面,而任何一位学人或哲人,由于视野的局限、背景的影响和时代的限制,也只能从有限的角度对有关问题加以研究和分析,所形成的看法和所得出的结论也只能反映问题的某些方面。而要对其有全面的认识、分析和总结,就必须综合各个流派的观点和看法。

中医翻译也是如此。如果我们想完整地了解中医翻译发展的历史轨迹、理法观念和趋势前景,就不得不对其在发展过程中形成的各种流派的思维理念和方式方法加以概括总结,以便能梳理清楚中医翻译发展的基本路径,尤其是中医基本名词术语的翻译及其规范化和标准化发展方向。了解了这些流派的风格和特点及其对中医翻译事业的影响以及对中医西传的贡献,就不难理解其形成和发展的缘由以及与众不同的做法,更不难理解为什么中医翻译界始终存在着不同的声音。这对于中医翻译批评的健康发展,更具有重要的历史和现实意义。

2004 年"世界中联"开始组织很多国家的专家学者开始研究制定中医名词术语英译的国际标准。在讨论的过程中,中方专家和西方专家在一些名词术语的翻译上出现了较大的偏差,也引起了极大的争议。比如西方专家坚持将"风火眼"译作 wind fire eye,而中方专家则坚持借用西医术语将其译作 acute conjunctivitis。由于激烈的争论导致了中西方专家的困惑,不知该如何解决这一问题。在私下交流的时候,西方专家告诉中方专家,只有将"风火眼"译作 wind fire eye 才能比较完整地将其病因、病机和治法信息传递给西方读者。如果将其译作 acute conjunctivitis,西方读者看到之后,其思维马上就偏向西医,按照西医的病因、病机和治法去思考了,而不会按中医的思路去思考。如果翻译成 wind fire eye,西方读者看到后就很自然地按照中医理法方药的观念去思考了,而不会按照西医的思路去思考。

听了西方专家的这一解释后,中方专家的思路顿时豁然洞开,明白了西方专家坚持如此翻译"风火眼"的道理,其传播和翻译中医的视野也因此而大为拓展。这也就是中国中医翻译界与西方中医翻译界逐步趋同的一个重要原因。以前的中医翻译,基本上都是中方和西方各自独立翻译,缺乏彼此之间的合作和交流。自 20 世纪 90 年代以来,尤其是 21 世纪之后,中西方中医翻译界的交流、交往和合作不断加强,从而实现了东西合璧翻译中医的理想。WHO 西太区与"世界中联"各自所制定的中医名词术语国际标准的趋同性,即充分证明了这一点。两个国际标准的趋同,也充分说明了中西方合作的巨大优势。中西方合作的优势主要体现在两个方面,一是中国专家能比较深入地解读和理解中医的基本概念和术语,二是西方专家能比较好地保证译文的自然顺畅。两相结合的结果,就自然使译文既忠实又地道,从而成为最为理想的译文。

思考题

1. 流派形成是中医翻译学科发展的表现

2. 流派形成是中医翻译标准化发展的基础

3. 流派形成是中医翻译人才培养的基础

4. 实践经验是中医翻译人才培养的基础

5. 思考分析是中医翻译研究的发展基础

6. 资料收集是中医翻译研究的文献基础

7. 论文发表是中医翻译研究的理论基础

8. 译著出版是中医翻译的实践总结

9. 标准制定是中医翻译体系建设的体现

10. 专著问世是中医翻译理论研究的体现

第十一课　中医翻译西方流派：
　　　　拉丁派

　　自 17 世纪中医的基本信息逐渐传入西方到 19 世纪末中医基本理论和方法以及部分中医典籍被翻译介绍到西方，参与中医西传和中医西译的人员，主要是西方的传教士、医务人员、外交官和学者，很少有中国人士参加。当然，在这个过程中，一定有中国人为其提供了必要的信息、资料和解读帮助。但推进中医西传和西译的主体，则是西方人士。

　　所以，中医翻译界最早的流派就是在西方形成的。而西方的流派，又有时代流派之分。不同的时代当然有不同的流派。但由于 17 世纪至 19 世纪，欧洲的语言发生了很大的变化，从而为中医翻译流派的形成开辟了新的路径。在 17 世纪及其以前，欧洲通用的雅致语言还是拉丁语。所以那一时期向西方介绍中医信息或翻译中医资料的人士，一般都使用的是拉丁语。因此可以将其归纳为拉丁派。

　　据王吉民和傅维康先生 20 世纪 60 年代的统计，17 世纪时候欧洲大约出版了 7 部有关中医的书籍，其中有 4 部为拉丁语，主要为中医西传的重要人物卜弥格（Boym）所译。第一部为《中国医法举例》（Specimen Medicinae Sinicae），1682 年在德国法兰克福出版，内载有中国脉学、中医舌诊及 289 种中药介绍，附有经络、脏腑插图 68 幅；第二部为《中国植物志》（Flora Sinensis），是将中国本草介绍到欧洲的第一部书籍，1656 年在维也纳出版；第三部为《医钥和中国脉理》（Clavis Medica ad Chinarum Doctrinam de Pulsibus），1680 年德国法兰克福

出版。另外一部拉丁语著作为瑞尼（Ten Rhyne）所著的《论关节炎》
（Dissertatio de Arthride），其中的第 169—191 页为针灸专论，是介绍
中国针灸术到欧洲的最早的著作之一，1683 年伦敦出版。

　　所以卜弥格和瑞尼可以视为当时的欧洲拉丁派的代表。而其他从
事英语、法语和德语等其他语种翻译的西方人士，则可以笼统地归纳为
非拉丁派。这些拉丁派和非拉丁派的译法和译理皆定格于 19 世纪之
前的这一历史阶段，对现代和当代中医翻译事业的发展虽然也有重要
的指导意义，但其实际的影响则基本局限于某些特定问题和内容。就
中医的名词术语英译及其国际标准化而言，19 世纪之前欧洲拉丁派翻
译的影响，大约只限于 acupuncture，moxibustion，materia medica 等
概念的翻译。而对现代中医翻译影响巨大的，则是 20 世纪之后欧洲出
现的一批翻译家及其所代表的翻译流派。当然，从某种意义上说，这些
译者和流派也是对 19 世纪之前欧洲拉丁派和非拉丁派翻译经验的继
承和发展。这些流派主要包括拉丁派、考据派和通俗派。

　　所谓拉丁派，指的是以拉丁语为基础翻译中医的西方学者。这样
的西方学者不仅仅体现在 20 世纪之前的中医在西方的传播和介绍之
中，也体现在 20 世纪之后中西方之间的交流和中医国际化的发展之
中。这是目前我们在研究中医翻译的历史发展、现实基础和未来走势
方面，必须要思考和深入研究的问题。

一、拉丁派的概念

　　当中医在 17 世纪开始传入西方的时候，其主要用语就是拉丁语。
由此可见，那时向西方介绍和翻译中医的传教士、外交官和医务人员，
大多都应该属于所谓的拉丁派。但那时的翻译实践和 19 世纪以来，尤
其是 20 世纪之后的翻译，从语言到理念有着天壤之别。现在所谓的拉
丁派，主要指的是 20 世纪以来主张使用拉丁语翻译中医的学者以及使
用拉丁语翻译某些中医术语的译者，与 19 世纪之前以拉丁语为主体翻
译和介绍中医的人士，其实是没有实质关系的。

　　欧美 20 世纪的拉丁派与 19 世纪之前的拉丁派截然不同。19 世

纪之前的拉丁派主要是以拉丁语作为西传中医的媒介,而 20 世纪的拉丁派则主要是借用拉丁语翻译中医的基本名词术语,而不是翻译中医理法方药的所有内容。就 20 世纪的翻译实践和研究及目前的翻译发展来看,20 世纪的拉丁派大致包括两个方面,一是完全以拉丁语为基础为中医创造规范化的术语体系,其代表人物即满晰博先生;二是以拉丁语为基础翻译中药名称,而不是所有的中医概念和术语。

二、拉丁派的代表

满晰博先生以拉丁语为基础制定中医基本名词术语体系的尝试,此前"中医翻译的历史回顾"中已经作了介绍,这里不再赘述。需要强调的是,满晰博先生的这一研究思路和标准化理念,还是潜移默化地影响了嗣后国内外中医翻译界有关中医基本名词术语英译及其标准化的研究和探索。也进一步提醒译者在翻译中医的时候,必须严格注意对中医基本概念和术语的正确理解和翻译时的贴切选词。

20 世纪 80 年代国内中医翻译界曾经提出的以科技英语的词素为基础创造性地翻译中医基本名词术语的理念和方法,也与满晰博先生翻译的影响有一定的关系。虽然具体的方法不一定为后人所接受,但对中医深刻的理解、对选词认真的考虑、对术语规范的翻译,却在宏观上启发了一些学者和译者,也在一定程度上深化了中医翻译的实践和研究。这是值得肯定的。虽然满晰博先生自己后来也不得不以英文为基础翻译中医,但这只是时代发展的需要,并不意味着他当年的研究没有任何实际意义。

三、拉丁派的理念

虽然满晰博先生所创立的以拉丁语为基础的中医术语没有能够传播开来,但以拉丁语为基础的其他一些中医术语却始终传承不断,甚至直到今天还绵延不断。从某种意义上说,满晰博先生当年的努力,并非没有一点实践基础。与拉丁语有关的这部分中医术语,主要体现在中药和方剂名称的翻译方面。传统上的中药包括三个方面，草药、矿物和动物。在西方，由于植物学、矿物学和动物学的命名法一直以拉丁语为核心，所以中医翻译从 19 世纪以来虽然逐渐以英语、法语及其他欧洲语言为基础，但中药的名称却一直采用拉丁语进行翻译。以下便是典型之例：

当归：*Radix Angelicae Sinensis*；root of Chinese angelica

党参：*Radix Codonopsis*；tangshen root

地黄：*Radix Rehmanniae*；root of adhesive rehmannia

灯心草：*Medulla Junci*；stem pith of common rush

杜仲：*Cortex Eucommiae*；eucommia bark

防风：*Radix Saposhniko viae*；root of divaricate saposhnikovia

佛手：*Fructus Citri Sarcodactylis*；fruit of fleshfingered citron

甘草：*Radix Glycyrrhizae*；root of ural licorice

葛根：*Radix Puerariae*；root of lobed kudzuvine；root of edible kudzuvine；root of Omei mountain kudzuvine；root of thomson kudzuvine；root of trilobedleaf kudzuvine

枸杞子：Fructus Lycii；fruit of barbary wolfberry

桂枝：*Ramulus Cinnamomi*；cassiabarktree branchlet

人参：*Radix Ginseng*；Ginseng root

肉苁蓉：*Herba Cistanches*；desertliving cistanche herb

以上所罗列的这几个中药名称的译文中，斜体部分均为拉丁语，其他部分为英语。在 20 世纪 90 年代之前，所有的中药名称一般都直接以拉丁语翻译，很少有英文翻译的做法。90 年代之后，由于中医英语翻译发展迅速，有些译者便开始探讨用英语直接翻译中药名称，以便于阅读。毕竟拉丁语是一种死亡了的语言，即便是在西方也很少有人能比较好地掌握和运用拉丁语。但这样的做法也一直处在探索时期，没有能够获得学术界的认可，一般比较正规的翻译依然采用的是拉丁语翻译或音译。

随着中医在西方的广泛传播和应用，中药名称的音译也逐渐地普及开来。在 90 年代的美国，中药名称的翻译一般采取了四保险的方式,即以音译为主,括号中再附加汉字、拉丁语和英语翻译。这一做法比较好地保证了译名不会出现混乱现象,因为汉语中同音字比较多。虽然自 90 年代以来中医翻译界一直在试图用英语翻译中药名称,但这一译法并没有能够普及开来。其中一个很重要的原因,就是英语中没有比较规范的植物命名之法,这当然与欧洲长期以来以拉丁语为主语命名植物名称的做法有关。如"葛根"的拉丁语名称只有一个,即 *Radix Puerariae*,但其英语名称则有五个,即 root of lobed kudzuvine;root of edible kudzuvine;root of Omei mountain kudzuvine;root of thomson kudzuvine;root of trilobedleaf kudzuvine。这说明在英语中,"葛根"就没有比较规范和统一的名称,所以,很多英译的中药名称,其实就是拉丁语的英语化而已。

从目前中药名称在西方的传播情况来看,以汉语拼音音译应该是其发展的必然趋势。ISO/TC249 第六次全体会议(2015 年 6 月 1—5 日在北京召开)术语组讨论会上,这一点已经得到了西方人士的充分肯定。尽管日韩出于政治利益的考虑反对音译中药名称,但在当今世界上中药毕竟是要传入西方的,而不是传入日韩的。所以日韩的反对,并不能从根本上改变中药翻译的历史发展走势。

由于方剂多以相关的中药名称命名,所以长期以来在中医方剂名称的翻译方面,除了剂型(如汤 decoction;丸 pill;丹 bolus;饮 decoction,散 powder;膏 paste;片 tablet;冲 granule;煎 decoction;栓 suppository;露 distillate 等)多以英语翻译为主之外,方剂名称中的中药名称仍以拉丁语为基础进行翻译。以下是从欧明教授 1986 年出版的《汉英中医辞典》中选取的几则常见方剂名称的翻译,此译法一直持续至今:

桂枝汤:Ramulus Cinnamoni Decoction

麻黄汤:Herba Ephedrae Decoction

升麻葛根汤:Rhizoma Cimicifugae and Radix Puerariae Decoction

黄芩滑石汤:Decoction of Radix Scutellariae and Talcum

犀牛地黄汤:Decoction of Cornu Rhinoceri and Radix Rehmanniae

橘皮竹茹汤:Decoction of Exocarplum Citri Grandis and Caulis

Rambusae in Taeniam

藿朴夏苓汤：Decoction of Herba Agastachis，Cortex Magnoliae Officinalis，Rhizoma Pinelliae and Poria

槐花散：Flos Sophorae Powder

桑菊饮：Decoction of Folium Mori and Flos Chrysanthemi

知柏地黄丸：Bolus of Rhizoma Anemarrhenae，Cortex Phellodendri and Rhizoma Rehmanniae

此外,方剂名称中还有一些与文化或民俗相关,没有出现药物的名称,如"温脾汤"(即以"温补脾阳,攻下冷积"之功效而命名)、"清营汤"(意即"清营透热,养阴活血")、"交泰丸"(源自《易经》的泰卦,含有阴阳、水火相济,心肾相交之意)、"清宁丸"(源自《老子》"天得一以清,地得一以宁")、"资生丸"(源自《易经》坤象卦"至哉坤元,万物资生,乃承顺天")等。对于这样一些方剂名称,一般译者均予以意译。如将"温脾汤"译作 Spleen-warming Decotion,或 Decoction for Warming Spleen;将"清营汤"译作 Clearing-nourishing Decoction 或 Decoction for Clearing Heat and Nourishing Blood。

方剂名称中还有一些以君药加功效命名,如"黄连解毒丸""葛根解肌汤""半夏泻心汤""朱砂安神丸"等。这些方剂名称在一般的翻译中,均两法并用,即以拉丁语翻译药物名称,以意译之法翻译方剂的功效。如"朱砂安神丸"可译为 Cinnabaris Decoction for Tranquilizing Mind,"黄连解毒汤"可译为 Rhizoma Coptidis Decoctioin for Relieving Toxin。"世界中联"标准中对方剂名称的翻译,采用了音译和英译两种方式。其中的英译,即采用了这样一些译法。下面是其中的一些比较典型的例子：

三才封髓丹：Heaven，Human and Earth Marrow-Retaining Pill

生髓育麟丹：Marrow Generating Pill for Promoting Reproduction

金锁固精丸：Golden-Lock Semen-Securing Pill

安神定志丸：Spirit-Tranquilizing Mind-Stabilizing Pill

中满分消汤：Middle Fullness Separating and Dispersing Decoction

生肌玉红膏：Granulation-Promoting Jade and Red Paste

人参养胃汤：Ginseng Stomach-Nourishing Decoction

二妙散：Two Wonderful Herbs Powder

萆薢分清饮：Rhizoma Dioscoreae Decoction for Clearing Turbid Urine

除痰剂：Phlegm-Eliminiting Forumla

紫金锭：Purple Gold Troch

一贯煎：All-Along Decoction

当归饮子：Angelica Decoction

需要说明的是，方剂名称的音译在西方已逐步普及起来，成为今后方剂名称翻译的必然趋势。而拉丁语和英语的翻译，将成为方剂名称西译的一个过渡性桥梁。为了便于顺应这一过渡性阶段，我们在翻译的时候可以采取音译加附注的方式为读者提供较为完整的信息。所谓音译加附注，就是在音译的方剂名称之后以括号的形式附上意译，借以注解原文的基本含义。如"温脾汤"音译为 Wenpi Tang 或 Wen Pi Tang 之后，附以 Spleen-warming Decotion 或 Decoction for Warming Spleen 这样的音译方式作为注解。当然在一篇文章或著作的译文中，这种附注性的音译可以在这一方剂名称第一次出现的时候加以使用，其后的译文中则不必再次出现。

思考题

1. 西方中医典籍翻译研究的要点：拉丁语是中医早期西传的基本语言

2. 西方中医典籍翻译研究的要点：拉丁语在中医现代翻译中的作用

3. 西方中医典籍翻译研究的要点：卜弥格（Michel Boym）的翻译研究

4. 西方中医典籍翻译研究的要点：Churchill，J.M. 的翻译研究

5. 西方中医典籍翻译研究的要点：Floyer，Sir John 的翻译研究

6. 西方中医典籍翻译研究的要点：Hoboson，B. 的翻译研究

7. 西方中医典籍翻译研究的要点：Hanbury，D. 的翻译研究

8. 西方中医典籍翻译研究的要点：苏里耶（George Soulie de Morant）的翻译研究

9. 西方中医典籍翻译研究的要点：德贞（John Dudgeon）的翻译研究

10. 西方中医典籍翻译研究的要点：威斯（Ilza Veith）翻译研究

第十二课　中医翻译西方流派：
　　　　考据派

所谓考据，就是以中国古典文化的经籍，特别是以中医的文献典籍为基础，诠释和解读中医的基本概念和术语，并依次为依据对其进行翻译和表达。这样的理念具有比较浓郁的传统文化色彩和比较客观的忠信精神。

一、考据派的概念

在早期的中医翻译实践中，在当今的中医翻译研究中，很多学者或译者有意无意地注意从文献考察和古籍研究中，进一步明确某一特定概念或术语的原始含义及其演变情况。正如中医界在论证某个治疗方法或学术观点的时候，自然而然地从《黄帝内经》等典籍中引用一些论点和论述或从历朝历代学者的研究和评注中引用一些颇值借鉴的观点和看法加以证明。这是中医界学术研究的一个传统。这一传统在中医翻译界虽然也有一定的体现，但毕竟还比较表浅，没有达到文史研究、文献研究和文化研究的境界。中医翻译界目前的发展情况，从某种意义上恰恰说明了这一点。

如果能从考据的角度对中医的典籍和文献进行认真的考察、分析和研究，自然就能从语言、文化和医学的源流关系更加深入地理解和诠释相关概念的基本含义。这对把握其实际内涵，可谓至关重要。比如说翻译"命门"时，如果不对其在《黄帝内经》中的含义以及在《难经》中

的喻意进行比较研究,如果不结合国学典籍的重要文献——如《尚书》
《礼记》等——进行综合考察,便很难搞清楚此"命门"究竟指的是眼睛、
右肾还是命运。

如果我们对中医的一些核心概念和术语的源流及其与天文、地理
和人文关系缺乏深入的了解,便很难理解西方有些学者为何坚持将
"脏"译作 deposit,将"腑"译作 palace。在翻译《黄帝内经》时,非常令
人纠结的是如何翻译"黄帝"。虽然西方比较流行的译法是 Yellow
Emperor,但国内学术界和翻译界始终有不同的看法,以为如此之译显
得滑稽可笑。但如果从文献考据的角度对其进行认真的考察和研究,
从五行配五色、五行配五脏的角度对其进行分析和总结,便不难明白古
人为何将轩辕帝尊称为"黄帝",也不难理解将"黄帝"译作 Yellow
Emperor 的缘由。

二、考据派的代表

在西方中医翻译界,对文史、文献和文化关注度比较高的,就是文
树德先生。他对中医一些核心概念的理解和翻译,即体现了这一点,从
而成为西方考据派的代表人物。在他的译著中,中医其他一些术语的
翻译也体现出了他的这一理念。在《难经》译文的前言中,他对拉丁派
的做法以及其他西方人士的译法提出了自己的看法,认为这些译法和
理念都不符合正确解读和传递中医基本信息的要求。

他认为,西方译者翻译中医最常见的错误之一,就是用 energy 来
解释中医对人体生理和病理的认识。在西方,的确有很多的学者及翻
译人员将中医的"气"想象性地译作 energy,或 vital energy,虽然解释
了"气"具有推动力的功能,但却忽视了"气"的温煦、保护、气化等功能。
后来李约瑟等西方著名学者研究中医问题时,便将"气"音译为 qi,从而
为"气"的翻译开辟了一个非常有意义的路径。从此之后,"气"的音译
形式 qi 便在国际上传播开来,并且很快便成为"气"的国际标准化译
法。这一翻译实例,为中医基本名词术语的翻译拓展了思路和视野。

文树德先生还认为,用拉丁语或希腊语翻译中医的术语是非常不

妥的,使得中医的核心术语很难达到西医术语的水平。他认为这是西方人翻译中医时常见的第二个错误。通过对拉丁派和通俗派的做法及其实际作用进行了分析研究之后,他总结说,"有些中医术语似乎专门用以表达具体概念的,并无通俗含义。这样的术语很难译成西方语言,特别是当它们与现行的西方概念不对应时。"(镐京学者,1997:184)同时,文树德先生对典籍中概念和术语的释义和翻译也提出了颇为严谨的意见,认为不能忽略中医典籍用语的社会和生活关联性。

将结构精美、语意深刻的中医概念和术语按照西方人的思维方式进行解读和释义,并按照西方人的习惯和传统进行翻译和表达,这是文树德所总结的西方人翻译中医时经常出现的第三个错误。实际上文树德先生所总结的西方译者常犯的三大错误,在中国中医翻译界其实也是颇为流行的。这是因为中国的翻译界太注重所谓的"归化"和"异化"了。虽然非常注重"归化"和"异化",但在实际翻译中,尤其是将中国文化向西方翻译、介绍和传播时,基本上都采取的是所谓"归化"的译法,使得中国特有的民族文化一步步地向西方文化靠拢。将"龙"译作dragon,就是最为令人无法理解的一例。而将 Bible 和 Christmas 译作所谓的"圣经"和"圣诞",更是令人无法忍受的一例。

三、考据派的风格

重视考据必然会影响翻译的理念和词语的选择,这是是考据派的独有风格。文树德先生注重考据,重视中医学概念和术语中的文化内涵和渊源,所以在释义和翻译方面均有别于其他译者。他所翻译的《难经》就充分体现了这一点。

《难经》中常见的几个基本概念,文树德先生对其作了比较独特的翻译。这些概念包括盛 abundance,虚 depletion,实 replete,repletion,经 conduit,气 influence,邪 evil,色 complexion,胜 dominance,痿 powerless,精 essence 等。下面就这些基本概念并结合其他相关术语或表达法的解读和翻译,对文树德先生以考据为基础翻译基本概念和术语的思路和方法加以分析总结。

1. 关于"气"的翻译

所谓人体三宝之一的"气",最初一般多译作 energy 或 vital energy。20 世纪 90 年代之后,音译的 qi 或 Qi 便逐步普及开来。如今,qi 或 Qi 已经成为"气"的国际通用译法了,其作用正如 yin 和 yang 一样,成为西方从中国引进的一个重要概念和词汇。文树德先生从自己考据的角度,则将其译作 influence,似乎不太符合中国远古时期赋予"气"这一概念的实际含义。所以,考据也是有非常深厚的语言、文化和历史要求的。

文树德先生虽然具有比较深厚的中国古典语言和文化的底蕴,但毕竟是西方人士,缺乏中华文化基因。所以,虽然非常重视考据,但并不一定对所有概念的考据都符合中国文化的历史实际。"气"的翻译,大致就是如此。《难经》中其他有关"气"的概念,文树德先生依次翻译如下:气街 street of influences;生气 vital influence;动气 moving influence;元气 primordial influence;血气不足 depletion of blood and influence。虽然将"气"译作 influence 不是十分贴切,但将其类别的修饰词"生"译作 vital,将"动"译作 moving,将"元"译作 primordial,还是比较合乎情理的。

此外,"气"在中国古代,也指空气和呼吸。对于这一点,文树德先生在翻译时还是有所考虑的。比如"气短"的"气",就指的是呼吸。所以,文树德先生将其译作 short breath,还是比较符合实际的。在时下的翻译实践中,也有译者将其译作 shortness of breath,与 short breath 大体上也是一致的。

2. 关于"经"的翻译

"经络"的"经"目前比较流行的,也比较规范的,甚至可以说比较标准的译法,是 meridian 和 channel。文树德先生从考据的角度出发将其译作 conduit,确实值得思考。但从标准化的发展趋势来看,如此之译显然不会得到更多人士的接受。但从考据的角度来看,这样的翻译还是有其学术价值的,尤其是在经典著作的翻译方面。《难经》中其他与经脉相关的概念,文树德先生依次翻译为:奇经八脉 eight single-conduit vessels;任脉 controller vessel;带脉 the through-way vessel;

阳跷脉 yang walker vessel；阴跷脉 yin walker vessel；阳维 yang tie vessel；阴维 yin tie vessel；奇经 single-conduit；经脉之根 root of conduit-vessels。

与经络循行相关的三阴三阳，文树德先生依次译为：少阳 minor yang；阳明 yang-brilliance；太阳 great yang；太阴 great yin；少阴 minor yin；厥阴 ceasing-yin。从规范化和标准化的角度来说，将三阴三阳直接加以音译，可能效果更好。文树德先生从考据的角度，采用音意结合的方式对其加以翻译，似乎也有一定的道理。他的这一做法在中医翻译界也有一定的影响。如罗希文教授在翻译《伤寒论》和《金匮要略》时，即采用了这一方法翻译其中的三阴三阳。

3. 关于"脏腑"的翻译

文树德先生对"脏腑"的翻译，就充分地体现了作为考据派代表人物的风貌。从古代的文献中可以看出，"脏腑"的"脏"源自"藏"（即收藏之所），"腑"源自"府"（即供人居住的府邸）。这就是文树德坚持将"脏腑"译作 deposit 和 palace 的主要原因，有一定的合理性。将"腑"译为palace，完全是从"府邸"的角度进行释义的。

相关的其他术语翻译如下：小肠者受盛之府也，the small intestine is the palace of receiving in abundance；大肠者泻行道之府也，the large intestine is a palace that constitutes a pathway for transmission of drainage；胆者清净之府也，the gall is the palace of clarity and purity；胃者水谷之府也，the stomach is the palace of water and grains；膀胱者津液之府也，the bladder is the palace of *chin* and *yeh* liquids。

"津"和"液"指的是人体的两大体液，"津"比"液"清稀，"液"比"津"稠厚。所以在以前的翻译中，"津"常译为 thin fluid，"液"则常译为thick fluid。在 WHO 西太区制定的标准中，"津"译作 fluid，"液"则译作 humor。从标准化和区分性的角度来看，如此之译似乎也颇值借鉴。

4. 关于"邪"的翻译

在远古时期，人们不幸得病之后，感到非常困惑，不知是什么原因导致了病患的产生。追根求源，一般都认为是妖魔鬼怪作祟，其邪恶之气导致了疾病的产生。于是便将致病因素称为"邪"。从这个意义上讲,将"邪"译作 evil 还是比较合乎古人之观念的。自从《黄帝内经》问世以来,虽然中医体系中依然使用了"邪"这一概念,但已不再指的是邪恶的魔鬼了,而是指的各种致病因素。直到今天,中医学依然始终用"邪"指代致病因素。这也就是什么今天的译者多将"邪"译作pathogenic factor 或 pathogen 的主要原因。

作为考据派代表人物的文树德先生,自然首先从历史文化的角度解读"邪"的含义。所以将其与时俱退地译作 evil,还是具有历史意义的。其他相关的术语,文树德先生的翻译如下:心邪,evil [influences] from the heart;胃邪,evil [influences] from the stomach;肾邪,evil [influences] from the kidney;肺邪,evil [influences] from the lung;脾邪,evil [influences] from the spleen;大肠邪,evil [influences] from the large intestine;小肠邪,evil [influences] from the small intestine;膀胱邪,evil [influences] from the bladder;守邪之神,the spirit guarding against the evil。其中方括号里的 influence,指的是"气",即相关器官中的邪气。

《难经》第五十难谈到了"虚邪""实邪""贼邪""微邪"和"正邪",文树德先生将气分别译作 depletion evil, repletion evil, destroyer evil, weakness evil 和 regular evil,与其全书对"虚""实"等概念的译法一致,也与原文的基本含义比较近似,但与时下比较流行的译法还是有一定的差异。在"世界中联"的标准中,"虚邪"译作 deficiency-type pathogen 及 pathogen from mother-organ,"实邪"译作 excess pathogen 及 pathogen from child-organ,"贼邪"译为 thief pathogen,"微邪"译作 miild pathogen,比较直观一些。

5. 关于"脉象"的翻译

对于脉象状况的描述,中医传统上采用了比较简洁的字词,如细、微、弦等。文树德先生的翻译,基本上既考虑了原文的原始含义,也考虑了脉象的实际表现,所以其译文显得既朴实,又深刻。如他将"紧"译作 restricted,将"细"译作 fine,将"微"译作 feeble,将"数"译作frequent。其他的脉象表现翻译如下:迟,slow;急,tense;缓,relaxed;

浮,at the surface;石,stony;虚,deplete;实,replete;刚,hard;柔,soft;弦,stringy;大,strong;散,dispersed。如此这样的翻译,在坚持其原始含义的基础上,还是还是比较符合现实意义的。当然,有些译法与时下比较流行的翻译还是有比较大的差异。如"浮""大""弦"一般多译作floating, large 和 taut 或 string-like。

其他综合性的脉象描述,文树德先生则依次翻译如下:春脉弦,in spring the[movement]of vessels is string;夏脉钩,in summer the [movement] of vessels is hook-like;秋脉毛,in autumn the [movement]of vessels is hairy;冬脉石,in winter the [movement] of vessels is stony;缓而大,relaxed and strong;浮濇而短,at the surface, rough and short;沈濇而滑,in the depth, soft and smooth;头痛目眩, headache and dizziness;胸满,fullness in one's chest;洪大,vast and strong。

对于《难经》中其他概念和术语,文树德先生的翻译大体上还是比较合乎实际的。《难经》中谈到了"下工""中工""上工"。这三个概念《黄帝内经》也已提到。这里的"工"实际上指的是医家。所以在时下的翻译实践中,"下工""中工""上工"的"工"一般都译作 doctor 或 physician。文树德则将"工"译作 craftsman,比较符合"工"的原始含义,如果要和现在的 doctor 或 physician 结合起来,还需要有一定的关联性思考。对于三"工",文树德先生依次翻译为,inferior craftsman; mediocre craftsman; superior craftsman。总体上还是比较能够理解的。

6. 关于"三焦"的翻译

"三焦"是中医学上的一个颇具特色的生理概念。对于这一概念,以前有 three turners, three warmers, three heaters 等貌似不同,实质上却是比较一致的译法。文树德先生将其译作 triple burner,与此前的各种形异而实同的译法还是比较一致的。但伍连德、王吉民先生在编写《中国医史》的时候,则将"三焦"译作 san chiao,是比较符合实际的。早年德贞在翻译《遵生八笺》的时候,也将"三焦"音译为 San Chiao。

从语言国情学的角度来看,将含有国情的"三焦"加以音译,应该是非常合乎跨文化交际的基本要求的。但到了20世纪中叶之后,随着中西方在中医领域交流的不断发展,随着中国学者参与中医翻译事业的努力不断加强,仿造性翻译和释义性翻译的做法逐步普遍起来,从而导致了直译和意译"三焦",并因此而终止了音译。1982年WHO西太区开始制定针灸经穴名称的国际标准时,将其译作triple energizer,似乎与原文的实际含义有较大的差距。但由于WHO这一国际组织的推动,使得这一并不准确的译法目前颇为普及。这一现象颇值思考。

7. 关于"色"的翻译

对于"色"(即面色),文树德先生将其译作complexion,也比较符合客观实际,因为中医典籍中所谓的"色",就是指的面容、面色。在中医翻译界,也有人将其译作facial expression,也比较符合实际,也较为流行。但complexion的用法,相对来讲还比较众多一些。这当然与中医翻译力求简洁的发展趋势有关。《难经》中其他与"色"相关的术语,文树德先生的翻译如下:色青,virid complexion;色黄,yellow complexion;色白,white complexion;色黑,black complexion;色赤,red complexion。其中的"青",时下的中医翻译界一般译作blue,其实不大符合"青"的实际含义。文树德先生将其译作virid(即碧绿、青绿),倒比较符合原文之意。

8. 关于"证"的翻译

关于中医上的"证",中西方中医翻译界比较流行的译法有二,一是syndrome,二是pattern。最早的译法即为syndrome,1980年欧明教授出版的《汉英常用中医词汇》中,即采用了这样一种译法。从此之后,这一译法颇为流行,几乎成为"证"比较规范的译法。但由于syndrome在西医上的含义与"证"在中医上的含义有较大的差异,从而导致了后来的其他译法。在西医上,syndrome指的是有一系列症状表现,但病因却不明确的病变。艾滋病之所以被称为acquired immune deficiency syndrome,就是因为当时只能观察到患者的一系列临床症状,而无法查清其病因和病机。在西医上,如果一种病变查不清其病因病机,就无法找到治疗的方法和药物。这和中医则完全不同。在中医上，任何病变的病因都是清楚的，最基本的病因就是阴阳失调。

就"证"而言，中医上的"证"指的是一种疾病在不同阶段的表现，其性质是明确的，病因是明确的，治法也是明确的，与西医的 syndrome 显然有本质的不同。正是出于这样的考虑，后来的翻译中便有了 pattern 这样一种比较切合实际的译法。但由于约定俗成的原因，syndrome 的使用依然比较普遍。这两种译法在 WHO 西太区的标准和"世界中联"的标准中，均被纳入，只是先后顺序有别而已。在 WHO 西太区的标准中，第一选择是 pattern，第二选择是 syndrome。"世界中联"的标准中，第一选择是 syndrome，第二选择是 pattern。

但在文树德先生所翻译的《难经》中，"证"则被译作 evidence，似乎也有些符合中医"证"的实际意义。比如，他将《难经》中的"内证"和"外证"分别译作 internal evidence 和 external evidence。虽然译作 evidence 与"证"的具体所指有一定的相近之处，但却显得有些空泛，因为 evidence 在英语中是一个比较普通的泛指单词。近年来在现代医学中形成了"循证医学"这样一个新的医学体系，英语称为 evidence-based medicine。如果将中医的"证"译作 evidence，显然会引起很大的误解。为便于中西方的交流，"证"似乎还是译作 syndrome 或 pattern 比较合乎实际一些。

9. 关于"六淫"的翻译

关于中医上的所谓"六淫"（即风、寒、暑、湿、燥、火）以及其他一些天人相应的概念和术语，文树德先生也采取了较为朴实的译法，即将"寒""热"等简单地译作 cold 和 heat。《难经》中与之相关的术语或表达法，文树德先生即采用了比较朴素的方法予以从实而译：数则为热，frequency indicates heat；迟则为寒，slowness indicates cold；诸阳为热，all yang［symptoms］are［caused by］heat；诸阴为寒，all yin［symptoms］are［caused by］cold。从这几个中文术语和表达法的翻译中可以看出，文树德先生不仅注重《难经》原文的内涵，而且还注重保持《难经》的行文风格。译文中不得不增加的一些词语，皆放置在方括号中，说明其并非原文之所有。

其他类似的概念和术语，文树德先生亦采取了同一方法予以翻译。

如将"人之根本"译作 a person's root and foundation，将"表里"译作
external and internal，其中的"根"和"本"，"表"和"里"都是借用了英
语中比较对应的自然词语予以翻译，在一定程度上解释了原文的本旨
要义。类似的概念和术语还有"命门""九窍""五味""七疝""瘕聚""关
格""呼吸之门""相生""腠理""皮毛""三部九候"等，文树德先生将其依
次译为 gate of life，nine orifices，five tastes，seven accumulation
ills，concentration ill，sclosure and resistance，gate of exhalation
and inhalation，mutual generation，pores，skin and hair 和 three
sections and nine indicator [-levels]。其中命门""九窍""五味""关
格""相生"和"皮毛"的译法，得到了翻译界的普遍接受，并成为较为流
行的通用译法。不过将"腠理"译作 pore，似乎简单化了一些。因为
"腠理"指的是皮肤、肌肉的纹理及皮肤与肌肉之间的间隙，是气血流通
的门户和排泄体液的途径之一，也是防御外邪内侵的屏障。所以欧明
先生将其译为 striae，似乎更符合原文主旨一些。

　　10. 关于病理现象的翻译

　　对于人体的一些病理变化，文树德先生的译文虽然比较符合实际，
但与比较流行的译法还是有一定的差距。比如"烦满"的"烦"一般多译
作 vexation 或 restlessness 或 irritabiity。文树德先生则将"烦"译作
uneasiness。如"烦满"译作 uneasiness and fullness [in one's chest]，
"心烦"译作 uneasiness of the heart，似乎显得更与时俱退一些。对于
"满"，文树德先生也译作 full，与现行译法比较一致，如"腹胀满"即译
为 swollen and full abdomen。其中将"胀"译作 swollen，虽然有一定
的道理，但与现行译法 distension 仍然有一定的差距。

　　《难经》中其他一些病理术语，文树德先生的译文还是比较合情合
理的。如将"少腹急痛"译作 tensions and pain in the lower abdomen，
将"谵言妄语"译作 to speak incoherently and utter nonsense，将"手足
厥逆"译作 hands and feet marked by reversed [moving influences]，
意思是比较清楚的，但也与较为流行的通俗译法还是有一定的距离。
如"手足厥逆"在 WHO 西太区的标准中被译作 reversal cold of the
extremities，显得更加简洁一些。《难经》上的"谵言妄语"，在后来的中

医文献中被简化为"谵语"或"谵妄",欧明先生将其译为 delirium,很简洁明了。WHO 西太区的标准中将其译作 delirious speech,更生动一些。

11. 关于生理功能的翻译

《难经》中一些有关人体生理功能的描述,文树德先生根据原文的实际含义并结合其对相关概念——如"虚""实""损""益"等——的统一译法,对这些描述进行了较为自然的翻译,比较客观地再现了原文的喻意。如将"藏"译作 store,相应地将"肝藏魂"译作 the liver stores the hun,将"肺藏魄"译作 the lung stores the p'o,将"心藏神"译作 the heart stores the spirit,将"脾藏意与智"译作 the spleen stores sentiment and wisdom,将"肾藏精与志"译作 the kidney stores essence and mind。"魂"和"魄"是中医上特有的两个与 soul 和 spirit 都有关联的概念,但简单地译作 soul 或 spirit,显然是无法完整表达其意的。这也是中医早期翻译者面对的挑战。

欧明教授在其早期出版的词典中,将"魄"译作 inferior spirit,"魂"虽然没有收入,但自然是 superior spirit 了。不过这样的译法似乎不是非常符合原文的实际。在中国文化中,"魂"和"魄"都是人体精神方面非常重要的两大活力和动力,没有什么 inferior 和 superior 之分的,只有 function 和作用的不同。按照中医的理论,肝主魂,肺主魄,皆系人生至关重要的精神力量。魏迺杰先生根据中医的实际内涵,将"魂"和"魄"分别译作 ethereal soul 和 corporeal soul,应该是比较有实际意义的。从根本上说,"魂"和"魄"都是与 soul 密切相关的,如此之译自然比较符合客观实际。所以这一译法便很快传播开来,并被纳入 WHO 西太区的标准之中。

对于"虚""实""损""益",文树德先生基本将其译作 replenish,deplete,diminish 和 add,与其全文的翻译保持一致,也比较有效地揭示了原文的内涵。《难经》中一些相关的术语和表达方式,即以此种方式予以翻译,如将"实实"译作 to replenish what is repleted already,将"虚虚"译作 to deplete what is depleted already,将"自己"译作 the illness will come to an end by itself,选词和结构上与原文比较一致,挺有意趣。将"损不足"译作 to diminish what is not enough,将"益有余"译作 to add where a surplus exists already,属于叙述性的翻译,与术语的翻译还有一定的差距。当然,中医典籍中的一些表达方式本身,不一定就是术语,"魂"和"魄"、"益有余"就是这样。但经过几千年的传播和传承,这样一些看似动宾式的结构,已经演变成了术语。

12. 关于特有术语的翻译

《难经》上还有一些中医学上特有的疾病案例,如"奔豚""息贲""骨痿"等。文树德先生将"奔豚"译作 running piglet,虽然质直一些,但还是比较形象生动的,与早期译作 running pig 的做法比较一致。此一译法也被 WHO 西太区和"世界中联"的国际标准所采用。"息贲"为五积之一,指的是因痰热壅阻,肺气郁结所致的右肋下包块,译作 rest and run,似乎不太符合原意。欧明先生早期将其译作 lumps located at right hypochondrium,属于解释性翻译,但基本意思还是比较清晰的。将"骨痿"译作 bones to weaken,意思是清楚的,但似乎与术语翻译的要求有一定的距离。此外,"痿"早期译作 flaccidity,目前依然较为流行。在西方,一些译者将其译作 wilting,也比较流行,并被 WHO 西太区的标准所采纳。

13. 关于西医术语的借用

借用西医术语,是中医翻译从最初开始且一直持续至今的一种做法。虽然中医翻译界对此明确的提法颇有看法,但在具体翻译时任何人都无法回避这一现实。毕竟中医和西医的服务对象和研究目标是一致的,因而也就有了一定的共性和同性。这就是借用西医术语翻译某些中医概念和术语的实践基础。当年西医传入中国的时候,西方人士借用中医的基本概念和术语翻译西医的概念和术语,也是出于同样的考虑。

文树德先生虽然注重考据,但依然借用了一些西医术语翻译某些中医概念和术语。比如中医的心肝脾肺肾等人体器官的名称,文树德的译法与现在流行的做法完全一致。只是对一些中医独有的但与生理有关的概念和术语,采用了比较质直的译法。将"命门"译作 gate of life,将"三焦"译作 triple burner,将"真心痛"译作 true heartache,将

"温病"译作 warmth illness,将"热病"译作 heat illness,,就属比较质直的译法。

同时,一些比较直观的病变,文树德先生也借用了西医的术语进行翻译。将"泄"译作 diarrhea,就是典型一例。其他与"泄"相关的术语,也按此方式进行了逐一翻译,如将"胃泄"译作 diarrhea of stomach,将"大肠泄"译作 diarrhea of large intestine,将"小肠泄"译作 diarrhea of small intestine,将"大瘕泄"译作 diarrhea of large concentrations,将"五泄"译作 five kinds of diarrhea。其他一些比较直观的疾病,也采用了同样的方法进行翻译。将"黄疸"译作 jaundice,也是比较典型的实例。

思考题

 1. 西方中医典籍翻译研究的要点:考据派文化内涵

 2. 西方中医典籍翻译研究的要点:考据派的语言特点

 3. 西方中医典籍翻译研究的要点:Paul U. Unschuld(文树德)的翻译研究

 4. 西方中医典籍翻译研究的要点:Joseph Needham(李约瑟)的翻译研究

 5. 西方中医典籍翻译研究的要点:威斯(Ilza Veith)的翻译研究

 6. 西方中医典籍翻译研究的要点:Manfred Porkert(满晰博)的翻译研究

 7. 西方中医典籍翻译研究的要点:吕聪明的翻译研究

 8. 西方中医翻译研究的要点:Shelly Ochs(欧阳)的翻译研究

 9. 西方中医典籍翻译研究的要点:Dan Bensky 的翻译研究

 10. 西方中医典籍翻译研究的要点:Giovanni Maciocia 的翻译研究

第十三课 中医翻译西方流派：通俗派

从目前中医翻译在国内外的发展情况来看,通俗译法颇为常见,甚至早已非常流行。从这个角度来看,似乎影响最为深入广泛的,便是通俗派。尽管从早期到现在,中医翻译界的译者和研究者对通俗之译总有一些看法,但从长期以来的翻译实践来看,似乎始终是看法归看法,做法归做法。

一、通俗派的概念

所谓通俗,指的是翻译时采用普通词语和普通表达方式翻译中医学上颇有特色的一些专业概念、术语和句式。将"上工"译作 superior crafstman,将"天柱"译作 celestial pillar,将"牛皮癣"译作 oxhide lichen,将"鹅掌风"译作 goose foot wind,将"鹤膝风"译作 crane's knee wind,将"白虎历节"译作 white tiger joint running,将"白面痧"译作 white face sand,将"百日咳"译作 hundred-day cough,就是比较典型的通俗译法。

如此通俗的翻译方式,其实并不是所谓的"通俗派"译者独有的译法,也不是其他流派从不采用的方法。从早期的翻译到现在的翻译,无论西方译者还是中国译者,从其翻译中均可以找到如此类似的翻译实例。如在翻译《难经》四十四难的时候,文树德先生将"唇为飞门"的"飞门"译作 flying gate,将"齿为户门"的"户门"译作 door-gate,将"会厌为吸门"的"吸门"译作 inhablation gate, 将"胃为贲门"的"贲门"译作 strong gate, 将"太仓下为幽门"的"幽门"译作 dark gate, 将"大肠小肠 曾为阑门"的"阑门"译作 screen-gate, 如此之译显然也属于比较通俗 的译法。

在欧明教授早期编写的《汉英常用中医词汇》中, 将"心火"译作 heart-fire, 将"肺火"译作 lung-fire, 将"肝火"译作 liver-fire, 将"胃热" 译作 stomach-heat, 将"胃寒"译作 stomach-cold, 将"肾精"译作 kidney-essence, 将"命门"译作 gate of life, 将"肺实"译作 sthenia of lung, 将"标本"译作 the branch and the root, 将"真火"译作 true-fire, 将"真气"译作 true-energy, 将"真阳"译作 true-yang, 将"原穴"译作 source point, 将"脏腑"译作 solid and hollow organs, 将"推拿"译作 massage, 将"虚实"译作 asthenia and sthenia, 将"虚热"译作 asthenia fever, 将"痰火"译作 phlegm-fire, 等等。如此之译, 显然也是比较通 俗的, 因而也引起了嗣后的一些论辩。

在伍连德和王吉民先生撰写的《中国医史》一书中, 除音译之外"内 经"也译作 Internal Classic, "脏腑"也译作 viscera, "素问"也译作 Plain Questions, "灵枢"也译作 Mystical Gate, "经脉"也译作 main vessels, "伤寒论"也译作 Essay on Typhoid, "金匮要略"也译作 Synopsis of the Golden Chamber, "千金方"也译作 Thousand Gold Remedies, 将"神农本草"也译作 the Herbal, "难经"也译作 Difficult Classic, "肘后备急方"也译作 Prescriptions for Emergencies, "五脏 论"也译作 Essay on the Five Organs, "外台秘要"也译作 Medical Secrets of an Official, "本草纲目"也译作 the Great Herbal, "八段锦" 也译作 Eight Precious Chapters, "寸关尺"也译作 inch, bar, cubit。 如此之译, 显然也与通俗之译可谓同途同归。此外, 将"五禽之戏"译作 frolics of five animals, 将"百一方"译作 101 Formularies, 将"太医局" 译作 Imperial Medical College, 可谓既通俗易懂, 又简洁明了。

在 2004 年全国科学技术名词审定委员会公布的《中医药学名词》 中, "蟹睛"译作 crab eye, "乳头风"译作 nipple wind, "风热疮"译作 wind-heat sore, "鹅掌风"译作 goose-web wind, "五轮"译作 five wheels,"五色"译作 five colors,"温病"译作 warm disease,"温燥"译作 warm dryness,"真气"译作 genuine qi,"真寒假热"译作 true heat disease with false cold manifestation,"真实假虚"译作 true excess disease with false deficient manifestation,"真心痛"译作 real heart pain,"五志"译作 five minds,"五神"译作 five emotions,"七情"译作 seven emotions,"五邪"译作 five pathogens,"胃痛"译作 stomach pain,"畏寒"译作 fear of cold,等等。如此这样之译,无论是否达旨,但从选词和表达上看,依然是通俗易懂的,依然是见词明义的。

二、通俗派的影响

从以上所列举的几则例子可以看出,无论是早期、中期还是现在的翻译,无论是西方还是中方译者的翻译,无论是纯粹的术语翻译还是文本翻译,都可以从中找出许多类似通俗之译的翻译实例。这说明通俗翻译的做法还是比较普遍的,甚至还是比较流行的。之所以比较普遍和流行,原因大致有三,一是中医基本概念和术语的来源,二是人类语言的共核,三是自然对应的追求。

中医翻译面临的首要问题,就是中医理论的深奥和语言的古奥。由于语言古奥,很多概念和术语的含义显得既明又幽,既实又虚。就像"心"一样,意思自然是明的,因为所有的人——无论东西南北哪个地区和民族——都有"心",但又是"幽"的,因为中医上的"心"不但主血,而且还主神。"心"主血可谓"实",但"心"主神似乎又有些"虚"。所以刘时觉先生 1992 年在《中医研究》第 2 期发表文章,对中医语言进行了深入研究。谈到中医的概念和词汇问题时,刘时觉先生指出,中医概念往往是不确定的,而且是多变的。这种不确定且多变的概念,使得东西方在交流的时候发生了严重的语言冲突,具体表现为歧义冲突、异质冲突、反义冲突和古今冲突。甚至认为中医的概念是虚化的,因而表现得名不及形和名不及实。

刘时觉先生的观点,有一定的客观性,但也有一定的主观性。因为中医的理论和实践所体现的并不纯粹是所谓的"科学",而是充满了温馨而自然的文化和人文。这样的理论和实践更符合对人的生理、病理和治疗问题的探索和研究,因为人体的生理结构如机器一样是规范和固定的,但人的思想和观念却不是机器性的,人的病理变化是自然客观的,但更是心理变异的。在1997年人民卫生出版社出版的《中医英语翻译技巧》一书中,镐京学者指出:"事实上,中医语言也有其令其它用语望尘莫及的优势。比如从纯粹的语言交际要求来看,中医用语高度的语义概括性及简洁的结构特征就使其具有较高的信息密度和运载力。"谈到中医翻译问题时,镐京学者指出:"只有揭开了中医语言的语义特征,才能正确理解中医医理,才能准确地将中医语言的含义转达到译入语中去。实践证明,如果译者不对这一古老语言进行多层次的透析,那么在翻译时就很可能犯以点带面、以形取义的错误。"

从中医语言的历史发展来看,其基本概念和术语的来源有三,一是来自中国古典文化,二是来自日常生活,三是来自医学发展。来自中国古典文化是人所共知的,如"阴阳""五行""精气"等理论体系均与中国古典文化、哲学思想紧密结合,从而使"医哲交融"成为中医理论、实践的基本特征,也成为中医基本概念和术语的重要来源。来自日常生活也是较为常见的,如"六淫"中的风、寒、暑、湿、燥、火,"四性"中的寒、热、温、凉,"八法"中的汗、吐、下、和、温、清、消、补,"五行"的木、火、土、金、水,皆是如此。来自医学发展,也是自然而然的,因为中医本身就是一门医学体系,其语言的专业性也是毫无疑问的,如"经络""脏腑""痰饮""伤寒""补泻"等等。

对于这样一些来自文化、生活和医学的概念和术语,由于其既明又幽,既实又虚,信息密度非常之高。要想将这样一些文化色彩浓郁、医哲交融深厚、文字结构简朴的概念和术语简洁而明确地翻译成英文,难度之大可想而知。唯一可能采取的方式,就是按照其字面的结构在英语中寻找其形式上比较对应的词语,首先在形式上与其保持一致,然后再通过反复的交流和传播慢慢地将其实际内涵传递给以英语为母语的读者。刚开始的时候,这样的做法虽然很难即可达到目标,并且还会引起很多的非议。但经过一段时间的交流和传播之后,这样的译法以及其实际含义便逐步在译文中得到了再现。将"心火"译作 heart fire,将

"伤寒"译作 cold damage,将"命门"译作 gate of life,就是如此。在早期的翻译中,将"伤寒"译作 cold damage 会引起很大的质疑,所以 exogenous febrile disease 就是当时比较流行的释义性译法,且富有一定的专业术语翻译的风格和准确释义的风采。但经过几十年的中西交流和翻译实践,今天 cold damage 已经成为"伤寒"更为流行的译法,甚至成为"伤寒"更为规范的翻译了。这说明通俗译法的普遍流行与中医语言的特点及其在西方的传播和发展,有着颇为自然的关系。

三、通俗派的代表

从以上的分析可以看出,通俗之译在长期以来的中医英语翻译中,还是比较普遍流行的,无论在任何时代由任何流派的译者所翻译的中医文献资料,皆可找到通俗翻译的实例。但就通俗译法的发展而言,魏迺杰先生显然是最为突出的代表,因为他是第一个明确提出且系统研究、实践和推进通俗译法的译者和研究者。

1. 通俗翻译观念的形成和发展

自 20 世纪 80 年代起,魏迺杰先生即开始研究中医的英语翻译问题,尤其是名词术语的翻译及其标准问题。他在 Suggestions for Standardizing Chinese Medical Terminology 一文中引用了孔子"必也正名乎"(其译文为 What is necessary is to rectify the names!)的古训,强调了标准化中医名词术语英译的重要性和急迫性。他首先分析了中医语言的风格特色,并对此有颇为深刻的了解。他认为,"由于中医在很大程度上研究的是一些日常生活中的自然或社会现象,因此其用语对于一般中国人来说并不陌生。但这只是一种表面现象。其实当普通用语进入中医语言体系后,从内涵到外延都与中医千载一体的理论发生了紧密的融合,从而被赋以深刻,甚至于神秘的意义和色彩。这当然不是一般人所能理解的。就是一般的中医人员,也未必能完全洞察入微。"

鉴于中医语言的独特风格和内涵以及长期以来的翻译体会,魏迺杰认为,"英语语言虽然是世界上词汇最为丰富的语种之一,但要从中找出几个能准确、完整地再现中医原意的对应语，却十分不易。在这种情况下，人们只好创造新词，使用生僻的词或者借用古词。后一种方法似乎更为可取，因为使用古词能提高术语的专业化水平。"

魏迺杰先生似乎强调了使用古词翻译中医术语的重要性和必要性。这一观点似乎与通俗译法颇为不同。满晰博先生起初也持有这样的想法和做法，也用拉丁语这样的古语和古词制定了一套规范化的中医术语体系，但却没有能够为西方翻译者所接受。据文献记载，满晰博先生出版了其用拉丁语翻译中医名词术语专著的次年，瑞典学者Argen 便采用了他的译法。从那时到现在，这位瑞典学者就成了全球唯一一位采用了满晰博先生用拉丁语为中医制定的术语体系。由此可见，借用古语翻译中医概念和术语在西方也是很难行得通的。魏迺杰先生虽然是这样说的，但在翻译实践中他却极少有这样的表现。

在同一篇文章中谈到中医名词术语英译的标准化时，他提出将"温阳"译作 warming yang，将"救阳"译作 salvaging yang，将"回阳"译作restoring yang，将"健中"译作 fortifying the center，将"运脾"译作moving the spleen，将"安神"译作 calming the spirit，将"提升中气"译作 upraising centre qi 等等，其实就是至为通俗的译法，一点也没有借用古语翻译这些语意深刻、结构独特的中医概念和术语。这说明，魏迺杰先生在初期研究中医翻译问题时，对存在的问题也有各种各样的思考，也综合分析了可能采取的各种各样的解决方法。但在具体的翻译实践中，他还是比较注重仿造译法的。这一译法的结果，就使得译文显得通俗易懂、表达自然顺畅。

在嗣后的研究中，魏迺杰先生关于中医英语翻译的思考就更加明确化了，从理论到实践均倾向于仿造化翻译法了。20 世纪 80 年代末他即开始以仿造之法研制中医英语术语体系，所制定的中医英语词汇Glossary of Chinese Medical Terms and Acupuncture Points 1990 年由美国 Paradigm Publications 出版。之后，他又对该词汇系统进行了补充，修改为《汉英英汉中医词典》，由湖南科学技术出版社 1995 年出版。这是中国出版的第一部由外国人编写的有关中医英译的词典，在国内产生了很大的影响，也激发了很多的讨论。此后，他又对该词典进行了修改和补充,2002 年由人民卫生出版社再版,名为《实用英文中医辞典》。

在"再版序"中,在比较分析了各种翻译方法之后,魏迺杰指出,"以仿造(即:直译)为主的翻译方法最能忠实反映中医概念。"他认为,"推崇以仿造为主要翻译方法者则深信,中国医师对中医传统概念的领悟及行医经验可以并应当原原本本地传入西方,而非必须嫁接于西医以使西方人接受。"他总结说,"以仿造为主的翻译方法不与任何一种传播目标相冲突,故优于另外两种译法。笔者所提倡的方法不会阻碍与西医结合之新形态中医的传播,也不会阻碍中医在西方社会的融入。这种翻译方法可以确定不论中医未来在国内外的发展如何,西方人都能领略到传统中医的全貌。"

对于主张借用西医术语翻译中医的做法,魏迺杰很有自己的看法。他说,"笔者就中医英译所提出的以仿造为主的翻译方法,事实上正是各种专门知识在不同语言体之间传播最为常见的翻译方法,如西医中传,即是以此种翻译法传播成功的一例。举例来说,笔者提出将'风火眼'直译为 wind-fire eye,其道理是与将西医的 acute congjunctivitis 直译为'急性结膜炎'完全相符的。这种翻译方法的运用可产生能忠实反映中医概念的词汇。主张尽量采用西医名词来翻译中医概念者,(例:将'风火眼'译作 acute conjunctivitis),我们的方法与其不尽相同,仿造法在介绍中西结合医学时保持了中医概念的完整性和独立性。"

自 20 世纪 90 年代以来,魏迺杰先生一直坚持不懈地践行、宣扬和普及仿造译法。正如他所解释的那样,所谓的仿造译法,就是直译。所谓的直译,就是通俗译法。从此之后,西方中医翻译界通俗翻译的力量便逐渐凝聚起来,通俗派便逐步形成。作为西方通俗派的代表,魏迺杰先生可谓当之无愧。他所推进的通俗译法不仅仅体现在中医基本名词术语的翻译方面,也体现在其对所有中医典籍文献和学术著作的翻译方面。

2. 通俗译法的普及和推广

在《实用英文中医辞典》正文之前,魏迺杰先生专门编写了一篇"单一汉字的英文对应语"(Single Characters with English Equivalents)，对中医语言中 700 多个常见的汉字进行了逐一的仿造式的翻译，为相关术语的翻译构建了框架基础。任何一个概念或术语中只要出现了某个汉字，即按照其编写的汉字英文对应语予以直接翻译，基本上不作什么调整。如将"臌"译作 drum，"臌胀"就译作 drum distention，"血臌"即译作 blood drum；将"炽"译作 intense，"心火炽热"即译作 intense heart fire；将"潮"译作 tidal，"潮热"即译作 tidal heat；将"闭"译作 block，"热闭"即译作 heat block；将"狐"译作 fox，"狐臭"即译作 foxy smell；将"虚"译作 vacuity，"心脾气虚"即译为 heart-spleen qi vacuity；将"泛"译作 flood，"肾虚水泛"即译作 kidney vacuity water flood；将"运"译作 move，"运脾"即译为 move the spleen；将"宗"译作 ancestor，"宗气"即译作 ancestral qi，"宗筋所聚"即译作 gathering place of ancestral sinews；将"营"译作 construction，"营气"即译作 construction qi；如此等等。

由于汉字含义的丰富和多样，要想完全按照字对字的方式直译中医的概念和术语，并非绝对可以。虽然魏迺杰先生仿造的意识非常强烈、直译的观念非常坚定，但面对如此含义丰富的汉字，有时也不得不从实际出发予以慎重考虑。像"原"这个汉字，如果译作 source，当然是很有道理的，将"原气"译作 source qi 也颇有实际意义的。但若将"原则"的"原"也译作 source，整个概念就不好处理了。所以魏迺杰先生将"原"作了两档对应翻译，即 source 和 principle。再如"壮"，既是形容词，又是动词，还是名词，显然无法完全使用一个英语单词对其进行一对一的翻译。所以魏迺杰先生按形容词将其译作 vigorous，所以"壮热"即译作 vigorous heat；又将其按动词的意思译作 invigorate，所以"壮火"即译作 invigorate fire，"壮阳"即译作 invigorate yang；又按名词将其译作 cone，所以"灸三壮"即译作 burn three cones of moxa。同时，因为作为动词的"壮"有两层含义，即壮大（含有激发）的意思和强壮（含有增强的意思）。英语单词 invigorate 含有激发的意思，但表示增强还有些轻淡，所以魏迺杰先生将作为动词的"壮"又译为 strengthen，所以"壮筋强骨"即译为 strengthen sinew and bone。"壮筋强骨"中的

"壮"和"强"意思是一样的,处于四字结构的考虑,国人才使用了两个同义的动词构建了这个术语。正是出于这样的考虑,魏迺杰先生将其综合性地译作 strengthen,有一定的实际意义,也突破了仿造译法的一些拘泥之举。

在魏迺杰先生的词典中,类似这样的处理方式还是比较多的,从而比较客观地应对了某些特定的汉字,也为其比较合理的仿造翻译奠定了基础。同时,作为一般的译者,了解这些汉字的不同含义及其相应的译法,非常有助于在译文中比较完整准确地再现原文的实际含义。现根据魏迺杰先生的研究将其作以简要的总结,供大家参考。

类似的汉字包括"便",含有 stool 和 urine 之意;"病",含有 diseases, illness 和 morbid 之意;"产",含有 childbirth,delivery, partum 和 birth 之意;"沉",含有 deep 和 sink 之意;"虫",含有 worm 和 insect 之意;"臭",含有 malodorous 和 malodor 之意;"传",含有 pass 和 convey 之意;"刺",含有 needle 和 insert 之意;"大",含有 large,great,major,massive,enlarged 之意;"呆",含有 feeble-minded,dull 和 torpid 之意;"代",含有 intermittent 和 changing 之意;"淡",含有 pale 和 bland 之意;"毒",含有 toxin 和 venom 之意;"多",含有 copious,profuse 和 increased 之意;"恶",含有 nausea 和 malign 之意;"发",含有 effuse 和 emerge 之意;"反",含有 reflux 和 paradoxical 之意;"犯",含有 invade 和 assail 之意;"泛",含有 flood 和 upflow 之意;"肥",含有 obese 和 fat 之意;"伏",含有 deep-lying, latent 和 hidden 之意。

此外,"浮",含有 float,superficial 和 puffy 之意;"关",含有 gate,pass 和 bar 之意;"合",含有 combine,unite 和 connect 之意;"华",含有 luster 和 bloom 之意;"滑",含有 glossy,slippery,efflux 和 lubricate 之意;"缓",含有 slack,moderate,mild 和 relax 之意;"黄",含有 yellow 和 jaundice 之意;"急",含有 tense,acute,urgent 和 rapid 之意;"煎",含有 decoct 和 brew 之意;"交",含有 interact 和 confluence 之意;"焦",含有 parch,scorch 和 burn 之意;"经",含有 channel,canon 和 river 之意;"客",含有 visit,settle 和 guest 之意;

"块",含有 clot 和 lump 之意;"溃",含有 open 和 rupture 之意;"灵",含有 spirit 和 magic 之意;"鸣",含有 ringing, rale 和 rumbling 之意;"纳",含有 intake 和 absorb 之意;"捻",含有 rotate 和 twirl 之意;"平",含有 calm 和 balanced 之意;"气",含有 qi, flatus 和 breath 之意;"强",含有 strong, strengthen 和 rigid 之意;"清",含有 clear 和 plain 之意;"濡",含有 moisten 和 soggy 之意;"乳",含有 breast 和 lactation 之意。

另外,"涩",含有 rough, inhibited, dry 和 astringe 之意;"善",含有 susceptible 和 frequent 之意;"上",含有 up 和 ascend 之意;"食",含有 eat, food 和 diet 之意;"时",含有 season, period, frequent 和 intermittent 之意;"酸",含有 sour 和 acid 之意;"通",含有 free 和 unstop 之意;"脱",含有 desert 和 slough 之意;"微",含有 mild, slight, faint 和 debilitation 之意;"闻",含有 smell 和 hear 之意;"下",有 down, lower 和 precipitate 之意;"宣",含有 diffuse 和 perfuse 之意;"淫",含有 excess 和 spread 之意;"余",含有 surplus 和 residual 之意;"约",含有 retain, constrain 和 straiten 之意;"月",含有 months 和 menstruation 之意;"正",含有 right, regular, medial 之意;"止",含有 suppress, check, allay 和 stanch 之意;"制",含有 restrain 和 dam 之意;"治",含有 treat 和 control 之意;"痔",含有 hemorrhoid 和 pile 之意;"中",含有 center 和 middle 之意;"足",含有 foot 和 sufficient 之意。

总体来看,魏迺杰先生的通俗译法还是比较有实际意义的。其中的特殊情况,他也采取了技术性的措施予以解决,并未完全按照仿造之法进行僵化性的处理。比如在他制定的汉字对应性翻译中,"反"译作 reflux 或 paradoxical。但在翻译"角弓反张"的时候,"反"却无法译作 reflux 或 paradoxical,因为"角弓反张"是一个固定化的术语,其中的每一个汉字并非有独立的含义,无法予以直译。所以魏迺杰先生将其按照实际含义译作 arched-back rigidity,而没有考虑 reflux 或 paradoxical 的意思。在"单一汉字的英文对应语"中,对于这样的特殊性,魏迺杰先生专门以 nonliteral(非直译)予以标识。对于"角弓反张",比较流行的译法还有 opisthotonus 或 opisthotonos。

类似的情况还有"食",虽然含有 eat，meal，food，diet 之意，但翻译"嗜食异物"时，这四个英语单词都不好使用。并不是因为"嗜食异物"中的"食"不含有 eat 的意思，而是英语中有 predilection 这样一个专门表示"嗜食"的单词。所以魏遒杰先生将其译作 redilection，并以 nonliteral 作以说明。"带"也是如此，虽然词对词的译文是 girdle，但翻译"带下"时却无法加以应用，因为"带下"像"角弓反张"一样是一个固定性的术语，其中的"带"并无有 girdle 的含义。所以魏遒杰先生按照其实际含义将其译作 vaginal discharge。这种处理方式非常符合信达要求，值得肯定。在中医术语的翻译上，这样的情况应该还是比较多的，这就是人们在翻译中医名词术语时总是有意无意地借用西医术语的原因和依据。比如像"反酸"，魏遒杰先生将其直译为 acid upflow，其实有些过度仿造，因为英语中的 regurgitation 与中文中的"反酸"，还是比较对应的。

3. 通俗译法在典籍翻译中的应用

魏遒杰先生不仅仅从事中医名词术语的翻译及其标准化研究，而且也非常重视中医典籍文献的翻译。在其半生的努力下，已经完成了多部中医典籍的翻译。在典籍翻译中，他也广泛地采用了通俗译法翻译其中的概念和术语以及典籍的表达方式。下面试以其翻译的《金匮要略》为基础，分析说明通俗译法在其典籍翻译中的具体应用，尤其是基本概念和术语的翻译方面。

《金匮要略》"脏腑经络先后病脉证第一"的第一节原文如下：

问曰：上工治未病何也？师曰：上工治未病者，见肝之病，知肝传脾，当先实脾，四季脾旺不受邪即勿补之。中工不晓相，传见肝之病，不晓实脾，惟治肝也。夫肝之病，补用酸，助用焦苦益用甘味之药调之。酸入肝，焦苦入心，甘入脾，脾能伤肾，肾气微弱则水不行；水不行则心火气盛，则伤肺；肺被伤则金气不行；金气不行则肝气盛，则肝自愈。此治肝补脾之要妙也。肝虚则用此法，实则不在用之。经曰：虚虚实实，补不足，损有余，是其义也。馀脏准此。

魏迺杰先生的译文如下：

Question："The superior practitioner treats disease before it arises. What does this mean?" The Master says："Treating disease before it arises means for example that if you see disease of the liver, you know that it will pass from the liver to the spleen, [thus you] must first replenish the spleen. Supplementation is unnecessary [only if] the spleen is effulgent [throughout] the four seasons. The practitioner of medium proficiency does not know about the passage of disease. Thus when he sees liver disease, he does not understand the need to replenish the spleen, and treats only the liver.

"In liver disease, supplement with sourness, assist with charred and bitter [flavors], and boost with medicinals of sweet flavor to harmonize. Sourness enters the liver, charred and bitter [flavors] enter the heart, and sweetness enters the spleen. The spleen can damage the kidney. When kidney qi is weak, water fails to move; when water fails to move, heart fire becomes exuberant; when heart fire becomes exuberant, it damages the lung; when the lung is damaged, metal qi fails to move; and when metal qi fails to move, liver qi becomes exuberant. Therefore when you replenish the spleen, the liver recovers on its own. This is the main subtlety for treating the liver by supplementing the spleen. Use this method to treat liver vacuity, but not to treat repletion."

The Classic says, "To avoid evacuating vacuity and replenishing repletion, supplement insufficiency and reduce superabundance." The other viscera follow this [scheme too].

这部分译文，整体上比较自然顺畅，基本揭示了原文的主旨精神。其中一些重要术语的翻译，既自然又通俗，与原文的实际含义较为贴近。如将"补用酸"译作 supplement with sourness，将"焦苦"译作 charred and bitter，将"酸入肝"译作 sourness enters the liver，均体现了其通俗而简明的翻译风格。

下面试对其译文中一些主要概念和术语的翻译问题加以分析,不仅仅是为了说明其通俗的译法,也是为了展示其翻译的整体风貌,尤其是潜意识中对其他译法的综合性应用。他的实际翻译风貌,在一定意义上说明了流派之间的差异和交融。以下所分析的主要概念和术语皆选自其所译的《金匮要略》,并非完全选自上面所选录的这段译文。选录这段译文的目的,主要是向大家展示魏迺杰先生的翻译风格及其对原文的理解和表达。

① 关于"上工"等概念的翻译

根据《黄帝内经》的论述,所谓"上工",指的是最为优秀的医师。所以,"上工"的"工"就是 doctor 的意思。魏迺杰先生将"上工"译作 superior practitioner,似乎比译作 superior craftsman 要自然顺畅得多。当然,若译作 superior doctor 或 physician,可能更与时俱进一些。对于"上工"的含义以及与之相关的"中工"和"下工",魏迺杰先生作了如下解释: In ancient China, a superior practitioner was one with a nine-out-of-ten success rate, a mediocre practitioner(中工)was one with a seven-out-of-ten success rate, and an inferior practitioner(下工)was one with a six-out-of-ten success rate.(在古代的中国,上工治愈率为十分之九,中工治愈率为十分之七,下工治愈率为十分之六)

魏迺杰在解释中提到的上工、中工和下工的治愈率,实际上引用的是《黄帝内经·灵枢》和《难经》中关于这一问题的说明。《灵枢·邪气脏腑病形篇》指出:"上工十全九;行二者为中工,中工十全七;行一者为下工,下工十全六。"《难经·十三难》也指出:"上工者十全九,中工者十全七,下工者十全六。"这说明魏迺杰先生在学习和翻译中医基本概念和术语时,也是非常重视对其渊源和内涵的考据,也努力从经典著作的论述中揭示其主旨精神,并非完全按照字面进行释义。这也反映了西方学者一直以来比较认真负责的学习和研究精神,这也正是我们需要认真学习和借鉴的。同时,这也再次说明流派之间的确有很多彼此交互的相似之处。

② 关于"治未病"的翻译

"治未病"是古典中医学中一个非常重要的概念和理念,将其译作treating disease before it arises,属于解释性翻译,意思也是比较清楚的。按照《黄帝内经》的论述,"治未病"的基本意思应该是 lead people to live a healthy life and avoid contraction of any disease。魏迺杰先生如此翻译,也是根据上下文的实际关系而译的。虽然魏迺杰先生非常注重直译,但意译也并非完全排除,"治未病"的翻译其实就是意译。对于如此翻译,魏迺杰先生专门作了这样的解释:

治未病: To prevent disease from arising. Here it clearly means to treat bowels and viscera that are not yet affected by disease, so as to prevent the transmission and transmutation of disease. The term also means to prevent the advance of disease。(治未病的本意是预防疾病的发生,但在这里却明确地表示治疗未遭受疾病袭击的脏腑,以便能避免疾病的传入和传变。这个术语也含有预防疾病发展的意思)

魏迺杰先生关于"治未病"翻译的解释,的确有一定的道理。从"治未病"这一概念的基本含义来看,应当是采取措施预防疾病的发生,将其译作 To prevent disease from arising,就基本揭示了其实际含义。但将其译作 treating disease before it arises,根据《金匮要略》"脏腑经络先后病脉证第一"上下文的分析论述来看,确如魏迺杰先生总结的那样,含有采取治疗措施避免疾病传入和传变的意思。从这个意义上看,根据上下文的关系和某些概念和术语的实际含义对其另加翻译,也确实是符合信达要求的,也非常有利于完整准确地再现原文的实际内涵。这也从另外一个角度上说明,作为通俗派代表的魏迺杰先生也并非像其一般表现的那样,完全彻底地坚持词对词的直译。

③ 关于"补"的翻译

在中医学体系中,"补""养""滋"等概念的意思比较接近。所以在以往的翻译中,英语中的 nourish, supplement 以及后来逐步形成的 tonify 等词语均被用来互加翻译,没有纯粹一对一的翻译处理。在后来进行的标准化研究中,一些学者和组织开始关注这一问题,并且努力将其人为地一一对应。WHO 西太区在制定标准时,即采用了这样一种方式,将"补"译作 tonify,将"养"译作 nourish,将"滋"译作 enrich。

魏廼杰先生将"补"译作 supplement，与一般较为流行的 nourish 或 tonify 有一定的差异，但基本意思还是比较明确的。

相比较而言，supplement 似乎与"补"的含义也比较接近。在上海科技出版社 2003 年出版的阮继源和张光霁等人翻译的《金匮要略》中，也将"补"作了如此翻译。如将"补不足，损有余"译为 Correct treatment is to supplement insufficiency and purge excess，"补"也译作了 supplement。在其他相关术语或用语的翻译中，魏廼杰先生基本都将"补"译作 supplement。如将"补用酸"译作 supplement with sourness，将"治肝补脾"译作 treating the liver by supplementing the spleen，既使用了 supplement 翻译"补"，又体现了其通俗翻译的理念。

④ 关于"酸"等味觉概念的翻译

将"酸"译作 sourness，既体现了直译，也体现了俗译。这里的"酸"，其实并不完全指的是酸味本身，而是指的有酸味的药物。所以在阮继源和张光霁等人翻译的《金匮要略》中，"补用酸"中的"酸"即译为 sour herbs。这种译法虽然有一定的拓展意义，但依然显得比较质直一些。为了更为准确地表达"酸"的实际含义，有些译者将其解释性地译作 herbs with sour taste 或 herbs characterized by sour taste。

其他类似的味觉词语如"苦""焦""甘""辛"等味觉概念，魏廼杰先生也比较质朴地将其译作 bitter，charred，sweet，acrid 等。如将"焦苦入心"译作 charred and bitter [flavors] enter the heart，将《金匮要略》"脏腑经络先后病脉证第一"中的第二节"服食节其冷热，苦酸辛甘，不遗形体有衰，病则无由入其腠理"译作 as regards clothing and diet，regulate heat and cold and the consumption of cold，hot，bitter，sour，acrid and sweet flavors，即体现了对其他相关味觉概念比较一致的通俗和质朴的翻译。这些味觉概念的翻译与一般译者的做法大致比较接近，只是与个别概念的翻译有一定的差异。如对"辛"，有的译者译作 pungent，甚至还译作 hot。相比较而言，acrid 和 pungent 还是比较符合"辛"的本意，而 hot 则有误解之嫌，因为 hot 还有"热"的意思。

关于味觉的"味"，魏廼杰先生将其译作 flavor，还是比较通俗易懂的,也属于比较流行的一种译法。此外,使用 taste 翻译"味"也比较普遍。这正如将"经络"普遍译作 meridian 和 channel 一样,使其成为两个并行的对应语。相比较而言,taste 比 flavor 会更通俗一些。

⑤ 关于"虚"和"实"的翻译

"虚"和"实"是中医上一对既独立又结合的常用概念。自 20 世纪 70 年代以来,这对概念的翻译一直是中医翻译界比较纠结的问题。"虚"究竟是怎样的"虚",是 soft,weak 还是 empty?"实"到底又是如何的"实",是 solid,hard 还是 strong? 在欧明教授 1980 年出版的《汉英中医常用词汇》中,"虚"译作 asthenia,"实"译作 sthenia。这两个英语单词在 Longman Dictionary of Contemporary English 这样的一般词典中无法查到,因为它们是医学术语。在西方医学上,sthenia 指的是病态的亢进或兴奋,asthenia 指的是虚弱或衰弱。从这个意义上讲,如此翻译中医的"虚"和"实"似乎还是比较合理的。英国科学家李约瑟(Joseph Needham)当年撰写《中国科技史》中的中医药分册时,将"实"译作 plerotic(源自希腊语,意思是充实、充满),将"虚"译作 asthenic、其对"虚"的翻译,与欧明教授最初的译法颇为一致。

在中医上,"虚"指的是由于人体正气不足使其抗邪能力降低,从而导致人体器官或气血津液功能的虚弱或低下。"实"则指的是病邪的亢盛。由此可见,欧明教授当初的翻译还是比较符合实际的。但在后来的翻译实践中,有人将"虚"和"实"分别译作 deficiency 和 excess。将"实"译作 excess,似乎还有一定的意义。但将"虚"译作 deficiency,似乎就有些偏离了原文之意。在英语中 deficiency 指的是量的减少或体积的下降,正如 Longman Dictionary of Contemporary English 所解释的那样,是 having none or not enough of 之意,与中医上的含义有较大的差异。所以意大利中医学家和中医翻译家 Giovanni Maciocia 在其用英文撰写出版的《中医学基础》一书中,谈到他对中医名词术语英译的看法:

I have translated the terms "Shi" and "Xu" as either Fullness-Emptiness(or Full-Empty) or Excess-Deficiency according to the context and in order to provide a more readable style. Strictly speaking，"Excess" and "Deficiency" are not quite correct as they imply that they are two poles along the same axis，i. e. too much or too little of the same. In actual fact，they indicate two different terms of reference："Excess" refers to excess of a pathogenic factor，whereas "Deficiency" refers to deficiency of the body's normal Qi. So while the term "Deficiency" is right，the term "Excess" does not adequately convey the Chinese idea. "Shi" means "solid"，"full"，and it indicates a condition characterized by "fullness" of a pahogenic factor，not an "excess" of normal body's Qi.

意思是说：

> 我将"实"和"虚"根据语域或译为 Fullness-Emptiness（或 Full-Empty）或译作 Excess-Deficiency，以便使译文更具有可读性。但严格地讲，将"实"和"虚"译作 Excess 和 Deficiency 是不准确的，因为在英语中这两个概念是一轴之两极，即对同样的东西拥有的太多或太少。事实上中医上的"实"指的是邪气太盛，"虚"指的是正气不足。所以当 deficiency 语义准确时，excess 几乎没有表达中文"实"的内涵。"实"指的是 solid, full，表示邪盛的状态，而不是指正气太多。

在中医上，含有"虚"的概念和术语很多，如肾虚、脾虚、血虚、气虚等，如果将其依次译为 kidney deficiency, spleen deficiency, blood deficiency, qi deficiency，似乎是说肾和脾缺损了，血和气减少了。实际上却并非如此。肾虚、脾虚、血虚、气虚等均指的是肾、脾、血和气功能的降低，与其实体的缺损或量的减少没有任何关系。所以在 20 世纪后期的讨论中，中医翻译界的很多研究人员和译者都提出了商榷意见，认为用 deficiency 翻译"虚"是不太妥当的。但令人不可思议的是，经过几十年的传播和交流，deficiency 的使用频率居然越来越高，成为"虚"最为流行的译法。这似乎反映了语言运动的自身规律，不完全是以人的意志为转移的。

经过多年的研究和探讨,西方学者和译者对于中医"虚"和"实"的含义,还是有了一定的了解和把握。魏遒杰先生将"实"译作 repletion,虽然与流行的译法 excess 不同,但含义还是比较清楚的。在英语中,repletion 和希腊语中的 plerotic 的意思一样,也是表示充实、充满的意思。但将"虚"译作 vacuity,似乎有些太虚了。Longman Dictionary of Contemporary English 对此的解释是 lack of intelligent, interesting, or serious thought,即"缺乏才智、兴趣或认真思考",似乎更多的是与人的情志和精神相关的,与中医上关于人体生理功能低下的界定还是有一定差距的。同时,deficiency 这个并不正确的译法已经广为流行,成为了"虚"的规范译法。为了推进中医基本名词术语英译的国际标准化,翻译中还是努力趋同为好。

此外,中医上的"实"也常常用作动词,表示对某个器官功能的增强,"实脾"就是一则实例。魏遒杰先生将"实脾"译作 replenish the spleen,还是比较达意的。不过在 WHO 西太区的标准中,replenish 被专门用来翻译中医上的"益"。如将"补益气血"译作 tonify qi and replenish bood,将"补益中气"译作 tonify and replenish the middle qi,将"健脾益气"译作 fortify the spleen and replenish qi,其中的"益"均统一译作 replenish。

⑥ 关于"五常"等相关概念的翻译

"五常"是中国文化中的一个特有概念,尤其在儒家学说中。在中医学中,也有"五常"这一概念,但其内涵却与儒家学说中的"五常"不尽相同。《金匮要略》"脏腑经络先后并脉证第一"的第二节谈到人体的保健养生时说:"夫人禀五常,因风气而生"。魏遒杰先生将其译作:Human beings are endowed with the qi of the five constants and rely on wind qi for birth and growth。其中的"五常"实际上指的是五行,将其译作 five constants,似乎与原文之意不是非常贴切。《庄子·天运》中说:"天有六极五常。"成玄英在注解中指出:"五常谓五行。"《素问·六元正纪大论》中说:"五常之气,太过不及,其发异也。"其中的"五常"也指的是是五行。张仲景在《伤寒论·序》中指出:"人禀五常,以有五脏",其中的"五常"显然也是指的五行。

阮继源和张光霁将这句话译作：Climate greatly influences the five organs（viscera）with which the human being is endowed。文字表达上虽然不及魏迺杰先生的译文自然流畅，但将"五常"译作 five organs（viscera），显然属于深化译法，即以五行配五脏的理念对其加以释义，还是比较达意的。将"风气"译作 climate，还是比较自然的。魏迺杰先生将其仿造化的译作 wind qi，与其通俗译法的理念保持一致。不过在译文之后，他将 wind qi 注解为 climatic influences，还是颇为达意的。

⑦ 关于"元真"等概念的翻译

"元真"是中医学上一个具有综合内涵的特殊概念。《金匮要略》"脏腑经络先后并脉证第一"的第二节谈到脏气循行的时候说："若五脏元真通畅，人即安和，客气邪风，中人多死。"魏迺杰先生将其译为：If the original true［qi］of the five viscera flows freely, the person is calm and in harmony; when the visiting qi of evil wind strikes people, they often die。译文自然通畅，简洁明了。但所涉及的一些概念和术语的翻译，则颇值商榷。关于"五脏"的翻译，下面另作分析。这里主要就"元真""客气"和"邪风"的释义和翻译加以分析说明。

何谓"元真"？人民卫生出版社 2014 年出版的《中医大辞典》第 2 版对其的定义是，"元真"指的是"真气"。在中医的古籍中，"真气"有时也指"元气"。如《脾胃论》卷下指出："真气又名元气，乃先身生之精气也。"《脾胃论》的解释，似乎更符合"真气"和"元气"在中医历史发展中的交互意义。虽然现在一般将"真气"和"元气"作为独立的概念，但其内涵的交融之处还是显而易见的。在现在的翻译实践中，"真气"一般译作 true qi 或 genuine qi，"元气"一般译作 primordial qi 或 source qi。比如在 WHO 西太区的标准中，"元气"即译作 source qi，与"原气"同一。但有时也译作 original qi，似乎不够统一。

那么，"元真"究竟如何翻译才比较符合原文之意呢？是按照"真气"而译作 true qi 或 genuine qi 还是按照"元气"将其译作 primordial qi 或 source qi 呢？从对应性的角度来看，无论按"真气"译还是按"元气"译似乎都不太与原文吻合。如果是一般性的文献资料，无论按"真气"或"元气"进行翻译,似乎都能说明基本问题。但如果是经典著作的翻译,则在充分考虑原文基本含义的基础上,还必须考虑原文的词法、句法和文风,以便能从形到义都能展示原文的风貌。从这个意义上说,魏迺杰先生将"元真"译作 original true[qi]还是比较可取的,体现了原文综合性的文风。

在传统的中医学中,"客气"与现在观念中的"客气"完全不同。在《黄帝内经》中,"客"的基本意思是侵入人体的外邪,亦称"客气"。《灵枢·小针解》中说,"客者,邪气也。"《素问·至真要大论》说,"客者除之",其中的"客"也指的是邪气。同时,"客"也用作动词,表示侵犯。《素问·玉机真藏论》中说,"风寒客于人",其中的"客'就是侵犯的意思。此外"客"字在中医学上也有"留止、停留"的意思。如《灵枢·邪气藏府病形》中说,"邪气入而不能客,故还之与腑",其中的"客"就是停留的意思。既然"客"在中医典籍中主要指的是邪气或侵入,那么"客气"当然指的是邪气。魏迺杰先生将其译作 visiting qi,虽然符合其仿造译法,也与其通俗之译保持一致,但却显得有些虚无,似乎没有将其实际含义表达清楚。按照现在对"邪气"比较流行的译法,"客气"似乎可以译作 pathogenic qi。但从经典著作翻译中"形意结合"的要求来看,将"客气"译作 visiting qi 似乎也有一定的道理,也比较符合词语对应性的基本要求。

此外,"客气"在《黄帝内经》中还有一层特殊的含义,即"天气",指天的三阴三阳之气。这个意义上的"客气"为运气学说的术语,出自《素问·六元正纪大论》,又称为"客运"。"五运六气"是《黄帝内经》"七篇大论"中的核心思想,也是如今最难理解和翻译的学说。

所谓的"邪风",实际上指的就是"风邪"。对于"邪",以前西方译者比较偏向于将其直接译作 evil,欧明教授最初的翻译也是如此。魏迺杰先生常见的译法也是这样。但在他所编写的词典中,偶尔也可以看到将"邪"译作 pathogen。使用 pathogen 翻译"邪",是比较与时俱进的译法。如此之译也得到了 WHO 西太区和"世界中联"标准的采用。如 WHO 西太区的标准中,"病邪""邪气"和"邪"这三个概念均被译作 pathogen,并且作了这样的解释:an agent causing disease, also called pathogenic factor or pathogenic qi。正如其解释中所指出的那样，pathogenic qi 也是目前对"邪气"比较流行的一种译法。在谢竹藩教授所编写的《中医药常用名词术语英译》中，即采用了此种译法。

⑧ 关于"经络"的翻译

"经络"是中医学中一个非常重要且独具特色的生理概念。《金匮要略》"脏腑经络先后并脉证第一"的第二节谈到养生时说："人若能养慎，不令邪风疳忤经络。"魏迺杰先生将其译作：If people can cultivate [right qi] and take precautions [against contraction of wind evil], they can prevent wind evil from disturbing the channels and network vessels。将"养"译作 cultivate，既有实际内涵，又有文化内涵。有些汉英词典将中文的"养生"译作 preserve health，与原文不是非常吻合。中文"养生"的"养"是动态的，不断向前推进的，而不仅仅是 preserve。

关于"经络"的翻译，现在基本上已经比较统一了，甚至比较规范了，不是什么问题了。但从魏迺杰先生的翻译来看，似乎还有商榷的必要。"经"现在一般比较流行，甚至规范的恶译法有二，meridian 和 channel。从"经"的实际意义来讲，译作 channel 当然是比较客观实际的，因为 channel 是实际存在的通道。而译作 meridian，则有些虚化倾向，因为 meridian 是地理学上为方便研究而想象出来的线条。所以当初在讨论"经"的翻译问题时，中国学者普遍认为将其译作 meridian 有将"经"视为中医想象出来的人体线路之嫌，因此主张将其译作 channel。魏迺杰先生将其译作 channel，是非常符合实际的，也与现在的标准趋势是一致的。

但对"络"的翻译，却很值得商榷。在目前的翻译实践和标准化研究中，"络"比较统一的译法是 collateral。在欧明教授 1980 年出版的《汉英常用中医词汇》中，"经络"有三种译法，首先被音译为 jingluo，然后意译为 channel and collateral，最后综合性地译作 meridian。其中的 channel and collateral 之译，后来便广泛地传播开来，尤其是"络"的译法 collateral。魏迺杰先生将"络"译作 network vessels，有一定的道理，因为"络"确实是"经"的 network。但以 network 修饰 vessels，似乎有些偏颇,因为"络"是"经"的分支,不是现代医学上血管的分支。所以将"络"译作 network vessels,似乎有些西化中医经络之嫌。

在 WHO 西太区的标准中,"经络"采用了 meridian and collateral 这样的译法。如"经络学"的翻译为 meridian and collateral(study),并作了这样的解释:the branch of acupuncture concerned with the study of structural connection, physiology, pathology, diagnostics and therapeutic principles, on the basis of meridian phenomena, also known as channel and networks study。在其解释中,也指出了"经"译作 channel 和"络"译作 network 的常见译法。在"世界中联"的标准中,"经络"译作 meridian/channel and collateral,将"络"也译作 collateral,同时兼顾了"经"较为流行的两种译法。

⑨ 关于"脏腑"等概念的翻译

"脏腑"是中医学上一个非常重要的生理概念。《金匮要略》"脏腑经络先后并脉证第一"的第二节谈到"不越三条"时说,"一者,经络受邪,入脏腑为内因也。"魏迺杰先生将其译为:The first [category] is evil being contracted by the channels and network vessels and entering the bowels and viscera. This constitutes internal causation。这句话涉及到中医的三个常用概念,即"经络""邪""脏腑"和"内因"。"经络"和"邪"的翻译,此前已经作了分析讨论。"内因"的翻译一般比较简单地译作 internal cause,属于仿造性直译。此译法在方廷钰教授等主编的《新汉英中医学词典》、镐京学者主编的《简明汉英中医词典》及 WHO 西太区的标准中,均被采用。欧明教授在其早期的词典中,将其译作 exogenous pathogenic factor,属于解释性译法,意思是非常清晰的,只是略微冗长了一些。

"脏腑"曾经是中医翻译界论争比较多的一个重要概念。在中医早期传入西方的时候,传教士、外交人员和医务人员基本上也都采用了音译或者音意译结合的译法。比如 19 世纪末,德贞翻译《遵生八笺》时,即将"脏"译作 viscera,而将"腑"译作 fu。如在 The internal parts are divided into the five viscera and six fu 这句译文中,"五脏"译作 five viscera,"六腑"则译作 six fu。这样的译法在以后的翻译实践中,依然得到了传承。比如"脏腑"现在比较流行的音意译结合译法 zang-organ 和 fu-organ 或 zang-viscera 和 fu-viscera，就与早期的翻译实践有一定的关系。20 世纪 40 年代末期，美国学者威斯翻译《黄帝内经》时，则将"五脏"译作 the five viscera，将"六腑"译作 six bowels，似乎有些不妥。在拉丁语中，viscera 指的是人体胸腔、腹腔和盆腔中所有的器官，当然也包括 bowel（肠道）。在 Longman Dictionary of Contemporary English 中，对 viscera 的释义为 large organs inside your body，such as your heart，lungs and stomach。在中医里，stomach 属于"腑"，说明在英语中 viscera 包括"脏"和"腑"两方面的内容。所以现在将其译作 zang-viscera 和 fu-viscera，也是极有道理的。

魏迺杰对"脏腑"的翻译与威斯一致，也是值得商榷的。在 WHO 西太区的标准中，"脏腑"的翻译也是如此，与原文之意有一定的距离。在"世界中联"的标准中，"脏"和"腑"分别译作 zang-organ 和 fu-organ，"脏腑"作为一个概念又综合性地译作 zang-fu organs，比较符合较为流行的译法。

⑩ 关于"腠理"的翻译

"腠理"是中医学上一个颇具特色的生理术语。《金匮要略》"脏腑经络先后并脉证第一"的第二节谈到"腠理"的时候说："腠者，三焦通会元真之处，为血气所注；理者，是皮肤脏腑之文理也。"魏迺杰先生将其译作：The interstices are the site of the confluence of the original true [qi] of the triple burner，whereunto the blood and qi pour. Grain refers to the grain of the skin and of the bowels and viscera。将"腠"译作 interstice，将"理"译作 grain，既与原文的实际含义比较吻合，也与翻译界的普遍译法比较接近。

但与现行的比较流行的译法相比，差异还是有的。这主要是因为国内外的译者对"腠理"理解和表达方面存在着一定的偏差。什么是"腠理"呢？一般来说，"腠理"泛指皮肤、肌肉和脏腑的纹理及皮肤、肌肉间隙交接处的结缔组织。《金匮要略》对"腠"和"理"的释义，就比较符合中医的基本原理。"腠"和"理"虽然也分别使用，但在中医学上往往综合起来作为一个术语使用。欧明教授在 1986 年出版的《汉英中医辞典》中,将"腠理"综合性地译作 striae(即条纹,解剖学上的"纹"),并将其解释为 the natural lines of the skin and muscles, and the spaces between the skin and muscles,释义清晰而准确。方廷钰教授主编的词典中将其译为 striated layer,似乎是对欧明教授译法的发挥。

在后来的翻译实践中,"腠理"又先后被译作 interstice 或 interstitial space。也有的将其综合性地译作 interstice,如 WHO 西太区的标准中,即采用了这一译法。"世界中联"标准中则将其译作 striae and interstice,考虑到了"腠"和"理"两个因素,还是有一定意义的。从"腠"和"理"的实际所指来看,似乎魏迺杰先生将其译作 interstice 和 grain 还是比较可取的。

从以上对仿造译法的归纳总结以及一些实际案例的比较分析来看,魏迺杰先生力推的通俗译法还是比较符合中西方交流的实际和需要的,也在一定意义和层次上比较深入系统地揭示了中医基本概念和术语的实际内涵,同时对中医基本名词术语英译的国际标准化开辟了颇为宽敞的路径。从分析比较中,虽然也发现了诸多值得商榷的问题,但总体而言,魏迺杰先生的翻译思路和方法还是值得肯定的。现在认为值得商榷的问题,并不意味未来还是问题。这正如以前将"虚"译为 deficiency、将"实"译作 excess 一样,虽然引起了持续不断的争议,但 deficiency 和 excess 今天却成了"虚"和"实"最为普及、最为规范的英译之法。这说明,语言有其自身的运动规律,并非人为所能完全控制的。

思考题

1. 西方中医翻译研究的要点:通俗派的文化内涵

2. 西方中医翻译研究的要点:通俗派的语言特点

3. 西方中医翻译研究的要点:通俗派的翻译理念

4. 西方中医翻译研究的要点:通俗派的国际影响

5. 西方中医翻译研究的要点:Nigel Wiseman(魏迺杰)的翻译研究

6. 西方中医翻译研究的要点:美籍华人 Mao shing Ni 的翻译

研究

　　7. 西方中医翻译研究的要点：美籍华人吴景暖的翻译研究

　　8. 西方中医翻译研究的要点：旅美华人中医师吴氏父子的翻译研究

　　9. 西方中医翻译研究的要点：Ioannis Solos（秦济成）的翻译研究

第十四课　中医翻译中方流派：
简约派

　　中国地域辽阔，历史悠久，文化灿烂，思维关联，思想活跃。尤其是20世纪以来，由于门户的开放，东西的互通，使得中国学者的眼界更加广阔，知识更加博大，认识更加深刻，追求更加高远。在中医翻译方面，随着时代的变迁，学术的发展，东西的交汇和水平的提高，很多学者和译者从不同的角度研究和完善中医名词术语的英译及其理论研究和实践总结，为中医翻译事业的发展和拓展开辟了一条又一条的理想路径，总结出了一个又一个特色鲜明的方式方法，从而使中医翻译从各自为政上升到了团队建设阶段，从纯粹实践上升到理论研究阶段，从翻译研究发展到学科建设阶段，为中医的对外翻译和传播事业奠定了良好的基础，为中医国际化的发展搭建了坚实的桥梁。

　　在不同的历史时期和发展阶段，国内中医翻译界均逐渐孵化和形成了不同的流派。在各个流派思想观念和方式方法的影响下，尤其是在其代表人物的指导和引领下，中医翻译事业得到了顺利的发展和有效的推进。从最初的个人奋斗逐步发展为集体努力，从最初的翻译实践逐步发展到研究探索，中医翻译界一代又一代的学者和译者为国内中医翻译的理论、方法与标准建设以及团队、专业和学科建设做出了巨大的贡献。对不同时期中医翻译发展轨迹的疏理，对不同流派思想观念和方式方法的总结，对长期以来存在的各种问题和挑战的分析研究，对于我们了解中医翻译的"性味归经"、掌握中医翻译的"理法方药"、明确中医翻译的"四季轮回"具有重要的历史和现实意义。

　　根据长期以来对国内中医翻译界历史的疏理、实践的总结、理论的研究、现状的分析和未来的展望，特别是对各种发展思潮及其对中医翻译影响的研究分析，我们对国内中医翻译的发展逐步总结出了六大流派，即简约派、释义派、词素派、联合派、理法派和规范派。所谓"简约"，就是简洁、简化、简单的意思。所谓"简约派"，就是以简单的方式，以简洁的词语，以简化的理念翻译和介绍中医理论和方法中一些含义丰富、文化浓郁的概念和术语。这样的做法虽然在传递中医基本信息方面有一定的局限性，但在一定的条件下还是有一定的实际意义。

一、简约派的概念

　　20世纪70年代开始的当代中医翻译事业，其最为突出的表现，就是注重释义，努力以深入完整地揭示和再现原文的主旨精神为目标。但在此之前的译者，特别是20世纪初向西方介绍中医的学者和译者，却往往以简明扼要的翻译方式努力将中医的基本思想和观念介绍给西方读者，重在传递信息和说明问题，而不在结构和形式。这就是简约派形成的时代及其突出的风貌。

　　20世纪初，中国学者在对外介绍中国文化的同时，对中医的理论和方法也给予了一定的重视，其目的是在系统完整地传播中国文化的时候，也为促进世界医学的发展提供可资借鉴的元素。进入20世纪的时候，虽然西方医学已经得到了飞速的发展，在世界上已经得到了广泛的传播，在中国也得到了深入的普及和推广，但其临床疗效还是比较有限的。即便在中西医极端论争的20世纪20年代的时候，中医的临床疗效依然高于西医。但当时的西医已经在科学理论、科学技术和科学发展方面突飞猛进，虽然在临床实践方面还有待于进一步的提高，但其未来发展的趋势以及在人类医学方面的主导地位已经无可置疑了。这也是导致1929年中华民国首次全国医药大会通过了"废止旧医案"的主要原因。

　　虽然如此，还是有很多学者从另外的角度关注中医的历史和发展，并希望将其有效的方法和合理的认识介绍给西方，以便能推进世界医学的发展。伍连德和王吉民先生编著《中国医史》时，即持有这样的理念。他们在系统介绍中医的历史和发展的时候，既谈到了中医值得借鉴和肯定的地方，也说明了中医发展中存在的问题。

如谈到《内经》时，他们充分肯定了其关于血液循环的认识，特别强调了如下几段论述：

All the blood is under the control of the heart.

The heart regulates all the blood of the body.

The twelve blood vessels are deeply hidden between the muscles and cannot be seen. Only those on the outer ankle are visible because there is nothing to cover them in these places. All other blood vessels that are on the surface of the body are "lo vessels".

The harmful effect of wind and rain enters the system first through the skin. It is then conveyed to the "sun" vessels. When these are full it goes to the "lo" vessels and these in turn empty into the big "chin" vessels.

The blood current flows continuously in a circle and never stops.

The blood cannot but flow continuously like the current of a river, or the sun and moon in their orbits. It may be compared to a circle without beginning or end.

The blood travels a distance of three inches during inhalation and another three inches during exhalation, making six inches with one respiration.

谈到《内经》中关于血液循环的认识时，他们认为这说明中国古人还是掌握了血液循环的真谛，是值得肯定的。但同时又指出，中医对此依然缺乏进一步的研究，还是不太了解动脉和静脉的关系和人体的系统循环。正是出于这样的考虑，他们在介绍中医时主要介绍的是一般性的信息，而没有从学科的角度完整地再现其理论系统和实践方法，尤其是没有再现医哲交融的实质内涵。这也是他们以简约的方式介绍中医基本概念和术语的主要原因。

二、简约派的代表

简约派的代表人物为伍连德和王吉民先生。尤其是王吉民先生，不但始终坚持向西方介绍中医，而且一直呼吁国内学者和译者关注中医的对外翻译、传播和交流，以丰富中国文化西传的完整性。

20 世纪初，随着中西方交流的开展，中医的西传引起了王吉民先生极大的关注。20 世纪初，他和伍连德先生合作用英文撰写出版了一部巨著《中国医史》，系统介绍了中医的历史发展、理论体系和临床实践。此后不久，他在《中华医学杂志)（创刊于 1916 年，伍连德为总编辑，同年 11 月第一卷第一期出版，中英文并列）第十四卷第二期上发表了一篇题为"西译中医典籍考"（A Study of Books on Chinese Medicine Translated into Foreign Languages）。

当年王吉民先生从之江大学校长费佩德那里借了数卷英译的中医书籍，开始研究中医西译的历史和发展情况。其中有 1735 年巴黎出版的由法国人哈尔德所著的一部名为《中国地理历史年事政治记录》的书籍。还有两部英文书籍，一部为卜罗氏 1736 年所译，一部为克飞氏 1738 年刊行的四大卷综合介绍中医脉理、药物、医方和卫生等内容的书籍，由名为夏裴氏的一位神父所译。王吉民先生认为该书虽然是最早比较系统向西方介绍中医的书，但其内容却并不完整，而且还有很多的误传。比如该书将高阳生的脉诀误以为是王叔和的《脉经》，将从李时珍《本草纲目》中引用的部分内容误以为选自其他书籍。

当年《绍兴医药月刊》曾发表文章说，"罗马之汉尼巴入中国而得《内经·素问》等书，归国后专心力学，十有余年医名大震。"也就是说中医的典籍在罗马时期已经传入西方并且得到了西方学者的认真学习和应用。王吉民先生分析说，这种说法毫无根据。略知西洋史的人都知道，汉尼巴从来没有到过东亚，怎么可能获得《内经》这样一些中医典籍呢？况且汉尼巴只是一位名将，根本不懂医学。即便是获得了《内经》这样的中医典籍，也无法解读。

当年也有人认为《内经》已经翻译成西洋文字了，比如马素氏撰写的《花柳病学》中就有这样的说法,认为德比理氏已经将《内经》翻译成西方语言了。经过认真研究和考察,王吉民先生发现德比理氏是法国人,其所撰写的《中国医药论》一书于 1863 年出版。该书是否真的全部翻译了《内经》,王吉民先生虽然还没有看到,但他断定肯定不是全译,充其量也只能是节译,不然为何将该书称为《中国医药论》,而不是《内经译本》。因此王吉民先生呼吁国人,在向西方介绍中国文化的时候,不要仅仅局限于经史子各书,而要重视中医的西译,以促进世界医学的发展。

虽然在《中国医史》一书中,王吉民先生对中医理论和实际存在的问题,也作了明确的分析和总结。但对中医的对外传播还是非常关注的,并为此作了深入的研究和总结。1963 年,他与傅维康合编了一部题为《中国医学外文著述书目》(Catalogue Of Publications On Medicine in China in Foreign Languages)的小册子,罗列了东西方自 1656 年到 1962 年用西方语言编写或翻译的中医书籍等十个方面,即通论(General Medicine)、医史(Medical History)、脉学(The Pulse)、临床各科(Practical Medicine)、针灸(Acupunctue and Moxa)、药学(Materia Medica)、卫生保健(Hygiene and Health)、书刊(Books and Periodicals)、传记(Biography)和其他(Miscellaneous)。

王吉民先生编写的这部小册子非常重要,系统地介绍了中医在海外的传播情况,强调了中医对外传播的重要意义,为国内今天从事中医对外交流、传播和翻译的学者和译者提供了非常宝贵的文献资料。在该书的前言中,王吉民先生指出,中医历史悠久,内容丰富,对我国人民几千年来的医疗保健发挥了巨大作用,对其他国家亦作出了相当大的贡献。

三、简约派的风格

伍连德和王吉民先生在编写《中国医史》中有关中医的第一部分时,比较系统地介绍了中医的历史与发展,尤其是中医的一些基本的概念和术语。对这些概念和术语的翻译,他们也采取了直译、意译和音译等三种最为常见的方法。将"经"和"络"译作 chen 和 lo，将"三焦"译作 san chiao 等，就是音译。对中医脉象的翻译，即充分体现其对直译和意译的综合应用。

浮 superficial：a light flowing pulse like a piece of wood floating on water

沉 deep：a deeply impressed pulse like a stone thrown into water

迟 slow：a pulse with three beats to one cycle of respiration

数 quick：a pulse with six beats to one cycle of respiration

滑 slippery：like pebbles rolling in a basin

涩 small：fine, slow and short like scraping bamboo with a knife

虚 empty：slow, large and compressible

实 full：large, long and slightly tense, felt on both light and heavy pressure

长 long：neither large nor small; the stroke markedly prolonged

短 short：no volume, strikes with the finger sharply and leaves it quickly

洪 overflowing：full, bounding, forceful rising and graudal decline

微 thready：very fine and soft, easily obliterated by pressure

紧 tense：hard and full like a cord

缓 tardy：four beats to one cycle of respiration, equal strength, like willow branches swaying to a light breeze

芤 hollow：superficial, soft and hollow like an onion stalk

弦 taut：like a tremulous musical string

革 hard：tense and hollow like touching the surface of a drum

牢 wiry：deep, strong and slightly taut

濡 soft：superficial and fine, like thread floating on water

弱 feeble：very soft and deep, felt on light touch and disappearing on pressure

散 scattered：large, irregular like willow flowers scattering with the wind

细 slender：smaller than feebe but always perceptible，thin like a silk thread

伏 hidden： embedded in the muscles，only felt on strong pressure

动 tremulous：quick and jerky，pulsation covering a space no larger than a pea

促 running：rapid with occasional missing beat

结 intermittent：slow with occasional missing beat

代 irregular：tremulous，beats occur at irregular intervals

从以上所罗列的有关脉象的翻译及其释义可以看出，直译和意译之法均得到了充分的使用。将长、短、沉、迟译作 long，short，deep，slow，自然属于对应性的直译。而将结、代、促、细译作 intermittent，irregular，running，slender，当然属于意译。既然他们将此三种最为常见的方法均加以应用，为何将他们归属于简约派呢？这是因为他们在翻译中医基本概念、术语和语句时，还采用了简洁的释义之法，成为他们翻译中医基本名词术语的一大特色。正如前面对西方考据派和通俗派比较分析的发现一样，其交互和融合之处也随处可见。考据派在重视考据的同时，也使用了通俗的译法。通俗派在力推通俗译法的同时，也注意到考据对于正确解读和释义的重要性。

简约派也是如此。比如在翻译介绍《黄帝内经》的主要内容和篇章的时候，对其中一些重要章节的名称及其所包含的重要概念和术语，伍连德和王吉民先生即采用了简约的方式予以意译，而不是按照经典著作的翻译常规进行一对一的质直翻译。如将"皮部论"译作 Premonitory Symptoms（疾病先兆），而没有译作 Discussion on Skin Division；将"经络论"译作 Muscular System，而没有译作 Discussion on Meridians and Collateals；将"诊要经终论"译作 On Blood-letting，而没有译作 Discussion on the Essentials of Diagnosis and Exhaustion of the Twelve Meridians；将"八正神明论"译作 On Diagnosis，而没有译作 Discussion on the Mysterious Influence of the Eight Directions on Acupuncture；将"离合真邪"译作 On Acupuncture，而没有译作 Discussion on the Separation and Combination of Genuine Qi and Evil Qi；将"至真要大论"译作 Etiology of Diseases，而没有译作 Discussion on the Most Important and Abstruse Theory；等等。如此这样的翻译，可谓既简约又明确。所以，从基本信息传递的角度来看，如此简约的翻译还是非常有实际意义的，毕竟不是像现在这样非常专业化和系统化的翻译介绍。如此之译，对于今天所谓的普及性读物和科普性读物的翻译，也有一定的参考意义。

此外，将"生气通天论"译作 Vital Air from the Sky，将"五脏别论"译作 Other Discussion on the Five Viscera，将"刺疟论"译作 Treatment of Malaria by Puncturing，将"脉解论"译作 Explanations of the Pulse，将"刺法论"译作 Principles of Puncturing，将"热论"译作 On Fevers，将"疟论"译作 On Malaria，将"咳论"译作 On Cough，将"痿论"译作 On Paralysis，则与一般常规译法比较一致。但与常见译法比较起来，其对中医上一些颇为经典的概念和术语简约式的翻译，则显得更具特色。这也是将其归于简约派的一个重要原因，目的是为了向大家展示其特色，为时下的各种翻译实践提供比较实际的借鉴。

思考题

1. 中方中医翻译研究的要点：简约派的基本特点
2. 中方中医翻译研究的要点：简约派的学术贡献
3. 中方中医翻译研究的要点：王吉民教授的翻译研究
4. 中方中医翻译研究的要点：伍连德教授的翻译研究
5. 中方中医翻译研究的要点：黄雯教授的翻译研究
6. 中方中医翻译研究的要点：欧明教授的翻译研究
7. 中方中医翻译研究的要点：帅学忠教授的翻译研究
8. 中方中医翻译研究的要点：蒙尧述教授的翻译研究
9. 中方中医翻译研究的要点：李衍文教授的翻译研究
10. 中方中医翻译研究的要点：黄月中教授的翻译研究

第十五课　中医翻译中方流派：
释义派

　　所谓"释义派"，就是以词典解释性方式介绍中医基本名词术语的翻译方法。这种方法的使用有一定的学术意义和传递信息的作用，这是值得肯定的。但从名词术语的翻译及其标准化的发展要求来看，这样的做法只能局限于一定的历史时期，而不能推广应用于任何时期，尤其在全力推进中医名词术语英译标准化的今天。

一、释义派的概念

　　释义性翻译为20世纪70—90年代国内中医翻译的突出特征。虽然当年的主要翻译者也采用了仿造性的翻译，但其最为突出的特点则是对中医一些核心概念和术语的解释性翻译，使得颇为简洁的中医概念和术语的英译变得冗长，甚至繁琐。这样的翻译虽然有利于读者的理解，却不符合术语翻译的基本要求，更不利于术语的正常使用。

　　欧明教授1980年出版的《汉英常用中医词汇》中，就有很多这样的例子。如将"九窍"译作 nine orifices，"干咳"译作 dry cough，"血海"译作 blood sea，"血虚"译作 blood deficiency，"金生水"译作 metal generates water，"虚火"译作 deficiency-fire，"散脉"译作 scattered pulse，"假寒"译作 false cold，"推罐"译作 moving cupping。如此之译，显然是比较仿造的译法，比较直接的译法。这种情况在其他各个时期、各个译者、各个流派的翻译中，都有一定的体现。这说明，多法并举是译者潜意识中均在努力发挥的一个有效的技能,是翻译界的一个常见的现象。但要总结一个时期、一个译者和一个流派的独特风貌,则须从其翻译实践中寻找与众不同的翻译风格。

　　20世纪70年代前后,由于中医翻译事业刚刚起步,很多涉及到中医基本概念和术语翻译的问题还处在探索时期。但比较一致的认识还是有的,即要按照信达的要求,将中医基本概念和术语的具体含义再现于译文。这样的理念当然是合情合理的,无可挑剔的。但在具体的操作方面,却往往出现了一定的偏颇。具体表现为忽略了术语翻译的信息要求,基本按照词典解释性方法翻译中医上的一些核心的概念和术语。比如将"顺传"译作 exogenous febrile diseases transmitting from one channel to the other in due order,将"肝着"译作 feeling of oppression in the chest due to stasis of liver-energy and blood,将"肝疳"译作 infantile malnutrition due to heat-evil involving the liver channel,将"利湿"译作 promote diuresis to eliminate the wetness-evil from the lower warmer,将"肾疳"译作 iinfantile malnutrition due to heat of the kidney channel,将"辛凉解表"译作 expel the evil factors from the surface of the body with drugs of acrid flavour and cool nature。这就是释义性翻译的典型实例,也是释义派的突出特点和风格。

　　中医术语如此释义性的翻译,意思当然是明晰的,表达也是清楚的。但就术语翻译的要求而言,尤其是信息密度而言,对中医术语释义性的翻译还存在着一定的实用障碍。特别是在实际交流中,如此冗长的英译术语很难发挥其实用价值。这就是释义性术语翻译后来逐步被简洁化的主要原因。比如"顺传"在现在的翻译实践中,一般均简单地译作 due transmission,省略了以前译文中涉及病邪和传经的解释。在WHO西太区2007年颁布的国际标准中,"肝着""肝疳""利湿""肾疳"和"辛凉解表"分别被译作 liver fixity, liver(infantile)malnutrition, drain dampness, kidney（infantile）malnutrition 和 release the exterior with pungent-cool,既是对以往释义性术语翻译的简洁化,也是对中医名词术语英译简洁化发展的归纳和总结。

二、释义派的代表

中医名词术语释义性翻译，是 20 世纪 70 年代中医翻译事业起步的标志性趋势。由于当时中西方之间在中医领域缺乏广泛的交流，中医的基本信息在西方的传播非常有限。像"阴阳、气血、经络、寒热、虚实、表里"这样的基本概念和术语，在西方并不流行，了解其基本含义的人士非常有限。为了便于向西方介绍有关中医基本概念和术语的实际含义，以便能使西方人更好地了解中医，为系统全面地西传中医铺平道路，当时努力向西方介绍和翻译中医的学者和译者，无论来自北方还是南方，都不约而同地采取了词典解释性译法翻译中医的基本概念和术语，从而为释义性流派的形成和发展奠定了基础。

20 世纪 70 年代，开启中医翻译先河的学者和译者主要来自两个领域，即中医院校和西医院校。自 20 世纪 50 年代中后期开始，由于"西学中"（即从事西医研究和实践的医务人员开始学习中医）政策的实施，中西医结合已经成为中医发展的基础。中医院校不仅开设了中医的系列课程，而且也开设了西医的系列课程。当然，西医院校也开设了一些中医的基础课程，但并不像中医院校如此系统地开设西医课程。但西医院校设立中医研究机构，也还是比较普遍的，就像如今的西医医院基本都设置有中医科一样。由于这样的时代发展，中医院校有西医教师和研究人员，西医院校也有从事中医教育和研究的专家和学者，从而为中医翻译的发展在两个领域均奠定了人才基础。

所以当时从事中医翻译实践和研究的，主要是中医院校和西医院校从事中西医结合研究的专家和学者以及个别从事英语教学和翻译的老师，其代表人物在南方的有广州中医药大学的欧明、李衍文、蒙尧述、黄月中以及湖南中医药大学的帅学忠、陈大舜等，在北方的有谢竹藩、黄孝楷、马堪温、陈可冀、方廷钰等。这些中医翻译的开创者大部分都是中西医结合专家和学者，个别是在中医院校从事英语教学和翻译的老师（如黄月中、帅学忠、黄孝楷、方廷钰等），但却没有任何专门从事中医教学、研究和治疗的人员。由此可见，当年首先启动中医西传历史工程的,并不是中医领域的专家,而主要是从事中西医结合研究的专家。这可能是中西医结合这一颇具争议的学科为中医走向世界做出的最大贡献。

开创现代中医翻译事业的主要专家和学者之所以都是中西医结合专家,主要和他们的教育背景、知识结合和学术视野有极大的关系。他们中的很多人中小学是在教会学校学习的,有比较深厚的英语基础。大学时候学习的是西医专业,对西方文化有一定的了解,经常学习和阅读英文版的西医原著,英语基础又得到了进一步的提高。参加工作之后,尤其是从事学术研究的时候,经常有机会与西方学者进行交流与合作,培养了他们跨文化交流的意识和能力,同时也使他们有了对外介绍和传播民族文化的理想和抱负。作为中国传统文化不可分割的中医,自 20 世纪以来就已经逐步发展成为中国文化西传的排头兵和桥头堡,因此而引起了他们极大的重视。如何将中医翻译介绍到西方,为中西方的交流合作搭建一座理想的桥梁,成为他们努力研究和探索的一个重要课题。

如何才能搭建一座比较理想的东西交流之桥梁呢? 直接对其核心概念和术语从字面的角度进行翻译,也有一定的可能性。比如将"头痛"如果不译作 headache,而译作 head pain,信息的传递还是有效的,西方读者看了也会明白的。但若将"心神"译作 heart spirit,则会使西方读者感到困惑,不知道 heart 和 spirit 之间到底存在着怎样的关系,更不知道 heart 和 spirit 组合起来要表达的是怎样的概念。所以,根据当时的客观条件和现实问题,经过对中西医理论与方法以及中西方语言和文化的比较,他们发现很难从英语中找到中医基本概念和术语的对应语。所以只好采用解释性的翻译方式,向西方读者介绍中医基本概念和术语的实际含义,以避免引起任何的误解。这是中医英译初期实践和研究所必须考虑的问题。

比如"纳气",现在一般译作 qi absorption,很简洁,西方从事中医学习和研究的人也能理解。但 40 年前若如此翻译,则必然令西方人士困惑不解。所以那时的中国译者,一般都将其解释性地译作 improve inspiration by invigorating kidney-energy。对于这一观念,西方人不一定清楚,但如此解释性的翻译还是让他们大致明白了这一概念的基本含义。"奔豚"也是如此。现在一般译作 triple piglet,因为这一病名的基本意思已经逐步地介绍到了西方。但 40 年前若如此翻译,则会使西方读者感到滑稽可笑。所以那时的译者一般都将其译作 a syndrome characterized by a feeling of gas rushing up through the thorax to the throat from the lower abdomen,虽然冗长而繁琐,但基本意思的表达还是比较清晰明了的,不会令西方读者感到不可思议。由此可见,解释性翻译是中医翻译初期发展中不得不采用的一种颇为实用的翻译方法。

三、释义派的贡献

20 世纪 70 年代是中国人积极主动参与和推进中医西传事业的初期阶段。这一重大工程的启动者,就是上面所提到的那些身居南方和北方的著名中西医结合专家和学者,以及部分中医院校从事英语教学和翻译工作的老师。经过他们多年的孜孜不倦的努力实践和认真研究,系统梳理了中医英译中所涉及的各种语言、文化和医理的问题,并根据时代发展的需要深入探索了对外传播中医的基本思路与方法,为中医走向世界和中医翻译事业的健康发展开辟了一条广阔而顺畅的道路。他们的主要贡献体现在深入比较研究了中西语言文化和医学理法的差异,系统分析探索了中医名词术语英译的思路与方法以及为中医英译的顺利发展搭建了宽广而坚实的平台等三个方面。

1. 中西语言文化和医学理法差异的深入比较研究

中西医语言、文化和医理的差异,人所共知。但如何在中医对外交流和翻译过程中应对这一差异,始终是中医翻译界学者和译者所面对的严峻问题,尤其是在早期的中医翻译实践中。对这一问题,早期译者和研究人员,首先认真研究中医语言和医理的独特风格和内涵,其次将中西方语言和医理进行比较研究,从中努力寻找可以交互的、比较合理的对应语,努力探索如何解决无法交互的、无对应性的中医概念和术语的翻译问题。

　　1982年，浙江中医学院顾启欧教授在《中西医结合杂志》第2卷第1期发表了《中医著作的译名应该统一》一文，就中医重要典籍《黄帝内经》《金匮要略》和《伤寒论》等名称的英译及其统一问题，进行了分析研究，提出了自己的意见和建议。他认为，"中医学的几门重要著作，其译名也不统一，使国内英译者无所适从，也使国外读者眼花缭乱。"针对国内外对《黄帝内经》各种各样不同的译法，根据原文的实际含义以及与西医相关著作名称用词的对比，顾教授提出应将其译作 Yellow Emperor's Canon of Medicine。针对很多译者将"内经"的"内"译作 internal，顾教授认为没有必要，如此之译会使西方读者误以为《黄帝内经》是内科学专著。

　　针对《黄帝内经》名称的翻译问题，顾教授指出："其实该书涉及的范围较广，对中医的理论、病机、病理、防病治病、医学教育、医德、养生等均有阐述，是中医学的经典著作，真所谓黄帝之医经，中医界尊之为典范之作。"所以他提出，《内经》之"经"可译为 Canon 或 Classic。"至于 medicine 的词意甚广，既有医药卫生之义，有可作为'内科学'解释。如美国名著 Cecil's Textbook of Medicine（中译名为《西塞尔内科学》或《西氏内科学》）书名中，虽无 internal，人亦知其为内科学。况且《黄帝内经》系托词黄帝于宫廷内讨论医学之作，并非单指内科而言。"

　　顾教授根据其对中西语言和医理的比较研究，就《黄帝内经》名称的英语提出了颇为实际意见和建议，对时下的翻译依然具有重要的指导意义。镐京学者当年翻译《黄帝内经》时，将其书名译为 Yellow Emperor's Canon of Medicine，与顾教授的建议可谓不谋而合。

　　中国人民解放军军事医学科学院周金黄教授在《中西医结合杂志》第二届编委会议上作了书面发言，提出中医学名词术语的英译需要讨论，并希望在中西医结合研究工作中，逐步形成中医名词术语的标准英译名，以供国内外学者借鉴。《中西医结合杂志》1984年第4卷第1期上，发表了他的书面发言，题目为"谈中医名词术语的英译名问题"。他指出："中医名词术语的优点是字少而意深，其英译名似应仿此，但不要与西医常用专门名词混淆。"周教授以实例为证，以中西方语言和医理比较为基础，对中医名词术语的翻译及其信息的再现，提出了一些非常值得今人参考的意见和建议。同时,也为后来词素翻译理念的形成和发展开辟了颇具特色的蹊径。

1989年,苏志红在《中国翻译》杂志上发表的"关于中医名词术语的翻译"一文中指出:"有的中医临床病症名,人体结构解剖名和某些脏腑功能等词汇,和西医的意思相同或相似,就完全可以采用西医的专有名词,没有必要另造一套。"如此之见,自然颇有道理,也很符合中医名词术语英译后来的发展走势。谈到中西医理的差异时,他指出:"有些阴阳五行理论、辨证论治、治则等方面的词则不能用一些神经生理、形态等方面的专有名词来表示。特别是一些用来表示脏腑功能、阴阳关系等等的词,具有优美形象化的文学色彩,更不能引用一些西医其他各科的专有名词来译,也不能笼统地都用拉丁文来表示。"苏志红的分析总结以及所提出的意见和建议,可谓至为中肯,预示了中医名词术语英译未来的发展方向。

2. 中医名词术语英译思路与方法的系统分析探索

20世纪70年代是国内现代中医翻译事业的起步阶段,其开启者们虽然非常注重中医翻译的实践,但依然非常重视中医名词术语英译的思路与方法的研究和总结。在广泛深入的翻译实践中,他们也一直在思考如何以较为贴切的方式翻译具有浓郁文化、哲学和医理内涵的中医核心概念和术语,并从中总结出了一些颇为合情合理的、至今依然广泛采用的翻译方法。

1988年,欧明教授在《广州中医学院学报》发表的"中医常用词汇英译刍议"一文中,根据国内外的翻译实践并结合自己的翻译体会,比较深入系统地分析总结了八纲、五行、脏腑、人体基本物质、病因、病证、中药的四气五味、经络穴位等方面一些常用名词术语的英译问题。如对于阴阳的翻译问题,欧明教授指出:"中医阴、阳两个术语,有其特殊的意译,不能简单地理解为positive(正)和negative(负)两个对立面。Feminine和masculine虽有'阴性'和'阳性'的意思,则一般只应用于语法上名词的词性(gender),如套用中医的阴阳,不免有些牵强。《韦氏字典》已把yin和yang正式收入,其注释是从中国古代哲学的角度来解释,其释义可供参考。"

再如对"虚"的翻译,欧明教授罗列了可以采用的五个英语单词,即asthenia,deficiency,debility,weakness 和 hypofunction。欧明教授指出:"虚是以正气虚损为主要表现的一种病理反映。它的含义较为广泛,包括气、血、津液的不足,经络脏腑的功能低下,抗病能力低下,和临床上出现一系列虚弱、衰退和不足的症候,所以要根据其具体内涵选用上述的译词。如虚证用 asthenia-syndrome,虚热用 asthenic fever,阴(阳)虚用 yin(yang)deficiency,气虚用 qi-deficiency,身体虚弱可直接用 debility 或 weakness,对经络脏腑的虚损含有某些功能低下特定涵义者可选用 hypofunction,如脾失健运所致的脾虚可选用 spleen hypofunction。"

又如对于"实"的翻译,欧明教授罗列了三个英语单词,即 sthenia,excess 和 hyperactivity。他指出:"实是以邪气亢盛为主要表现的一种病理反映,在临床上可出现一系列病理性反映比较剧烈的证候。目前对实证有用 sthenia-syndrome 和 excess-syndrome 来表达。从机体整体反应的角度考虑,与 asthenia-syndrome 相对,用 sthenias-syndrome 似更为贴切。实热则与 sthenic fever 原意相吻合(Dorland:fever characterized by a full,strong pulse,hot and dry skin,high temperature,thirst,and active delirium)。实邪表示亢盛的邪气,可用还有 hyperactive evil。"

从中西语言、文化和医理的差异并结合当时中医翻译的实践基础及时下的翻译趋势来看,欧明教授的分析、总结和建议还是颇为合乎情理的、符合实际的。虽然有些提法和现在的发展有一定的差异,但这并不是说欧明先生当年的建议是不合理的,而是中医翻译随着时代潮流逐步发展的结果,也是受语言自身运动规律影响的结果。

1989 年,西安医科大学经络研究室张保真教授在《中医药研究资料》第 2 期发表了题为"试议中医药词汇汉译英的几个问题"。在该文中张教授分析讨论了三个问题,一是"为避免误解宁可采用音译",二是"同一词语,译此译彼,因情而异",三是"放弃难以寻求实际的音译,采用意译"。他主张将中医脏腑器官的名称,也包括像"三焦""心包络"这样一些中医特有的生理概念,予以音译,以避免中西交流中出现误解。

这一看法在当时还是比较普遍的,至今也是比较合理的。但随着约定俗成和中西交流的发展,这一问题已经逐步得到解决。他关于同一术语可以按照不同的含义予以不同翻译的建议,还是比较符合实际的,这一观念在时下的翻译实践中依然有所体现。就是在魏迺杰先生的翻译中,我们也可以看到这样的现象。他关于意译的建议,至今依然是中医翻译常用的译法。当然,具体意译什么样的概念和术语,张先生的见解与现在的发展,还是有一定差异的。这当然是中医翻译与时俱进的发展结果,并不意味着张先生当年的见解是偏颇的。

3. 为中医英译的顺利发展搭建宽广而坚实的平台

中西方语言、文化和医理的差异一直是中医对外交流和翻译所面临的巨大挑战,至今依然是无法回避的问题。中医的"脾"和西医的spleen,就是这样,虽然从字面上看似乎是对应的,实际上却存在着本质的不同。这种情况与当年西医传入中国时的翻译,有着直接的关系。当西医传入中国的时候,翻译人员——主要是西方的翻译人员——借用了中医的名词术语翻译相应的西医用语,将 heart 译作"心",将 liver译作"肝",将 lung 译作"肺",将 kidney 译作"肾",虽然也有一定的差异,但基本上还是比较相近的。但将 spleen 译作"脾",却有些极度偏颇了。在英语中,spleen 是一个淋巴器官,与消化没有什么关系。但在中医学上,"脾"主运化,为后天之本,就与消化和吸收有着极大的关系。

1989 年在《中医药研究资料》第 2 期发表的"试论中医药词汇汉译英的几个问题"一文中,张保真教授对"脾"和 spleen 的问题进行了分析研究,"为了有利于传播中医文化",建议"音译脏象脾为 Pi"。张教授的分析和建议,当然是颇有道理的。但随着中西方交流的深入开展,随着中医在西方传播和应用的推广,经过早期释义性翻译的介绍和说明,西方相关人士已经逐步理解了中医基本概念和术语的实际内涵。虽然在形式上中西医的一些概念和术语是一致的,但由于理法的差异其实际所指也是各有其实的。这一点西方人士已逐步了解了。所以在今天的西方中医界,中医的"脾"依然借用西医的术语翻译为 spleen,但并没有将其直接理解为淋巴器官,而是将其与中医的"后天之本"密切结合起来。

　　经过 40 多年的努力,中医如今在西方已经得到了颇为广泛的传播和发展,很多非常深奥的概念和术语——如"精气神"——已经在西方得到了一定的理解和认识。但在 40 年前,这样的理解和认识还比较缺乏。正是因为理解和认识上存在着这样的缺陷,才使当年的翻译者不得不从解释和说明的角度对一些颇为精简的中医概念和术语做出如此冗长而繁琐的翻译。这些翻译虽然显得冗长,甚至繁琐,但在传递原文实际含义方面却发挥了无可替代的作用。如前面提到的欧明教授1980 年主编出版的《汉英中医常用词汇》中对"顺传""肝着""肝疳""利湿""内钓""肾疳"等术语解释性的翻译,到了 1990 年左右其基本含义就在西方得到了一定的传播。这从这个时期出版的另外一些汉英中医词典中,即可看出其发展轨迹。

　　如在 1994 年北京中医药大学刘占文教授主编出版的《汉英中医药学词典》中,"顺传"译为 sequential transmission,"肝着"译为 liver coagulation,"肝疳"译作 liver malnutrition in infant,"利湿"译为 dispersing the dampness,"内钓"译作 iinfantile tic,"肾疳"译作 infantile malnutrition due to renal dysfunction,前五个术语的翻译已经非常简洁化了。之所以简洁化,就是因为这些术语的基本信息在西方已经得到了一定的传播,所以没有必要再作全面细致的解释和说明了。从此之后,释义性翻译就逐步地被简洁化翻译所替代。作为中医基本名词术语西传初期的传播桥梁,释义性翻译的历史作用已经得到了充分的发挥,已经为中医西传和中医西译奠定了扎实的文化和理法基础。这就是释义性翻译最为重要的历史贡献。当然,这样说并不意味着释义性的翻译如今已经没有任何现实意义了,而是强调其在中医西传过程中发挥的不可替代的历史作用。

　　在如今的中医翻译实践中,释义性翻译其实依然还存在着。不过其具体的应用与其初期所发挥的作用之间还是有一定差异的。在当代中医翻译事业中,释义性翻译主要体现在译文之后对相关概念和术语的附加性解释和说明方面,而不是直接体现在译文之内。比如镐京学者所翻译的《黄帝内经》、魏迺杰所翻译的《金匮要略》、文树德所翻译的《难经》等,对于每一个概念和术语或者音译,或者直译,或者简洁性意译,但译文之后均有解释性说明。这种解释性说明与当初的释义性翻译,其性质和方式基本上还是比较一致的。

思考题

    1. 中方中医翻译研究的要点:释义派的基本特点

    2. 中方中医翻译研究的要点:释义派的特殊贡献

    3. 中方中医翻译研究的要点:陈大舜教授的翻译研究

    4. 中方中医翻译研究的要点:谢竹藩教授的翻译研究

    5. 中方中医翻译研究的要点:黄孝楷教授的翻译研究

    6. 中方中医翻译研究的要点:马堪温教授的翻译研究

    7. 中方中医翻译研究的要点:方廷钰教授的翻译研究

    8. 中方中医翻译研究的要点:陈可冀教授的翻译研究

    9. 中方中医翻译研究的要点:周金黄教授的翻译研究

    10. 中方中医翻译研究的要点:朱忠宝教授的翻译研究

第十六课　中医翻译中方流派：词素派

所谓"词素派"，指的是以医学英语的词素为基础研究制定具有鲜明中医特色，但又符合科技英语词汇结构的中医术语体系。从理论的角度来看，这样的理念和方法是科学的，也是客观的。但从翻译实践的发展来看，这样的理念和方法却并没有得到充分的普及和应用。

一、词素派的概念

所谓"词素派"，此前归纳为"仿造派"，因为两者之间存在着一定的关联性。但考虑到此前在分析西方流派的时候，已经对仿造之法有所论述。比如魏迺杰先生的翻译理念和方法，特别是对中医基本名词术语的翻译，基本上都采用的仿造之法，也就是所谓的直译之法。在其编写的《实用英文中医辞典》的前言中，他对此作了非常具体的论述，明确地提出和倡导仿造译法。从这个意义上说，魏迺杰先生就是仿造派的代表。但因为以魏迺杰为代表的仿造派已经非常普及了，且其具体操作之法也显得非常的通俗，有些甚至还显得庸俗，所以特别将其归纳为"通俗派"。

从翻译研究的角度来看，"词素派"与"仿造派"是紧密关联的，只是层次和角度的不同而已。仿造译法一般都是词对词的直译，正如将"心火"译作 heart fire，将"心神"译作 heart spirit，将"心血"译作 heart blood 一样。虽然词素翻译也属于仿造，但其仿造的理念和方式却与一般意义上的仿造截然不同。比如将"肾虚"译作 kidney deficiency 属于一般意义上的仿造之译,但将其译作 nephropenia,则属于词素翻译,或词素层面的仿造。两者虽然都属于创新,但其创新的形式和内容之间却存在着较大的差距。将"肾虚"译作 kidney deficiency 属于原词照借,而译作 nephropenia 则属于创造新词。

在今天的中医翻译中,以词素翻译方式创造新词的做法和理念已经被淡化。比如在 WHO 西太区所制定的所谓西太区传统医学标准(即中医基本名词术语英译国际标准)中,其第二个原则是:No creation of new English words. All the English terms included in this document are those that have been collected in universally recognized English dictionaries. If there are exceptions,they are derived from available English words with some grammatical modifications. 意即,"不使用新造的英语词汇。本标准中所有英语术语均选自全球公认的英语词典。如果有例外情况,一定源自一些虽有语法调整但却属于常用的英语词汇"。这实际上就是对词素翻译法的否定。

虽然词素翻译之法现在已经很少使用了,但在中医翻译的初期阶段,这样的理念和做法还是有一定实践基础的。这当然与当时的中医翻译尚处在探索阶段的现实有密切的关系,也与当时一些学者、译者和研究人员试图为中医创造一套既具有鲜明特色又比较简洁规范的术语体系的理想信念有直接的关系。同时,也与英语医学术语的结构有一定的关系。在现代英语术语中,很多都是从词素结构的层面上发展起来的。比如 endocardioscope(心脏内窥镜),就是由 endo-(内),cardio-(心)和 scope(范围)等三个词素构成。再比如 cardiodysesthesia(心脏感觉失调),即由 cardio-(心),dys(失常)和 esthesia(感觉)等三个词素构成。类似这样的术语在英语医学词汇中非常普遍,就是新出现的一些医学术语也基本按照这样的方式构建。

从这个意义上看,当初采用词素翻译法为中医创造一套非常规范的且具有鲜明中医特色的英语术语体系,应该与英语一些术语体系在结构上是一致的,并非没有任何实际意义。遗憾的是,这一颇具科学意义的翻译方法在后来的实践中没有得到广泛的推进,因此而被淡化了。这似乎与当时学界对这一问题的认识,也有一定的关系。

二、词素派的代表

在初期的中医翻译实践中,有词素翻译意识的可谓大有人才。德国的满晰博先生以拉丁语为中医创造术语体系的做法,也属于词素翻译,只是采用了拉丁语而已。以英语为基础进行词素翻译的,在早期国内中医翻译界还是有一些学者和译者。除了蒙尧述教授之外,还有周金黄教授等学者和译者。他们的创新性实践和研究,拓展了中医翻译实践和研究的视野,为后来学者和译者的翻译和研究开拓了一定的路径,也为今天的学者和译者从事中医翻译和研究提供了一定的思维空间。这是我们应当充分肯定的。这当然也取决于我们是否对中医翻译的发展做出了系统而深入的研究和总结。

在中医翻译的初期阶段,有词素翻译意识的学者和译者并非个别。蒙尧述教授的思路和方法此前已经作了介绍,这里不再赘述。当时的中医翻译界,主张采用词素翻译法翻译中医名词术语的,还有其他一些有代表性的学者和译者。他们的意见和建议既客观又实际,既有传承又有创新。虽然时代改变了,理念发展了,但他们关于中医名词术语翻译的思考和分析以及总结和建议,在后来的翻译实践中还是产生了一定的影响。就是对于今天的翻译和研究,也有一定的参考意义。镐京学者所撰写出版的《中医翻译导论》一书,对此也有深刻的分析和论述。限于篇幅,下面再介绍两位颇具创新意识的学者关于词素翻译的意见和建议。他们是周金黄和李平教授。

1984 年,周金黄教授在《中西医结合杂志》第 4 卷第 1 期发表了一篇题为"谈中医名词术语的英译名问题"的文章。谈到中医"证"的翻译问题时,指出:"中医的'证'译成 syndrome,也是一个值得推敲的词,如何使译名突出中医'证'的概念,似乎也应该创造一个新译名词,才能体现中医的学术思想,又便于现代科学的理解。"如何为中医的"证"创造一个新译名词呢? 周教授没有具体说明,但谈到"气"的翻译时,他却提出了颇有意义的创新译法。

由于当时西方和中方译者对"气"有多种译法,如 energy,vital energy,functional activities 等,对"气"的实际含义表达得并不深入完整。周教授指出:"'气'在中医理论中是一个最基本的概念,是宇宙和人的最本质的元素(Basic elements),为了突出这一特点,是否可以创造一新的派生字'energen'(原意为'能',从 energy 派生),字尾加 gen 有类似氧(oxygen),氢(hydrogen),氮(nitrogen)等元素的字尾;energen 就具有中医理论'能动元素'这一概念。"从实践和理论的角度来看,周教授根据化学元素英语名称的构成规律,采用词素翻译法将"气"译作 energen,应当是比较合情合理的。

对于如何使用 energen 这一创新性的新词,周教授也作了一些实例分析。他指出:"补气药则为 energenic drugs 或 energenics,理气药则为 energen modulating drugs,或 energen-modulators,气虚则为 energen-deficiency,气不足则为 energen insufficiency 等等,energen 均属同源派生字,原外文字根为 energein,enegos 等。"对于"气"的这一创新性翻译,周教授也是很有见地的。其目的并不纯粹是为了推广"气"的这一译法,而是为了推进中医名词术语的词素翻译法。所以,周先生说:"提出英译新名词的设想,是为了请有关专家考虑这个问题,而不是以为把'气'译为 energen 就一定可取,仅以此作为抛砖引玉之一线。"

1988 年,《中国针灸》杂志第 5 期发表了"针灸术语国际规范化的英译问题刍议"。其作者李平教授分析总结了针灸术语翻译规范化应注意的三个问题(一义多词、一词多义、正确释义)以及英译针灸术语时应如何准确再现原文内涵应注意的三个问题(忠实于原文、尽量音译、组合新词)。其所提出的组合新词,就与词素翻译密切相关。为什么要组合新词呢?李平教授指出:"有些术语在英文里找不到对应词,又不宜汉语拼音者,可用英文缘由的词素组成新的合成词。在科学昌盛的今天,自然科学领域的新词层出不穷,大多数的新词都是按照一定的规律新组成的合成词。在现代医学里,这类词不胜枚举。"李平教授的这一论述,恰好说明当初有学者和译者主张采用词素翻译法为中医创造新的英语术语体系的原由和依据。

中医英语翻译中,有没有以词素翻译为基础而创造的全新术语呢?李平教授总结说:"在针灸学领域,Acupuncture(针)、Moxibustion(灸)、Acupoint(穴)都属于这类合成词。Acupuncture 是 acute(尖锐的)与 puncture(穿刺)的缩合;Moxibustion 是 moxa(艾绒)和combustion(燃烧)的缩合;Acupoint 是 acupuncture(针)和 point(点)的缩合。由于这些合成词比较规范,所以得到了国际上的广泛承认。"李平教授的这一分析和总结非常符合实际,说明了词素翻译法在中医翻译上可谓由来有之,并不是 20 世纪 70 年代才有的创新。

三、词素派的贡献

词素派对中医翻译的影响和贡献,是显而易见的。虽然在后来的中医名词术语英译和标准化研究中,词素翻译被逐步淡化了。但其产生的影响还是随处可见的。Acupuncture 和 Moxibustion 是 18 世纪词素翻译留下的结果,至今不仅依然广为流传,而且成为"针刺"和"艾灸"的标准化译法。此外,Acupoint,electropuncture,acumox,则是 20 世纪后期留下的硕果。镐京学者在《中医翻译导论》一书中,对词素翻译进行了深入的总结和分析,提出了以其为指导规范中医术语英译的设想,并制定了一套以词素翻译为基础的中医术语体系。这些术语体系虽然已经成为历史,但却记录了 20 世纪后期中医翻译的创新性思维,为后来者的实践和研究提供了一定的借鉴。

除此之外,词素派给中医翻译界留下的另外一大影响,就是术语翻译的理念以及信息密度的保持。当年的学者和译者之所以提倡以词素翻译为中医术语的翻译进行创新,目的无非有三:一是为中医创造一套既符合英语科技术语的结构要求又能体现中医固有特色的术语体系,二是为中医术语英译的简洁化开辟一条既有科学性又有民族性的独特蹊径,三是为推进中医名词术语英译的标准化夯实基础。比如蒙尧述先生将"得气"和"里虚"以词素翻译之法译作 acuesthesia 和endopenia,既体现了与医学英语术语结构的一致性,又体现了中医固有的医理和医法,既使英译的中医术语简洁化,又使其具有鲜明的民族特色,更使其具有规范化的层次和力度。

蒙尧述教授以词素为基础翻译的这些形式简洁、内涵明确的中医术语,正如满晰博先生所制定的拉丁化的中医术语一样,虽然简洁而规范,但却没有能够为后来的中医翻译者所普遍接受。随着简洁化和通俗化译法的大力推广,这些颇有学术风格和文化色彩的词素翻译之法,便渐渐地被遗忘了。但当年词素翻译法的研究和推进,却增强了翻译界规范化中医术语英译的意识。当年的学者和译者之所以提倡词素翻译法,就是为了快速、有效地规范化中医名词术语的英译形式,为之后的规范化发展和标准化实现开启了先河。

思考题

1. 中方中医翻译研究的要点:词素派的基本特点
2. 中方中医翻译研究的要点:词素派的历史影响
3. 中方中医翻译研究的要点:词素派的特别意义
4. 中方中医翻译研究的要点:杨守忠教授的翻译研究
5. 中方中医翻译研究的要点:罗希文教授的翻译研究
6. 中方中医翻译研究的要点:张恩勤教授的翻译研究
7. 中方中医翻译研究的要点:徐象才教授的翻译研究
8. 中方中医翻译研究的要点:黄嘉陵教授的翻译研究
9. 中方中医翻译研究的要点:刘占文教授的翻译研究
10. 中方中医翻译研究的要点:王奎教授的翻译研究

第十七课　中医翻译中方流派：
##　　　　　　联合派

一、联合派的概念

所谓联合派，指的是具有环球眼界、凝聚意识和合作能力的学者和译者。通过组织、交流和协调，他们逐步联合全国的学术和翻译力量，组建庞大的团队，开展中医系列丛书的编写和翻译，从而较为系统而完整地将中医的基本理论、临床实践、防病治病和养生保健等理法方药介绍和传播到西方。

联合开展中医翻译的意识，可谓自来有之。如 20 世纪 70 年代开始欧明、帅学忠、谢竹藩先生等学者即开始组织力量编写出版了三部汉英中医词典。但他们所组织的学术力量基本局限于自己身边的同事和朋友，并没有将全国的力量凝聚起来。再如 1987 年外文出版社出版的《中国针灸学》（Chinese Acupuncture and Moxibustion），就是在国家中医药管理局的指导下，由 WHO 与中国合作建立的三个传统医学合作中心联合编写和翻译的。这部书的内容丰富而简洁，翻译忠实而规范，是我国现代出版的一部质量好、水平高和影响大的英文版中医专著。这大概也是首部由国家职能部门指导编写和翻译的一部中医著作，其术语翻译比较统一规范，尤其是涉及到阴阳五行、经络腧穴和诊断治疗等方面的概念和术语。但从组织方面来看，学术力量的凝聚和联合还是比较有限的，仅仅局限于三个培训中心。

进入 20 世纪 80 年代之后,中医对外交流与合作得到了更大的发展,越来越多的外国学者前来中国学习中医。此时的中医培训已经不仅仅局限于针灸学,也不仅仅局限于 WHO 与中国合作在北京、南京和上海建立的三个培训中心,而在全国各中医院校普遍开展起来,从而为普及和推进中医翻译事业创造了条件,也提出了挑战。为了积极有效地应对不断发展的中医国际培训事业,各中医院校和研究机构,甚至一些中医医院,都不得不选择和鼓励一些具有中医基础和英语水平的学者和译者开展中医翻译的实践和研究工作,为推进中医国际培训事业奠定人才基础。经过几年的努力,为此而献身中医翻译和研究的学者和译者人数不断增加,从而有力地推进了中医翻译事业的发展。

为了系统全面地将中医理法方药介绍传播到西方,以加快中医走向世界的步伐,同时也为各国传播、普及和培训中医提供必要的专业资料,很有必要通过学术交流和沟通的渠道,组织全国中医界和翻译界的专家学者,讨论方案,制定规划,编写、翻译和审定中医理论与实践的系列丛书,统一出版发行。有如此组织能力和凝聚意识的学者和译者,就是联合派的创始者和推进者。

二、联合派的代表

联合派最主要的代表有二,即山东中医学院的张恩勤教授和徐象才教授。长期以来他们在中医院校工作,不仅具有扎实的中医理论与实践基础,而且具有良好的英语功底和丰富的中医翻译经验。在长期的中医翻译实践和研究中,他们的学术能力和翻译水平不断提高,国际视野和传播领域不断拓展。同时,其组织能力和合作意识也在不断增强。经过多年的努力和实践,他们产生了凝聚全国学术力量和翻译团队的想法,并为此而进行了深入的调研和规划。

20 世纪 80 年代中期,他们即开始联系国家中医药管理局和国家中医和中西医结合学术组织,与全国各中医院校的著名学者和翻译人员交流沟通,使大家理解和赞同其系统全面向西方介绍和传播中医的设想和规划,从而逐步将全国的学术力量和翻译团队凝聚在一起,启动

了编写和翻译中医系列丛书的巨大工程。为此,他们组织了全国 150
多位专家、学者和译者,编写和翻译了两套中医系列丛书,即《汉英对照
实用中医文库》和《汉英实用中医药大全》。前者共 14 册,1990 年由原
上海中医学院出版社出版,包括《中医基础理论》(上、下册)《中医诊
断学》《中药学》《方剂学》《中医临床各科》(上、下册)《中医养生康复
学》《中国针灸》《中国推拿》《中国药膳》《中国气功》《中国名贵药材》
和《中国名优中成药》等。后者共 21 册,1990 年起由高等教育出版
社出版,包括《中医学基础》《中药学》《方剂学》《单验方》《常用中成
药》《针灸治疗学》《推拿治疗学》《医学气功》《自我保健》《内科学》《外
科学》《妇科学》《儿科学》《骨伤科学》《肛门直肠病学》《皮肤病学》《眼
科学》《耳鼻喉科学》《急症学》《护理》《临床会话》等。

这两套系列汉英对照中医系列丛书,基本上涵盖了中医从理论到
临床、从预防到养生的各个方面,比较系统地总结和展示了中医的理法
方药的精华,为中医在西方的传播和发展提供了难得的宝贵资料。因
此,这两套系列丛书便成为中医走向世界进程中第一批公开出版发行
的系列国际教材,在当时的中医国际传播交流中发挥了重要的历史作
用,为后来国内外编写的英文版中医系列教材探索了一条切实可行的
路径。自此之后,国内学者及出版机构又组织力量编写了几套类似的
中医系列丛书,虽然编写和翻译方式有一定的变化,但总体上仍与最初
出版的这两套丛书相近。从某种意义上说,之后编写翻译出版的其他
系列丛书,就是最初出版的这两套丛书的进一步发展。

三、联合派的贡献

联合派为中医国际传播、中医翻译发展和人才队伍建设所作出的
贡献,可谓巨大。从中医翻译的历史轨迹、现实发展以及未来展望来
看,当年的联合派在中医翻译和中医国际传播中的杰出贡献,主要体现
在以下五个方面。

（一）普及中医英译的基本知识

自 20 世纪 70 年代以来，中医翻译事业从起步到发展，可谓业绩卓著。当时出版的几部重要的汉英中医词典以及所发表的几篇具有广泛影响的论文，即充分说明了这一点。但由于时代和专业所限，当时有中医翻译和研究意识的，基本上都局限于从事中西医结合研究的学者。欧明、李衍文、蒙尧述、谢竹藩、马堪温、陈可冀、刘干中等当年从事或关注中医翻译问题的知名学者，就是这样。他们首先是中西医结合学家或中医文史研究者，其次才是对中医翻译和研究感兴趣的专家。当然，当年也有一些从事外语工作的专家积极参与了中医翻译的实践和研究。黄月中、帅学忠、方廷钰等，就是其中难得的几位从事英语教学和研究的专家。虽然中医院校都有外语教研室，都有一批外语教师，但真正参与中医翻译和研究之中的外语工作者，还非常有限。

自从张恩勤和徐象才组织全国学术界和翻译界的力量开始编写和翻译汉英对照中医系列丛书以来，中医英译的意识和兴趣不但在中医界外语工作者中得到了广泛的传播，而且在中医界也得到了极大的普及，使得很多中医工作者和外语工作者从此后便有了参与中医翻译实践、从事中医翻译研究、推进中医翻译发展的理念和愿望，从而大大地拓展了中医翻译的领域、扩大了中医翻译的团队、普及了中医翻译的知识和技能。两套丛书出版之后，其阅读者和学习者不仅仅是外国人士，也包括中国的各方学者、研究者和翻译者。通过对这些系列丛书的学习和研究，使得很多中医界和外语界的学者对中医翻译的基本知识和方法有了一定的了解和掌握，为他们嗣后从事中医翻译的实践和研究奠定了坚实的基础。

在国外，初期出版的这两套汉英系列丛书成为普及和传播中医基本知识和方法的教材。在国内，这两套丛书则成为普及中医翻译基本知识和推进中医翻译事业发展的主要教材。自 20 世纪 90 年代起，很多中医院校外语教师已逐步具有了学习和研究中医翻译问题的意识，并积极地从事中医翻译，努力积累丰富的实践经验。在外语教学中，尤其是英语教学中，他们在向学生传授英语语言的基本知识和强化学生英语语言运用技能的同时，也潜移默化地以中医为基础锻炼学生的翻译能力。当年向学生介绍中医翻译基本方法和技巧的教师，基本上都以这两套汉英对照的中医系列丛书为教材，从中总结中医翻译的基本方法和要求，为他们的教学提供可资借鉴的文献资料。通过这样的教学，中医院校外语教师不仅锻炼和提高了自己从事中医翻译的能力和水平，而且还普及了中医翻译的基本常识，为嗣后中医翻译事业的发展奠定了学术、教育和实践基础。

（二）规范化中医基本名词术语的翻译

由于 20 世纪 70 年代是国内现代中医翻译事业的起步阶段，很多名词术语的翻译还处在探索和讨论阶段，还没有形成比较一致的翻译理念和方法。比如 1980 年前后欧明教授主编出版的《汉英常用中医词汇》、谢竹藩先生主编的《汉英常用中医词条》和帅学忠教授主编的《汉英双解常用中医词汇》，虽然基本是同一时期编译出版的，但在基本名词术语的翻译方面，尚存在着比较大的差异。有这样的差异，也是非常正常的，毕竟当时的中医翻译还处在探索阶段，还没有搭建好一个比较坚实的平台，也没有铺垫好一个宽阔的路径。

不过，在这三部并不统一的汉英中医词典的指导下，中医翻译事业在中国终于被逐步推进了，也引起了国内学术界、文化界和翻译界的关注。由于当时关注这一问题的，主要是从事中西医结合研究的学者和专家，其主要的专业和研究方向并非外语或翻译，所以对翻译的认识还是有一定的局限。但其在中医翻译方面的思考、实践和经验积累，还是为中医翻译事业后来的发展奠定了基础。早期的中医翻译实践者和研究者主要是中西医结合专家和学者，就充分地说明了这一点。张恩勤和徐象才之所以能组织全国中医界和翻译界的专业人才开展汉英中医系列丛书的编写和翻译，就是立足于早期的中西医结合专家和学者为中医翻译奠定的坚实基础。

在这个基础上，联合派的代表人物组织专家学者对中医翻译面临的问题和挑战进行了认真的总结研究，制定了较为规范的编写方案和翻译要求，从此前中西医结合专家和学者们积累的丰富经验和所总结的翻译思路和方法,将中医基本名词术语的英译进行了研究和分析,制定了较为统一的翻译方法,从而使得中医基本名词术语的翻译不仅仅传承了前辈们宝贵的实践经验,而且还拓展了他们所努力探索的实践领域,为中医基本名词术语英译的统一开辟了更为广阔的路径。

(三) 建立中医翻译学术组织和团体

一个学术领域的发展,有许多标志性的进步。除了理论体系构建、学术专著出版和专家学者涌现的这些硬指标之外,还有一个重要的标志,就是学术组织和团体的建设。如果一个学术领域没有学术组织和团体,这个学术领域一定没有得到充分的、比较完善的发展。在国内外的学术界,任何一个学科或领域,都有自己的专业组织和专业团队,从而将其专业力量凝聚起来,为其进一步的学术发展和研究搭建了一座坚实的平台。

自 20 世纪 70 年代以来,中医翻译事业在国内开始起步,并逐步得到了一定的发展,专业领域基本形成。从翻译的角度来看,中医翻译当然属于科技翻译,而科技翻译的学术组织除了"中国翻译工作者协会"另有设定外,中国科学院还专门组建了"中国科技翻译协会",并创建了《中国科技翻译》杂志。中国科技翻译学术组织和专业杂志为中医翻译的事业发展,也提供了很多共享的资源,也给予了很多学术性的指导和专业性的帮助。但毕竟中医是一门医哲交融、文理结合、古今贯通的医学体系,与一般意义上的科学有很大的区别。其翻译也与一般的科技翻译存在着巨大的差异。比如英语语言中缺乏中医的对应语,这种情况在一般的科技翻译中十分罕见,几乎没有。面对这样的问题,科技翻译显然无法帮助中医翻译界开辟有效的解决渠道。

正由于这样的原因,中医翻译自身的组织建设就被提到了议事日程。联合派的组织和合作使得全国中医界、中西医结合界、文化界和翻译界对中医翻译感兴趣、有经验、有研究的学者、译者和研究人员终于有机会形成了一个学术团队,使其学术力量得到了有效的凝聚,为中医翻译的组织建设铺平了道路。1991 年 12 月,首届全国中医翻译学术会议在山东济南召开,其组织者就是联合派的代表徐象才先生。为了完成中医翻译的组织建设,为了将全国从事中医翻译的学者和译者团结起来,徐象才教授与中国中西医结合学会达成共识,建立中医外语专业委员会。在首届全国中医翻译学术研讨会上,中医外语专业委员会宣布成立。这是国内外成立的第一个中医翻译学术组织。

虽然名称为中医外语专业委员会,但实际上依然是探究中医翻译问题的学术组织。当初之所以如此命名,自然是充分考虑到了该学科未来发展的基本路径,即将中医与外语结合起来为中医的国际化搭建一座语言交流的平台。从此之后,中医学界就慢慢地形成了两个与外语相关的专业体系,即中医翻译和中医外语。中医翻译的发展,将为中医与外语的结合创造了必要的条件。同时,也为中医外语词汇的形成奠定了基础,也为以外语表达中医的词法和句法创造了一些独特的风格和特色。

1996 年中华中医药学会建立的中医翻译专业委员会和 2008 年"世界中联"所建立的中医翻译专业委员会,是中医翻译学术组织的进一步发展。但 1991 年中国中西医结合学会所创建的第一个中医翻译学术组织,无疑为嗣后中医翻译学术组织的建设开辟了一定的渠道,奠定了一定的基础。这些均与当年联合派代表者的努力和奉献,不无关联。这是特别值得我们肯定的。

(四) 推进中医走向世界的进程

联合派推进了中医走向世界的进程,这是毫无疑义的贡献。通过联合全国的学术力量,通过组织编写和出版中医系列的学术著作,不仅加快了中医翻译事业的发展,而且还有力地推进了中医在西方的传播和发展。无论在学术交流方面,人才培养方面,组织建设方面,中西方交流方面以及中医名词术语英译规范化方面,联合派均作出了巨大的贡献。而这些领域的快速发展,尤其是翻译人才的培养和中西方交流的加强,无疑为中医走向世界奠定了人才基础和交流基础。

此前的西方,虽然出版了一些中医著作,但系统完整的系列专著和教材还非常稀少。而且西方早期所出版的一些中医著作和教材,在解读中医和转达中医基本信息方面,还存在着巨大的偏差。这从 20 世纪

40 年代美国学者威斯所翻译的《黄帝内经·素问》前 34 篇以及不同时期、不同人士所翻译或撰写的一些有关中医的书籍中，即可看出其在理解中医基本概念和术语方面所存在的种种偏颇和问题。而中国人在20 世纪 80 年代开始编写的这两套汉英对照中医系列丛书，由中国人编写和翻译，虽然用词方面存在着这样那样一些值得商榷的问题，但对中医基本概念和术语的解读和释义还是比较准确的，所传递的基本信息还是比较客观实际的。这对中医在西方的正确传播，自然发挥了重要的作用。

此外，自从最初的两套汉英对照中医系列丛书出版之后，中医界很多人学习外语的热情得到了很大的提高，外语界很多人学习中医和翻译中医的兴趣也得到了进一步的提高。此后的几年中，一些曾经参与这两套系列丛书编写和翻译的专家和学者，通过中医和翻译的渠道，与西方学术界的交流不断加强，先后奔赴欧洲传播中医、发展中医，成为推进中医走向世界的生力军。这些学者在今天的西方中医界，已经成为重要的领军人物，为中医在西方的教育、研究、实践和立法做出了很大的贡献。

（五）加强中医翻译的学术研究

中医翻译的学术研究，其实从 20 世纪 70 年代就已经开展起来了。欧明、帅学忠和谢竹藩先生等学者在这一时期之所以能够编写出版颇具特色的汉英中医词典，除了他们具有丰富的中医翻译实践经验之外，与其认真总结、分析和研究中医翻译在国内外的开展情况也有密切的关系。如果他们没有对中医翻译在国内外的发展情况进行认真的研究和分析，自然无法梳理清楚中医基本名词术语翻译的思路和方法，也无法对中医翻译所面对的问题和挑战找出颇具实际意义的解决方法和技巧。

但从学科的发展和学术的研究方面来看，20 世纪 70 年代对于中医翻译的研究，还基本上处在资料整理、实践探索和经验总结阶段，还没有能够上升到理论研究、体系构建和标准建设阶段。这当然也是时代发展的缘故。由于 20 世纪 70 年代是中国中医翻译事业的起步阶段,不可能立即上升到理论研究、体系构建和标准建设层面。自从联合派代表组织全国学术力量对中医翻译进行系统性的总结(制定和统一基本名词术语的翻译要求),全面性的实践(完成中医所有学科的翻译)和学术性的探索(研究分析中医翻译所面临的问题)。1991 年召开的首届全国中医翻译学术研讨会,就是中医翻译从翻译实践和经验总结阶段逐步上升到理论研究和体系构建阶段的标志。

在该次学术研讨会上,除了对中医翻译的历史文献、实践经验和基本问题进行比较全面深入的总结和探讨之外,还就中医翻译的基本原则、标准和方法等问题进行了初步研究,提出了建立适应中医翻译发展的理论体系,提高了中医翻译者的学科意识、学术观念和研究层面。自此以来,中医翻译界的学术研究之风便有了实质性的提升,学术成果便日益显现。1993 年召开的第二届中医翻译学术研讨会上,镐京学者撰写的第一部中医翻译研究著作《中医翻译导论》正式出版发行,标志着中医翻译已经进入到学术研究和理论建设阶段。从某种意义上说,这些学术成果就是联合派凝聚学术力量和引领学术发展的结果。

思考题

1. 联合派的基本观念
2. 联合派的特殊贡献
3. 联合派的时代影响
4. 中医翻译的实践与总结
5. 中医翻译的研究与分析
6. 中医翻译的理论与方法
7. 中医翻译的原则与技巧
8. 中医翻译的本末与曲直
9. 中医翻译的方向与目标
10. 中医翻译的战略与策略

第十八课　中医翻译中方流派：
理法派

　　所谓理法派，指的是对中医翻译的理论和法则进行探索、研究和构建的学派。这一学派的形成和发展，意味着中医翻译学术发展的层次和学科建设的提升。虽然翻译是一门实践性和应用性非常坚实的学科，但如果仅仅停留在实践的基础上，而没有从实践探索发展到理论研究的高度，其学科发展和学术水平便难以得到实质性的提高，便难以为中医基本名词术语英译规范化和标准化的实现奠定学术基础。

一、理法派的概念

　　这一学派的形成大致从 20 世纪 90 年代开始，但至今依然处在探索和研究阶段，基本理论体系的构成和基本法则的建设还有待进一步的完善和提高。这种状况存在的原因，大致有三个方面，一是中医翻译的学术问题还有待于进一步研究，二是中医翻译的学术研究还有待于进一步的深化，三是中医翻译的人才培养还有待于进一步加强。

　　任何一个学术领域的发展，必然经过深入细致的实践探索上升到理论研究阶段。实践始终是发展理论的基础，而理论也始终是深化实践的基础。中医翻译也是如此。从翻译实践到翻译总结，这是自 20 世纪 70 年代起中医翻译发展的基本趋势。通过大量的翻译实践，最初的译者们积累了丰富的实践经验，并根据自己的经验和体会对中医翻译——尤其是基本概念和术语的翻译——进行了认真的总结和梳理，其总结和梳理的突出结果就是嗣后出版的几部汉英中医词典。这几部最初出版的汉英中医词典,深入总结了中医基本名词术语翻译的方法和技巧,也非常清晰地梳理了中医基本名词术语翻译的思路和理念,为其嗣后的发展和推广奠定了基础。

从翻译总结到翻译思考,这是 20 世纪 80 年代起中医翻译发展的基本态势。此前出版的几部汉英中医词典的编写,不仅仅总结了译者自己的翻译经验和体会,也总结了几百年来中医西传过程中基本术语翻译的发展情况,也从中吸取了不同时代不少业已约定俗成的译法,acupuncture,moxibustion 就是典型之例。正因为如此,最初出版的这几部汉英中医词典虽然存在着一定的差异,但也分享了许多共同之处。如对"六淫"(风、寒、暑、湿、燥、火)、"八纲"(阴、阳、表、里、寒、热、虚、实)、"五脏"(心、肝、脾、肺、肾)和"六腑"(胃、大肠、小肠、三焦、膀胱、胆)等四个概念所涉及的具体术语的翻译,都采取了比较一致的译法,这也是以往中医西传过程中基本的翻译方法。

当时的译者们在完成了几部汉英中医词典的编写之后,对其中遇到的问题也进行了认真的思考和分析。这些词典的读者们对各个词典的翻译方法和存在的差异也进行了比较分析,对其中存在的问题以及中医翻译所面临的问题进行了认真的思考和分析。在这一时期,《中国翻译》《中西医结合杂志》《中医药研究资料》《广州中医学院学报》等为数不多的几个学术刊物上发表的几篇文章,就充分反映了当时的翻译者和研究者对相关问题的思考和分析。当时的思考和分析主要集中在如何正确理解和准确翻译中医名词术语这一比较具体翻译方法和技巧方面,还没有涉及到中医翻译——包括中医基本名词术语的翻译——的基本原则和标准,更没有涉及到中医翻译的理论创建和体系构建等方面。

从翻译思考和分析到翻译研究和创新,这是自 20 世纪 90 年代起中医翻译发展——尤其是中医翻译研究发展——的基本走势。之所以有这样一个基本的走势,就是 70 年代译者和学者对中医翻译的深入总结和梳理、80 年代译者和学者对中医翻译的认真思考和分析及 90 年代译者和学者的启发和引领。在 70 年代译者和学者总结梳理以及 80

年代学者和译者思考分析的基础上,90 年代的一些学者和译者从理论
建设和体系构建的角度开始对中医翻译问题进行深入的研究和探索,
初步将中医翻译研究从实践探索和经验总结提升到了理论研究和体系
建设的高度,从而为中医翻译的学术研究、学科建设和人才培养开创了
一个理想的学术园地。

所谓的理法派,指的就是立足于中医翻译的实践基础和经验总结,
根据中医的语言风格、理论特点和文化精神及其与西方语言、文化和医
理的差异,并结合文化翻译和科技翻译的理论和方法,探索创建适应于
中医翻译的理论、方法和标准体系的学者和译者。

二、理法派的代表

在不同的历史时期,有不同的学者和译者就中医翻译面临的问题
进行研究。无论从实践探索还是经验总结的角度进行研究,都有一定的
理论意识和法则观念。当然,在最初的时候,这样的意识和观念基本上
是潜在的,而不是非常明确的。尽管如此,他们依然为中医翻译的理论
研究和法则制定作了一定的探索,为其后来的深入发展和系统研究作了
一定的铺垫,为理法派的逐步形成和发展奠定了一定的基础。所以,理
法派在不同的历史时期,有不同的代表,有不同的表现,有不同的贡献。

20 世纪 70 年代的时候,是中医翻译理论研究和体系构建的积淀
时期。当时是现代中医翻译事业刚刚起步的时候,其开创者在积极开
展中医翻译实践活动的同时,对自己在中医翻译方面所积累的丰富经
验和实践体会以及中外翻译思路和方法进行了认真的总结,编写了几
部具有划时代意义的汉英中医词典,从此开创了中医翻译总结和研究
的先河。开创这一先河的代表,就是欧明、帅学忠和谢竹藩教授。他们
在词典的编写过程中,对中医名词术语的翻译思路、方法和要求进行了
深入的研究和总结,对中医翻译所面临的问题和挑战也进行了认真的
总结和分析,为后来者的研究和思考开拓了视野。

欧明教授在《汉英常用中医词汇》前言中指出:"由于中医学具有独
特的理论体系,有些词义深奥难懂,要翻译成英语,难度较大,又无既定

的标准可循。"明确了中医翻译的难度、挑战和问题,为后来者明确了研究的主题。帅学忠教授在《汉英双解常用中医名词术语》的前言中指出:"由于中医名词术语多来自中医经典著作,文字古奥,某些术语的解释至今尚不一致……中医名词术语的英译需要经历一个'百花齐放,百家争鸣'的过程,方能渐趋统一。"对中医术语的理解和释义作出了颇为深入的分析,对中医名词术语英译及其标准化的过程,作了颇具前瞻性的预见,为后来者明确了研究的思路。谢竹藩教授在《汉英常用中医药词条》的前言中指出:"由于中医名词大多具有独特的概念,在英语中往往难以找到含义完全相当的语词来表达,加以很多中医名词目前尚无统一的现代汉语定义,致使编写本书倍增困难。"明确了中医名词术语解读的难度及其英语对应语的缺乏,为后来者明确了的研究方向。三位早期中医翻译实践者和总结者潜在的研究思路,可谓明晰可辨。

　　20 世纪 80 年代,是中医翻译理论研究和体系构建的铺垫时期。从事中医翻译实践和研究的学者和译者们,将中医翻译的研究从经验总结逐步上升到分析思考的高度,从词典编写拓展到论文撰写的层次。1982 年顾启欧教授在《中西医结合杂志》发表的"中医著作的译名应该统一"一文,率先就中医术语翻译的统一问题进行了分析和思考,提出了颇具实际意义的意见和建议。1984 年周金黄教授在同一杂志上发表了"谈中医名词术语的英译名问题"一文,总结了中医名词术语英译存在的问题,提出了具有创新意义的翻译方法,拓展了中医翻译研究的思路和渠道。1986 年李衍文教授在《中国翻译》杂志上发表了"中医方剂译名法则的探讨"一文,首次提出和分析了"法则"的概念和问题。1988 年欧明教授在《广州中医学院学报》发表了"中医常用词汇英译刍议"一文,就准确理解和翻译八类中医名词术语的问题进行了比较系统而深入的总结、分析和研究,提出了颇具现实意义的意见和建议。1989 年张保真教授在《中医药研究资料》杂志上发表了"试议中医药词汇汉译英的几个问题"译文,苏志红在《中国翻译》上发表了"关于中医名词术语的翻译"一文,就中医翻译中存在的问题以及应该采取的解决方法进行了既宏观又具体的分析和思考。20 世纪 80 年代的中医翻译者和研究者所研究和探讨的问题,所进行的分析和思考,所提出的意见和建议,不仅深入了中医翻译的实践活动,而且也开启了中医翻译理论研究的序幕。

20世纪90年代,是中医翻译理论研究和体系构建的创始时期。当时的一些译者和学者在前辈们所积淀和铺垫的基础上,将中医翻译研究逐步从思考和分析提升到了创新和创建的高度,从而真正开启了中医翻译理论研究和体系构建的先河。由于中医翻译所面临的巨大挑战和困难,又由于中医界熟悉外语者和外语界熟悉中医者颇为稀少,所以能够从理论的高度研究和分析中医翻译问题——尤其是创建中医翻译的理论体系、方法体系和标准体系——的学者和译者,还是比较有限的。当时在一些重要学术刊物上发表的研究论文以及所撰写出版的研究专著,即可充分说明这一点。

在中国翻译界,《中国翻译》杂志是最为重要的学术刊物,在该刊物上发表的文章之影响力往往大于其他领域的刊物。此外,《中国科技翻译》和《上海科技翻译》(现在改名为《上海翻译》),则是科技翻译界的重要学术刊物。20世纪80年代的时候,李衍文和苏志红已经在《中国翻译》杂志上发表了两篇有关中医翻译的文章,引起了学术界和翻译界的关注。进入90年代之后,镐京学者在该刊物上发表了一些颇具理论价值和创新意义的研究论文,在一定程度上引领了中医翻译的发展方向。1991年,镐京学者在《中国翻译》上发表了"论中医翻译的原则",首次提出和论证了中医翻译的三大原则,即薄文重医、依实出华,比照西医、求同存异,尊重国情、保持特色。1992年,镐京学者在《中国翻译》上发表了"论中医翻译标准化的概念、原则与方法",首次从理论的高度就中医翻译的标准化问题进行了深入的研究和分析,提出和论证了标准化的概念、原则和方法。1993年,镐京学者在《中国翻译》上发表了"中医名词术语的结构及英译",从语言、医理和文化的角度将中医基本名词术语划分为九大类,并就其具体的翻译思路和方法进行了充分的论证和分析。此外,镐京学者还在《中国翻译》上发表了"还是约定俗成的好"等两篇有针对性的文章,从语言自身的运动规律说明了标准化应遵循的基本原则。

1993 年施蕴中教授在《中国翻译》第 1 期上发表了"中介语和中医汉英翻译",以中介语为切入点分析研究"辨证论治"等中医基本概念和术语英译的方法和策略,丰富和发展了中医理论研究的内涵。当时中医基本名词术语的翻译基本都属于词典解释性翻译,施蕴中教授将其视为"中介语",即以词典解释性译法向西方读者介绍中医基本概念和术语的含义,而不属于术语翻译。她认为造成这种现状的原因有二,一是由于文化的差异,二是译者语言和文化的修养不足。她认为中介语的特点是不稳定,原因是多方面的,"或者由于过分繁琐冗长,或者由于不符合目标语的习惯,或者由于不同人在不同地进行了不同的尝试又缺乏交流。"虽然中介语不够稳定,不太符合术语翻译的要求,但在特定情况下的特殊作用还是值得肯定的。施蕴中教授认为,其特殊作用有三:一是"它在两种文化、两种语言中起着桥梁作用";二是"因其带有源语的风格和文化特征,使用它显出异国情调,会获得特殊效果";三是"翻译工作本身就是一个不断尝试、接触、吸取的过程,中介语常起着抛砖引玉的作用。"施蕴中教授对词典解释性译法的分析、归纳和总结,颇为深刻,也颇具实际意义。

1994 年王征爱、陈永萍和王宁在《中国翻译》第 4 期上发表了"中医药对外交流的当务之急",对当时已经出版的五部汉英中医词典以及两套汉英中医系列丛书的译法进行了比较分析,认为存在的问题有三:收词不全,翻译不准,译名不一。他们对这些汉英中医词典和系列丛书的研究和总结,是非常客观实际的,所发现的问题也是当时中医翻译界面临的巨大挑战。他们所列举的一些词条的译文,即充分说明了这一点。他们认为,中医基本名词术语的翻译之所以不够准确,是因为中西医名词术语形式上虽然相近,但含义上却相差甚远,因而很难从中找出能完整表达中医术语准确含义的对应语。虽然仅仅是从中西医术语的比较进行探讨,但其发现和结论还是符合中医翻译所面临的实质问题。关于译名不统一的问题,他们认为原因有五:一是词组与句子形式的差异,建议名词的翻译还是以单词或词组的形式为好;二是用词不一,因而导致译名不统一;三是造词不当,很可能指的是当时的词素翻译;四是表达不确,这也是比较常见的现象;五是一词多译,这也是中医翻译所面对的客观现实。

为了从根本上解决这些问题，他们提出了五点建议。一是成立编委会或小组，并建立全国性网络，广集中医名词术语，以保证收词的全面性。二是对中医名词术语逐条分析、定义或作出解释。无论如何翻译都必须遵循统一原则、简洁原则和约定俗成原则。但也应该顾及求同存异、保持特色及标准化原则。三是以中西合作为途径完善中医名词术语的英译。四是新译词尽量简明不能以句子代词，可在词后加以解释。五是要博览外文中医书刊，已经为外国人所接受的且比较符合中文原意的译语，应该直接沿用，原译不准确或还处于"中介语"状态的应予以调整和完善。他们的这些意见和建议，与中医名词术语后来的发展趋势颇为契合。说明他们当时的研究和分析是非常深入的，也是非常客观的。

1994年王忠亮在《中国翻译》第5期上发表了"关于中医中药俄译问题"的文章，虽然探讨的是俄语的翻译，但对中医翻译基本问题的分析和总结还是非常具有前瞻性的，至今依然具有重要的借鉴意义。比如他提出的"正名释义，以我为主"，反对"以西代中"，提倡"具有特殊意义的词语只能音译或直译诠释"，并建议"确定学说体系的同时创立新词语"，对嗣后的中医翻译研究，特别具有实际的指导意义。同时，他所提出的"译词应贴切传神"，即强调了民族性这一重要原则。对此，他有三点建议：一是揭示词语的深层意义，不可含糊其事；二是区分词与词素的意义交叉，词组搭配须循意而行；三是译介叙述文字既要符合科技语体规范，又要复制原文所附有的词色。他虽然研究的是如何将中医基本名词术语翻译成俄文，但他对中医翻译的分析、研究和总结，对于英语翻译也具有非常重要的借鉴意义。他的三点建议，意义更为具体。

20世纪90年代以来，镐京学者先后在《中国科技翻译》和《上海科技翻译》杂志上发表了系列研究文章，认真总结了中医对外交流和翻译的历史发展，深入研究了中医名词术语英译中所面临的问题和挑战，系统研究了不同历史时期、不同地域、不同译者的翻译思路与方法——包括对魏迺杰、李约瑟、文树德、满晰博等西方学者的研究和分析，提出和论证了中医基本名词术语英译的原则、标准和方法问题。镐京学者所提出和论证的中医名词术语英译的五大基本原则（即自然性原则、简洁性原则、民族性原则、回译性原则和规定性原则），至今依然具有现实的指导意义。此外，他还在《中西医结合杂志》上发表了系列研究论文，为其构建中医翻译的理论体系、方法体系和标准体系奠定了一定的实践基础。

在长期以来翻译实践和理论研究的基础上，镐京学者逐步构建了适应于中医翻译的理论体系、方法体系和标准体系。这三大体系的具体内容，主要集中在他所撰写的《中医翻译导论》和《中医英语翻译技巧》两部学术著作中。这是国内外中医翻译界首次撰写出版的研究专著。《中医翻译导论》1993 年由西北大学出版社出版，全书内容包括导言和十二章。导言主要总结研究了中医翻译的问题和挑战、中医翻译史概略和中医翻译的基本特点。第一章研究的是中医语言的风格与特点，第二章研究的是中医翻译工作者的修养，第三章研究的是中医翻译的原则，第四章研究的是中医翻译中的语义对比分析，第五章研究的是中医翻译的基本方法，第六章研究的是中医翻译中信息再现的基本要求，第七章研究的是中医名词术语的翻译及其标准化，第八章研究的是方剂学翻译析疑，第九章研究的是中医文章标题的翻译，第十章研究的是中医文章摘要的翻译，第十一章研究的是中医典籍翻译的问题，第十二章研究的是中医翻译中的"汉化"问题。作为国内外中医翻译界撰写出版的第一部研究专著，《中医翻译导论》在一定程度上为中医翻译理论体系、方法体系和标准体系的建设奠定了必要的基础。

镐京学者撰写的《中医英语翻译技巧》一书 1997 年由人民卫生出版社出版，是对《中医翻译导论》所提出和论证的中医翻译的基本原则、方法、标准等理论问题的进一步研究、拓展和补充，进一步丰富和完善了相关问题的研究，尤其是中医翻译理论体系、方法体系和标准体系的建设，至今依然发挥着重要的指导意义。《中医英语翻译技巧》的内容包括十三个部分，第一章研究的重点是中医翻译的基本原理，第二章研究的重点是中医翻译的单位，第三章研究的重点是中医翻译的基本程序，第四章研究的重点是中医名词术语的翻译及其规范化，第五章研究的重点是西方人翻译中医名词术语的思路与方法，第六章研究的重点是中医语言常用词组、短语及表达法的翻译,第七章的研究重点是词素翻译法的基本要求,第八章的研究重点是医古文常用修辞手法的翻译,第九章的研究重点是中医翻译中的语义与词义辨析,第十章的研究重点是医古文中的词类活用与翻译,第十一章的研究重点是简洁中医译文的方法,第十二章的研究重点是中医翻译中常见错误的评析,第十三章的研究重点是中药方剂的翻译。这部长达 36 万字的学术著作,比较系统地研究了中医翻译所面临的问题和挑战,比较深入地研究了中医翻译所涉及的理论、方法与标准问题,提出和论证了许多具有前瞻性的意见和建议,比较完整地构建了中医翻译的理论体系、方法体系和标准体系。

进入 21 世纪以来,镐京学者终于完成了《黄帝内经》和《难经》这两部最为重要的中医经典著作的翻译(21 世纪初被纳入国家新闻出版总署启动的"汉英对照大中华文库"之中,先后于 2005 年和 2008 年出版发行),同时也完成了《神农本草经》《伤寒论》《金匮要略》《黄帝外经》等20 多部现代中医学术著作的翻译。根据中医经典著作翻译的心得和体会以及其他学术著作翻译的经验和感受,他在国内外学术刊物上先后发表了一百多余篇研究论文,更为深入系统地研究了中医翻译所涉及的语言、文化、医理以及理论、方法和标准等问题。21 世纪初,上海创办了《中西医结合学报》(现在为全英文版,改名为 Journal of Integrative Medicine,即《结合医学杂志》),专门为其开设了"中医英译研究"专栏,从而使他的研究更加深入系统。上海三联书店 2013 年出版的《中医英语翻译研究》,就是对他 21 世纪以来中医翻译研究成果的汇总。

三、理法派的贡献

理论与法则的研究和建设,是任何一门学科发展的必由之路,中医翻译也是如此。由于中医理论的深奥、语言的古奥和术语的古朴,如今中国人理解都有一定的困难,更何况将其翻译成基本不具有中医术语对应语的英文以及其他的西方语言。所以,要从根本上解决中医翻译的问题,仅仅依靠翻译实践和经验体会,是很难达到目标的。因此,无论对翻译经验进行多么深入的总结,无论对翻译体会进行多么细致的分析,其研究也仅仅停留在实践的层次,很难上升到理论的层面。如果中医翻译的研究没有上升到理论层面,很难实现"跨越两极,理在其中"的目标,更难实现建立中医翻译理论体系的目标。如果没有建立一个适合中医翻译健康发展的理论体系,中医翻译的专业建设、学科发展和人才培养就难以实现。

由于不同时期不同学者和译者都具有建立中医翻译理论和法则的潜在意识或明确观念,才使得中医翻译最终由纯粹的实践探索上升到理论研究的高度,并逐步建立了比较适合于中医翻译发展的理论体系、方法体系和标准体系,为中医翻译的专业发展、学科建设和人才培养奠定了扎实的基础。尤其是20世纪90年代以来,一系列专业性、学术性和理论性研究论文的发表,尤其是中医翻译研究专著的出版,为中医翻译专业和学科的建设指明了方向,开拓了路径。这就是理法派经过长期的努力,为中医翻译事业作出的具有历史意义和现实意义的杰出贡献。这一具有历史意义和现实意义的贡献,主要体现在系统研究、理论构建、学科建设、人才培养和学术发展等五个方面。

1. 系统研究

要从事中医翻译的理论研究,首先必须对中医翻译所涉及到的历史、文化、语言、医理以及民族心理、文化冲突和地缘政治等问题进行系统的研究分析,从而梳理清楚中医翻译面临的种种问题,面对的各种挑战。这就是理法派最初的研究目标。镐京学者所发表的系列研究论文和所出版的研究专著,就是对这些问题比较深入细致的分析、归纳和总结。他所提出的对不同历史时期、不同地域、不同译者因不同的背景和目的而采取的不同方法和渠道介绍和翻译中医文献资料的情况进行多层次、多角度的研究分析,就是对中医翻译系统研究的充分体现。

在研究中医翻译的过程中,镐京学者不仅深入系统地研究了中国学者翻译中医的基本思路和方法,而且还研究了西方有代表性的中医翻译家的思想和观念。满晰博、文树德和魏迺杰就是他所研究的西方译者的主要代表。也正是对这些西方主要代表人物的系统研究,使他对西方中医翻译的基本趋势有了比较深入的了解,从而总结出了西方比较重要的三大流派,即拉丁派、考据派和通俗派。对这三大流派的总结,为国内学者和译者了解和把握西方中医翻译界的基本思路与方法以及其基本的发展趋势提供了可资借鉴的重要信息,为国内外译者的交流与合作提供了不可缺少的重要资源。

在研究中医翻译问题时,镐京学者努力跨越学科,跨越专业,从不同的领域、视野和切入点对同一问题进行比较研究,努力从中发现更为重要的创新思维和观念,为中医翻译界提供更为切合实际的思路和方法。他从中医翻译的视野对李约瑟先生学术思想的研究,就是典型一例。李约瑟(Joseph Terence Montgomery Needham,1900 年 12 月 9 日—1995 年 3 月 24 日),是英国近代生物化学家和科学技术史专家。20 世纪 40 年代来到中国,对中国古代的科技发展极为有兴,并制定了编写《中国的科学与文明》(即《中国科学技术史》)的宏大规划,从 20 世纪 50 年代起,经过 45 年的努力,李约瑟先生完成《中国科学技术史》的编写,共七卷三十四册,第一次全面系统地向全世界展示中国古代科技成就,内容涉及天文、地理、物理、化学、生物和医学等各个领域。

镐京学者在学习和研究李约瑟所编写的《中国科学技术史》时,对其中有关中医的一册极为重视,并从翻译的角度对其中所涉及到的中医一些核心概念和术语的理解和表达进行了系统的研究分析,撰写了一篇题为"试论李约瑟的中医翻译思想",1997 年发表在《上海科技翻译》杂志(即今天的《上海翻译》)第 2 期。在这篇文章中,镐京学者对李约瑟解读、翻译和表达中医基本概念和术语的思路和方法进行了颇为深入的研究,将其归纳总结为三大体系,一是由表入里、从实而译;二是组合词素、创造新词;三是灵活多样、数法并举。对李约瑟先生翻译思路和方法的总结和分析,对于开拓中医翻译的视野,疏理中医翻译的问题,建立中医翻译的方法体系和标准体系,无疑发挥了颇为实际的积极意义。

2. 理论构建

理论构建是中医翻译研究面临的极大困难。要使中医翻译的研究能够不断进取,能够不断提升,其研究的历程必须要从纯粹的实践总结、案例分析和技法探讨逐步上升到理论创建、体系构建和标准完善的高端层面。只有如此才能为中医翻译的健康发展铺平道路。但由于众所周知的原因，要使中医翻译的研究上升到理论层面，依然存在着巨大的挑战。这个挑战的主要原因就在人才建设和知识结构等方面。

由于中医独特的理论和方法体系以及西方语言对其基本概念和术语对应语的缺乏，要从中探寻出比较合情合理且有前瞻性的发展路径，研究人员不仅对中医语言文化要有比较深入的了解，对翻译的基本原理和要求要有明确的掌握，而且还要对中医和西医的理论体系、临床治疗和学科交融有比较深入细致的了解，不然就无法从中医理法方药的实际出发以及比照中西医之间的差异来研究和探讨其翻译所涉及的核心问题，其结果只能是泛泛而论，无法为中医翻译的健康发展探索具有实际意义的渠道和路径。而要使中医翻译者具有扎实的中医理论和实践功底，并且对西医的基本理论和治疗也有一定的了解，就需要不断努力地完善其知识结果并培养其跨文化、跨专业和跨学科的发展意识。

中医翻译理法派所努力的重要目标之一，就是不断完善自己的知识结构，为系统完整地研究中医翻译和构建中医翻译的理论体系奠定学术基础。20 世纪 70 年代启动现代中医翻译事业的欧明、李衍文、蒙尧述、帅学忠、谢竹藩、黄孝楷、马堪温、方廷钰先生等知名的学者，就是具有良好的知识结构和跨专业、跨学科、跨文化的杰出代表。正因为具有这样良好的知识结构和跨专业、跨学科、跨文化的学术素养，才使得他们在初创的时期为中医走向世界和中医翻译的健康发展奠定了坚实的基础。正如孟子将孔子评价为"圣之时者也"一样，他们也是"学之时者也"或"译之时者也"。在他们的影响和感染下，20 世纪 90 年代脱颖而出的中医翻译理法派代表，也逐步具有了这样的知识结构和学术素养，从而为中医翻译理论体系的构建奠定了人才基础和学术基础。

自 20 世纪 90 年代以来，经过理法派代表者的不断努力和完善，中医翻译的理论体系、方法体系和标准体系已经逐步建立起来，其实质性的内容主要体现在《中医翻译导论》《中医英语翻译技巧》和《中医英语翻译研究》等学术著作中。虽然这些理论体系、方法体系和标准体系还存在着很多需要进一步补充和完善之处，但作为初创的体系，其引领作用和指导意义自然是不言而喻的。其对中医翻译的学科建设、人才培养、标准化发展和国际化进展，始终发挥着无可替代的作用。21世纪以来中医基本名词术语国家标准的建设、WHO启动的 ICD‐11/ICTM 术语组的工作以及 ISO 所组建的 TC249 术语方面的研究以及"世界中联"翻译专业委员会的发展，均在一定程度上说明了这一点。

3. 学科建设

所谓学科建设，就是将中医翻译从单打独斗式的或集体努力式的翻译实践或翻译研究活动，逐步发展成为一个特色鲜明的翻译专业，并在此基础上逐步发展成为一个体系比较完整、结构比较统一、方向比较明确的专门学科。但要从纯粹的翻译实践总结及各自为政的翻译研究发展成为一个目标、方向和理念比较一致的，且具有较为统一指导思想和原则的翻译专业，并逐步建设成为一个独立的学科，还有很多艰巨的问题需要解决，还有很多巨大的挑战需要应对。而要应对这样的问题和挑战，就必须具有较为统一的理论指导和方法引领。

自20世纪90年代理法派开始认真研究中医翻译的理论与法则问题后，中医翻译界对此的认识即逐步集中，逐步凝聚。特别是《中医翻译导论》等专著将中医翻译的基本理论体系、方法体系和标准体系构建之后，在国内中医翻译界引起了广泛的讨论。通过讨论，很多核心的问题得到了较为统一的认识，很多方法得到了较为广泛的普及，很多理论元素也得到了越来越多学者和译者的重视。正是在这些初创理论体系的指导下，国内中医翻译界的力量逐步得到凝聚，认识逐步得到统一，视野逐步得到拓展，从而为中医翻译专业的发展和学科的建设奠定了必要的实践基础和学术基础。目前很多中医院校纷纷开设了中医英语专业，就是学科建设发展最为重要的标志。

1995年，镐京学者带领陕西中医学院中医翻译团队，在此前理论研究的基础上编写了《中医英语教程》。这是国内编写出版的第一部介绍中医英语和讲解中医翻译的教材。这部教材虽然名称为"中医英语"，但实际上主要讲解的则是中医英语翻译。因为中医英语翻译是中医英语赖以形成的基础。从学术的角度来看，所谓的中医英语与中医翻译实际上是水乳交融的一个领域的两个切入点。这部教材实际上是在镐京学者及其团队从事中医英语翻译教学时所编写的教案的基础上补充完善的。在这部教材出版之前,他们已经为本科生和研究生开设了中医英语翻译课程,首次将中医翻译学科建设纳入到了中医翻译的研究之中,从而为嗣后中医翻译的专业发展和学科发展开拓了一定的路径。嗣后湖北中医学院、河南中医学院等不少中医院校的老师也先后根据自己的教学经验和需要,编写出版了几部中医英语教材,大力推进了中医翻译学科建设的发展。

2002 年,上海中医药大学出版社出版的镐京学者编写的《中医英语翻译技巧训练》,是一部颇具针对性的中医翻译教材,为中医翻译教学和学科建设提供了更为实用的理论与实践相结合的专业教材。同一年上海科学技术出版社出版的镐京学者主编的《中医英语》教材,得到了许多中医院校的普遍使用。该教材在其所构建的中医翻译理论和方法体系的基础上,综合了中医翻译与中医英语的发展现状与趋势,进一步提高了中医翻译教学的质量和水平,同时也进一步推进了中医翻译的学科建设。2007 年该教材被评为卫生部"十一五规划教材",在中医翻译学科建设方面发挥了更为重要的作用。

4. 人才培养

理想的中医翻译人才,不仅仅应具有较为深厚的语言功底和较为丰富的翻译经验,而且还应有较为扎实的理论基础和较为强烈的研究意识。对于语言功底和翻译经验而言,经过长时间坚持不懈的努力和实践,就一定有深厚的积淀和丰富的积累。但对于理论基础和研究意识而言,却并非仅仅依靠深厚的语言功底和丰富的实践经验就能实现的,更不是一朝一夕的思考和学习就能立刻获得的,而是需要不断努力地将实践探索与理论研究相结合才能逐步实现理想的目标。

在长期的中医翻译实践探索中,同一个概念和术语之所以出现了如此多种多样,甚至完全不同的译法,之所以存在着如此混乱不堪的现象和现状,就与中医翻译缺乏统一的理论体系、方法体系和标准体系的现状有着直接关系。这种现象和现状的存在,对于中医翻译界的健康发展自然会造成很大的影响,特别是在人才的培养方面。自从理法派逐步形成之后,特别是其所构建的理论体系、方法体系和标准体系形成之后,虽然还存在着许多需要进一步完善之处,但毕竟填补了中医翻译发展史上的巨大空白,毕竟为中医翻译界的发展指明了方向,毕竟为有意学习和研究中医翻译的人士提供了可资借鉴的理论和法则。如果没有一定的理论和发展作为指导,有意学习和研究中医翻译的人士,尤其是青年学者,自然无法找到理想的切入点,无法自然而然地融入到中医翻译学习、实践和研究的领域之中。

从 20 世纪 90 年代以来中医翻译界学术的发展,人才队伍理念的形成,翻译方向的确定和翻译趋势的预见,充分体现了理法派所构建的理论体系、方法体系和标准体系所发挥的重要作用。如果没有这些学术体系的构建,中医翻译界很有可能还处在"各吹各的号、各弹各的调"的混乱状态。在这样的背景下,翻译人才的培养会面临着更大的思维和观念的挑战。在理法派创新性研究工作的推动下,中医翻译界的研究工作终于得到了不断的深化,其努力创建的理论体系对于有志于中医翻译学习、实践和研究的青年学者无疑产生了极大的影响,使他们从一开始即融入了颇具学术氛围和文化内涵的研究园地,踏上了层次分明、方向明确、目标清晰的学术大道。

从近年来学术刊物上发表的越来越多的学术论文,从近年来各中医药院校建立的中医外语和中医翻译学科以及所组建的科研团队和教学团队的发展情况来看,理法派所创建的理论体系、方法体系和标准体系发挥了重要的引领作用,强化了他们综合研究中医翻译的意识,提高了他们实践与理论相结合的水平,增强了他们合璧东西、贯通古今的能力。

5. 学术发展

中医翻译的学术发展,从现代中医翻译事业起步的 20 世纪 70 年代即有一定的发展。对中西方学者翻译中医经验的研究,对自己翻译中医体会的总结,对中医基本概念和术语翻译的思考,对中医翻译面临的种种问题的分析,均属于学术研究,而且是最为基本的学术研究。这一时期的南方和北方,先后涌现出了一批颇具良好知识结构、文化素养、语言功底和翻译经验的跨学科、跨专业的优秀学者。他们对中医翻译的总结、分析和研究,为中医翻译后来的发展奠定了重要的实践基础和学术基础。

到了 20 世纪 90 年代，随着中医对外交流的不断发展和中西方在中医领域交流的不断开展，中医翻译所面临的不仅仅是翻译的实践问题，而且是翻译的研究问题。这些问题包括翻译的理论、法则和标准的建立。如果没有一定的理论体系作指导，翻译的原则将无从确立。如果翻译的原则没有得到确立，翻译的方法和策略则无法得到合情合理的分析和归纳。如果翻译的方法和策略没有得到合情合理的分析和归纳，翻译的标准则难以客观实际地得到厘定。所以，如果没有适合于中医的翻译理论体系为指导，深入系统的实践总结、学科交叉的翻译探索、规范统一的翻译要求就难以实现，即便人为地制定了，也很难具有必要的说服力。

比如中医名词术语的翻译，音译、直译、意译以及音意结合等常见的方法均可以加以使用，但究竟哪些术语应该音译、直译、意译或音意结合式的翻译，单从经验的角度来选择显然是非常随意的，缺乏足够的学术基础。但在一定的翻译理论指导下，在一定的翻译原则的规范下，按照中西方语言、文化和医理的异同关系对其进行分类，并根据中医翻译理论和方法的要求以及长期以来中西方交流的经验和体会，对中医名词术语从结构上和内涵上进行合情合理的按类分译，则会使其逐步走上规范化和统一化的道路。有了这样的意识和观念，对中医翻译方法的研究就不会仅仅地局限在技巧和技能方面，而且应该拓展到文化交融和学术交互的层面，从而有效地提高中医翻译研究的层次和水平。这就是理法派一直努力为中医翻译界营造的文化氛围和学术氛围。

在理法派多年的努力推进下，今天的中医翻译界越来越多的学者和译者逐步拥有了理论联系实际的理念和意识，在理法派所创建的中医翻译理论体系的指导和启发下，一直在努力地拓展中医翻译研究的领域和视野，从不同的角度和层面努力补充和完善理法派二十多年前所创建的中医翻译理论体系。要最终完善这一理论体系，还需要中医翻译界有更多的学者和译者积极加入理法派的队伍，共同努力将这一重要的研究领域进一步推向前进。但自 21 世纪以来，由于时代的变迁和社会的浮躁，有此学术发展意识的学者和译者依然亟待增加，其知识结构、文化素养、学术水平、实践能力和综合实力依然有待于进一步的加强。而要使更多的学者和译者的学术意识得到增强，尤其是使他们的知识结构、文化素养、学术水平、实践能力和综合实力得到加强，还有待于理法派人士继续不断的努力。

思考题

    1. 理法派的风貌和特点

    2. 理法派的意义和贡献

    3. 理法派的影响和传播

    4. 理法派的发展和走势

    5. 中医翻译的问题和困难

    6. 中医翻译的要求与挑战

    7. 中医翻译的发展与现状

    8. 中医翻译的观念和思路

    9. 中医翻译的回顾与展望

    10. 中医翻译的评价与批评

第十九课　中医翻译中方流派：
规范派

　　所谓"规范派"，就是努力推进和实现中医基本名词术语英译统一化和规范化的学者和译者。这正是 21 世纪以来中医翻译事业最为突出的发展，也是中医翻译始终面临的巨大挑战。这一挑战，在 20 世纪 70 年代中医现代翻译事业刚刚起步的时候，实际上已经客观存在了，已经引起了当时全力推进中医翻译事业发展的学者和译者的密切关注。最初的中医翻译研究，实际上就是从如何统一和规范中医基本名词术语的英译问题开始的。无论在中国还是在西方，中医基本名词术语英译的统一和规范，一直以来都是大家极为关注的问题，也是大家一直以来努力解决但还始终没有完全解决的问题。

一、规范派的概念

　　规范化这一概念，早期的中医翻译者就已经有明确的认识。在其翻译实践中，也在不断地采取措施推进这一工程，甚至还以自己的实践经验和科技语翻译的基本要求为基础，研制了一定的规范化方案，为后来者提供了诸多颇值借鉴的理念和方法。

　　20 世纪 50 年代西方学者满晰博先生之所以用拉丁语为中医制定了一套术语系统，其目的就是为了为中医基本名词术语英译开辟一条统一和规范的渠道。当年李约瑟先生在编写中国科技史中医分册的时候，就如何翻译和表达中医基本概念和术语所提出的三点意见，其目的也是为了统一和规范中医基本概念和术语的翻译问题。在中国,同样的问题也同样存在着,也同样引起了许多学者和译者的关注并采取了许多措施努力加以解决。从 20 世纪 70 年代开始,随着现代中医翻译事业在中国的启动,许多学者和译者便开始认真研究如何统一和规范中医基本名词术语的翻译问题,并将国内外译者的翻译经验和方法进行了认真的归纳总结,从中疏理出了许多值得借鉴的理念和方法。20世纪 80 年代初欧明教授编写出版的《汉英中医常用术语》,帅学忠教授编写出版的《汉英双解中医常用词汇》和谢竹藩教授编写出版的《汉英常用中医药词条》,就是当时对国内外译者翻译方法以及他们自己翻译经验归纳总结的结晶,对嗣后中医名词术语的英译及其研究发挥了重要的指导作用。

但由于中医理论的深奥、语言的古奥和内涵的多样以及西方语言中缺乏中医基本名词术语的对应语,再加上中医翻译人才的匮缺、经验的不足和研究的欠缺,导致了中医基本名词术语英译统一化和规范化的难以实现。三部首批汉英中医词典出版之后,由于编者彼此之间缺乏必要的交流和沟通,很多术语的翻译并不一致,如"五脏"和"六腑"在欧明教授编写的词典中被译作 five solid organs 和 six hollow organs,在帅学忠教授编写的词典中被译作 the five parenchymatous viscera 和 the six hollow viscera,在谢竹藩教授编写的词典中被译作 the Five Viscera/the Five Yin Orbs 和 the Six Bowels/the Six Yang Orbs,彼此之间的差异还是比较明显的。这样的差异在三部词典中还是比较普遍的,这也是非常自然的,因为不同的译者对于同样一个概念和术语的理解均有一定的差异,翻译方法上也有各自的选择。这也与中医基本名词术语的翻译从一开始便比较多样化有一定的关系。

由于这三部首批汉英中医词典在中医基本名词术语翻译方面存在的巨大差异,使其读者和使用者产生了很大的困惑,不知该以何者之译为准。如果不同的译者以不同的词典为蓝本从事自己的翻译实践,自然会进一步地扩大彼此之间对同一概念或术语翻译的差异。同时,经过一定程度的翻译实践,很多译者对中医翻译也有了自己独到的体会和想法,在翻译中也逐步形成了自己以为比较合情合理的技法,从而使同一概念和术语的翻译方式更加多种多样。比如对"三焦"的翻译,就有 three/triple warmers,three/triple heaters,three/triple burners,triple Jiao,three Jiao,Sanjiao,triple energizer 等等不同的译法。每位译者对同一概念或术语的不同释义和翻译,皆可从不同的角度作出合理的说明,但没有人能够从统一和规范的角度对其加以有效的整合和规定。这也就是为什么有如此多的总结和分析,但始终难以实现中医基本名词术语英译统一化和规范化的主要原因。

而要使大家统一认识和规范翻译,首先必须对有关问题进行深入系统的分析和疏理,将比较一致的加以归纳和总结,将比较偏颇的加以比较和研究,对比较合理的加以论证和推广。要做到这一点,除了学者纯粹的学术研究之外,还需要学界予以重视,还需要学会予以推进,还需要政府职能部门加以指导。这就是 20 世纪初期朱自清先生在《译名》一文中所提出的关于译名统一化的四点建议,即政府审定、学会审定、学者鼓吹和多数选择。但要实现这样一个既定的目标,单靠政府的规定还是远远不够的,因为这毕竟是一个学术问题,首先需要学者的认真研究和学术组织的认真推进。正是为了实现统一化和规范化中医基本名词术语英译这一远大目标,从现代中医翻译事业开始的那一时期,就有不少的学者和译者开始研究和探讨中医名词术语英译的统一化和规范化问题。在他们的艰苦努力下,统一化和规范化的概念和意识在中医翻译界逐步得到了加强,研究的队伍也在不断扩大,研究的领域和方向也在不断地拓展。中医翻译规范派也因此而逐步形成。

中医翻译领域规范派的形成和发展,极大地推进了中医基本名词术语英译国内标准和国际标准的发展,在一定程度上推进了中医国际化的进程,加强了中西方在中医领域的交流与合作。这是规范派为中医翻译和中医国际化发展所作出的最大贡献。

二、规范派的代表

中医基本名词术语英译的统一化和规范化问题,很早就引起了国内中医界、翻译界和中西医结合界很多学者和译者的关注。20 世纪 70

年底启动现代中医翻译事业的学者和译者,就是其中的代表,他们在80年代初编写出版的三部汉英中医词典,就是对这一问题总结、分析和思考的结果。所以,在不同的历史时期,皆有许多学者和译者根据已经出版的几部汉英中医词典的翻译方法,并结合自己的经验和体会,就这一问题进行了不同程度的研究和总结,从不同的角度提出了许多颇值思考和借鉴的意见和建议,在一定程度上推进了这项工作的开展。

1. 关于针灸经穴名称国际化的研制

关于中医名词术语翻译的规范化问题,国内其实从20世纪50年代就已经就已经有所思考和推进了,只是当时仅限于针灸穴位名称的国际标准化问题,而没有涉及到中医核心概念和术语的翻译问题。由于针灸在西方的传播和发展远远超过中医学的其他领域,所以针灸经穴名称的国际标准化问题很早便引起了国内外的重视。1958年中国针灸学者就开始研究针灸经穴名称的国际标准化问题,在比较了汉语拼音与威妥玛式拼音的差异后,决定以汉语拼音为基础制定针灸穴位名称的国际标准。1959年出版了第一部用汉语拼音音译针灸穴位名称的学术著作,在西方得到了极大的推广。1980年中国针灸学会成立了穴位研究委员会,1982年公布了“针灸穴名国际化方案”。这一方案的制定,对于后来 WHO 西太区主持制定的针灸经穴名称国际标准,应该发挥了一定的积极作用,但也很可能像如今 WHO 启动的 ICD-11-ICTM 工程和 ISO 建立的 TC249 一样,一定也遭遇了某些国家的对抗。比如1981至1982年,在 WHO 西太区的资助下,中日组团互访,商讨制定针灸经穴名称的国际标准化方案。但经过5次讨论,最终没有能够达成一致的意见,因为日本1965年成立了经穴委员会,并制定了以日语发音为基础、用罗马字母拼写针灸穴位的方案。

为了促进针灸经穴名称的国际标准化发展,中国针灸学会也组织专家对这一问题了认真的研究。除了以汉语拼音为基础对其进行音译外,还采取了意译的措施,并制定了一个意译的标准化方案。1983年,《中国针灸》杂志第3期发表了张晟星执笔、孟昭威和王雪苔审阅的文章“经穴命名的英语意译探讨”,研究和探讨了四大问题,即关于古字通义的意译问题、关于中医专门术语用字的意译问题、关于字异义同和字同义异的意译问题、关于所处解剖部位意译的问题。同时也公布了《中英(意译)穴名对照表》。对针灸经穴名称进行意译,确实是颇具创新意识的翻译,对于西方人了解和掌握针灸穴位名称的实际含义及其与穴位的定位和功效之间的关系,自然有非常重要的意义。

但由于针灸穴位名称的命名法则以及所用汉字的特殊含义及其与中国古典文化与哲学的密切关系,要想将其完全准确地再现于英文译文,其实是非常不易的。比如在该方案中,督脉上的"人中"穴被译为Middle of Man,便显得比较滑稽。该穴位于人体上嘴唇和鼻孔之间,怎么可能是 middle of man 呢? 从人体的结构来看,middle of man 最起码应该是肚脐,而不应该是上嘴唇和鼻孔中间的部分。而要准确地释义"人中"的含义,则需要将其与"天地人"这"三才"结合起来,即将其与中国人传统的宇宙观结合起来,这样才能比较客观地揭示该名称的实际含义。从这个角度来看,要以意译之法比较准确完整地揭示针灸经穴名称的含义,的确不易。

1984 年,何宗禹在《中国针灸》杂志第 4 期上发表了题为"中国针灸传布外国进程中在译名与定义上所反映的问题"的文章,探讨了acupuncture 和 moxibustion 两个词语的来源、构成及其含义。为了完善针灸核心概念英译的准确性、合理性和统一性,他对其提出了自己的一些看法,尤其对 moxibustion 一词的构成提出了质疑,建议将其"艾灸"译作 aibustion 而不好译作 moxibustion,因为所谓的 moxa 其实是日语对"艾绒"的发音。用日语的发音翻译"艾绒"的确有些不妥,但由于历史的原因和约定俗成的规律,要将其加以改变的确非常不易。但他对"艾灸"的译文 moxibustion 的分析和考察,对于我们今天翻译和研究中医其他术语,却有非常重要的参考意义。1988 年,李平在《中国针灸》杂志第 5 期上发表了题为"针灸术语国际规范化的英译问题刍议"的文章,探讨了针灸术语中一义多词、一词多义的问题以及如何正确释义、忠于原文和保证对应的问题,对针灸名词术语英译的国际标准化提出了颇具建设性的意见和建议,而且对一些具体问题也进行了颇为深入的分析和总结,至今依然具有颇值借鉴的现实意义。

2. 关于中医名词术语英译统一化的思考

中医基本概念和术语英译的统一化问题,是中医翻译从一开始便面临的一个亟待解决的首要问题。早期的译者们对此也进行了认真的分析,在编写汉英中医词典的时候,也进行了较为系统的总结。但由于彼此之间的沟通交流还不够充分,特别是学术界的关注还不够及时,导致了同一个概念和术语的翻译出现了较大差异,引起了一些学者和译者的思考,并提出了解决这一问题的意见和建议。

1982年顾启欧教授在《中西医结合杂志》上发表的题为"中医著作的译名应该统一"一文,虽然主要强调的是关于《黄帝内经》《金匮要略》和《伤寒论》三部经典著作名称译法的统一问题,其实也是关于中医基本概念和术语翻译的统一问题,因为中医经典著作的名称也属于中医的基本概念和术语。比如"黄帝""内经"和"伤寒",就是中医的核心概念和术语,如何理解和翻译至今依然是值得讨论和研究的问题。在这一时期,能够公开提出和讨论"译名应该统一"这一问题,本身就是对中医基本名词术语英译规范化重要性的认真思考和明确认识,就是对学术界和翻译界的呼吁和期待。

从1986年到1989年这三年间,欧明、张保真、李衍文、苏志红等先后在多种学术刊物上分别发表了一些颇具针对性的文章,就中医一些基本概念和术语的翻译问题进行了分析和讨论。虽然没有明确提出统一化和规范化的问题,但对这些问题讨论和分析的目的,实际上就是为了实现中医基本概念和术语英译的统一化和规范化。他们之所以特意撰写文章讨论有关概念和术语的翻译问题,就是因为这些概念和术语在当时的翻译中存在着理解和翻译的差异。有些概念和术语虽然理解上比较一致,但在具体的选词和表达方面依然存在着较大的偏差。"五脏"和"六腑"的翻译,就是比较典型的实例。对于当时编写首批汉英中医词典的学者和译者来说,对"五脏"和"六腑"的理解应该是没有什么偏差的,但翻译时在选词和表达方面却出现了较大的偏差。如何实现从理解的一致到表达的一致,这就是那一时期的学者和译者认真思考的问题,也是他们撰写文章进行分析和思考的主要原因。所以,这些文章也可以视为最早讨论如何统一和规范中医基本概念和术语英译问题的学术文章。

3. 关于中医名词术语英译标准化的理论探索

20 世纪 90 那年代，是中医翻译从实践总结上升到理论研究的关键时期。由于理论研究的深入开展，引发了理法派学者对中医基本概念和术语英译的标准化思考。而在当时，中医基本概念和术语英译的标准化问题，也是中医翻译所面临的核心问题。所以，在努力创建中医翻译理论体系的同时，理法派的创始者也开始关注中医名词术语英译的标准化问题，并对此进行了系统的分析研究，制定了颇具前瞻性的方案和程序。

1991 年，镐京学者在《中国翻译》上发表的"论中医翻译的原则"一文，所关注的重点就是名词术语的翻译问题，所提出的三大基本原则也集中在名词术语的翻译问题上。1992 年他在《中国翻译》杂志上发表的"中医翻译标准化的概念、原则与方法"一文，所针对的就是中医名词术语的翻译问题。谈到标准化的概念时，他指出："由于中医翻译起步较晚，目前又未形成一套指导其发展的理论体系，因此标准化也只能是初步的，即只能局限于'名词术语统一、概念解释一致'这一点上。由于概念解释的一致取决于名词术语的统一，因此中医翻译初步的标准实际上就是中医名词术语的标准化。而更高一级的标准化只有在中医翻译的理论体系确立之后，才能实现。"谈到中医名词术语的特点时，他将其概括为四。一为"模糊性：具体意义与抽象意义交叉"；二为"笼统性：感情色彩与文体色彩交织"；三为"玄秘性：主观意义与客观意义交错"；四为"歧义性：原始意义与派生意义交融"。他对中医名词术语这四大特点的总结，可谓自然而深刻，至今依然颇值思考。

对于中医名词术语英译标准化的原则，他提出了民族性、客观性和科学性这三大要求。所谓民族性，强调的是英译的中医名词术语应该具有鲜明的民族性，要体现中医基本理论的核心和辨证论治的要旨，而不能完全西化。所谓客观性，强调的是要从中医名词术语的实际内涵出发，努力挖掘其主旨精神，摆脱其模糊性、笼统性、玄秘性和歧义性的束缚。关于标准化的方法，他根据当时的发展现状和趋势，分析总结了三点。一是"辨证分型，旧法新用"，即根据中医辨证分型和辨证论治的原则,将中医的基本名词术语分为六大体系,根据不同体系的结构和特点进行分类翻译;二是"组合词素,创造新语",即按照词素仿造法的要求并根据中医一些基本名词术语的结构特点,对其加以颇具特色的翻译;三是"约定俗成,将错就错",即对已经在国内外较为流行的中医名词术语的译法应该予以接受。其中的第一点还是比较有现实意义的,第二点至今没有得到推进,第三点还是比较客观实际的,也是学术界和翻译界普遍理解和接受的一种观念。

1994 年,镐京学者在《中西医结合杂志》上发表了"关于中医名词术语英译标准化的思考"一文,讨论了五个核心问题。一是技术问题,包括三个方面,即对名词术语的界定,对名词术语的分类,对翻译单位的确立;二是学界问题,也包括三个方面,即与中医界的关系,与语言翻译界的关系,与医学外语界的关系;三是行政问题,即国家有关部门对中医翻译及其标准化研究的指导和干预;四是国际问题,即在中医名词术语英译的标准化过程中必须注意研究国际方面的发展,因为中医翻译中的大量工作是在海外进行的;五是标准化的程序问题,即学者认真研究,学界认真关注,学术组织认真审核,政府部门最终把关。

4. 关于中医名词术语英译标准化的系统研究

进入 21 世纪以来,中医名词术语英译的标准化问题已经成为中医国际化和中医翻译学科建设所面临的重大问题。20 世纪 90 年代的研究,基本上还是偏向理论化的,还缺乏对实际问题深入细致的研究和解决。比如镐京学者虽然对中医名词术语进行了分类研究,提出了不同类别的不同译法,但还没有完成对每一类别主要术语的具体翻译。为了完成这一巨大的任务,谢竹藩教授为此而作了大量的研究和探索,较为系统地推进了中医核心名词术语英译标准化的发展。

谢竹藩教授是我国现代中医翻译事业的创始人之一,也是我国首批汉英中医词典的主编者之一。他在认真研究中西医结合学的同时,依然坚持不懈地研究和推进中医名词术语的英译及其标准化问题。进入 21 世纪,虽然年事已高,但他依然一如既往地关心和研究中医名词术语的英译问题,尤其是统一化和标准化的问题。2003 年,外文出版社出版了他用英文撰写的一部专著 On Standard Nomenclature of

Traditional Chinese Medicine(即《中医标准命名法研究》)。

在这部学术专著中,谢竹藩教授首先回顾和总结了中医名词术语英译的历史发展。同时,还认真分析和思考了中医名词术语英译及其标准化所涉及到的九大问题,即 Difference Between Standardized Translation and Standard Nomenclature(即标准化的翻译与标准命名法的区别),Difference Between Medical Terms and Common Words(即医学术语与普通词汇的区别),Differentiation of Culture-Specific Terms From Generic Terms(即文化术语与一般术语的辨析),Standardization of TCM Nomenclature in Chinese(即中医命名法中文的标准化),The Impact of Ancient Writings on TCM Terminology in Chinese(中医古籍术语的影响),Basic Requirements for Standard Nomenclature(即标准命名法的基本要求),*Pinyin* and Romanized Chinese(即拼音与罗马化的中文),Adoption of WHO's Standard Acupuncture Nomenclature(即接受 WHO 关于针刺标准命名法),Use of Western Medical Terms(即借用西医术语)。这九大问题的分析和思考,对于梳理和开拓中医名词术语英译标准化的思路与方法,无疑具有非常重要的指导意义。

在这部学术著作中,谢竹藩教授重点研究了三大块中医基本名词术语的英译及其标准化问题,即中医基础理论(包括哲学、解剖、生理、病因和病机术语)、诊断学(包括一般性诊断和诊断法术语以及症候和疾病名称)、治疗法(包括治则、药理和针灸术语)。同时还分析和研究了如何翻译中医经典著作名称的问题。根据中国文化的精神、中医的理法方药以及国内外的翻译现状,谢竹藩教授对中医两千多个核心名词术语的解读和翻译进行了认真的比较研究和深入的分析归纳,去粗取精,去伪存真,不仅系统地研究了中医名词术语的英语及其标准化问题,而且还逐一完成了中医基本名词术语标准化的英译。这在中国中医翻译史上,可谓史无前例。其对中医翻译事业发展的贡献,可谓无与伦比。

5. 关于中医名词术语英译标准化方案的制定

① 国家中医药管理局组织制定的标准化方案

在完成了中医两千多个基本名词术语的原文分析、译文比较和标准厘定之后,谢竹藩教授在国家中医药管理局的支持下,开始研究和制定中医基本名词术语英译的标准化方案。1999 年国家中医药管理局委托谢竹藩教授组织专家开展"中医药名词术语英译标准化研究"项目,制定中医基本名词术语英译的标准化方案。该方案 2004 年由中国中医药出版社出版,题为《中医药常用名词术语英译》(English Translation of Common Terms in Traditional Chinese Medicine)。

在该方案的前言中,国家中医药管理局指出:"该项目以目前国内外在版的汉英中医词典、英文中医药教材等 70 部专著为基础资料,按照择优和从众的原则,进行了深入细致的研究,并逐条确定了翻译方法,提出了中医药常用名词术语英译 4626 条。这些词条经过两次国内外中医药专家和英文专家的审定,最终定稿。"由此可见,谢竹藩教授的研究是一项由国家中医药管理局确立的标准化项目,其制定的标准化方案是经过国内外中医专家和英文专家审定,并得到国家中医药管理局认可。所以其编写出版的这部《中医药常用名词术语英译》,是国内第一部规范的汉英中医词典。

2004 年,WHO 西太区启动了中医名词术语英译国际标准化工程,其第一次会议于 2004 年 10 月 20—21 日在北京召开,经过各国代表投票,谢竹藩教授制定的这一标准化方案被选为 WHO 西太区制定国际标准的蓝本。2007 年西太区发布的标准化方案前言中指出:

Given the need to standardize general traditional medicine terminology, the WHO Regional Office for the Western Pacific convened in October 2004 the 1st Informal Consultation on Development of International Standard Terminologies on Traditional Medicine, in Beijing, China. The main objective of the meeting was to identify the willingness of Member States to develop an international standard for TRM terminology, to select materials and references, and to decide working procedures to this end. During the meeting, it was established that there is a need for standard TRM terminology. To expedite the process of term selection，the Zhongyiyao Changyong Mingci Shuyu Yingyi（中医药常用名词述语英译：English Translation of Common Terms in Traditional Chinese Medicine：Xie Zhufan，China TCM Pub. Co.，Beijing，2004）was adopted by voting through the main reference for the development of the international standard terminology.

意思是说："为了实现传统医学基本术语的标准化，WHO西太区2004年10月在中国北京召开了传统医学术语国际标准发展的第一次非正式研讨会，主要目的是确定各成员国是否愿意制定传统医学术语的国际标准，选择材料和参考资料，确定工作程序。会议期间，确定了标准化传统医学术语的需要。为了加快术语选择的进程，经过投票，中国中医药出版社出版的由谢竹藩主编的《中医药常用名词述语英译》被确定为制定国际标准术语的主要参考资料。"由此可见，谢竹藩教授所主持制定的这一标准化方案，也得到了参与西太区制定中医名词术语国际标准相关各国的认可。从西太区2007年公布的标准化方案来看，确实吸取了谢竹藩教授所制定标准的很多内容和元素。

谢竹藩教授主持制定的标准化方案，包括七大部分，即中医基础理论、中医诊断学、各科疾病、治则治法、针灸、中药与方剂和中医典籍。由于中医的名词术语比较众多，虽然该方案收录了4626个词条，但对中医基本名词术语的涵盖还是比较有限的，不过其翻译的理念和方法却是非常明确的，完全体现了自然性、简洁性、民族性、回译性和规定性这五大原则。将"肠澼"译作dysentery，将"急黄"译作acute jaundice，将"石蛾"译作chronic tonsillitis，即属于自然性翻译；将"温病"译作warm disease，将"六淫"译作six excesses，将"八纲"译作eight principles，即属于简洁性翻译。将"脏"译作zang organ，将"腑"译作fu organ，将"丹田"译作dantian，即属于民族性翻译。不过将"雀啄脉"译作bird-pecking pulse，将"鱼翔脉"译作fishi-swimming pulse，将"屋漏脉"译作roof-leaking pulse，将"转豆脉"译作bean-rolling pulse，将"解索脉"译作rope-untying pulse，同样属于民族性翻译。将"脾实气"译作spleen qi excess，将"脾胃不和"译作spleen-stomach disharmony，将"肠道湿热"译作intestinal damp-heat，即属于回译性翻译。至于规定性,此方案制定本身,就具有明显的规定性,因为是国家中医药管理局组织专家制定的方案,自然属于政府审定的标准。

在谢竹藩教授负责制定的这一标准中,也在一定程度上体现了中西的合璧。比如将"外感"译作 external contraction,将"命门"译作 gate of life,将"魄"译作 corporeal soul,将"相火"译作 ministerial fire,与魏迺杰先生的翻译还是比较一致的。当然差异也是有的,而且还是比较明显的。比如在魏迺杰的标准中,"元气"译作 original qi,"原气"译作 source qi,有一定的区分性。虽然"元气"和"原气"有一定的相同之处,但毕竟是两个独立的术语,形式上的差异还是应该具有的。谢竹藩先生的标准中将其统一译作 original qi,似乎缺少了形式上的可区分性。这种情况究竟该不该形式上有所区分,确实值得商榷的。这就像"美丽"和"漂亮"一样,意思虽然是比较近似的,但毕竟是两种比喻的方式,从丰富语言和内涵的角度来看,译文中似乎还是应该有所体现的。

② 全国科学技术名词审定委员会颁布的标准化方案

全国科学技术名词审定委员会是负责制定国家科技名词术语标准的一个重要机构。自 2004 年以来,该委员会已经审定颁布了三部中医名词术语的英译标准。这三部标准是在该委员会的指导下,由中国中医科学院知名专家朱建平教授组织中医界和中医翻译界的专家学者研究制定的,在国内外中医翻译界产生了极大的影响。

朱建平教授虽然是从事中医医史和文献研究的专家,但对中医翻译却一直非常关注,非常重视,尤其是中医名词术语的英译及其标准化。在研究中医医史和文献的同时,他在中医名词术语的英译及其标准化方面也投入了大量的时间和精力进行总结、研究和思考。他对此的关注并不仅仅局限在个人的研究方面,而是努力将其拓展到朱自清先生当年所提出的"多数意志选择""学者鼓动力量""学会审定"和"政府审定"等四个层面,从而实现了标准化中医名词术语英译的奋斗目标。

在朱建平教授及其所处的中国中医研究院领导和专家的共同努力下,1998 年夏开始筹备成立全国科技名词审定委员会中医药学名词审定委员会(简称"中医药名词委")。经过两年的筹备,该中医药名词委于 2000 年 8 月 18 日在北京正式成立,确定了中医药名词术语规范与审定的总体计划,制定了《中医药学名词审定原则及方法》,并审定了已经起草的《中医药基本名词(草案)》。对于中医翻译事业而言,中医名词委的成立,可谓具有里程碑式的重要意义。这也是朱建平等专家学者为中医翻译事业作出的重大贡献。在中医药名词委成立的初期,朱建平教授担任副秘书长和《中医药基本名词术语规范化研究》项目组的负责人之一。如今他是中医药名词委的秘书长和项目组的唯一负责人,更加有效地推进了中医名词术语英译的标准化工程。

2006 年,朱建平教授在《中华中医药杂志》第 21 卷第 1 期上发表的题为"中医术语规范化与中医现代化国际化"一文中,就中医名词术语的规范化问题进行了较为系统的总结、分析和研究,并提出了颇具建设性的意见和颇具现实意义的构想。他指出:"中医术语的规范,是中医药学一项重要的基础性的系统工程。它对于中医药知识的传播,国内外医药交流,学科与行业间的沟通,中医药科技成果的推广使用和生产技术的发展,中医药书刊和教材的编辑出版,特别是对中医药现代化、国际化都具有十分重要而深远的意义。"

在朱建平教授的努力下,在中医药名词委的推动下,全国科学技术名词审定委员会自 2004 年起,已经连续三次颁布了《中医药学名词》的标准化方案。2004 年颁布的方案主要是中医药学的基础性名词术语,共有 5283 条,涵盖了 18 个部分,包括总论、医史文献、中医基础理论、诊断学、治疗学、中药学、方剂学、针灸学、推拿学、养生学、康复学、内科疾病、外科疾病、妇科疾病、儿科疾病、眼科疾病、耳鼻喉科疾病、肛肠科疾病、皮肤科疾病和骨伤科疾病。该标准在基本名词术语的翻译方面,与国内外比较流行的译法基本保持一致。如对"经络"的翻译,虽然以 channel 为首选,以 meridian 为次选,但与"经络"英译的标准化走势还是基本一致的。再如将"命门"译作 vital gate,虽然与比较流行的 life gate 或 gate of life 有一定的差异,但实质上还是比较一致的,因为英语中的 vital 和 life 都指的是"生命"。

此外,该方案还是比较重视民族性原则的。比如自 WHO 西太区

1991 年颁布了针灸经穴名称国际标准以来，"三焦"的译法 triple energizer 就在国内外逐步流行起来。但这样的翻译与"三焦"的实际含义还存在着较大的差异，并没有将其主旨精神再现于译文。这就是为什么翻译界一直对此译法持有很多异议。这也是我们近年来参与 WHO 启动的 ICD - 11 - ICTM 工程时一直提出修改的问题。在国内现在比较流行的汉英中医词典，包括谢竹藩教授主持制定的标准中，"三焦"的翻译基本上都采纳了 triple energizer 这一并不妥帖的译法。虽然坚持了约定俗成的理念，但却淡化了民族性原则的意识，确实是令人遗憾的。但在朱建平教授主持制定的标准中，"三焦"则音译为 sanjiao，"上焦""中焦"和"下焦"则依次译为 upper jiao, middle jiao 和 lower jiao，民族性原则得到了充分的体现，是颇值肯定的。

朱建平教授主持制定的标准，其准确性也是比较明显的。如在谢竹藩教授和魏迺杰先生制定的标准中，"梦交"均译作 dreaming of intercourse，似乎将"梦交"中的"梦"理解成了梦想，而不是梦中。在英语中，dream of 指的是梦想、希望。如 Longman Dictionary of Contemporary English 对 dream of 的解释是 to think about something that you would like to happen or have（即希望发生或拥有的东西），其举例为 She dreamed of becoming a chef（她梦想成为一位厨师）。在朱建平教授制定的标准中，"梦交"译为 sexual intercourse in dream，与原文之意颇为吻合，显然是比较贴切的译文。

2010 年，全国名词委颁布了朱建平教授主持制定的第二部中医名词术语英译标准方案。该方案是对 2004 年所颁布方案的补充和完善。在前言中，中医药名词委指出，2004 年由全国名词委公布的《中医药学名词》"仅有内科基本名词 216 条、妇科基本名词 98 条、儿科基本名词 70 条，很难满足学科发展的需要"。为了进一步补充和完善 2004 年颁布的方案，中医名词委又启动了《中医内科妇科儿科名词规范与审定》工程。在朱建平教授及其团队的努力下，增加名称 2416 条。经过认真的比较研究，对这些词条的译文进行了修改，确定了标准化方案。经过国家中医药管理局科技司组织专家审定，该方案于 2010 年正式颁布，成为比较完整、规范的中医内科、妇科和儿科名词术语的英译系统。

在这个标准化方案中,有些术语的翻译与西方较为流行的译法基本较为接近,与其国际标准化的走势保持一致。比如"风火眼"(谢竹藩教授的标准化方案中没有收入)在国内一些较为流行的汉英中医词典中,均被译作 acute conjunctivitis(方廷钰教授主编的《新汉英中医药词典》和镐京学者主编的《简明汉英中医词典》中均采用了这一译法),属于借用西医用语的译法。魏迺杰先生一直主张将其直译为 wind fire eye,此一主张也逐步得到了学界和译界的认同。所以在朱建平教授主持制定的第二个标准化方案中,"风火眼"即采用了 wind fire eye 这一仿造式的翻译。再如将"肝着"译作 liver fixity,也是如此。在魏迺杰先生主编的《实用英文中医辞典》和 WHO 西太区 2007 年颁布的标准中,"肝着"也是如此翻译。不过在谢竹藩教授制定的标准中,"肝着"则译作 liver stagnancy。看来中医名词术语英译的标准化,国内还需要进一步的统一化。

2013 年,全国名词委又公布了朱建平教授主持制定的第三部标准化方案。与其颁布的第二部方案一样,是为了进一步补充和完善 2004 年颁布的第一部标准化方案的内容。中医药名词委在前言中指出,2004 年已公布的《中医药名词》,"临床各科疾病名词有限,其中内科216 条、妇科 98 条、儿科 70 条、外科 95 条、皮肤科 50 条、肛肠科 21 条、眼科 81 条、耳鼻喉科 79 条、骨伤科 176 条,很难满足临床学科发展的需要"。为此,中医药名词委又启动了"中医外科皮肤科肛肠科骨伤科眼科耳鼻喉科名词规范审定"工程。在朱建平教授的主持下,选择了2485 条术语,其中新增加规范名词 2011 条。经过系统的整理、比较和分析,最终确定了这些词条的标准化译法。经过专家的审定和国家相关部门的批准,第三部标准化方案 2013 年正式颁布,从此比较系统地完善了中医药基本名词术语英译标准化方案的制定。

经过朱建平教授的多年努力和国家相关部门的大力支持,中医基本名词术语英译标准化方案终于得到了较为完善的制定,从而比较有效地指导和引领了中医名词术语英译及其标准化的发展。但要实质上完成这一艰巨的任务,还需要政府有关部门强力地推进和落实。此外,还需要政府有关部门努力地协调和统筹,不然同一个国家便会出现不同的标准。这种现象的存在,必然会为标准化的最终实现造成极大的影响。

③ 世界中医药学会联合会颁布的标准化方案

"世界中联"创建的目的,就是推进中医国际化的进程,为世界各国人民的健康服务。要使中医真正走向世界,就必须为其搭建一个顺畅交流的平台。所以"世界中联"建立之后不久,便启动了制定中医名词术语国际标准工程。从 2004 年至今,已经完成了英语、德语、法语、俄语、西班牙语等十多个语种的国际标准。在这些不同语种国际标准的制定过程中,英语国际标准的制定尤为重要,也尤为不易。因为英语是世界上最为流行的国际用语,其标准的制定直接影响到中医国际化的进程以及中医在国际上传播和交流的质量和水平。

2003 年 9 月 25—26 日"世界中联"成立大会上,37 个国家的代表提出了研究制定中医名词术语英译国际标准的建议。根据该建议,"世界中联"秘书处组织各国专家研究制定了《中医基本名词术语中英对照国际标准(草案)》。之后组织召开了三次国际会议,对这一草案进行了讨论和修订。68 个国家和地区的 165 位专家参加了编委会,为本方案的制定提供了 100 余种参考资料。2007 年 4 月 27—28 日,"世界中联"第一届四次理事会议及"中医基本名词术语中英对照标准"审定会议召开,经过讨论表决,决定将这一标准作为"世界中联"的国际标准,向其各国会员组织推荐使用,计划每五年修订一次。

代表"世界中联"主持制定该标准的是王奎教授,他是"世界中联"翻译部的主任,是一位学贯中西医且具有深厚英语语言功底和扎实中医翻译基础的杰出学者。他在医院从事临床治疗工作多年,后又到 WHO 西太区从事中医药的国际交流工作,从而在中医翻译方面积累了丰富的经验,在合璧东西方面奠定了良好的基础。"世界中联"成立之后,他出任翻译部的主任,负责中医对外翻译的理论研究、实践总结、方法探讨和标准制定。"世界中联"确定了制定国际标准这一既定目标之后,王奎教授即开始搜集资料,调查分析,整合资源,听取意见,筹备方案。经过几年的艰苦努力,终于按期完成标准的制定和发布,为中医名词术语国际标准化的实现做出了巨大的贡献。"世界中联"制定的标准与 WHO 西太区制定的标准均在 2007 年正式公布,成为世界上首次颁布的中医名词术语英译标准。2008 年 8 月 1—3 日,"世界中联"在上海师范大学成立了翻译专业委员会,王奎教授当选为首任会长,除指导委员会成员深入开展中医翻译的理论研究和实践探索之外,仍然组织大家继续努力修订和完善"世界中联"所颁布的标准。

WHO 西太区办事处 2004 年开始制定所谓传统医学(即中医学)名词术语国际标准,对"世界中联"启动的国际标准制定工程极为关注,并试图协调彼此之间标准的制定。该办事处官员崔晟勋(Chio Seung-Hoon,韩国人)2006 年 12 月 13 日及 2007 年 6 月 13 日曾经两次访问了"世界中联"秘书处,商讨彼此之间在国际标准制定方面的合作事宜。经过两次讨论,达成了一定的合作意向。为此,WHO 西太区向"世界中联"提供了其制定的标准(IST)资料。"世界中联"对该资料进行了慎重的研究,借鉴了其中的一些翻译方式和方法,对拟制定的标准化方案进行了一定的修订。

在该标准的简介中,"世界中联"提到了其借鉴 WHO 西太区标准的三种情况。一是修订,如将其原方案中的"气分"的英译 qi level 修改为 qi aspect,与 WHO 西太区的标准保持一致。二是并列,即将 WHO 西太区方案中的译法与其他通用译法并列为"世界中联"的标准。例如"经络之气"WHO 西太区的英译标准为 meridian qi,"世界中联"的英译标准为 meridian/channel qi。三是保留不同的英译方式,以确保再现中医基本名词术语的实际含义。如 WHO 西太区的标准中将"腑"译为 bowel,"世界中联"标准中将"腑"译作 fu-organ。

"世界中联"制定标准的基本原则有四,一是对应性,即英译词义尽量与其中文学术内涵相对应;二是简洁性,即在不影响清晰度的前提下,译名越简单越好,避免辞典式的解释;三是同一性,即同一概念的名词只用同一词对译;四是约定俗成,即目前已经通行的译名虽然不完全符合前三个原则,仍可考虑采用。这四个原则基本上还是比较符合术语翻译和规范要求的。按此要求制定的中医基本名词术语英译的国际标准,还是比较切合实际的,也是比较易于推广实施的。这四个原则得到了参与该标准制定的各国专家的认同,并在此基础上讨论确定了一些中医名词术语颇有争议的翻译。比如将"风火眼"译为 wind fire eye 的这一颇具争议的译法,最终之所以能被采用就是经过多次认真讨论、慎重分析和深入交流的结果。

原则确定之后,方法的选择便有了一定的依据。"世界中联"制定标准时所采用的方法包括五个方面。一是直译法,主要用普通英语词语作为对应语翻译中医基础理论、诊断、治则和治法的名词术语,以避免与现代医学概念的混淆。如将"肾主水"译作 kidney governing water,而不译为 kidney governing water metabolism;将"活血"译作 activating blood,而不译为 activating blood circulation。这样的翻译虽然比较质直,但经过中西方长期的交流与沟通,如此词对词的直译已经得到了西方人士的认同,并且已经将其与中医的理法方药密切结合起来,成为英语语言中独特的中医对应语。事实上,这样的直译之法在西方也是颇受重视的,西方主要中医翻译者对中医基本名词术语的翻译,大致上也采用的是直译之法,甚至对有些术语的直译超出了国人的想象。

二是借用西医术语翻译中医形体关窍的名称。比如将"面王"借用西医术语译作 tip of nose,而不照字面直接译作 king of face。如此之译,当然意思是最为清楚的,不会引起什么歧义。不过在魏迺杰所制定的标准中,"面王"就译为 king of face,其目的是为了保持中医的民族文化传统和特色。2004 年魏迺杰在一次中医基本术语英语翻译标准化国际会议上作了题为"认可西方所取得成就的重要性"发言。在发言中,魏迺杰谈到了中医英语术语标准化存在的问题,特别是借用西医术语的问题。他认为中国人之所以偏向于借用西医术语翻译中医术语,是因为中国人普遍认为西方人士的思维方式受所谓科学思维模式的禁锢,无法从中医传统思维方式出发来正确地学习和理解中医。这一看法其实是中国人自己的认识,而不是西方人的认识。他指出,借用西医术语翻译中医术语这一论点是不符合客观实际的,因为以英语为母语的临床医师团体现已意识到中医具有特有的概念,而将西医化了的术语强加于中医将对其独立性和完整性构成威胁。此外,西医化的中医术语也不适合文献史料的翻译,因为它不能反映中医概念的原貌。从民族文化的角度来看,魏迺杰先生的这一论断,还是颇值深思的。

三是采用三保险法翻译中药名称,即每一个中药名称均按照拼音、拉丁语和英语等三种方式予以翻译,以确保不出现任何的误解和误读,因为汉语中同义字比较多。这种做法与西方人的译法还是比较接近的。比如在美国,中药名称的翻译采用的四保险译法,即以拼音为基础的音译,再附加汉字、拉丁语和英语翻译。实际上“世界中联”采用的也是四保险,因为是英汉对照,所以汉字也包括在内的。由此可见,“世界中联”的标准在很大程度上的确体现了其作为中医的一个主要国际组织的风范。

四是采用音译和英译两种方法翻译方剂名称。音译法采用是《中华人民共和国药典(2005 年英文版)》的译法。但音译单位以音节划分,以便于西方读者阅读,这样的调整非常有利于中医的国际交流。关于方剂名称的翻译问题,本书附录“中医基本概念和术语英译概述”第三节“中药方剂基本概念和术语的翻译”有比较详细的论述,这里不再赘述。

五是直译的中医疾病名称附有相应的西医对应语,目的是帮助西方读者更好地了解直译的中医疾病名称的实际含义。比如该标准采用了 wind fire eye 这一仿造译法翻译中医的疾病名称“风火眼”,但在 wind fire eye 之后又以括号的形式附有 acute conjunctivitis 这一比较接近的西医病名。再如“四六风”之译 tetanus on 4th-to-6th day after birth(neonatal tetanus),“重舌”之译 double tongue(sublingual swelling),“小儿暑温”之译 infectious summer fever in children(epidemic encephalitis B in children),“解颅”之译 ununited skull(hydrocephalus),“伤食”之译 food damage(dyspepsia),“脏躁”之译 visceral agitation(hysteria),“肠覃”之译 lower abdominal mass in woman(ovarian cyst)等均是如此,属于翻译中的文内注解,在一定程度上有利于原文基本信息的再现。

“世界中联”所制定的中医名词术语英译国际标准,是世界上第一个中医的行业国际标准。在制定标准的过程中,既考虑到中国译界的长期实践(如将 syndrome 作为“证”的首选译语,就是典型一例),又考虑到东西结合的实际需要(如将"逆"译作 counterflow,将"不固"译作 insecurity,就是吸取了西方较为流行的、且在国内颇具争议的译法)。这样的做法特别具有国际化的观念和意识,非常有利于充分调动东西方的积极因素以实现中医名词术语英译国际标准化的远大目标。

④ 国家标准化管理委员会颁布的标准化方案

2006 年 5 月 25 日,中华人民共和国国家质量监督检验检疫总局和国家标准化管理委员会发布了《中华人民共和国国际标准·中医基础理论术语》(Basic theory nomenclature of traditional Chinese medicine)。该标准方案的引言中指出:"中医学科学术语的标准化是中医学学术建设的基础性工作。在国家中医药管理局的领导下,经过中医学界的努力,已初步建立了一些 GB(国家标准)和 ZY(中医行业标准),为中医学科标准体系的建立奠定了良好的基础。但是,迄今尚未建立中医基础理论术语标准。为了继承和发扬中医学术,为人类健康服务,满足中医教学、科学研究、医疗、管理及对外交流的需要,必须遵循中医学理论体系,建立科学、统一的中医基础理论术语标准。经过国家中医药管理局和中国国家标准化管理委员会批准立项,开展了中医基础理论术语标准研究而编制《中华人民共和国国家标准·中医基础理论术语》。"

该标准由国家中医药管理局提出并归口,起草单位为辽宁中医学院(即现在的辽宁中医药大学),起草技术负责人为李德新教授。李德新教授是辽宁中医药大学从事中医基础理论研究的专家,也是全国知名的中医学家。他虽然从事的是中医学的教学、科研和临床治疗工作,但非常重视中医的国际化和中医名词术语英译的标准化发展。在他所主持研制的中医基础理论术语国家标准中,术语的英译的问题也纳入其中,并且为中医基本名词术语的英译及其标准化发展奠定了良好的基础。

该方案包括总论、阴阳、五行、藏象、气血精津液、经络、体质、病因、病机、养生、预防、治则和五运六气等术语。每一条术语均为汉英对照,同时皆有比较简单的中文定义。从该标准的具体内容来看,大部分术语的英译都比较符合中医名词术语英译的规范化发展的基本趋势。比如将"藏象"译作 visceral manifestation,将"命门"译作 life gate,将"虚实"译作 deficiency and excess,就与国内外比较流行的译法保持一致。

再如将"寒因寒用"译作 treating coldness with coldness,将"热因热用"译作和 treating hotness with hotness,将"寒者热之"译作 treating coldness with heat,将"热者寒之"译作 treating hotness with coldness,与 WHO 西太区标准中的译法比较接近。在西太区的标准中,这四个术语分别被译作 treating heat with heat,treating cold with cold,treat cold with heat 及 treat heat with cold。虽然在词性的考虑方面有一定的差异,但从选词和结构方面来看,还是比较一致的,完全可以视为比较统一的译法。这说明该方案在制定的过程中,对国内外的发展还是有比较充分的调研和考虑。比如将"同病异治"译作 different treatments for the same disease,将"异病同治"译作 same treatment for different diseases,将"肾气不固"译作 insecurity of kidney qi 与 WHO 西太区标准方案的译法完全一致。

同时,该标准也采用了一些意译之法翻译中医一些颇具独特性的术语。如将"通因通用"译作 treating diarrhea with purgatives,将"塞因塞用"译作 treating stuffiness with tonic,将"肾虚水泛"译作 kidney insufficiency with water diffusion,则与 WHO 西太区标准的译法有一定的差异。在西太区的标准中,这三个术语分别被译为 treating the unstopped by unstopping,treating the stopped by stopping 和 kidney deficiency with water flood。西太区对这三个术语的翻译,主要参考的是魏迺杰的译法,所以显得比较质直。尤其是"通因通用"和"塞因塞用"的译法,虽然结构上与原文比较近似,但形式上显得有些僵直。李德新先生主持制定的方案中对这三个术语的翻译,似乎也有进一步调整的必要。比如在其标准中,"虚"一般都译作 deficiency,这也是国内外比较流行的译法。但在翻译"肾虚水泛"时,却将"肾虚"的"虚"译作 insufficiency,一方面与"虚"的一般译法不太一致,另一方面与"肾虚"的实际含义似乎也有一定的差异。在现行的翻译实践和标准化研究中,insufficiency 主要用以表示"不足"。比如在该方案中,"肾精不足"即译为 kidney essence insufficiency,但"禀赋不足"却译作 inadequate natural endowment，意思当然是清楚的，但统一性似乎还需要进一步加强。在西太区的标准中，"禀赋不足"译作 constitutional insufficiency，所有的"不足"均统一译作 insufficiency。

当然，从中医语言和文化的角度来讲，并不是所有形式上一模一样的字词或概念在任何条件下含义都是一样的。这种情况在中医理论和实践中，一般都是比较普遍的。比如"虚"，如果用意形容身体，则自然应该是 weakness，而不应该是 deficiency。所以从再现原文实际含义的要求出发，按照不同的语境对形式上同样的字词或概念予以不同的翻译，也是自然而然的。但从规范化和标准化的要求出发，又不得不采取一些颇为质直，甚至僵直的做法对其加以统一化的翻译。

另外，英译中医名词术语时，我们也需要注意西方人的选词。虽然西方人对中医基本概念和术语的理解一般都比较表浅，无法达到中国人理解的那么深入。但英语毕竟是西方语言，西方人的选词一般都会更加的自然一些。比如在李德新教授主持的方案中，"精血同源"译作 essence and blood from same source，"肝肾同源"译作 liver and kidney from same source，"津血同源"译作 fluid and blood from same source，意思是明确的，但结构上似乎还需要有所调理。在 WHO 西太区的标准中，这三个术语分别被译为 homogeny of essence and blood，homogeny of liver and kidney 和 homogeny of fluid and blood。选词上显然参考了西方译者的做法，所以显得比较自然一些。在英语语言中，homogeny 或 homogenity 指的是同构发生或同源发生，与中医上讲的"同源"意思比较接近。所以用 homogeny 或 homogenity 翻译"同源"，显得更自然一些，且译文的结构也显得比较完整一些。

⑤ 中医临床术语国家标准方案

1995 年，国家颁布了《中华人民共和国国家标准·中医临床诊疗术语》(GB/T 15657－1995)。这部中医临床诊疗术语国家标准只有术语，没有定义。从国家标准的要求来看，一个概念或术语不仅仅有标准的结构形式，而且必须有规范的定义。所以，此标准颁布之后，国家中医药管理局即组织专家对其进行修改、补充和完善，其中一个很重要的工作就是为每一个概念和术语确立定义，以便能展示其主旨精神。

1997 年，国家颁布了新修订的、有完整定义的《中华人民共和国国家标准·中医临床诊疗术语》（GB/T 16751.1 - 1997，GB/T 16751.2 - 1997，GB/T 16751.3 - 1997）。但 1995 和 1997 年颁布的中医临床诊疗术语，则只有中文，没有相应的英文。

2009 年 WHO 西太区启动了 ICD - 11 修订工程的同时，特别设立了第 23 章，将中医纳入其中。对于中医国际化而言，这是一个具有重要历史意义的发展。中国政府积极参与了 WHO 的这项重要工程，温家宝总理为该项目特批了 100 多万美元的中方资助。为了有效地推进该项工作，WHO 要求参与此项工程的国家提供其英文的国家标准。国家中医药管理局决定将 1995 和 1997 年颁布的中医临床术语国家标准提供给 WHO。但因这两部国家标准均无相应的英文翻译，国家中医药管理局临时委托镐京学者主持这两项国家标准的翻译，制定中医临床术语英译的国家标准，按期提交 WHO 以便能体现中国关于中医基本名词术语英译的原则和标准。之所以委托镐京学者负责这两部中医国家标准英文版的制定，是因为他是中国参与 WHO/ICD - 11 - ICTM 工程的固定成员，也是 WHO 术语组的专家。

经过两个月的努力，这两部国家中医临床术语标准英文版的制定终于按时完成。国家中医药管理局组织专家对其进行了认真评审，最后以国家标准的形式提交 WHO。在总结这一国家标准英文版的研制过程时，镐京学者解释说："为了按期向 WHO 提交中国中医国家标准的英文版，2010 年 6 月我受命承担这两部中医国家标准的英译工作。2010 年 8 月 26 日，国家中医药管理局组织专家对译文进行了审定。根据专家提出的意见，我对这两个中医国家标准——尤其是 1997 年颁布的国家标准——进行了全面的修改。之后不久，国家中医药管理局将修改后的译本作为中国中医国家标准英文版提交 WHO。"

由于当时时间紧迫，任务紧急，翻译的时候遇到的很多问题没有能够及时予以解决。所以在嗣后的发展中，这两部国家标准的英文版，尤其是 1997 年颁布的国家标准英文版，又作了很多的修改、补充和调整。在谈到这一问题时，镐京学者解释说："在参加 WHO 和 ISO/TC249 每年例行的讨论会议期间，根据国内专家的审定意见和建议以及各国专家在 ICTM 和 TC249 会议上的观点和看法,并结合中医术语国际标准化的发展现状和趋势,我又对译文进行了多次的修改、调整和补充,并对其翻译的原则、方法和标准进行了较为深入的研究和总结。"经过不断的修改,1997 中医国家标准的英文版已经逐步得到完善,在中国参与 WHO 这项工程中发挥了一定的作用。

该标准包括中医治则、治法、证候和疾病名称等中医临床术语2875 条和 317 条中医术语同义词。每一词条的定义都比较完整准确,比李德新先生主持制定的《中医基础理论术语》的定义要深入得多。为了进一步完善中医临床术语标准体系,国家中医药管理局组织专家对1997 年颁布的中医临床术语国家标准进行了研究和修改,其修改工作几年前已经完成。在本次对 1997 中医国家标准的修订中,术语的英译也被纳入其中,英译工作由镐京学者担任。经过多次研讨和修改,英汉对照 1997 中医临床术语国家标准修订版终于在 2014 年底顺利完成,2015 年初提交国家标准化管理委员会,目前还在审定之中。

由于 1997 中医临床术语国家标准英文版的研制,主要是为了配合中国参与 WHO 启动的 ICD - 11 - ICTM 工程,也是为了帮助 WHO 推动该项工程,所以其译文在充分考虑到中国译者的翻译理念和惯用方法的同时,也充分考虑到西方译者的理念和译法,努力中西合璧,以便能更有力地推进中医国际化的进程。WHO 西太区和"世界中联"2007 年分别颁布的《西太区传统医学术语国际标准》和《中医基本名词术语中英对照国际标准》是两个已经正式颁布了的中医术语国际标准,该标准在译制时,对这两个国际标准作了较为系统的总结和分析,并在翻译中有原则性地加以应用。同时,对国内外较为流行的汉英中医辞典比较统一的译法,也充分予以采纳。

比如对"证"的翻译,该标准采用了国际上较为流行的两种译法,即syndrome 和 pattern。在 WHO 西太区所颁布的传统医学术语国际标准中,pattern 为"证"的首选译法,syndrome 为"证"的次选译法。在"世界中联"所颁布的中医术语国际标准中,syndrome 为"证"的首选译法,pattern 为"证"的次选译法。在该标准中,"证"的翻译与"世界中联"的做法保持一致。再比如中医名词术语中常见的"养""补""滋"

"益""健""壮""培"等含义比较相近的汉字,在以往的翻译中 nourish、strengthen 等英语单词一般都笼统地用来翻译这些意思相近但形式不同的汉字。WHO 西太区在其制定的标准中,将这样一些含义比较相近的汉字完全选择不同的英语单词予以固定翻译,从而使其译文具有了显著的回译性和区分性。如将"养"译作 nourish、将"补"译作 tonify、将"滋"译作 enrich、将"益"译作 replenish、将"健"译作 fortify、将"壮"译作 invigorate、将"培"译作 cultivate,虽然有些质直,但从规范化的角度来看,还是比较有实际意义的。所以镐京学者在主持译制 1997 中医临床术语国家标准时,即将 WHO 西太区的这一做法予以借鉴,从而使其译文整体上用词比较统一,表达比较完整。

对于中医术语中的动宾结构,国内译界长期以来采用了名词化的译法,将其翻译成"名词"。这样的做法自然是可取的,但在具体的运用中,译者却不得不从实际出发对其加以调整。西方的不少译者在编写中医术语英译词典时,则采用了"以名译名"(即以名词结构的方式翻译中医术语中的名词部分)、"以动译动"(即以动词结构的形式翻译中医术语中的动词部分)的做法,则是比较客观实际的。所以该标准即采用了动宾结构的方式翻译同类中医术语,如将"补血养肝"译作 tonify the blood and nourish the liver,将"补血养心"译作 tonify the blood and nourish the heart。从民族性原则的要求来看,这样的译法还是有一定的实际意义的,值得借鉴。

⑥ 中国参与 WHO/ICD‐11‐ICTM 工程的标准方案

WHO/ICD‐11 传统医学部分 Content Model 中国推荐方案,由国家中医药管理局组织有关专家从 2009 年底开始进行研制。首先组织中医专家研究制定中文方案。中文方案制定好之后,再由术语组主要成员镐京学者负责译制英文方案。在译制过程中,镐京学者从中西语言比较的角度对中文方案提出了一些修改的意见和建议,得到了中医专家组的理解。下面根据术语组翻译的体会,就中国推荐方案的译制作以概要的说明。其中一些结构相近或含义近似的中医术语的筛选和翻译,尤其值得注意。

在汉语中,有很多貌似不同的概念,究其实质却很难有明确的区分界限。在中医名词术语中,这样的情况并不少见。有时,一些概念在用词方面确有不同,在内涵方面似乎也略有差异。但翻译成英文时,却很难明确地对其加以区分。如中医上讲的"后阴""肛门"和"魄门",字面上颇为不同,实质所指却完全一样。但从词义的关联性方面来看,三者又各有侧重,并不完全相同。对于这样的术语,推荐方案在选择的时候,就应该予以慎重的考虑,不然英文方案译制时就会面临很多难以解决的问题。

所谓"后阴",是中医学上的一种委婉用语。和很多民族一样,中国古人有许多专门描述或暗示与性行为和性器官有关的词语,这些词语后来也成为了医学上的专用术语。"阴阳"本来指日月的向背,引入到哲学领域后,指事物相反相成的两个方面;引入到医学领域,则用以解释人体的表里、脏腑以及功能与物质的关系;引入到两性之间,则"阳"指男而"阴"之女,同时"阴阳"又常用以喻指性事。如"合阴阳方""阴阳早合"中的"阴阳"即暗喻性功能低下;"阳事不举""阳痿"中的"阳",则暗喻男子性行为;而"前阴"和"后阴"则暗喻人体下部的两个部位,"前阴"指外生殖器,"后阴"则指肛门。

"肛门"则是古人对排便孔窍的比喻性说法,"肛"字取形于"缸",加月字旁代表人体。"取类比象"是中国古人认识问题的基本方法之一,"肛"字的结构和寓意实际上也反映了古人将其类比于"缸"之开口以倒内物的功能。从这个意义上讲,"肛门"这一说法最接近于实际,也最为形象,因此成为目前医学(包括现代医学)的通用之语。但是,对于一般民众而言,看到这个词,多少有一些不太自在的感觉。因为它无论从形还是从义上看,多太直观,给人一种不太良好的联想。这就如同"出恭"和"入厕"一样,意义相同,感觉颇异。

而"魄门",听起来似乎有些游离原物之意。但"魄门"自古以来却都是中医上的专门用语,用以喻指"肛门"。如《证治要诀》中说,"肛门者,……又曰魄门"。在今人看来,"魄"总是和"魄力"(daring and resolution;boldness)、"气魄"(boldness of vision;breadth of spirit;daring)等相关,怎么会和那排泄不洁之物的通道有染?"魄门"一词出自《素问·五脏别论》,指七冲门之一的肛门。为什么用"魄"来指"肛"

呢？原来"魄"在古代通"粕"，因糟粕从肛门排除，所以将肛门又称为"魄门"。由此看来，"魄门"者，"粕门"也。由于人类对于性器官和人体私密部位的避讳，"魄门"这一通假用法反而具有了某种委婉用语的特点，和"后阴"一样，成为中医学中的"雅言"。

从以上分析可以看出，"后阴""肛门""魄门"在中医学上尽管基本所指同一，但在结构和寓意上却各有侧重。这可能就是为什么这三个词语至今还在中医学中长期共存、互相喻指的主要原因吧。在中文中，这种现象的存在不但丰富了语言的表达能力，而且也具有一定的修辞效果。但当将其翻译成英文时，这样的作用却很难体现出来。无论是"后阴"，还是"魄门"，翻译成英语时，都是 anus。当然，在向西方人传授中医学时，可以对这三个词语的结构、语义和演变进行详细的解释说明。但作为一个临床使用的分类规范，将这三个术语都纳入其中的话，却会引起很大的混乱。既然这三个术语翻译成英语都是 anus，在推荐给 WHO 的 Content Model 中就不必将三个术语全部列出，以免引起混乱。这就像我们中国人的称谓一样，尽管我们对长自己一辈的男性有舅舅、叔叔、姨夫、姑父、伯伯等等不同称呼，尽管我们对长自己一辈的女性有婶婶、姨姨、姨妈、姑姑、妗子等等不同称谓，翻译成英语时却只能在 uncle 和 aunt 两者之间周旋。

所以在制定方案时，对这方面的问题必须进行细致的推敲和把握，努力剔除不少具有中国文化特色但却不利于其英文翻译的概念和术语。所以在参与草案的起草、讨论和审定过程中，需要收集整理大量资料和参考书目。这些参考资料和书目包括三个方面的内容，一是国内有关方面主持制定的国家标准（如《中华人民共和国国家标准中医基础理论术语》和"全国名词委"2004 年公布的《中医药学名词》）；二是有关国际组织主持制定的国际标准（如 WHO 西太区 2007 年颁布的国际标准和"世界中联"2007 年颁布国际标准）；三是国内外通行的一些汉英英汉中医词典，这些词典均为世界卫生组织西太区制定标准时所确定的参考书（如谢竹藩教授主编的《中医药常用名词术语英译》、英国人魏遒杰所主编的《汉英英汉中医辞典》以及镐京学者所编写的《简明汉英中医词典》等）。

在具体的翻译过程中,主要以现行的国家和国际标准为参考,以通用的汉英英汉词典为补充,尽量采用较为流行且基本符合中医相关概念和术语实际内涵的译法,避免标新立异或独辟蹊径,以免引起歧义或异议。尽管谨小慎微,在翻译过程中还是遇到了一些意想不到的问题,如"邪进正退"和"正进邪退"等一些术语,在现行的国内和国际标准和流行的一些汉英英汉中医辞典中都没有收录。对此,只好根据这些术语的实际含义并参考相关标准和词典对类似术语的处理方法,将前者翻译为 progress of pathogenic factors and recession of healthy qi,将后者翻译为 progress of healthy qi and recession of pathogenic factors。还有一些术语,从现有的词典和资料中均无法查到,如"畜门""视衣""准骨""朱砂掌""板痛"等,后经咨询专家组,方知"畜门"即"鼻孔"(nostrils)、"视衣"即"视网膜"(retina)、"准骨"即"鼻柱骨"(bridge of nose)、"朱砂掌"指"两手掌大小鱼际处肤色红赤,压之退色,即现代医学的'肝掌'"(liver palms)。而"板痛"则比较复杂,据专家组解释,"板痛"是吴鞠通、沈金鳌、尤在泾等人著作中常见症状,相当于牵制、重着性质的疼痛(pulling and heavy pain)。

在翻译过程中,术语组发现有些中医的概念和术语虽然在中文中有明显的形和义的区别,但在英语中却很难完全加以区分。如"舌本"和"舌根"虽然是两个颇有区别的术语,但其内涵却往往交织在一起,因此不少中医词典都将其视为同义词。专家组的解释是,"舌本"(tongue base,或 body of tongue)有舌之整体与舌根(root of tongue)两个含义,或直指舌根;"舌根"则专指舌体的后三分之一。如果将二者合并,则应以"舌本"概括较妥。从专家组的解释可以看出,"舌本"其实包含"舌根"。考虑到这一实际,术语组在翻译时既没有根据现行的中医词典将其视为同义词,也没有完全按照专家组的意见将其合并为一,两者并存,释义从异,即将"舌本"译作 base of tongue,将"舌根"译作 root of tongue,以保持中医对"舌"的独特认识。

"耳道"和"耳窍"在一些中医词典中也视为同义词,但从中医解剖学的角度来看,二者似乎还是有所区别的。为此,术语组专门请教了专家组的意见。专家组的意见有二,一是删除"耳窍",一是认为耳道指外耳道（external acoustic meatus），耳窍可泛指耳（ear）。从我们学习、翻译和研究中医的理论与实践的体会来看，"耳窍"既不完全是"耳道"的同义词，也不完全指"耳朵"本身。"窍"就是孔的意思，"耳窍"的直观感觉就是"耳孔"，似乎可以直接译作 ear orifice。这就如同"鼻窍"（nostrils）既不是指的"鼻道"，也不是指的"鼻子"本身一样。所以，在翻译"耳道"和"耳窍"时，术语组既参考了专家的意见，又结合了其语义的实际，将其分别加以翻译，在英文方案中保留了这两个中医用语。

"小腹"和"少腹"是中医上的一对独特概念，在很多词典中也都视为同义词，一概译作 lower abdomen。根据《中华人民共和国国家标准中医基础理论术语 Basic theory nomenclature of traditional Chinese medicine》，"小腹"和"少腹"是不同的两个概念，前者指脐以下至趾骨联合毛际处，少腹指小腹的两侧。所以我们将前者译为 lower abdomen，后者译作 lateral sides of lower abdomen，比较完满地表达了这两个概念的基本内涵，且使其在结构上有了明确的区分性。

"胞脉"和"胞络"在有些词典中也视为同义词。这是因为在中医典籍和用语中，"脉"和"经"之意常常交互关联，且"经脉"二字经常连用或表达"脉"和"经"两个概念或只表达"经"这一单一概念。比如，"奇经八脉"一词虽然既使用了"经"，也使用了"脉"，但却并非既指"经"又指"脉"，而是单指"经"。所以 WHO 西太区在制定《针灸经穴名称国际标准》时，就将"脉"误以为 vessel，故而将"督脉"译作 Governor vessel，将"任脉"译作 Conception vessel，将"冲脉"译作 Thoroughfare vessel，将"带脉"译作 Belt vessel，将"阴维脉"译作 Yin link vessel，将"阳维脉"译作 Yang link vessel，将"阴跷脉"译作 Yin heel vessel，将"阳跷脉"译作 Yang heel vessel。其中的"脉"统统地译作 vessel，其实，"奇经八脉"中的"经"和脉都指的是"经"，即 meridian 或 channel，而不是"脉"（vessels）。

"络"（collateral）和"经"（meridian 或 channel）是密切相关的，"经"是主干，"络"是分支。明确了"经"和"脉"的关系，"络"和"脉"的关系也就是迎刃而解了。"胞脉"和"胞络"究竟是否同义词呢？翻译时可否将其合二为一加以翻译呢？据《中华人民共和国国家标准中医基础理论术语》的解释，"胞脉"指分布于胞宫而属于心的脉络（uterine vessel），而"胞络"则指分布于胞宫而系于肾的脉络（uterine collateral）。这样看来，"胞脉"和"胞络"是两个概念，而不是同义词。

在推荐方案中有"烦渴引饮""口渴引饮"两个术语。但据我们所知，中医上常用的是"大渴引饮"，鲜有"烦渴引饮""口渴引饮"之说。为此，我们将其提交给专家组解决。经过专家组研究，建议将"烦渴引饮"及"口渴引饮"删除。

在推荐方案中，还有一些含义相同或相近的术语。这样一些术语似乎不宜一成不变地纳入推荐方案之中，以免引起其他国家对此方案的疑惑。如"胖舌"和"胖大舌"、"恶心"和"恶心欲吐"、"咳血"和"咯血"、"泛酸"和"吞酸"等，其含义比较相同、相近或相似。若仔细推敲，这三组术语之间还是有细微差别的。如对"咳血"和"咯血"，专家组的解释有二，一是同义，二是非同义。认为二者非同义词的解释是，临床上咳血与咯血都是因咳嗽而出血之症状，但前者指痰中带血丝，或痰血相兼；后者指痰少血多，或大量咯出鲜血。从这个解释来看，二者似乎确有区分，但这种区分其实只体现在其定义之中。作为术语，翻译时要求简洁明快，见词明义，而不宜过多解释。这可能就是为什么许多词典和专家都将其视为同义词的原因吧。对于"泛酸"和"吞酸"，专家组的意见也有二，一些专家认为二者为同义词，另外一些专家则认为二者并非同义词。认为其非同义词的专家解释说，"泛酸"指酸水自胃中上逆，包括吞酸和吐酸；而"吞酸"则指酸水由胃中上至咽喉，未及吐出而下咽，并可感觉酸味的刺激性；"吐酸"指酸水自胃中上逆而频频吐出的表现。

从专家们的解释来看，"泛酸""吞酸"和"吐酸"似乎确有区分，但这种机理上的细微差异在译文中其实是很难体现出来的。因为在英语中，相关的术语只有一个，即 acid regurgitation。所以，尽管我们可以从语义和病理方面对其细微差异做出细致入微的区分，但在翻译时却很难作出具体而实际的体现来。

在本方案中，还有一些术语的语义似乎不是十分明晰，翻译时很难明确把握。如"夜尿"，如果直接译作 night urination 或 urination at night，似乎不是一个专业术语。如果将其视为一种疾病或症状，又缺乏病理学基础。在其他一些相关词典和资料中，我们未曾查到这一术语。据专家组解释，"夜尿"指夜间小便 3 次以上，或夜间尿量增加，超过全日 1/4 的表现。这样看来"夜尿"实际指的是"夜尿频数"，即 frequent urination at night 或 frequent nocturnal urination。专家组也因此将"夜尿"改为"夜尿多"，比较准确地表达了该术语的基本含义。再如"颈脉"，究竟指的是颈部的血管还是经脉？经咨询专家组并查阅相关资料得知，"颈脉"实际上指的是颈部的脉管，人迎脉搏动处，故又称人迎脉，所以可以译为 cervical vessel。

　　"滑胎"与"小产"在一些词典中也视为同义词。其实二者含义虽然时有交叉，但还是有明确区别的。一般来说，滑胎指怀孕后自然流产，连续发生 3 次以上，可以译为 habitual abortion。而小产则以妊娠 12～28 周内胎儿已成形而自然殒堕为特征，可以译为 late abortion。

　　方案中还有一些术语，其含义在中文里颇为近似，但其具体所指还是有明确区分的，翻译时似不易将其视为完全相同的概念或术语加以处理。如"目眩"与"目昏"在很多词典中都笼统地译作 dizziness 或 vertigo。"目眩"俗称"眼花"，指眼前发黑，视物昏花、晃动，可以译为 dizziness；"目昏"即指视物模糊不清，可以译为 cloudy vision。

　　方案中还有一些术语在表述上与通行的中医教科书和词典中的用法不尽相同。如方案中有"表里同寒""表里同虚""表里同实"三个术语。而在通行的中医教科书和词典中，"同"皆为"俱"。这个问题虽然并不影响翻译，但作为中方推荐的中文方案，本身就应达到一定的规范要求。为此，术语组提请专家组斟酌处理。经过讨论之后，专家组同意了我们的建议，将这三个术语中的"同"改为"俱"。

　　通过对中方推荐方案的翻译和研究，术语组对中医基本名词术语的翻译和规范化问题有了一些新的认识。这些认识融入到了术语组对相关术语的理解和翻译之中，从而使他们对相关概念和术语的理解更加深入，对翻译方法和技巧的应用更加灵活，对中医名词术语翻译及其国际标准化的概念和思路更加清晰。

三、规范派的贡献

规范派为中医国际化发展和中医名词术语英译国际标准化的贡献，可谓不言而喻。概括起来，大致有五个方面，即贯通古今中外、凝聚国际力量、拓展学术视野、规范术语翻译、建立标准体系。

1. 贯通古今中外

中医是中国固有的一门建立在中国民族文化和哲学思想基础上的传统医学体系，其基本概念和术语所反映的就是中国传统文化、哲学思想、医学理论和临床实践的综合交融，其内涵之丰富、形式之多样、结构之独特至为鲜明。经过数千年的传承和发展，中医的理论体系愈来愈丰富，临床实践亦愈来愈完善。只有贯通了古今，才能比较完整地了解和把握一个中医基本概念或术语的实际内涵。正如对"命门"的理解一样，《黄帝内经》的"命门"和《难经》中的"命门"所指存在着很大的差异。仅仅从形式上对其进行释义，显然是不够忠信的。

为了统一中医基本名词术语的英译，规范派在研究其基本原则和方法的时候，也对其原始含义和现代所指进行了较为深入的比较研究，以便既能保持其传统色彩，又能反映其现代发展。比如"世界中联"在组织专家制定中医名词术语国际标准时，即对这一问题予以了充分考虑。如借鉴了"风火眼"的西方译法 wind fire eye 之后，又以括号的形式附有 acute conjunctivitis 这一比较相近的西医病名。再如"解颅"按仿造之法译作 ununited skull 后，也附有 hydrocephalus 这一比较相应的西医病名。这样的处理方式，可谓贯通古今，以利于今人理解相关中医术语的实际意义。

所谓贯通中外，就是在制定标准的时候，不是只考虑中国译者的习惯译法，而且必须充分考虑西方译者的常用译法。因为中医翻译的服务对象是西方读者，所以所使用的翻译方法和词语一定要充分考虑到西方读者的接受度，不然就可能出现方法和思维上的偏颇，影响标准化的真正实现。1995 年魏迺杰的第一部汉英英汉中医词典在中国大陆出版之后，引起了学术界和翻译界的极大关注，其较为质直的仿造译法也激起了很多译者和研究者的思考。但他的翻译思路和方法毕竟在西方有较大的影响,在一定程度上反映了西方人理解和翻译中医的基本理念。况且他是英国人,英语是其母语,在选词和表达方面自然优于国人。作为翻译理论与方法的研究和讨论,可以有不同的意见和评论。但作为国际标准的制定,则必须对其予以充分的考虑和借鉴。

从目前国内和国际上颁布的几个中医名词术语英译的国际标准来看,这样的融合理念还是比较明显的。比如将"三焦"译作 triple energizer 的做法,国内大部分的译者虽有看法,国家标准方案还是将其予以采纳。再比如 wind fire eye 这样非常质直的仿造译法,也基本上都得到了充分的借鉴。正是对国外译者翻译实践和方法的充分考虑,从而才使得"世界中联"所颁布的国际标准获得了各成员国的认可和接受,从而有力地推进了中医名词术语英译国际标准化的进程。

2. 凝聚国际力量

研究和制定标准化方案时,充分考虑和借鉴西方较为流行的译法,在一定程度上就是对国际力量的凝聚。但要从实质上凝聚国际力量,还需要搭建一定的平台,开拓一定的渠道,使得中外译者能够开展实质性的合作,从而调动积极因素,凝聚多方力量,发挥综合作用,为中医基本名词术语英译的规范化研究和中医文献规范化的翻译奠定必要的基础。

自从 20 世纪 90 年代以来,中外译者合作的理念便逐步形成。当时的西方学者邀请中国学者参加他们关于中医文献及其翻译的研究,就是借助中西方学者的力量,从不同的渠道拓展其研究范围,聚焦其研究要点。进入 21 世纪以来,国内对中医名词术语英译标准化的研究及其标准化方案的制定,也邀请了很多国家的学者和译者参加,充分发挥他们的积极作用。特别是"世界中联"开始启动其标准化工程的时候,先后邀请了几十个国家的专家和学者直接参与该标准的研制工作,有效解决了标准化工程所面临的各种挑战。

从目前的发展来看,只有中西译者的结合才能比较有效地完善中医名词术语的英译及其标准化方案的制定。只有中西译者的合作,才能真正地提高中医翻译的质量和影响。作为中国学者和译者,他们民族文化基因一般还都是比较深厚的,所以对中医基本概念和术语的理解还是比较深入的。但毕竟母语不是英语,所以在选词和表达方面还不是非常的自然和地道。作为西方学者和译者,由于缺乏中华民族的文化基因,虽然中文学得比较扎实,但对中华文化的主旨精神的了解还是比较肤浅的,还无法从感悟的角度理解和掌握中医基本概念和术语的实际内涵。如果中西方学者和译者合作,那么翻译的结果必然语言纯正自然,表达深刻完善,质量和水平都会有实质性的提高。

规范派在其研究过程中,比较注意中西合璧这一理想的信念,也采取了种种措施推进了这一理念的实现,从而为中医翻译事业的发展奠定了更为坚实的人才基础。这是值得肯定的。

3. 拓展学术视野

中医基本名词术语英译的标准化研究,不仅仅涉及到中医翻译的方法和策略的问题,更重要的是对中医对外传播和翻译历史的系统研究、实践的深入总结、现状的综合分析、走势的预测展望。同时,对于不同时期、不同地域、不同译者介绍和翻译中医的背景、目的、方法和思维也要有比较深入的分析总结,以便对其所采取的方法和策略有一个比较客观、全面的了解。此外,要想对中医名词术语英译的标准化问题进行比较深入的分析和研究,提出比较符合实际的意见和建议,并制定出具有客观性和可行性的标准化方案,就必须要有跨专业、跨学科和跨文化的意识和能力。这也就是规范派学者和译者一直以来努力自我提高、自我完善的一个重要目标。

自从 20 世纪 70 年代现代中医翻译事业启动以来,各个时期的优秀译者和学者们都具有这样的意识和追求,都在努力通过自己知识结构的完善和文化素养的提高来推动中医翻译事业的发展和中医名词术语英译标准化目标的实现。同时也感染和引领了一批又一批的青年译者和学者,为中医翻译事业的发展、中医翻译学科的建设和中医翻译人才队伍的培养开辟了宽广的道路。西方的满晰博、文树德和魏迺杰先生,中国的欧明、帅学忠和谢竹藩先生,就是最为优秀的代表。在自己一生的奋斗中,他们一直在不断完善自己的知识结构,不断丰富自己的文化素养,不断提高自己的学术水平,从而不仅极大地推进了中医翻译事业的发展,而且还极大地影响和引领了一批又一批的青年学者,为中医翻译事业的持续发展开辟了更为广阔的路径。

学术视野的开阔,不仅拓展了学术发展的领域,明确了学术发展的方向,更重要的是凝聚了各方的学术力量,综合了各方的学术资源,调动了各方的积极因素,从而使学术研究有了海纳百川的胸襟和有容乃大的胸怀。欧明、谢竹藩、马堪温、方廷钰等国内中医翻译界先辈们的学术风范和学术影响,就充分说明了这一点。这也是我国规范派学者和译者对中医翻译事业和中医名词术语英译及其标准化发展最大的贡献。

4. 规范术语翻译

规范中医名词术语的英译,是规范派一直以来努力的方向和目标。虽然这是一项非常紧迫但又非常艰巨的任务,但经过规范派的代表人物几十年持续不断的努力,已经有了明显的发展,甚至都制定和颁布了比较公认的、颇具影响的规范化方案。"世界中联"所颁布的标准化方案,国家中医药管理局、全国科技名词管理委员会、国家标准技术管理委员会等政府职能部门所指导制定的这些标准化方案,就在一定程度上推进了中医基本名词术语英译规范化的实现。

就是在这些标准化方案还没有制定之前,规范派学者已经通过自己或团队的不懈努力而大力推进了规范化事业的发展。早期出版的三部汉英中医词典,虽然彼此之间在翻译上存在着一定的差异,但发挥的指导作用还是显而易见的。20世纪90年代的时候,如何翻译中医生理学的基本名词术语依然是学术界和翻译界争议的话题。但经过规范派的不断努力和推进,特别是其编写的汉英中医词典,撰写的研究论文和出版的学术专著,润物无声地发挥了指导和引领作用,使得学术界和翻译界对此问题的争议逐步结束,潜移默化地完成了中医生理学名词术语英译的统一化和规范化。

同时,经过规范派学者和译者的不断努力,中医名词术语长期以来采用的词典解释性翻译终于逐步简洁化,为统一化和规范化的实现奠定了实践基础。如果中医名词术语的英译一直采用词典解释性方法进行翻译,其用词的选择和结构的调整就会遭遇很多难以协调的困难。

在早期出版的三部汉英中医词典中,这样的例子可谓不胜枚举。比如"辨证论治"在欧明主编的词典译为 determination of treatment based on the differentiation of symptoms and signs,在谢竹藩主编的词典中译为 diagnosis and treatment based on overall analysis of symptoms and signs,属于释义性翻译。在帅学忠主编的词典中译为 Bianzheng Lunzhi(planning treatment according to diagnosis),音译"辨证论治"似乎不太符合一般术语翻译的要求。将其释义为 planning treatment according to diagnosis,也忽略了"辨证"这一重要的概念。前两种词典解释性译法在释义方面,还是比较符合实际的,但在选词和结构上却有一定的差异。若以释义性译法对其进行规范化,则有较大的难度。

规范派学者和译者首先从中选择比较一致的选词,如 differentiation, treatment。在欧明和谢竹藩主编的词典中,中医的"证"均译作 symptoms and signs,后来逐步改译为 syndrome,且很快在中医翻译界流行起来。规范派学者和译者便将这三个比较统一的选词加以统筹,将其作为"辨证论治"翻译中最为核心的三个词语,即"辨"译作 differentiation,"证"译作 syndrome,"治"译作 treatment,"论"则释义性地译作 based on。这样"辨证论治"的译文就简化为 treatment based on syndrome differentiation,比此前的译文要简洁很多。再后来,这一译法又得到了进一步的简洁,调整为 syndrome differentiation and treatment。这一简洁化的译法很快便传播开来,成为"辨证论治"既简洁又规范的译法。WHO 西太区和"世界中联"的标准中,即采用了这一译法。

正是通过规范派学者和译者的不断努力,中医名词术语的英译才逐步得以简洁化,为规范化和标准化的实现奠定了实践基础。

5. 建立标准体系

建立标准体系始终是规范派学者和译者的奋斗目标。为此目标,他们首先从学术的角度对其所涉及的翻译实践、传播历史、语言文化、医理译理等问题进行系统的研究总结,并努力从百花齐放、百家争鸣的中医翻译现状中寻找殊途同归的发展道路,从而为规范化的实现和标准体系的建立搭建必要的平台。他们所建立的标准体系,一般体现在学者努力、学界呼吁、学会组织、政府审定和国际统筹等五个方面。

所谓学者努力,就是有规范意识的学者和译者对如何规范中医基本名词术语英译的问题进行细致的考察分析,对存在的问题进行认真的调查研究,对解决的途径进行深入的梳理探索,对可行的方案进行系统的研制设计,并以词典、论文和专著的形式予以发表和出版,同时通过学术交流和学术研究的渠道予以展示,从而引起各方的关注。20 世纪 70 年代至 90 年代,就是学者努力推进的年代,也是学者的学术影响最为广泛的年代。首批汉英中医词典的出版,首批中医翻译研究论文的发表,首批中医翻译研究著作的问世,极大地影响和促进了中医翻译事业的发展,为嗣后开展的有关中医名词术语英译及其规范化和标准化的研究和发展奠定了坚实的理论和实践基础。

所谓学界呼吁,指的是学术界对于中医名词术语英译规范化问题的关注。在规范派学者和译者的努力下,尤其在他们所编写的词典、发表的论文、撰写的专著的影响下,中医名词术语英译及其统一化、规范化和标准化问题引起了学术界和翻译界越来越多学者的关注,也通过不同的渠道和层面对相关问题进行了认真的思考和研究,也提出了各种各样颇值借鉴的意见和建议,从而为这一问题的研究和解决营造了非常浓郁的学术氛围。1991 年和 1993 年中西医结合学会中医外语专业委员会召开的两次全国性中医翻译学术研讨会,参加会议的除从事中医翻译工作的部分外语界人士之外,还有很多中医界、西医界、文化界、科技界、出版界、传媒界等人士出席了会议,并从不同的角度对有关问题提出了颇具建设性的意见和建议,从而引起了更多人士对相关问题的关注,激发了更多学者和译者认真研究这一问题,努力解决这一问题。

所谓学会组织,指的是相关领域的学术组织对中医翻译及其名词术语的英译和规范化问题的重视,并利用学术资源和平台开展学术研讨,组织学者研究和制定方案。最初关注这一问题的,是中国中西医结合学会。正是在中国中西医结合学会的组织下,第一次全国中医翻译学术研讨会 1991 年 12 月在山东济南召开。这次会议凝聚了全国关心、关注中医翻译以及从事中医翻译实践和研究的各界学者,创建了第一个中医翻译学术组织,从而为中医翻译事业的发展和中医名词术语英译规范化的实现奠定了学术基础和组织基础。嗣后,陕西翻译工作者协会也建立了中医翻译专业委员会,鼓励和组织了很多学者开展中医翻译问题的研究。20 世纪 90 年代发表的第一批中医翻译理论研究论文和出版的第一批中医翻译研究专著,就是在该委员会的推动下逐步实现的。

所谓政府审定,就是针对学者的研究、学界的呼吁和学会的组织,政府职能部门进行了专门的立项,组织专家学者开展专题研究,制定标准化方案,经过政府职能部门审定之后予以颁布,从而实质性地推动了中医基本名词术语英译标准化的实现。国家中医药管理局、国家标准化审定委员会、全国科学技术名词审定委员会等政府部门和机构,就是重视和推进项工程的国家主要职能部门。在这些政府重要职能部门和机构的组织和领导下,21 世纪以来先后有多项中医名词术语英译国家标准经审定而颁布,从而使规范派学者多年的努力和期盼终于逐步得到实现。

所谓国际统筹,指的是随着中医国际传播进程的加快及其影响的扩大,其名词术语的国际标准化问题在学者的努力和学界的呼吁下,引起了一些国际学术组织的注意,特别是 WHO 的关注。1982 年 WHO 委托西太区组织相关国家的学者研究和制定针灸经穴名称,就是统筹的开始。2004 年 WHO 西太区启动中医名词术语英译国际标准化工程,又是其统筹的继续。2009 年 WHO 总部启动 ICD‐11 修订工作并将中医纳入其中,可谓其统筹的升华。2003 年中医的国际组织"世界中联"成立之后,即开始组织各国的学者和专家开展中医名词术语英译国际标准化研究及其方案的制定,经成员国专家的审定,该方案在 2007 年正式公布,成为中医的第一个国际行业标准。2010 年 ISO 成立了中医药国际标准化技术委员会 TC249,也对中医名词术语英译国际标准化问题给予了一定的关注,主要体现在 WG5(即第五工作组)的工作中。这些国际组织之所以统筹中医名词术语英译的国际标准化问题,自然与各国规范派学者的努力和学术界的呼吁有很大的关系。如果没有各国规范派学者和译者的努力和呼吁,这些国际统筹活动显然是难以开展起来的。

由此可见,规范派学者的努力的确激发了学界对这一问题的关注,而学界的关注又为这一问题的解决营造了良好的学术氛围,从而为学会组织研讨和制定方案创造了必要的条件,更为政府启动标准化工程和审定标准化方案以及国际组织开展统筹活动奠定了基础。

思考题

1. 规范派形成的原因

2. 规范派发展的背景

3. 规范派的基本目标

4. 规范派的基本特点

5. 规范派的特殊贡献

6. 规范派的学术影响

7. 规范派的时代发展

8. 规范派的彼此差异

9. 规范派面临的问题

10. 规范派发展的走势

丁 篇

中医翻译基本原则、方法与标准研究

第二十课　中医名词术语翻译原则

　　关于中医翻译的原则以及中医基本名词术语英译的原则,我们自20世纪90年代以来已经作了较为深入的研究总结,提出和论证了较为客观实际的原则。经过多年的实践经验、理论探索和国际交流,我们对这些原则又有了一些新的认识和体会。本课将根据中医英语翻译在国内外的发展现状和趋势,并结合我们以往的研究和目前的发现,从语言、文化和医理的角度对这些原则加以综合分析、研究和总结,努力对其加以补充和完善,使其能有效地指导和引领中医基本名词术语英译及其标准化的发展。

　　自1982年WHO西太区启动针灸经穴名称国际标准化工程以来,中医基本名词术语英译的规范化问题便被提到了议事日程。由于中医理论的深奥和语言的古奥,其基本名词术语的含义一般都比较丰富,甚至复杂。在翻译实践中,译者一般都比较自然地按照其基本含义从不同的角度和语境对其进行解释性的翻译,在理解、表达和选词等方面都存在着这样那样的差异,给中医基本名词术语的统一和规范造成了很大的困难。

　　为了解决这一问题,早期的一些译者从翻译技巧和规范方式等方面开展了一定的研究,提出了一些较为合理但没有能够普及开来的方式和方法。如20世纪50年代德国汉学家满晰博提出以拉丁语为中医基本术语翻译唯一语言的主张并制定了规范化方案,但由于观念和方法的偏差,其主张及制定的规范化方案并没有得到翻译界的理解和应用。20 世纪 70 年代,蒙尧述教授根据时代发展的需要和科技英语术语结构的特点,提出了以词素翻译为基本方法以规范化中医基本术语英译的主张。从理论到实践来看,这一主张其实是比较合情合理的,也是可以加以推广应用的。不过,由于一般外语工作者对英语科技词汇的基本词素掌握不多,再加上对词素式的翻译理念有一定的意见和看法,蒙尧述教授的这一主张也并没有得到推广和应用,只是在一些研究者的书著中有所体现而已。

但在目前中医术语英译实践中,蒙尧述教授的这一观念还是有所体现的。如"针灸穴位"一般译作 acupuncture point,但 acupoint 这一词素译法目前还是比较流行的,而且从简洁性和规范化的角度来看,也还是比较有其实际意义的。又如"电针",可以译作 electrical acupuncture,但 electropuncture 的译法也很普遍,也体现了词素翻译的风格。再如"针灸",从 18 世纪以来一直译作 acupuncture and moxibustion,是中医基本名词术语中难得的一个统一的、规范的译语。但从简洁性的角度来看,其译文还是比较冗长的。在翻译实践和临床应用中,尤其在文章标题和单位名称的翻译上,显得特别的繁琐,占用了很大的空间。为了解决这一实际问题,我们在 20 世纪 90 年代提出,将 acupuncture and moxibustion 简化为 acumox。如此之译虽然是已有译语的重新排列组合,但从翻译的角度来看,依然有词素翻译的痕迹。这一译法也逐渐为中医翻译界所接受,在西方的一些译文中,也有采用这一译法的现象。

从早期到目前的翻译实践来看,中医基本名词术语的英译之所以一直存在规范化难度较高的问题,除了中西方语言、文化和医理的巨大差异之外,还与中医名词术语英译缺乏统一的基本原则、标准和方法有着很大的关系。如果没有具体而科学的原则指导,没有严谨而客观的标准遵循、没有合情合理的方法引领,名词术语的翻译便很难统一,更难标准化。在原则、标准和方法这三大体系中,原则显然是最为重要的,既是理论与实践相结合的结晶,更是标准与方法相适应的路径。为此,从 20 世纪 90 年代初以来,我们一直对此进行了系统深入的探索和研究,提出和论证了中医翻译的基本原则、标准和方法,尤其是中医名词术语英译的具体原则、标准和方法。从目前的发展来看,这些原则、标准和方法还是比较切合实际的,在一定程度上引领和推进中医翻译的发展,尤其是中医名词术语英译规范化的发展。

自 2004 年参与 WHO 西太区国际标准的制定、2009 年参与 WHO 总部有关 ICD－11－ICTM 工程以及 2010 年参与 ISO/TC249 相关工作以来,对于中医基本名词术语英译的原则、标准和方法的问题,我们在以往研究的基础上又进行了更为深入的总结、分析和研究,在一定程度上补充和完善了相关研究。下面结合我们长期以来翻译实践的体验和近年来参与国际组织相关工程的体会,就中医基本名词术语英译的基本原则再加以分析、总结和论证,以便使其能更好地指导和推进中医基本名词术语英译标准化的实现。

当务之急是对中医英语翻译在国内外的长期实践进行系统的总结和分析,尽快确立中医英语翻译的基本原则,厘定中医英语翻译的标准,使译者有准则可循,有方法可依。而中医英语翻译的原则与标准的确立,绝不仅仅是某些条条框框的照搬,也不是抛开科学理论的闭门造车之作。而是要从中医翻译的实际出发,在总结中医翻译历史经验的基础上,根据实践的需要,按照翻译学和语言学的基本原理,建立起一套具有中医翻译特色并适应其自身发展的原则和标准,并使之逐步完善,成为一个完整的理论体系。

根据以往的研究和总结,结合目前中医基本名词术语英译的总体发展趋势,其英译的基本原则大致可以概括为五,即自然性、简洁性、民族性、回译性和规定性。本课将根据中医基本概念和术语的长期翻译实践并结合目前的发展趋势,对这六大原则作以具体的分析和论证,以便能为中医名词术语的英译及其国际标准化研究拓展路径。

一、自然性

所谓"自然性",指的就是指导中医基本名词术语英译的自然性原则。这一原则的提出,有其自然的依据,现实的意义和应用的限定。

1. 自然性原则的依据

语言自然，表达自然，感受自然，这是人们在交际中、在阅读中、在书写中最为温馨的感受和体验。辞藻的堆砌、随意的说解、人为的臆造，往往都会使听者、看者感到繁琐、不适和空虚。翻译也是如此。在中医名词术语的翻译方面，由于种种客观和现实的原因，再加上译者个人的性情和观念，使得很多译法显得颇为别异，不利于对原文基本含义的再现，更不利于读者对原文基本内涵的了解。比如国外有的译者将"牛皮癣"译为 oxhide（牛皮）lichen（苔藓），将"不更衣"译作 not to change one's clothes，国内有的译者将"带下医"译作 doctor underneath the skirt，字面上看起来似乎有些自然，但实际上却显得颇为异常，oxhide 和 lichen、change 和 clothes、doctor 和 skirt 两者之间到底是什么关系呢？究竟要表达怎样的意思呢？

从字面上看，将"牛皮癣"译为 oxhide（牛皮）lichen（苔藓），将"不更衣"译作 not to change one's clothes，将"带下医"译作 doctor underneath the skirt，译语与原语似乎还是一一对应的，但在实际所指上已背道而驰了，与原文之意不但存在巨大的差异，而且基本上是风马牛不相及。所谓的"牛皮癣"，与现代医学上的所谓"银屑病"（即英文的 psoriasis），可谓名异而实同。这就像我们中国人传统上将国土称为"江山"而西方人称为 territory 或 land 一样，名称虽然不一，但所指却完全相同。如果我们将"江山"译作 river and mountain，字面上虽然显得比较自然，但实际上却是臆造，很不符合语言和文化交际的实际。这种现象在中医名词术语英译方面，还是比较普遍的。

既然英语语言中有 psoriasis，为何要按字面之意将其译作 oxhide lichen 呢？即便是为了体现中医的特色和英译的风格，也很可能让读者感到迷惑，不知其实际所指究竟是什么，除非有更为具体的注解说明。所谓"不更衣"，是中国古代对现代医学上所谓的"便秘"委婉的表达，即英文的 constipation。将其译作 not to change one's clothes，显然有些望文生义了，没有将原文的基本意思揭示出来。所谓"带下医"指的就是现代医学上的"妇科医生"，即 gynecologist 或 woman doctor。译作 doctor underneath the skirt 就有些莫名其妙了，很容易让读者产生别样的曲解。当然,如此之译本身就反映了译者本人对原文的曲解和误解。

从用词自然、表达自然和感受自然的角度来看,psoriasis,constipation 及 gynecologist 不但是"牛皮癣""不更衣"和"带下医"在英语中最自然的对应语,而且也是现代医学上的医学专用术语。借用英语语言中相应的概念和词语来翻译和表达中医相应的概念和词语,无疑是最为贴切和自然的翻译方式。对号入座和望文生义式的翻译,不仅无益于原文意思的表达,而且很易于引起读者的曲解和误解。正是处于这样的考虑,我们提出了中医基本名词术语英译的第一原则,即自然性原则。

2. 自然性原则的意义

从上面所列举的三个例子来看,所谓的自然性原则,指的就是英译中医名词术语时尽量借用英语语言中比较自然对应的词语,而不是人工臆造的词语。这就为中医名词术语的英译提出了更为实际的要求。在英译中医基本名词术语时,当然要考虑到中医语言的固有特点和表达风貌,又要考虑到自然科学的共同之处和中英语言的某些相近之处。所以对于中医上一些与现代医学较为接近的概念以及与英语语言中较为类似的说法,可采用英语中相应的术语或词汇加以翻译。这不但使译语具有准确性和科学性,而且还可以使其具有自然性和对应性。这样的译语才是译入语中比较自然的对应语。

比如心、肝、脾、肺、肾等中医生理体系中的基本概念和术语,虽然与现代医学上相应的概念和术语在内涵上依然有一定的差异,但从解剖学和生理学的角度来看,其相同之处还是比较明显的。所以,一直以来中西方的译者均将其对应地译为 heart,liver,spleen,lung,kidney。当然,对于这样的译法,学术界——尤其是现代医学领域——一直有些看法,建议将中医学上的心、肝、脾、肺、肾音译为 Xin,Gan,Pi,Fei,Shen。从客观实际的角度看,这样的建议当然有一定的道理,甚至完全是合情合理的。但从自然性和对应性的角度来看,这样的建议又是比较偏颇的。所以在 WHO/ICD‑11/ICTM 的方案中,经过各国专家的讨论,还是统一将中医的心、肝、脾、肺、肾等生理概念和术语译为 heart，liver，spleen，lung，kidney。为了保持与现代医学的差异，WHO 最终决定在相应的译文之上附加以 TM，即将 heart，liver，spleen，lung，kidney 变译为 heart™，liver™，spleen™，lung™，kidney™，虽然显得繁琐，但依然有一定的道理。

在翻译中医的基本名词术语时，强调其独特性和民族性是自然而然的。但需要注意的是，不能因此而忽略了自然科学之间存在某些共性，尤其是东西方在医学方面比较相似的认识和看法。毕竟医学是为人类健康服务的，所以无论何种医学体系，其服务对象、面对问题都是一致的。就是在解决方法上，也会有一定的相同和相近之处。在理论上中医与现代医学可谓迥然不同，其不可通约性也是自然而然的，可以理解的。但其研究的方向都是人体的生理功能和病理现象，其研究的目标都是保障人类的健康生活，其努力解决的问题都是防病治病。由此可见，中医与现代医学这两大体系之间在理论和实践方面就应该有一定的相似性。在人体的组织结构及各个器官的生理功能和病理变化的认识上，在许多疾病的病因、病机、预后和治疗的研究上，中医和现代医学之间就有很多相同或相似之处上。

在生理学上，中医与现代医学的相同和相近之处，也是显而易见的，无需赘述。在一些疾病的认识方面，也存在着同样的相同和相近之处。如中医上的的"疫毒痢""寸白虫""痨瘵""疳积""瘰疬""脱肛"等病症与现代医学上的"中毒性菌痢"（toxic bacillary dysentery）、"绦虫病"（taeniasis）、"肺结核"（pulmonary tuberculosis）、"小儿营养不良"（infantile malnutrition）、"颈部淋巴结核"（tuberculosis of cervical lymph node）和"直肠脱垂"（prolapse of rectum, proctoptoma, proctoptosia），尽管在病理和治疗方面存在着一定的差距，但在病因和病机方面还是颇为相近的。这就像山崩地裂这样的自然灾害一样，虽然由于文化和传统的差异不同民族对其发生的原因和应对策略有不同的认识，但这些灾害的表现和性质却是一致的，因此也完全可以使用同样的名称对其加以表述。

所以在翻译相关的中医病名时，可以参照现代医学相关的病名以及西方人的相应说法，而不必完全按照中医术语的结构形式进行生搬硬造式的翻译。如果将"寸白虫"译作 inch white insect，将"脱肛"译作 separation of anus，字面上虽然与原文颇为相近，但实际上却在一定程度违背了中医名词术语英译的"自然性"原则的要求，更虚化或误解了原文的实际内涵，实不可取。

自然性原则所强调的，还有一个重要的方面，即约定俗成。如果一种翻译的方式经过长期的使用，已经为国内外译者、学者和读者所接受，就成为具有一定自然性的译法，不应采取任何措施对其进行人为的改动。比如"中医"这一名称的英译，在国内外普遍的译法就是 traditional Chinese medicine 或 Chinese medicine。而坚持要将其改译为 oriental medicine 或 traditional medicine 的做法，不仅违背了自然性原则，而且违背了忠信的基本要求。再如中药名称和方剂名称，虽然一开始均用拉丁语翻译，但自 20 世纪 70 年代中医在西方广泛传播以来，其音译形式已经得到了西方译者、学者和读者的普遍接受，因而几乎成为其国际标准化的译法。而坚决要取消音译的做法，正如拼命要改变"中医"名称的传统译法一样，既不忠，更不信。

3. 自然性原则的限定

在翻译中医名词术语时，在追求其自然性的同时，还需要具体情况具体分析，不能一意孤行。因为有些中医用语虽然在形式上和内涵上都与英语中的某些术语比较接近，但因时代的变迁使得其语义产生了某种关联性的变异。中医上的"推拿"一词就是典型一例。"推拿"与英语中的 massage（即按摩）比较接近，所以长期以来常常将 massage 作为"推拿"对应语。事实上 massage 这一治疗方式自古以来在中医上一直被称为按摩，但明朝之后这一称谓便逐渐被"推拿"所取代。据说"按摩"只是一种放松式的调整，而"推拿"则是治疗性的手法。不管怎么说，"按摩"和"推拿"始终被国人视为两词一义。从这个意义上讲，似乎将"推拿"译作 massage 也是有一定实践基础的，而且也显得比较自然一些。

由于时代的变迁和精神的污染，"按摩"在国内各种娱乐场合早已不再具有医疗保健的意义了，而成了淫乱的代名词。正因为如此，中医界和翻译界的人士早已忌讳用 massage 来翻译中医的"推拿"了，而是直接将其音译为 tuina。令人欣慰的是,这一音译之法已经在国内外得到了普遍的认同,并且已成为"推拿"的规范化译法。不过,在西方也有人使用 naprapathy 一词来翻译"推拿"。在英语中,naprapathy 的意思是"矫正疗法(一种不用药物,只靠按摩等手法治病的方法)"。以此来翻译"推拿",虽然有一定的道理,但并没有为大家所普遍接受。

二、简洁性

简洁性是中医基本概念和术语最为突出的特点。但在中医翻译的实践中,这一特点却往往难以保持,从而使英译的中医基本概念和术语显得极为冗长,既不利于中西方学者之间的交流,也不利于西方读者对中医基本概念和术语实际含义的理解和把握。这就是我们就中医基本概念和术语的英译问题所提出的"简洁性原则"的缘由。

1. 简洁性原则的依据

简明扼要是现代汉语中一个普通的成语,这个成语虽然是现代形成的,但比较客观地揭示了汉语语言的一个突出的特点,即语言简洁、语义深刻。在古典汉语中,这一特点最为突出。中医的基本概念和名词术语均来自于《黄帝内经》这样一些国学典籍,不仅语言简洁、语义深刻,而且医理深奥、哲理深厚,既是中医用语中最为亮丽的一点,也是中医用语中最为难解的一点,尤其在翻译方面。

在翻译中医基本名词术语的时候,为了传承中医的精神,中医用语的这一突出特色自然应该予以保持。也就是说,英译的中医基本名词术语也应当结构简洁、含义深刻。但从中医英译实践来看,中医名词术语言简意赅的特点在 20 世纪 70 年代的翻译中几乎丧失殆尽。很多中医名词术语翻译成英语时,已经不是术语了,更不是名词了,而变成了句子,甚至延伸成了一个段落。前文提到的"辨证论治"早期较为流行的译法是 differential diagnosis in accordance with the eight principal syndromes 或 analyzing and differentiating pathological conditions in accordance with the eight principal syndromes,与原文相比,非常冗长。

人民卫生出版社 1987 年出版的《汉英医学大词典》中,译文较为冗长的例子也比较众多。如"虚陷"译为 deficiency type of inward penetration of pyogenic agent,"虚邪"译为 pathogenic factors taking advantage of lowered resistance,"心劳"译为 impairment of the heart caused by overstrain。这些译文的含义自然是比较明确的,但从术语结构的要求来看,还是太过冗长,用在文章或书著中还是可以的,但用在教学、临床以及日常交流中,却比较困难。

2. 简洁性原则的意义

在科技名词术语的翻译上,除了注意准确地再现原文的语义之外,还需要注意译文的信息密度。对于信息密度,从不同的角度可以有很多不同的喻意。从翻译的角度来讲,所谓的信息密度,指的是"在计算机记忆中储存的单位信息所占用的空间越小,运载这一单位信息的词的信息密度就越高;一单位信息从发送者到接收者所需要的时间越少,运载这一单位信息的词的信息密度就越高"(镐京学者,1997)。在评估中医名词术语英译的信息密度时,可以参考如下公式来计算:

$$信息密度 = \frac{原文词的意义单位(实词)数}{译文词的意义单位(实词)数}$$

这一计算公式是 20 世纪 80 年代我们在某刊物上获取的,由于时间的流失,如今已无法查到当年阅读的文献资料了。但实践证明,这个测算公式还是比较科学的,特别有利于评估科技术语的翻译。根据这一计算公式,信息密度的标准可划分为 A、B、C 三个档次:A 档为 0.5,B 档为 0.25,C 档为 0.1。从术语的实际应用和交流效应来看,英译的中医术语最佳的信息密度应不低于 A 档,低于 B 档的应反复推敲加以调整,而低于 C 档的基本不符合术语翻译的基本要求,不应采用。从目前中医名词术语英译的规范化和国际标准化发展来看,这个信息密度的标准还是比较符合实际要求的,也是应当加以推广普及的。

如果用这个信息密度的标准检验 20 世纪 70 年代中医名词术语的英译,其差度还是比较大的,其中有相当大的一部分需要改译或重译。这可能就是 21 世纪之后不断简化英译的中医名词术语的一个重要原因。尽管很多译者并不太了解信息密度的要求,但在实际应用和交流中还是深切地感受到了冗长译文的不足,因此都在有意无意地努力简洁译文,简化用词。但在具体应用信息密度的标准和测算方法时,还应充分考虑各种实际因素,不能太过拘泥。因为汉语语言自古以来信息密度就非常高,这从中英文的译本中就可以看出。一般来说,中文书的英语译本,在厚度上总比中文原本要高出许多。主要原因就是汉字的信息密度远远高出英文的信息密度。作为中国文化不可分割的一部分,中医也是如此,其名称术语更是如此。这就是英译的中医名词术语与原语相比显得如此冗长的主要原因。虽然在翻译实践中我们无法使中英文的信息密度保持绝对的一致,但至少应将其差异尽量控制在最低限度之内,这样才更有利于中西方的交流以及中医名词术语英译的规范化。

3. 简洁性原则的限定

在具体应用信息密度标准以实现英译的中医名词术语简洁化的目标时,既需要考虑原文的深刻内涵,又需要把握术语翻译的基本原则,还需要有机地应用一些应对策略。比如"辨证论治",一般情况下很难使译文和原文保持同样的信息密度,但可以通过一些技术手法使其尽量简洁。大概正是出于这样的考虑,经过几十年的努力,"辨证论治"的译文由极为冗长的表达逐步简化为 treatment based on syndrome differentiation,继而又简化为 syndrome differentiation and treatment,甚至还简化为 differentiation and treatment。虽然将"辨证论治"简化为 differentiation and treatment 似乎丧失了 syndrome 这一个重要的概念,但从临床实践和专业交流的角度来看,这样的简单化并没有失去主旨,因此彼此之间的思维中还是保持着 syndrome 这一个概念的,只是在表述的时候将其加以缩写而已。当年在探讨这一问题时,考虑到中英文对比和信息重组,我们将"辨证论治"重译为 differentiating syndrome to decide treatment,从信息密度和术语结构上看,似乎还是颇有新意的。

经过中外译者几十年的不断探索和改进,中医基本名词术语英译的信息密度已经有了很大的提高。如魏迺杰在《实用英文中医辞典》

中,将"虚陷"译作 vacuity fall,将"虚邪"译作 vacuity evil,从信息密度标准来看,如此之译当然是比较可取的。但从语义的实际考虑,如此之译中的用词还是需要慎重考虑的。"虚陷"和"虚邪"中的"虚",指的是由于人体精气神的不足或功能低下而导致了的某些疾患,译作 vacuity 就变成了空无,与原文之意有着较大的差异。根据目前比较通行且已经为 WHO/ICD－11/ICTM 及 ISO/TC249 所接受的译法,中医的"虚"应译作 deficiency。尽管 deficiency 也不太符合中医"虚"的实际含义,但因为已经约定俗成,可以视为"虚"将错就错的对应语。此外,"邪气"的"邪"目前较为流行的译法以及被 WHO/ICD－11/ICTM 及 ISO/TC249 所采用的译法为 pathogenic factor 或 pathogen。

总而言之,简洁性不仅是中医基本名词术语英译信息密度的基本要求,也是其国际标准化发展的基本趋势。所以,为了完善中医基本名词术语的英译,作为其基本原则的简洁性要求,依然需要进一步推广应用。

三、民族性

哲学思想浓郁,文化内涵深厚,民族色彩鲜明,这就是中医的基本特色。这一特色也充分体现在中医基本概念和术语的形式结构和具体含义。如何在英译的中医概念和术语上保持中医的文化特色和民族精神,是中医翻译界人士一直认真思考的问题。所谓的"民族性原则",就是针对这一问题而提出的。

1. 民族性原则的依据

中医学是中国独有的一门传统医学体系,从理论到实践与中华文明和文化息息相关,一脉相传。自远古到如今,中医的理论体系、思维方式和诊疗方法所体现的民族精神、民族观念和民族文化,可谓如日月般辉煌灿烂,如江河般奔流不息。与现代医学相比,中医学虽然也有相同的功能和目标,但从理论到实践却与现代医学有着强烈的不可通约性。所以中医的基本概念和术语从结构到内涵,都充满了民族的精神和文化的底蕴。要比较完整系统地翻译好中医的基本概念的术语,其民族色彩和文化底蕴必须加以充分的考虑。所谓的民族性原则，所强调的就是这一观念。

1991 年在《中国翻译》上发表的"论中医翻译的原则"一文，我们曾提出和论证了中医翻译的三原则，其中之一是"比照西医，求同存异"，强调了借用相关西医术语翻译相应中医术语的必要性和可行性。对于这一原则，虽然翻译界有些不同的看法，但在实际翻译中，还是被广泛采用了。比如对于中医生理体系中的某些术语（如心、肝、脾、肺、肾等）、诊断体系中的某些术语（如发热、哮喘、心悸等）、疾病体系中的某些术语（如痢疾、溃疡、癫痫等），皆可借用英语中相应的现代医学术语加以翻译，而不必另辟蹊径予以直译、意译或音译。这是客观事实，不可否认。

但需要注意的是，中医名词术语中实际上只有一部分用语能在现代医学中找到相同或相近的对应语，还有一些是找不到的。比如中医理论体系中的阴阳、五行、气等，生理体系中的三焦、命门、穴位等，病理体系中的白虎历节、消渴、奔豚等，均无法在现代医学中找到比较对应的概念。而要比较客观实际地解决这一问题，民族性元素是必须慎加考虑的。

2. 民族性原则的意义

在中医翻译中，为什么无法在现代医学中找到比较对应的概念呢？"语言国情学"对此有明确的分析说明。

"语言国情学"是 20 世纪 60 年代俄罗斯语言学家提出和建立的一门颇具特色的语言学，主要研究的是语言和民族文化背景之间的关系，对于中医翻译和中国文化的对外翻译均有非常具体的指导意义。"语言国情学"的核心观念是，世界上任何一种语言中的绝大多数词语在其他国家和民族的语言中都能找到相应的对应语，这些词汇是人类语言的共核词语。这些共核词语反映了不同国家和不同民族所具有的共有认知观念和思维方式。这也是人类共性的具体反映。就医学体系而言，其共性就更为突出，如发生在中国人身上的生理现象和病理变化在其他国家和民族的人的身上也同样会出现。虽然在语言上，中国人对这些生理现象和病理变化的称谓与其他国家和民族对其的称谓不同，但其具体所指却是完全相同的。比如中国人说的"头痛"，英国人称为headache，法国人称为 mal a la tete，虽然称呼不一，但具体所指却是完全相同的，因为它属于人类共同经验宝库中的一部分。这就是人类语言中的共核词语。

但在现实世界里，一个民族和国家的词汇中，总有自己所独有的一部分，并且在其他国家和民族的词汇中是无论如何也找不到对应语的。这种现象在中国语言中表现的最为突出，儒家的"礼"、道家的"道"就是最为典型的例子。如此这样的概念和术语在中医理论和实践中亦可谓俯拾即是，毫不匮缺。正如"语言国情学"所指出的那样，一种语言中总有一些反映该民族特有的文化、思想和观念的观念的词汇，甚至还有一些该民族独有的事物和事务。这种独具民族特色的词语在其他国家和民族的语言中自然找不到对应的词语。不过，这类词语在一个国家和一个民族的语言中所占的比例并不是很高。也就是说，真正具有民族文化独有特色的概念和词语在每一个国家和民族中，并不是非常众多。这些词语虽然数量不是非常众多，但其作用却非常重要，是一种文化区别于另一种文化的象征。

根据"语言国情学"的理论，大部分的中医用语也都应该处于人类语言的共核之中，不然就无法与其他国家和民族交流沟通了。理论上说，确实应该是这样的。但在现实交流中，处于人类语言共核之中的中医概念和术语，似乎不是非常普遍。这主要是因为中医的理论体系主要建立在中国古典文化和传统思维方式之上，所以很多概念和术语都体现了浓郁的民族文化色彩和传统思辨意识。当然，从文化深度和广度来分析，可以确定为反映中医理论核心及辨证论治要旨的，且具有纯民族文化色彩的中医概念和术语，还是比较有限的，但却是中医理论与实践中最为重要的，是中医区别与现代医学以及其他民族和国家传统医学的标志。

对于中医理论和实践中的这些核心的概念和术语，按照"语言国情学"的理论和国际交流的惯例，可以直接借用，而不必直译或意译。在欧洲各国语言中，"原词照借"是非常方便的。因为欧洲各国的语言都属于拼音文字，虽然发音不同，拼写不一，但照借确实非常自然。但在中西方的文化交流中,"原词照借"却是无法实行的。因为中方的汉字是象形文字,与西方的拼音文字截然不同。原词无法照借,只能采用音译的方式加以传递。英语语言中的许多来自中国的词汇,就是如此这般照借过去的。如 kowtow(磕头),typhoon(台风),madarin(官话),ginseng(人参),gingko(银杏)等,就是在不同的时期以不同的音译形式传播到西方的。中医学中的"阴阳"和"气"等核心概念,也是通过音译的方式介绍到西方的,并且已经在全球广泛传播开来并为大家所普遍接受。所以,音译就是体现民族性的一个主要的途径。

3. 民族性原则的限定

在中医的术语体系中,还有相当一部分术语虽然不是中医理论体系的核心术语,但其民族色彩和独特寓意还是非常浓郁的。比如表里、风寒、暑湿这样一些概念和术语,从字面上看似乎在英语中完全可以找到其对应语 internal and external(或 interior and exterior),wind and cold,summer and dampness。但这也仅仅是形对而实不对,因为这些英语单词并不含有这些中医概念的基本含义。

再比如英语语言中有 heart(心)和 fire(火),有 lung(肺)和 cough(咳嗽),有 spleen(脾)和 wind(风),但却没有 heart fire,lung cough 和 spleen wind 这样一些概念。在翻译这些中医概念和术语时,究竟该采用什么方法呢? 目前常见的做法是采用词层翻译法,即借用英语语言固有的词汇,按照中医概念和术语的特定内涵重新加以组合,构成一些词汇上属于英语但结构上却属于中医的特有英文表达形式,从而使其能逐步再现和传递中医相关概念和术语的基本信息。如将"心火"译为 heart fire,将"肺咳"译为 lung cough,将"脾风"译为 spleen wind,就是仿造式的翻译,为英语语言创造了一些具有中国特色的词语。

当然,仿造式的翻译只是词对词的直译,中医原有概念和术语的实际含义还没有明确地再现出来,还需要通过中西方在医学界的不断交流和中医在西方的不断传播,才能逐步使仿造化翻译的中医概念和术语实现形意的结合、表里的如一。中医西传的历史发展,就充分说明了这一点。从中医翻译的历史发展来看,经过中西方长期的交流及中医在西方的持续传播和发展,很多仿造式翻译的中医术语已经约定俗成,为大家所广泛接受。

四、回译性

颇具特色的中医概念和术语翻译成英文后,在东西方人士的交流中是否可以起到沟通东西、贯通彼此的作用呢? 比如西方从事中医工作的人士在和中国中医界人士交往的时候,当其谈到 stomachache 时,中国人士自然明白其所言为"胃痛"。但当西方人士谈到 intense heart fire 时,中国人士就很难明确其究竟说的是"心火亢盛"、"心火内炽"还是"心火内焚",因为英译的中医术语太过宽泛,或太注重意译,因而无法使中国人士将其与相关的中医概念或术语关联在一起。如何才能将英译的中医概念和术语与原文关联在一起呢? 重视回译性大概是颇为实用的方法。正是出于这样的考虑,我们才提出了"回译性"这一基本原则。

1. 回译性原则的依据

中医不仅仅需要对外翻译以便使其走向世界,而且还需要对内翻译以促进中外之间的交流。对外翻译中医的目的和任务很明确,也很容易理解。但为什么还要对内翻译呢? 其目的和作用又是什么呢? 对此,翻译界似乎并没有明确的认识,也没有展开任何的讨论。实际上,中医的对内翻译,也是非常重要的学术活动和跨文化的学术交流。从中医多年来的国际传播和交流发展来看,对内翻译主要体现在三个方面,即学术交流、文献研究和外语教育。

学术交流包括中西方学者之间的直接交流(如以英语为媒介进行谈话或通讯)或通过译者的桥梁进行交流(如通过译者的翻译进行交谈或通讯)。无论中西方学者直接交流或通过译者进行交流,实际上都存在着对内翻译的问题。当中西方学者用英语直接交流的时候,西方学者所讲的中医概念和术语,中方学者其实还是需要通过自己大脑的快速翻译了解的。如果西方学者使用了颇为近似的词语表达意思比较相近的中医概念,中国学者恐怕就有些困惑,不知西方学者究竟讲的是哪一个中医概念或术语。

比如谈到"心火"的时候,中医上就有两个有些近似但又颇为不同的概念,"心火上炎","心火内炽"。在人民卫生出版社出版的《汉英医学大词典》中,这两个术语分别译为 flaring-up of the heart-fire 和 flaming of the heart fire。在这两个译文中,虽然用词有些不同,但其基本意思似乎还是颇为相近的。在交流中,如果西方学者使用了如此译法,中方学者如果不很了解翻译界的各种译法,自然无法了解 flaring-up of the heart-fire 和 flaming of the heart fire 究竟指的是"心火上炎"还是"心火内炽"。

东西方学者通过译者的渠道进行交流时,中方译者在将西方中医工作者或研究者所发表的文章或著作等文献资料翻译成中文时,以及中医院校的外语教师从事中医英语或中医翻译教学时,也会遭遇同样的问题。因为这两个译法的"回译性"都比较差,无法很明确地与相关的中文概念对接起来。所谓的"回译性",强调的就是英译的中医名词术语在结构上应与中文形式相近,以便有利于东西方学者之间的学术交流。

2. 回译性原则的意义

在中医药的国际交流中,如果充分考虑到了中医基本概念和术语的回译性问题,就能较好地实现信息的双向传递,自然就有利于东西方学者之间的学术交流,以保证相互传递信息的准确性和完整性。所以WHO 西太区在制定中医术语的国际标准时,其实就考虑到了中医术语英译的回译性问题,将"心火上炎"和"心火内炽"分别译作 heart fire flaming upward 和 internal blazing of heart fire,与《汉英中医词典》的译法相比,显然具有较为明显的回译性,有利于东西方之间的交流和理解。

所以在从事中医英译和研究的时候,翻译人员和研究人员一定要有"回译"的意识,这样才能使英译的中医概念和术语不仅能比较明确地再现原文的基本含义,而且还有利于东西方的交流与合作。所以这样的译法在目前的中医英译实践中,其应用还是比较普遍的。如将在WHO 西太区的标准中,"热入心包"译为 heat entering the pericardium,"痰蒙心包"译作 phlegm clouding the pericardium,"痰火扰心"译作 phlegm-fire harassing the heart,在结构上和含义上都与原文比较接近,因此都具有一定的回译性,是值得肯定的。以这种形式和理念进行的翻译,就是所谓的回译性翻译。

为了提高中医术语英译的回译性,英国汉学家魏迺杰先生和北京大学的谢竹藩教授在从事中医术语标准化研究时,就对中医一些基本概念和术语——尤其是一些重要的词——的翻译问题进行了颇为深入的研究,从英语语言中尽量寻找比较对应的单词对其加以固定性的翻译。从古典汉语的精气神韵来看,这样的做法其实显得比较呆板,但比较有利于东西方的学术交流。汉语语言自古以来就非常地讲究修辞,多样表达其实就是汉语的修辞手法之一。在一篇文章中,如果一个概念反复地用同样一个词语来表达,这样的文章自然就显得比较低俗,不够雅致。以月亮为例,在同一篇精致的文章中,表达月亮这一概念的词语就有很多,如玉兔、玉盘、桂宫、蟾宫、嫦娥、广寒宫等等。这当然属于所谓的文学范畴,是否在翻译时要注重回译性,其实并不重要,更重要的是要将其文采和文风予以再现。

但在中医这样既含有文化神韵又含有医学精神的概念和术语翻译中,回译性的考虑确实非常必要。虽然这样的翻译有时显得呆滞,但在东西方的学术交流方面,还是比较有其实际意义的。下面就是根据WHO 西太区所颁布的中医术语国际标准以及国际流行的一些汉英中医词典,对中医基本术语中一些关键汉字对应译法的总结。这个标准的蓝本就是谢竹藩教授编写的《中医药常用名词术语英译》(English Translation of Common Terms in Traditional Chinese Medicine),当然也借用了魏迺杰先生的一些翻译理念和方法。其中一些主要汉字的对译,虽然有些人为的区分,但从规范化和标准化的要求来看,还是有一定的现实意义。

比如在中医语言中,养、补、滋、培、育其实是比较同义的汉字,一般译者在翻译时,往往都比较笼统地使用 nourish, tonify(是由 tonic 这一英文单词发展而来的,仅仅使用在中医英译领域), strengthen, enrich, reinforce, cultivate 等英语单词,并没有对其加以严格的规定。但在 WHO 西太区的标准中,这样同义的汉字的英文对应译法,却作了严格的规定,即将"养"译作 nourish,将"补"译作 tonify,将"滋"译作 enrich,将"培"译作 cultivate,将"育"译作 foster。这样的规定虽然缺乏中国文化的气韵,但还是有规范化的意义的。

为了深入分析中医基本概念和词语较为流行的翻译,并对其加以归纳和总结,以指导中医基本概念和术语的规范化翻译,我们对国内外比较流行的词典和现有的几个中医国际标准进行了系统的比较研究,总结出了一系列比较流行、比较统一、比较规范的译法。这些译法虽然显得比较僵滞,但从规范化和标准化的角度来看,还是颇具实用意义的。在制定标准的时候,如果能对比较流行的中医概念和术语中一些核心字词的翻译问题加以统一,无疑将非常有利于相关术语的规范化翻译。

魏迺杰先生在从事中医基本概念和术语的翻译及其研究的过程中,始终采取了这样一个比较生硬的处理方法。比如在其编写的《实用英文中医辞典》的卷首,他首先对数百个中医基本概念和术语中常用的汉字逐一予以翻译,正文中所有概念和术语的翻译,均按照这几百个汉字的翻译形式加以翻译。为了说明如此操作的理据,他在卷首写道:

Single Characters with English Equivalents

Following is a list of commonly used key single characters comonly appearing in Chinese terms. The characters are ordered by their Pinyin pronunciation. The commonly used English equivalent or equivalents are marked in bold face type. The word-class of the English term (not necessarily the same as the Chinese) is given in italic (n., vb., adj., etc.). Other forms of the same English word belonging to other word-classes appear in regular type. Example compounds in which the term appears are given in Chinese, Pinyin and English, with the English key term highlighted in *slanted roman* type.

单个汉字的英文对应

下面是中文中医术语中常见的关键汉字。这些汉字按照其读音依据拼音予以排序。常见的英语对应语以黑体字予以标识。英译的中医英语术语的词性(不一定与中文完全相同)用斜体形式予以标识(如 n., vb., adj., etc. 等)。属于其他词性的同一英语单词的其他形式,以常规形式出现。出现术语的复合型词语以中文、拼音和英语表达,其中英语的关键术语以斜体形式予以标示。

　魏迺杰先生的这一做法虽然引起了翻译界的异议,在其实际运作中也的确存在着一些颇值得商榷的问题,但从规范化和标准化的视野来看,依然有许多值得借鉴之处。如其将"炽""焚""盛"规定性地分别译作 intense,deglagration 和 exuberant,从而就使"心火亢盛""心火内炽"和"心火内焚"的译文有了较为明显的区别。当然,这样一些常见的汉字,并不一定就只有一层含义,不一定就只能使用某一个英语单词对其加以翻译。比如说"冲"这个汉字,既可以用作动词(如"冲服"),也可以用作名词(如"中冲"),还可以用作形容词(如"冲脉")。这种情况并非个案,而是比较常见的现象,翻译时必须慎加注意。

　以下就是我们根据国内外较为流行的词典以及 WHO 西太区和 WFCMS 所颁布的国际标准,就最为常见的一些中医概念和术语中常用的汉字及其相应的翻译进行了疏理,归纳和总结了一些比较流行的译法,供中医翻译界规范化常见中医概念和术语的翻译,为今后国家标准的研制和国际标准化方案的制定提供必要的借鉴。

嗳 belching	痞 stuffiness	搏 struggle
安 tranquilize; calm	闭 block	薄 thin
斑 macule	蔽 clouding; covering	藏 store
暴 sudden	痹 impediment	常 normal
悲 sorrow	变 change; transmute	补 tonify
本 root	标 tip	潮 tidal
奔 run	表 superficies; external	炒 stir-fry
崩 flooding	病 disease	沉 deep

乘 subjugation; overwhelm	犯 invade	华 luster
迟 slow	泛 flooding	滑 slippery; glossy
赤 red	分 aspect	缓 slack
炽 intense	风 wind	秽 foul
冲 ram	浮 floating	魂 ethereal soul
充 fullness	伏 latent; hidden	活 activate; quicken
虫 worm	扶 support	豁 sweep
粗 rough	服 take	积 accumulation
除 eliminate	腐 putrefy	急 tense
传 transmission	腑 fu-organ	疾 disease
喘 dyspnea; panting	甘 sweet	剂 formula; preparation
窜 scurry	感 contraction	挟 complicated by
疮 sore	干 harassing	瘕 conglomeration
代 intermittent	膏 paste	坚 hardness; rigidity
淡 pale	膈 diaphragm	兼 with
捣 pound	根 root	煎 decoct
涤 flush	攻 attack	健 fortify
颠 vertex	孤 solitary	交 interact; coordinate
锭 lozenge	谷 grain	焦 parch
动 stir	固 secure; strengthen	解 resolve; release
毒 toxin	归 return	结 bind
煅 calcine	涵 moisten	竭 exhaustion
恶 1. nausea; 2. malign	耗 consumption	津 fluid
遏 trap	合 combine	浸 steep; soak
乏 lack	和 harmonize	金 metal
发 effuse, effusion	烘 bake	筋 sinew
燔 blaze	化 resolve; transform	紧 tight

续　表

惊 fright	络 collateral	破 dilapidation
经 meridian；channel	脉 vessel	潜 subdue
精 essence	乱 derangement	窍 orifice
聚 aggregation	满 full	侵 intrude
倦 fatigue	蒙 clouding	青 blue；green
厥 syncope	糜 erode	清 clear
亢 hyperactivity	寐 sleep	驱 expel
客 retain；invade	纳 receive；absorption	祛 dispel
空 void	囊 sac	怯 timid
恐 fear	逆 counterflow；inverted	去 remove
枯 dryness；desiccation	酿 brew	扰 harass
块 lump	捏 pinch	柔 sof；emolliate
宽 soothe	宁 quiet	濡 moisten；soggy
狂 mania	凝 congeal	弱 weak
亏 depletion	脓 pus	入 enter
困 encumber	暖 warm	润 moist；moisten；lubricate
里 interior；internal	排 expel	塞 congestion
疠 pestilence	疱 blister	散 1. dissipate；2. powder
利 drain；disinhibit	辟 repel	色 color
恋 lingering	培 cultivate	涩 inhibited；rough；astringe
敛 constrain；astringe	痞 stuffiness	伤 damage；injury
两 dual；both	疲 fatigue	射 ram
凌 intimidate	癖 addiction；mass	摄 constrain；control
留 retain	频 frequent	神 spirit
瘘 fistula	平 calm；pacify	渗 drain
烙 cauterization	迫 press	生 engender；generate

升 upraise	痰 phlegm	熄 extinguish
盛 exuberance	溏 sloppy	袭 assail
湿 dampness	汤 decoction	喜 joy
失 failing	烫 scald	细 fine
矢 feces	提 draw out；raise	弦 taut；string-like
实 excess	调 regulate	咸 salty
蚀 corrosion	统 command	涎 drool
收 withdraw	透 outhrust	痫 epilepsy
疏 disperse	退 abatement/remove	陷 sinking；invard invasion
俞 acupoint	脱 collapse	香 fragrant
腧 acupoint	托 expel	相 minister
舒 relax	外 exterior；external	象 sign
枢 pivot	丸 pill	消 disperse
衰 debilitation	亡 loss；collapse	哮 wheezing
顺 normal	妄 frenetic	邪 pathogen；pathogenic factor
损 detriment	旺 effulgence；invigorate	斜 oblique
提 upraise	望 inspect	泄 discharge
通 unblock；relieve	微 faint；mild	泻 purge；drain
束 fetter	痿 wilting	辛 acrid
舒 relax	味 flavor；taste	行 move
疏 disperse	卫 defense	形 form
衰 debilitation	闻 1. smell；2. listen	醒 enliven；arouse
酸 sour	问 inquire	虚 deficiency
损 detriment	恶 aversion to	蓄 amassment
弹 flick	箍 besiege	宣 diffuse

削 whittle	硬 hard；rigid；stiff	针 needle
穴 point	痈 carbuncle；abscess	疹 papule
熏 fumigataion	壅 congestion	诊 diagnosis；examine
咽 swallow	涌 eject	震 tremor
阳 yang	忧 anxiety	镇 settle
疡 sore	疣 wart	真 genuine
养 nourish	游 wandering	振 vitalize
痒 itch	瘀 stasis；stagnation	蒸 steaming
夭 perish	余 remnant；residual	正 right；regular
液 humor	育 foster	证 syndrome/pattern
腋 armpit	郁 depression；stagnation	症 symptom
疫 pestilent	欲 desire	肢 limb
抑 inhibit；repress	元 primordium；source	志 mind；will
益 replenish	原 original	止 check；stop；arrest
溢 spill	约 constrain	制 restrain；control
因 cause	哕 vomit	治 treat
音 1. Note；2. sound	运 transportation；move	滞 stagnation
阴 yin	晕 dizzy	痔 hemorrhoid
喑 loss of voice	孕 pregnant	癥 mass
瘖 loss of voice	蕴 accumulation	中 center
淫 spreading	脏 viscus	肿 swelling
龈 gum	燥 dryness	重 heavy
饮 fluid retention；rheum	躁 agitation	逐 expel
引 contract	曾 increase	主 govern
隐 dull	谵 delirium	注 pour
营 nutrient	战 shiver	壮 invigorate；vigorous
荥 brook	胀 distention	浊 turbid；turbidity
瘿 goiter	瘴 miasma	灼 scorching

着 fixed	宗 pectoral; ancestral	阻 obstruction
滋 enrich	足 1. foot; 2. sufficiency	佐 assist

3. 回译性原则的限定

以前在谈到中医名词术语翻译中的回译性的重要性问题时,强调了三大因素。一是中医翻译的水平和层次还有待于进一步发展,二是中医界人员的外语水平有待提高,三是国际中医药工作者业务能力有待加强。正是由于这三大因素的存在,才使得具有回译性的中医英译术语有利于准确地传递中医基本信息,有利于中国中医人员学习中医英语,有利于国际中医工作者掌握中医医理。同时,由于中西方语言和文化差异巨大,强调中医基本概念和术语英译的回译性既有利于中医走向世界,又有利于保持中医固有的民族文化特色。当然,强调中医概念和术语英译的回译性,更有利于提高中医翻译的质量,防止滥译现象的出现。

需要注意的是,强调中医基本概念和术语英译的回译性,要以不影响原文基本信息的再现为基本前提。有些中医概念和术语,由于其独特的理念、思维和结构,具有回译性的翻译却很有可能歪曲其实际意义。"开鬼门"是中医治疗学上的一个概念,也是中医独有的一个治疗方法,即以发汗之法解除表邪。其中的"鬼门",指的是汗孔。"鬼门"的"鬼",并不是现在人意识中的"魔鬼",而是奇妙的意思。如果按照回译性的要求译作 opening the ghost door,不但词不达意,而且还容易引起很多的误解。其实通过发汗解除疾患的治疗方法,在西方医学中也是存在的,即 diaphoresis(发汗疗法)。按照自然性原则的要求,将"开鬼门"译作 diaphoresis 或 sweating method/therapy,显然是比较贴切的。

在考虑中医概念和术语英译的回译性时,有时还不得不关注中医名词术语英译国际标准化的发展去趋势。"三焦"是中医上的一个颇为重要的概念,由于其所指的多样性和语意的独特性,早期的译法可谓多种多样,如 three warmers, three heaters, three burners 等等。这些多种多样的译法，一方面体现了译者对原文风貌的努力保持，另外一方面也体现了译者对其回译性的重视。尽管这些译法与原文的实际所指都有一定的差异，但回译性还是有所体现的。但 WHO 西太区 1991 年颁布的"针灸经穴名称国际标准化"方案中，将"三焦"英译为 triple energizer。这个译语既缺乏回译性，又缺乏语义的对应性，但由于 WHO 的权威性及中医名词术语国际标准化的发展，似乎还不得不予以接受。

　　自 2009 年 WHO 启动 ICD－11/ICTM 工程以来，历次国际会议上，中国代表团均提出将"三焦"音译为 Sanjiao，以便能将其实际含义准确地予以表达。但由于日韩的坚决反对，使得中方的这一希望至今未能实现。这虽然反映的是一个概念或术语的翻译问题，但却与日韩图谋掠夺中国的民族文化主权息息相关。所以，在中医名词术语国际标准的进程中，我们必须有一个民族文化主权的意识。

五、同一性

　　对于文学创作和文学翻译来说，用词如果完全同一，其文采风貌自然就被僵化了，其精气神韵必然便被肃杀了。所以在中国传统的诗词歌赋和文学艺术中，用词一直是多样的，甚至是变换的。比如在英语中，月亮的称谓大致只有 moon 这样一个单词。但在中国传统的文学艺术中，表示月亮的词语却有很多，如玉盘、蟾宫、玉兔、广寒宫、桂宫、嫦娥等等。中文之所以对月亮有这么多的表达方式，并不是因为中文不规范，而是因为中文重视表述方式的多样性。就文学艺术而言，表达方式的多样性意味着内涵的丰富和神韵的雅致。

　　但在科学技术方面，用词的多样性则往往意味着表述方式的不规范和不统一，同时也意味着学科发展的滞后和学术水平的有限。中医英译就是这样。作为一门学科，其发展还非常滞后的，其学术水平还是非常有限的。当然，中医名词术语英译之所以不够统一，之所以比较多样，除了其学科发展的滞后和学术水平的有限之外，还与中医理论深奥、用语古奥和表达奇奥也有很大的关系。比如中医上的"经脉"一词，有时指的是经络,有时则指的是经络和血脉,所以译作 meridian/channel 或 meridian/channel and vessel,虽不统一,也各有其理。但从规范化和标准化的角度来说,如此多样的翻译显然有碍东西方的交流和沟通,有碍于中医在西方的传播和发展。

正是处于对规范化和标准化发展的考虑,我们提出了"同一化"这一基本原则,除了强调用词同一性在中医基本名词术语英译中的重要意义之外,更是为了推进中医基本名词术语英译规范化和标准化的进程,为实现这一目标奠定必要的理论和实践基础。这一原则的提出,不是凭空想象的,而是根据科技语翻译的要求和中医基本名词术语英译及其标准化发展的需要而总结出来的。这也是目前国内外中医界和中医翻译界的普遍认识,更是普遍希望。

1. 同一性原则的依据

用词的不统一,解释的不一致,这是中医翻译长期以来存在的一个似乎难以解决的问题。在 20 世纪 80 年代出版的三部汉英中医词典中,这样的现象颇为普遍。比如"三焦"在欧明教授编写的《汉英常用中医词汇》中被译作 triple warmer,在谢竹藩教授编写的《汉英常用中医药词条》中被译作 triple burners(or heaters)及 tricaloria,在帅学忠教授主编的《汉英双解常用中医名词术语》中被译作 Sanjiao(the triple heater),差异颇具。再如"脏腑",欧明教授将其译作 solid organs and hollow organs,谢竹藩教授将其译作 viscera and bowels,帅学忠教授将其译作 Zang and Fu(viscera),差异明显。又如"脏象",欧明教授译作 state of viscera,谢竹藩教授译作 organ picture,帅学忠教授译作 visceral manifestation,差异依然。

在目前的中医翻译界,特别是一些颇为流行的汉英中医词典以及一些颇具影响力的中医名词术语英译国际标准中,用词的不一依然存在。在 WHO 西太区和"世界中联"所颁布的中医名词术语英译国际标准中,有不少的相同和相近之处,如将五输穴译为 five transport points(其中的经穴译为 river point,输穴译为 stream point,荥穴译为 brook point,井穴译为 well point,合穴译为 sea point),将俞穴译为 transport point,将络穴译为 connecting point,将郄穴译为 cleft point，将原穴译为 source point，将募穴译为 alarm point。但用词的不一也还是存在的，甚至还是比较普遍的。比如"脏腑"在"世界中联"的标准中译作 zang-fu organs，在 WHO 西太区的标准中则译作 viscera and bowels，差异可谓巨大。再如"邪气"在"世界中联"的标准中译作 pathogenic qi，在 WHO 西太区的标准中则译作 pathogen，虽然有所接近，但用词依然有异。又如"腠理"在"世界中联"的标准中译作 striae and interstice，在 WHO 西太区的标准中则译作 interstices，用词有的同一，有的缺少。

在中医名词术语国家标准中，类似情况依然存在。比如国家标准化管理委员会颁布的由李德新教授主持制定的《中医基础理论术语》和国家科学技术名称审定委员会颁布的由朱建平教授主持制定的《中医药学名词》，在英译中医基本名词术语时用词的同一性也是存在的。比如将"脏腑"译作 zang-fu viscera，将"脏象"译作 visceral manifestations，将"少腹"译作 lateral lower abdomen，从理解、表达到用词还是颇为一致的。但用词不一致的情况也是比较常见的。如李德新教授主持制定的标准中将"经脉"译作 meridian，将"三焦"译作 triple energizer，将"正气"译作 healthy qi。在朱建平教授主持制定的标准中，这三个术语则分别被译作 channel，sanjiao 和 vital qi，用词颇为不同。有些术语的译法虽然比较一致，但在用词方面依然存在着一定的差异。比如"辨证论治""整体观念""天人相应"三个常见的中医基础理论名词术语在朱建平教授主持制定的标准中分别译为 treatment based on syndrome differentiation，holism 和 correspondence between human body and natural environment。在李德新教授主持制定的标准中，则分别译作 treatment upon syndrome differentiation，concept of holism 和 correspondence between human and environment。两种译法最然比较接近，但用词方面依然存在着一定的差异。从标准化的要求出发，这两种译法依然需要统一用词。只有用词统一了，规范化才能完成，标准化才能实现。

同样的情况在目前比较流行的汉英中医词典中，更是如此，尤其是谢竹藩教授和魏迺杰先生主编的两部颇具影响力的词典。两部词典用词的相似和相同之处还是有的,比如均将"精气"译作 essential qi,将"外感"译作 external contraction,将"命门"译作 life gate(或 gate of life),用词基本上都是同一的。但用词的差异,在很多中医名词术语的翻译上还是存在的,甚至还是比较巨大的。比如谢竹藩教授将"魂"译作 spiritual soul,将"先天"译作 innate qi,将"宗气"译作 pectoral qi。魏迺杰先生则将这三个术语分别译作 ethereal qi, earlier heaven, ancestral qi。当然,这种差异不仅仅是用词的不一,更重要的是理念的不同。比如"宗气"指的是蕴聚在人体胸部之气,所谓的"宗"其实是重要的意思。魏迺杰先生将"宗气"的"宗"与"祖宗"的"宗"关联在一起,所反映的实际上是如何感悟和理会中国文化内涵的问题。

由于中医基本名词术语英译中选词的不同,导致了译语的多样化,为标准化的实现造成了极大的困难。21 世纪以来,中医基本名词术语英译的标准化已经成为推进中医国际化进程的一项重要的任务。从学界到政府,从国内到国际,这项工作越来越引起了各方的关注,并采取了种种措施加以推进。就目前的发展状况和未来的走势而言,要完成这一艰巨的任务,要实现这一远大的目标,用词的同一性是不可忽视的重要路径。

2. 同一性原则的意义

用词的同一性,对于规范化和标准化中医基本名词术语的英译,是颇具实际意义的一项重要任务。其作用和意义自不待言。如果中医翻译界在翻译中医基本名词术语的时候,在一些基本词语的选择方面能够保持一致,自然就能比较容易实现译语的统一化,为规范化和标准化的实现奠定实践基础。但要做到这一点,其实是很不容易的。事实上,不同的译者往往会从不同的角度解读和释义相关的中医概念和术语,并以不同的视角和嗜好选择不同的词语进行翻译。要使其使用同一词语翻译同一概念和术语,其实是很难办到的。

要真正实现用词的同一性,首先需要专家学者对此进行认真的总结,需要中医翻译界对此进行认真的分析,需要中医翻译学术组织对此进行认真的统筹,需要政府有关部门对此进行认真的指导。目前我国已经颁布了三部国家标准,由于颁布的部门不同,主持制定的人员不同,导致了用词的不同和释义的差异。作为国家标准,应该全国统一使用,从而使标准化得到实现。但由于三个标准从释义到用词均存在着一定的差异,从而妨碍了标准化的真正实现。从目前的发展情况来看,要真正地实现中医基本名词术语英译的规范化和标准化,用词的同一化是非常必要的,也是非常急迫的。

当然,由于中医语言自身一词多义、数词同义、概念交叉,使得其基本名词术语英译在释义的统一化和选词的同一化方面存在着一定的困难。比如中医上的"补""养""滋"含义颇为相近,所以在以往的翻译中,tonify,nourish 等几个英语单词常常交互使用,没有完全实现对应性的使用。近年来为了实现中医基本名词术语英译的统一化和标准化,从事标准化研究的学者和译者一直在努力推进对应性词语的使用。这一理念也得到了一些国际学术组织的认同。在 WHO 西太区和"世界中联"制定的标准中,这一观念就得到了比较充分的体现。在这两个国际标准中,这三个中医常见概念的翻译用词的对应性是非常具体的,即以 tonify 翻译"补",以 nourish 翻译"养",以 enrich 翻译"滋",前后一致,从而实现了用词的同一化,为标准化的实现奠定了基础。

在中医英译的具体操作中,用词的同一化有时的确存在着一定的困难。比如在《黄帝内经》中,"道"有很多不同的含义,在不同的语境中往往有不同的所指。如果只简单地将其音译为 Dao,很难将其具体内涵表达清楚。如果将其根据实际语境加以意译,则很难实现译语的统一化。对此,翻译时不仅仅需要考虑释义和选词,还需要考虑翻译的方法和策略。在翻译《黄帝内经》时,为了保持术语的同一性,我们采取了音译加文内注解的方式对其进行翻译,即将"道"音译为 Dao,将不同语境中的不同内涵以括号的形式附加在音译之后。

比如在《素问》篇一"上古之人,其知道者,法于阴阳"和篇二"从之则苛疾不起,是谓得道"中,"道"具体指的养生方法,所以译为 Dao（method for preserving health）。在《素问》篇四"非其人勿教,非其真勿授,是谓得道"中,"道"指的是传授方法,所以译为 Dao（teaching method）。在《素问》篇十五"请言道之至数"中,"道"指的是诊治方法,所以译为 Dao（diagnostic and therapeutic method）。在《素问》篇十四"真石，道也"中，"道"指的是治疗方法，所以译为 Dao（therapeutic method）。在《素问》篇五"阴阳者，天地之道也"、篇十一"不知其道，不闻其说"和篇六十七"道之所生，不可不通也"中，"道"均指的是自然法则，所以译为 Dao（natural law）。在《素问》篇二十五"道无鬼神，独来独往"和篇七十八"道之大者，拟于天地，配于四海"中，"道"指的是医学理论与方法，所以译作为 Dao（medical theory and method）。在《素问》篇七十一"至哉圣人之道"中，"道"指的是学说、观点，所以"道"在此可译为 Dao（theory or idea）。（镐京学者，2013：98）

由此可见，在具体文本的翻译中，音译具有浓郁国情的概念和术语并加文内注解，也是实现用词同一化的一个颇具实际意义的策略，是实现译本中用词同一化的一个重要的途径。这是一般译者都可以做得到的一种切实可行的策略。但在一般名词术语的翻译上，要做到这一点，却不是随意就能完成的一项重要指标。因为这与翻译界理念的普及和方法的推广有着密切的关系，更与翻译组织的统筹和政府部门的规定有着直接的关系。

3. 同一性原则的限定

用词的同一性对于统一化和标准化中医基本名词术语的英译，可谓至关重要。但由于中医语言中一词多义、数词同义、概念交叉等现象的普遍存在，使得用词在一定程度上很难完全实现同一化。上文提到的"道"的音译加文内注解，可以用在一定文本的翻译，尤其是经典著作的翻译上。但在一般名词术语的翻译中，这样的做法却很难得到普及，因为这样做既不利于中医在西方的传播，也不利于东西方之间的学界交流。这就是同一性原则在具体运用中所体现出的限定性问题。

"气"是中医理论和实践中普遍使用的一个概念，其内涵也如"道"一样非常丰富，所以在国际上已经统一地音译为 qi/Qi。但在有些情况下，"气"却不一定需要音译，而需要意译。如"四气五味"的"气"指的是药物的"性质"，即 nature 或 property。如果音译为 qi，则不利于再现原文的基本含义。所以中国译者一般均将其意译为 nature 或 property，而西方译者则从仿造化的角度出发直接将"四气"译作 four qi,有些不太达旨之嫌。而且"气"有时的含义也是非常具体的,可以指空气或气味。如果均音译其 qi,显然将具体视为宏观,不利于读者的理解。"阴阳"也是如此。除了代表中国传统哲学和中医理论中的基本概念之外,"阴阳"还作为委婉用语用以表达性别和性行为。在这种情况下,完全将"阴阳"音译为 yin and yang 显然也是不利于对原文实际含义的表达。

作为中医基本名词术语英译的一个重要原则,用词的同一性是不可或缺的。所以"世界中联"在制定中医基本名词术语英译标准化方案时,即将其列为必须遵循的一个重要原则。而要真正地实现这一原则的要求,必要的限定性还是需要有明确认识的。而要明确化这一限定性,除了必要的学术研究之外,学术组织和政府部门的审定和规定则是至关重要。

六、规定性

翻译是要根据原文的结构形式和实际含义从实而译,这是翻译的基本规律,中医翻译也是如此。但在中医基本名词术语的翻译及其标准化的过程中,由于不同的译者从不同的角度对原文形式的解析和原文含义的解读,使其翻译时在方法和用词的选择方面往往会出现一定的变差,从而为中医概念和术语英译的统一和规范造成了很大的困难,尤其是那些结构比较特殊、含义比较深刻的概念和术语。

从中医翻译的历史发展和现实情况来看,要使翻译界和学术界对这些概念和术语的翻译统一化和规范化,却是非常难以实现的,因为不同的学者和不同的译者对其有不同的认识和看法。在学术界,要在观点和理念上完全统一是非常不易的,尤其是人文学科。中医名词术语的英译就是如此。如何才能使一些核心的中医概念和术语在翻译上实现完全的统一化呢? 学术组织和国家职能部门的规定可能是唯一一个比较可行之法。这就是我们提出"规定性原则"的主要原因。

1. 规定性原则的依据

就中医基本名词术语的英译及其标准化问题,之所以特别提出规定性这一原则,就是为了从根本上解决中医名词术语翻译长期以来存在的混乱情况,以便为其规范化和标准化发展奠定坚实的基础。

"各弹各的调,各吹各的号",这是早期中医翻译的一种普遍现象,而且一直延续了很长时间,成为中医翻译的突出特点之一。就是在今天的中医翻译实践中,这种现象依然不同程度地存在着,尤其是在中医基本名词术语的翻译上。这种现象的出现和延续,除了翻译者对原文的理解、对词语的选择、对译文的组织方面各有偏颇之外,还与中医理论的深奥和语言的古奥有一定的关系,更与中西方语言、文化和思维的差异密不可分。这一点可谓众所周知,无需赘言。

但就中医理论和实践体系本身而言,对中医一些基本概念和术语的理解和阐释,也存在着各种各样的差异。这种现象自古以来便客观地存在着,而且也称为中医的独有特色之一。这就是为什么在中医院校中至今还开设有"各家学说"这样一门重要的课程。尽管"各家"都立足于中医基本理论中的阴阳、五行、精气等学说,但在对一些具体问题的认识上,却有着各自的观点和看法。"命门"就是最为经典的例子之一。"命门"这个概念最早出现在《黄帝内经·灵枢·根结》中,且意思非常明确,"命门者,目也"。国人至今所说的"眼睛是心灵的窗户",大概就是对命门最为明确的释义吧。

但在《难经·三十六难》中,却提出了"肾两者,非皆肾也,其左者为肾,右为命门"之说。对其功能与作用,也作了颇为具体的说明,"命门者,诸神精之所舍,原气之所系也;故男子以藏精,女子以系胞"。自此以来,"命门"不仅引起了历代中医世家的重视,而且还对其部位及其生理功能形成了许多颇为不同的看法。到底何为"命门"呢?从历朝历代各个中医世家的论述和论辩来看,大致可以概括为四个方面,即右肾为命门说、两肾为命门说、两肾之间为命门说、命门为肾间动气说。就形态而言,有有形和无形之论;就部位而言,有右肾与两肾之间之辩;就功能而言,有主火与非火之争。

如此这样不同的认识在中医的各个流派之中自然而然地存在着,不但没有影响中医理论与实践的发展,而且还丰富和拓展了中医研究的领域和视野。从中医自身的发展来看,对相关概念认识的差异和释义的不同,似乎并无大碍。但对于中医翻译而言,这种现象的存在确实大碍无边的。比如对"命门"的翻译,如果从直译的角度来说,无论译作 life gate 或 gate of life,都与原文颇为契合。但若从意译的角度翻译,则一定会出现巨大的差异,至少会有四种颇为不同的翻译。即便是直译,也需要有一定的释义,那又该以何种认识为基础呢? 确实不是译者本人就能决定的,毕竟这是专业的问题,而不是翻译技法的问题。

即便是像"五脏"和"六腑"这样一些似乎部位和功能都比较显而易见的概念,因中医语言、文化和医理的差异,翻译中至今依然有 five zang-organs 和 six fu-organs, five zang-viscera 和 six fu-viscera 以及 five viscera 和 six bowels 这样一些颇有差异的译法。从标准化的发展趋势来看, five zang-organs 和 six fu-organs 以及 five zang-viscera 和 six fu-viscera 这样的译法,似乎是"五脏"和"六腑"两种比较规范的翻译。这就像 meridian 和 channel 一样,虽然完全不同,但却是"经络"最常见的两种译法,所以可以视为"经络"的两种比较规范的译法。但将"五脏"和"六腑"译作 five viscera 和 six bowels,似乎与其标准化的发展趋势颇为有异。对于中医基本概念和术语翻译中出现的这种比较混乱的现象,究竟该如何应对呢? 究竟该由谁来解决呢? 这就是我们特别提出规定性原则的重要依据。

2. 规定性原则的意义

19 世纪西学东渐的时候,尤其是西方科学技术东传的时候,术语的统一和规范也是中国翻译界和学术界面临的一大问题。清朝同治七年(1868 年)的时候,英国学者傅兰雅(John Fryer)受雇于上海江南制造局,从事翻译 28 年,曾就科技术语的翻译及其标准化问题进行了颇为深入的研究,提出和制定了颇为科学的翻译和标准化方法,对中国科技术语体系的建立奠定了颇为良好的基础。但翻译中术语的不统一现象,并非完全终止。随着科技的不断发展,新概念和新术语也不断出现,统一和规范始终是翻译界和科技界面临的一个重要问题,引起了学术界的密切关注。

20 世纪 20 年代的时候,朱自清先生就对此作了颇为深入的研究和分析,认为译名的统一需要四方面的力量,即"政府审定、学会审定、学者鼓吹的力量、多数意志的选择"。朱自清先生关于译名统一的建议,当然是非常合情合理的。就翻译长期以来的发展来看,要想实现译名的统一,学者给予学术研究的意见和建议当然是十分重要的,学界和译界比较一致的认识和实践也是非常重要的,因为这是约定俗成的基础。在此基础上,学术组织应对有关问题进行认真的审定,综合各方的意见和建议,制定标准化的方案和程序,指导和引领标准化发展的方向。但标准化的最终实现,还取决于政府对学术组织所制定的标准化方案的审定和颁布,从而形成官方认定的标准。只要是官方认定的标准,就一定会很快地得到普及和应用,因为这是官方的规定。这就是我们提出和强调规定性原则的基本缘由。

对于中医翻译而言,规定性原则指的就是对中医名词术语的翻译在结构上和内涵上加以明确的限定,以避免其他形式的翻译和解释。提出这样一个原则主要是为了解决中医名词术语翻译上形式的不统一和内涵上的不对等。由于西方语言中一直缺乏中医对应语,所以英译的中医名词术语常常使人觉得"言不尽意"。为了从根本上解决这一问题,在翻译中医名词术语时可以对其译语的内涵加以规定。这样既可以保证其内涵的一致性,从而消除误解和误释。正如前文所提到的"辨证论治"中的"辨证",尽管一般多译为 syndrome differentiation,但争议依然存在。如果学术组织和政府能从"名"与"实"的辩证关系出发,将 syndrome differentiation 这一译法加以规定,即规定其只能表达中医上的"辨证",而不能作其他解释,这样译语与源语的内涵便趋对应。正如荀子所言,"名无固宜,约之以命,约定俗成谓之宜,异于约则谓之不宜。名无固实,约之以命实,约定俗成谓之实名"。

在约定俗成的力量作用的影响下,在学术组织和政府的规定下,译语的统一性和规范性便会日趋完善。就像对于"虚"的翻译一样,自早期的多种译法以来,至今依然有多样的做法。但随着约定俗成作用的影响,再加上一些国际和国内学术组织的规定,特别是国家标准委和国家中医药管理局就有关问题的规定,使得 deficiency 这一并不十分对应的词语最终成为"虚"的统一译语和标准化译法。"经络""三焦""穴位"等译法,也是如此。如果从专业和文化的角度将其译名与原文加以比较，自然会发现诸多并不相应之处。但由于对其形式和内涵规定，使其在实际交流中并没有导致严重的偏差和混乱。这就是规定性原则意义和作用的具体体现。

3. 规定性原则的限定

对于规定性原则，并不是任何人都可随意加以应用的。这一原则的使用，是有先决条件的。首先可以应用的是学术组织和国家有关部委。对于经过长期使用且较为流行但却有一定争议的中医术语的翻译，相关学术组织和国家有关部委应适时地组织专家进行讨论，制定标准方案，最终以官方的名义予以颁布，使其逐步规范化，从而消除不必要的混乱。

中医名词术语的翻译现在之所以还没有完全统一化、规范化和标准化，一个很重要的原因就是有关的学术组织和部委还没有完全推进这项工作，还没有将规定性原则加以广泛的应用。如果相关的学术组织和部委按照规定性原则的要求，根据中医名词术语英译规范化发展的趋势，对其加以规定和引导，就能使其沿着标准化的方向健康地发展。

对于翻译者个人而言，规定性原则也是可以应用的，但也有一定的条件。如果某位译者有幸首次翻译某个中医概念或术语，他或她就可以在深入理解原文之意、慎重选择翻译方法、贴切选用译文词语的基础上，对这一概念或术语加以较为忠信而顺畅的翻译，并对形式和内涵加以规定。这样就为翻译界提供了一个颇值得借鉴的译法，也为其未来规范化的发展奠定一个非常实际的基础。欧明、帅学忠、谢竹藩等中医翻译界的老前辈们，在其早期编写汉英中医辞典时，即具有规定性的意识，为许多中医名词术语的英译及其规范化发展开辟了一定的路径。

思考题

1. 中医翻译原则形成的背景
2. 中医翻译原则构建的基础
3. 中医翻译原则的重要意义
4. 中医翻译原则的时代影响

5. 东西方中医翻译原则的异同

6. 东西方中医翻译原则的理念

7. 中西方中医翻译原则的比较

8. 中医典籍翻译的原则

9. 中医文献翻译的原则

10. 中医术语翻译的原则

第二十一课　中医名词术语翻译方法

"有法可依",这是我们这个时代颇为流行的一个说法。这里的所谓"法",当然指的是法律的意思。如果法律不全,有时就无"法"可依。如果法律不严,有时就无"法"可循。其结果就会使社会变得混乱,人心就会散乱。翻译也是如此,如果无"法"可依,翻译就会混乱;如果无"法"可循,表达就会散乱。这种情况在中医翻译方面,表现得最为突出,尤其是中医名词术语的翻译。翻译中所谓的"法"当然指的是方法。虽然中医翻译已经有了两个多世纪的历史了,其研究也已经开展了半个多世纪了,但在原则和方法方面一直没有形成一个比较统一的认识。进入 21 世纪之后,这方面的认识才开始逐步有所升华。

由于中西方语言、文化、思维和医理的巨大差异,西方语言中一般都缺乏中医对应语,给翻译造成了很大的困难,尤其在中医名词术语的翻译方面,其难度之大可谓不可想象。从理法方药四个方面来看,中医和现代医学之间几乎没有什么对应之处。中医以阴阳、五行、精气学说为理论,以望闻问切为诊断之法、汗吐下和温清消补为治疗之法,以君臣佐使为构方之要,以原生态的植物、矿物和动物的某些部分为药物。现代医学则以人体的生理和病理为理论基础,其诊断、治疗和制药皆以现代科学的研究和发明为基础。中医和现代医学的差异,可谓一目了然。

当然诊断、治疗和药物这三个概念,在中医和现代医学方面都是客观存在的,都是可以一一对应的。所以,中医的诊断、治疗和药物这三个概念在英语中还是有对应语的,即 diagnosis, treatment 和

medicine（或 drug）。但其具体内涵和方法，却与现代医学截然不同，在英语中也很难找到对应语的。虽然"望闻问切"的"望"在英语中可以找到 look，inspect，see，observe 等等意思似乎比较相近的词语，但由于"望"在中医上有着独特的喻意和含义，因此和这些形式上与其似乎比较相近的英语词语是很不对应的。即便是人体的具体器官，虽然在形式上与现代医学比较相近，但在内涵上与现代医学还是有巨大差异的。中医上的"心"就是典型一例，形式上与现代医学中的 heart 颇为对应。但中医上的"心"除了"主血脉"这一与现代医学相近的功能之外，还"主神"，这是现代医学所无有的功能。

"肝"也是这样。中医上的"肝"除"藏血"这一与现代医学相近的功能之外，还"藏魂"，这也是现代医学所没有的功能。"脾""肺"和"肾"也是如此。中医学上的"脾"是"后天之本""主运化"，现代医学完全无此功能，当然这与当年将英语中的 spleen 误译为汉语的"脾"，也是有一定关系的。中医上的"肺"除"主气司呼吸"这一与现代医学比较相近的功能之外，还"藏魄"，还"朝百脉"，这也是现代医学所没有的功能。中医上的"肾"除"主水"这一与现代医学比较相近的功能之外，还"主骨生髓""主藏精"，这也是现代医学所没有的功能。

对于中医这些形式上与现代医学相近但内涵上与现代医学别异的概念和术语，究竟该如何翻译呢？尤其是像心火、肝火这样一些从形式到内涵都与现代医学毫无相应之处的概念和术语，更应该如何翻译呢？对此，国内外的译者和研究人员已经作了很多的研究和探索，提出了很多意见和建议，使得中医翻译在方法探索方面已经有了一些较为实际的发展趋势。下面我们试以中医翻译的历史发展、时代发展和标准化发展为基础，结合中西文化交流的经验和体会，就中医基本名词术语的英语翻译方法问题作以总结和分析，以期为方法体系的构建寻求合情合理的路径。

关于翻译的方法，古今中外可谓趋同，无非是直译、意译、音译以及音意结合等几种比较普遍采用的方法。但在具体运用方面，还是有很多问题值得研究的。比如说中医的基本名词术语，哪些可以直译，哪些可以意译，哪些可以音译，哪些可以音意结合，确实值得深入研究，综合分析,系统分类。只有这样,才能比较好地完善中医基本名词术语的英译。

一、借用西语,求同存异

关于借用西医用语的问题,我们在 20 世纪 90 年代初研究和论证中医翻译的原则时,根据中医翻译的历史和现实发展,就提出了这一方法。这一建议虽然在中医翻译界有一定的争议,但在中医的实际翻译和中西方的实际交流中,这一方法还是得到了普遍的应用。如 WHO 西太区 2004 年启动、2007 年颁布的传统医学(即中医)基本名词术语国际标准中,也遵循了这样一个原则,也借用了一定的现代医学术语翻译相应的中医概念。在其前言中,该标准指出:

Since both traditional and modern medicines aim at maintaining health and treating diseases, there must be some overlap between the two systems of medicine in concept and hence in terminology. On such occasions, the only difference exists in wording. When a traditional term in Han character has a corresponding Western medical term expressing the same concept, use of that Western medical term is not only reasonable but also necessary. Otherwise, creation of a new English term from the original term in Han character would cause confusion. On the other hand, improper use of Western medical terms is misleading and therefore is excluded from this document.

意思是说:

> 既然传统医学和现代医学的目标都是维持健康和治疗疾病,那么在这两个医学体系中一定会有一些彼此相应的医学概念和术语。在这种情况下,唯一的差异就是在表达方面。如果传统医学中术语中的汉字与西方医学术语所表达的概念相同,借用这一西方医学概念不仅合理,而且必要。不然的话,根据汉字创造新的英

语术语会造成混乱。另一方面,对西方医学术语不当的借用也可能引起误解,因而也应从本文件中加以排除。

尽管 WHO 西太区所制定的这一标准,总体上有去中国化的倾向,但这一观点确实比较客观实际的,因而也是值得借鉴的。在长期的中医英译实践中,借用一定的西方医学术语翻译相应的中医概念和术语,主要体现在以下几个方面。

1. 如何借用西医用语翻译中医的解剖概念和术语

正如上文所指出的那样,中医上的解剖概念和术语形式上虽然与现代医学比较相近,但内涵上却与现代医学有着一定差距,甚至巨大的差异。所以在 20 世纪后期,翻译界,尤其是医学界,有人坚决反对以英语中的 heart, liver, spleen, lung and kidney 翻译中医上的心、肝、脾、肺、肾这样一些解剖概念,甚至主张将其音译为 Xin, Gan, Pi, Fei, Shen。

从语言国情学的角度来看,他们的这一看法当然是颇有道理的。从中西医的比较来看,他们的建议似乎也是合乎情理的,因为中医的心、肝、脾、肺、肾这些名称并非仅仅是解剖概念,而是功能概念。所以从理论上说,借用现代医学的概念来翻译中医的这些功能概念是不太合乎实际的,因而会造成很大混乱的。但在中西方有关中医的实际交流中,人们还是倾向于借用现代医学的词语来翻译中医的相关概念。一开始当然会引起西方读者的误解和困惑,就像当年旁特等人将中医的经络理解为血管一样。但经过多年的交流和了解,西方人对中医的基本理论和方法逐步有了比较明确的认识,不会将其完全与现代医学对应起来,因而也没有引起中西医混淆不清的现象。

相互借用其实也是语言发展的一个基本方向。不管是语际交流还是语内交流,这样的情况都是普遍存在的。语言之间的相互借用,一方面是语言交际功能的正常发挥,另一方面也是语言自身发展的一种体现。语际间的语言互借现象,其实是普遍存在的,尤其在当代这个地球村的时代里。像英语中的 OK、PK 和 bye-bye,已经被中国三教九流所普遍借用。语内词语的借用,更是普遍。比如汉语中的"道"这个概念,自古以来就深入广泛地应用到中国的各个学科和各个领域,其含义从宇宙之源到自然之法,从治国安邦到衣食住行,可谓变化非凡。这种现象在英语中也是普遍存在的。如 transmission 在工程学、动力学、物理学、计算机和医学上皆有广泛应用,但其含义却各有不同,但这并没有影响该词语在各个学科中的具体应用。这说明,同一概念在同一语言中也存在着相互借用的现象。

鸦片战争之后,西方医学开始逐步传入中国。当初译者将西医的教材和资料翻译为中文时,自然懂得其从理论到实践与中国固有医学的不同。但他们在翻译时并没有将西医的基本概念——尤其是人体解剖方面的术语——予以音译,而是借用中国固有医学的概念和术语对其加以翻译。中国现代医学上所使用的"心肝脾肺肾"这些概念,就是当年的译者直接借用中医的概念。虽然中西医在中国使用着这样一些同一的概念和词汇,却各具其意,而且并没有在理论和方法上引起任何的混乱。因为概念和术语的所指并非由形式的结构所决定,而是由一定的理论和专业所决定。这就是为什么中西医之间在理论和方法上存在着如此巨大的差异,但所使用的形式上相同的术语却没有造成任何混乱的原因。20 世纪 90 年代在论证中医翻译的原则时,我们曾就当年西医传入中国时借用中医术语的译法做过一些假设性的分析。假设早期的翻译人员因中西医的差异而将西医术语 spleen 音译为"斯普理"、将 kidney 音译为"肯德尼"、将 pancreas 音译为"盘克累斯",虽然很有特色,但必然会妨碍西医在中国的传播,因为这会引起中国人很大的误解,以为西方人的人体结构与中国人完全不同。

所以在分析当年西医传入中国时以借用中医术语为翻译的基本方法时,我们曾作了这样的总结:"借用中医用语来翻译西医概念的尝试,不但没有妨碍西医在中国的传播,相反,促进了其在中国的发展。因为这样做使西医获得了同中国传统医学相联系的捷径,使它一开始便扎根在中国文化的土壤里,从而得到了吸收营养的可靠保证"。从西医百年来在中国的发展历史来看,这样的总结还是比较符合实际的。同时,这样的历史经验对于中医今天的对外传播,也是有实际借鉴意义的。

所以,今天在英译中医——尤其是与人体解剖相关的概念和术语——的时候,借用西医术语,还是有一定的实践基础和实际意义的。完全拒绝这一做法,显然无益于中西方在中医领域的交流与合作。虽然 WHO 在推进 ICD‐11/ICTM 工程的过程中,为了明确区分中医与西医对人体各个器官的不同认识,主张借用西医概念翻译中医里与人体解剖相关的概念时,需要标注 TM(即 traditional medicine),但还是承认了借用西医术语翻译中医相关解剖概念的必要性和可行性。

2. 如何借用西医用语翻译中医的病症名称

中医在理论与方法上与西医有着巨大的差异,但在疾病的认识上还是有许多相同或相近之处的,因为疾病属于客观存在的现象,不管称谓如何,其症状和体征以及患者的感受还是比较一致的。比如中国人说的"头疼""胃痛""牙痛",英国人称为 headache,stomachache 和 toothache,在结构和语意上与中文完全一致,翻译时当然可以借用。有些疾病名称字面上虽然并不一致,但其含义及具体所指却是完全同一的。如因受寒而发烧头痛的疾患,中国人称之为"感冒",西方人称之为 common cold,虽然称谓不一,但其具体所指确实比较一致的。

所以在现实生活中,以同样的原因发生在一个民族身上的生理现象和病理变化也同样地会发生在其他民族的身上。因此一个民族对人类某个生理现象和病理变化的称谓在其他民族的语言中,也应该能找到相应的说法,因为它属于人类的共同经验和感受。这就是借用西医术语翻译某些中医疾病名称的依据。虽然中医和西医对待某一具体疾病的病因、病机和治疗有着颇为不同的认识,但其所应对的疾病、症状和体征则都是客观存在的,所以在名称上是可以相互借用的。如中医上所说的"纳呆""癃闭""黄疸""呃逆""心悸""水肿""中风""发颐"等疾病和症候在名称上颇具中式色彩,但与现代医学上 indigestion,retention of urine, jaundice, hiccup, palpitation, edema, apoplexy, suppurative parotitis 的具体所指,却是比较一致的。所以在将中医的这些疾病和症候的名称翻译成英文时,完全可以借用西医学上相应的疾病名称。

需要说明的是,中西医之间在名称上相互比较对应的疾病和症候,还是比较有限的,并不是所有的疾病和症候的名称都是可以相互借用的。如中医学上的"春温""风温""阴暑""阳暑""中经""脏结""肝着""关格"等疾病名称,从命名到病因、病机和治疗方面,均立足于中医的理论与实践,在现代医学上很难找到比较相同或相近的说法。因此遇到这样一些疾病和症候名称的时候,只能按照中医的术语结构和实际所指将其加以翻译。如上面所提到的这些中医疾病名称,谢竹藩教授在其主编的《中医药常用名词术语英译》中,将其分别译作 spring warm(diasease), wind-warm(disease), yin summer-heat, yang summer-heat, meridian stroke, visceral accumulation, liver stagnancy 和 anuria with vomiting,基本揭示了原文的实际含义。在现代医学上,中医的这样一些疾病名称显然是无法找到的,因此只能采用直译、意译或音译的方式加以翻译。

3. 如何借用西医用语翻译中医治疗方法的概念和术语

由于理法方药的不同,中西医在治疗方法上的巨大差异也是显而易见的。这就像中药和西药一样,一个是天然植物、矿物和动物器官的直接应用或略加炮制,一个则是对其化学成分的提取,两者之间有着本质的不同。

所以客观地说,中西医之间在治疗学上总的来说是缺乏相同和相近之处的。但在某些具体疾病的处理方面,由于传统的缘故还是可以发现某些相近之处的。比如中医上的"放血疗法""驱虫疗法""正骨疗法""止痛疗法""止血疗法""止泻疗法""按摩疗法"等,与西医学上的 bloodletting, anthelmintic treatment, reduction, hemostasis, analgesia, antidiarrhea, massotherapy,还是比较接近的,因此在翻译上也是可以加以借用的。从医学发展史来看,这七种治疗方法在人类早期的医疗保健事业中,都得到了普遍的使用,因为这是比较直观的治疗方法。比如"按摩",虽然中医现在已经习惯称其为"推拿",且已经形成了自己独有的治疗手法,但其基本功能、作用和喻意与其在其他民族和地区的应用还是颇为相近的。比如在希波克拉底的时代,按摩疗法在西方就非常的普及,且也得到了医学界的特别重视。所以在英语中至今还存在着一些有关按摩手法的词汇,如 pertrissage(揉捏法),effleurage(摩擦法),friction(摩法),tapotement(轻叩式按摩),

vibration(振动按摩)等。

由此可见,虽然中西医之间在理法方药等方面存在的差异是巨大的,但由于其服务对象和研究目标是一致的,所以在一些比较客观实际的方面——尤其是生理、疾病和治疗等方面——还是有很多相近或相同之处的。所以在研究中医翻译问题时,不仅需要从语言和文化的角度对相关概念和术语进行比较研究,而且还需要从临床诊断和治疗的角度对其进行分析比较,努力从中梳理其相同或相近之处,按照自然性原则对其加以对应性的翻译。前面提到的这几个中医术语的翻译,就是比较典型的实例。在中西方各个流派的翻译实践中,这样的例子可谓随处可见。这说明,无论理论上赞成还是反对,借用西医术语的做法在翻译实践中都是普遍存在的,也是无法回避的。

二、常见之法　分类使用

1. 如何使用直译之法翻译某些中医名词术语

所谓直译,就是按照原文的结构和字面之意直接翻译。在正常的翻译实践中,直译之法往往会引起大家的非议,认为这是一种不负责任的随意翻译。的确,在很多情况下,直译并不能很好地表达原文之意,因为不同的语言和文化对同一概念会有不同的解读和描述。比如中文的"聪明"二字,字面上指的是"耳聪目明",正如《周易·鼎》所言,"巽而,耳目聪明,柔进而上行。"但其实际所指,则是头脑清楚,目光敏锐,颇有智慧。

所以将"聪明"翻译成英文时,一般译者自然会将其意译为intelligence 或 wise 或 clever,这也是常态化的译法。如果将其加以直译,大概就译成了 have good ears and eyes,或 able to see and hear clearly,或 can hear and see well。如此这样的直译似乎也有一定的意义,但却不如意译的 intelligence 或 wise 或 clever 那么意思清楚,表达清晰。这就是一般译者对直译都自有看法的原因。

但在中医翻译方面,直译的用法如今却非常的普遍,并且得到了国内外中医界和中医翻译界的广泛认可。在早期的中医翻译实践中,中方的翻译人员一般都不太采用直译之法翻译中医的基本概念和术语，而是采用意译之法，目的就是为了更明确地揭示相关中医概念和术语的实际含义。如在欧明教授 1980 年出版的《汉英常用中医词汇》中，"八纲辨证"译为 analyse and differentiate pathological conditions in accordance with the eight principal syndromes，属于词典解释性译法。在谢竹藩教授编写的《中医药常用名词术语英译》和魏迺杰先生编写的《实用英文中医辞典》中，则分别直译为 eight-principle syndrome differentiation 和 eight-principle pattern identification，虽然"辨"和"证"翻译的用词不同，但直译的思路和方法还是相同的。再如"风火眼"，欧明教授译为 acute conjunctivitis，即借用了西医的词语将其释义为"急性结膜炎"，属于意译。而魏迺杰先生则将其译为 wind-fire eye。

魏迺杰先生是比较重视直译中医术语的，在他编写的辞典中，大部分的中医术语基本上都属于直译。以"风"为例，如"风水""风心痛""风癣""风嗽""风消"等在人民卫生出版社 1987 年出版的《汉英医学大词典》中分别被意译为 wind edema，epigastric pain due to wind-cold pathogen，tinea corporis，cough due to common cold 和 emacidation due to emotional upset。而在魏迺杰先生编写的词典中，这些中医术语则分别直译为 wind water，wind heart pain，wind lichen，wind cough 和 wind dispersion。魏迺杰先生强力地直译中医名词术语，曾经引起了国内译者的关注，并发表了很多不同的意见。但随着中医在国际上的传播，特别是随着中医名词术语国际标准化的发展，直译之法的应用越来越普遍了，几乎成为中医基本名词术语比较畅行的翻译之法。

当然，对于魏迺杰先生的直译之法，也需要慎加分析和总结，有些术语的直译的确是合情合理的，但有些术语的直译却依然颇值商榷。如所谓的"风水"就是因风邪而引起的水肿，《汉英医学大词典》将其译作 wind edema 已经是比较简洁，而且也比较达意。但译作 wind water，虽然字面上与原文非常对应，但含义上却显得比较偏颇。因为"风水"的"水"指的是水肿，而不是清水。从中西方长期以来在中医领域的交流来看,比较合情合理的直译一方面具有较好的回译性,另一方面也比较有利于彼此之间的交流和理解。但若使用不当,则会使译文显得生硬或不合英文的词法和句法。

在中医名词术语的翻译上,直译之法究竟该如何使用?究竟该使用在哪些方面?这是颇值思考的问题。将这一问题梳理清楚了,不仅有利于较好地在译文中再现原文之意,而且还比较有利于译语的规范化和标准化。现根据中医名词术语长期以来的翻译实践、翻译研究以及规范化和标准化的发展情况,就这一问题作一简要的归纳总结,供中医翻译界的译者和研究人员参考。

① 中医基础理论的概念和术语

中医基础理论的核心概念和术语为阴阳、五行、精气等含义深刻、特色鲜明、影响深远。"阴阳"和"气"一般音译为 yin yang 和 qi,"五行"和"精"一般意译 five elements 或 five phases 和 essence。"五行"和"精"的翻译虽为意译,但由于长期的使用已经使其逐渐转化为"五行"和"精"的对应语了。而与"五行"的"木火土金水"则一直采用直译的方式译为 wood, fire, earth, metal 和 water。

在中医术语体系中,与阴阳、五行和精气相关的术语数量极众。对于这样一些术语的翻译,从长期的翻译实践和发展趋势来看,一般都可采用直译之法予以翻译。如"阳中之阳"和"阴中之阴"在欧明教授早期的词典中,被意译为 a component part of yang within yang 和 a component part of yin within yin。在谢竹藩教授和魏迺杰先生编写的词典中,则将其简化为 yang within yang 和 yin within yin。这样的译法,实际上属于直译。

又如"培土生金",人民卫生出版社 1987 年出版的词典将其译为 strengthening the lung(metal)by way of reinforcing the spleen(earth),按照现在流行的直译之法,则可调整为 reinforcing earth to strengthen metal。如果直意结合,则可以将其调整为 reinforcing spleen to strengthen lung。这种直意结合的译法,一般可以应用在临床实践和科普译文之中。在一般的学术交流和教育实践中,还是直译为 reinforcing earth to strengthen metal 比较有内涵一些。再如"补肾纳气",欧明教授译为 improving inspiration by invigorating the kidney,属于意译。魏迺杰先生则将其译为 supplementing the kidney to promote qi absorption,有一定的直译成分,尤其在译文的结构和逻辑关系方面。

不过,从直译的一般常理来看,上面所列举的几个中医名词术语的直译,还是有一定的意译成分的。如将"补肾纳气"译作 supplementing the kidney to promote qi absorption,其中的 to promote,就体现了意译的因素。再如将"培土生金"译作 reinforcing earth to strengthen metal,也有一定的意译成分,因为在英语中可以用以解释和表达"培"和"生"的词语还有很多,如 cultivate, bank up, foster, strengthen, reinforce, invigorate 等等皆含有"培"的意思,而 promote, engender, produce, generate 等也都含有"生"的意思。无论采用 strengthen 和 promote 还是 cultivate 和 produce 等翻译"培"和"生",都含有一定意译的因素。但从结构上看,还属于直译的范畴,还是具有回译性和相应性这一基本特点的。

② 中医生理方面的概念和术语

中医学在生理方面与西医有一定的契合之处,毕竟中西医的生理均涉及到人类的身体结构以及各个器官的基本功能和作用。因为人体的结构及其器官的功能和作用是客观存在的,也是人人皆可体会和感受得到的,因此在认识方面皆有一定的相同和相近之处。如中医认为"心主血"(the heart controls the blood)与西医认为心是泵血的器官(an organ that pumps the blood),在功能认识上还是比较一致的。当然,中医还认为"心主神",这是中医对心的概念和功能的拓展和发挥。再如中医认为"肺司呼吸",与西医对肺的认识是完全一致的。当然,中医还认为"肺主气",这里的"气"与"吸气"和"出气"等现代概念中的"气"是完全不同的,指的是中医理论中的"精气神"之"气"。

所以中医生理上的基本概念和术语,其实也无法完全采用借用西医的术语加以翻译。但还是可以采用直译之法从结构和含义上对"气"加以翻译,以便使其能具有回译性,并能为其规范化和标准化的实现奠定基础。同时,采用直译之法翻译中医生理上的基本概念和术语,还有利于保持中医的基本特色。例如"心开窍于舌",是中医根据经络学说的理论对心与舌关系的界定,欧明教授将其意译为 tongue is the orifice to the heart,有一定的意义。也有人将其译为 The heart opens into the tongue,也较好地再现了原文的含义,且具有一定的直译之意。因为英语中的 open into 指的就是"通向"的意思。而"心开窍于舌"中的"开窍",也是"通向"的意思。

再如"脾主运化",欧明教授将其意译为 spleen is responsible for food digestion and fluid transportation,即将"运化"译为 food digestion and fluid transportation,对原文之意的阐释还是比较具体深入的,但结构上却显得有些冗长。在此后的翻译发展中,此译逐步调整为 The spleen controls transportation and transformation,即将"运化"简单地直译为 transportation and transformation,这一译法逐步在中医翻译界得以普及,几乎成为其标准译法。魏迺杰先生在他的词典中,将"脾主运化"译为 spleen governs movement and transformation。将"运"译为 movement,也有一定的道理,但在翻译界却没有得到普及应用。如 WHO 西太区 2007 年颁布的国际标准中,"运化"即译为 transportation and transformation。

其他的中医生理概念和术语,皆可以采用如此之法加以翻译。如"肝藏血"可以译为 The liver stores blood;"肾藏精"可译为 The kidney stores essence。如此之译在早期的翻译实践中,就得到了较为广泛的应用。在欧明教授早期编写的词典中,在魏迺杰先生后来编写的词典中,这样的译法都得到了充分的应用。这也在一定程度上体现了直译中医生理概念和术语的必要性、实用性和可行性。

③ 中医病理方面的概念和术语

中医对人体病理现象的认识,与其哲理鲜明的理论和天人相应的理念有着密切的关系,这也是中医理论与实践体系中颇具特色的一面,所以在英语中很难找到对应语,给翻译造成了很大的困难。在早期的翻译实践中,为了比较深入细致地再现原文的实际含义,中医病理方面的概念和术语一般都采用意译之法加以翻译。在早期的翻译实践中,这样的译法是颇为普遍的。

如欧明教授在其早期的词典中，将"脾主升清"译作 spleen transports nutrients upwards，将"主"译作 transport，将"清"译作 nutrients，显属意译。《汉英医学大词典》将其译作 The spleen is in charge of sending up essential substances，更属意译。魏迺杰先生则将其译作 spleen governs upbearing of the clear，将"主"译作 govern，将"升"译作 upbearing，将"清"译作 the clear，确乎有些直译的感觉，其回译性自不待言。

此外，将"阴阳失调"译作 incoordination between yin and yang 或 imbalance between yin and yang 或 disharmony between yin and yang，一定程度上亦属于直译，只是用词不够统一，结构上与原文相比亦有一定的变化。魏迺杰先生将其译为 yin-yang disharmony，结构上和语意上与原文比较接近。此一译法也被 WHO 西太区所颁布的国际标准所采用。所以中医英译实践中，直译法的使用不仅仅体现在术语的翻译和词语的选择上，而且还体现在句法结构上，从而形成了"汉化"句式，为中国文化的传播和中医英语的形成，奠定了一定的基础。如将"脾主运化"译作 The spleen controls transportation and transformation，将"心开窍于舌"译作 The heart opens into the tongue，就是典型之例。

2. 如何使用意译之法翻译某些中医的概念和术语

所谓意译法，顾名思义，就是根据原文的基本意思进行翻译，而不是根据原文的结构形式逐字逐句的翻译。在翻译界，从文学到科技，从概念到术语，意译之法的使用颇为普遍。中医翻译亦是如此，大多数情况下都以揭示和再现原文的基本意思为翻译的基本方法。即便是一贯提倡直译之法的译者，有时也不得不使用意译之法来应对某些结构特别、语意特殊的中医概念和术语。魏迺杰先生的翻译就是如此。

① 硬译之误

在长期的中医翻译实践中，硬译的做法还是比较普遍的。这一做法虽然在一定程度上体现了中医的特色，但也妨碍了基本信息的传递。

在从事中医翻译的几十年中，魏迺杰先生始终大力提倡和推进直译之法，将很多中医概念和术语直译得不可思议。如将"风水"（即因风邪而导致的水肿)译为 wind water,将"肾虚"译作 kidney acuity,将"不更衣"(即便秘)译作 not to change one's clothes,将"痛风"译作 pain wind,将"天行赤眼"译作 heaven-current red eye,将"先天"译作 earlier heaven,将"五不男"译作 five unmanlinesses,将"五不女"译作 five unwomanlinesses,直译得显然有些偏颇了。在目前比较流行的汉英中医词典以及 WHO 西太区和"世界中联"的标准中,这些中医术语一般皆被意译为 wind edema, kidney deficiency, constipation, gouty/wind arthralgia, epidemic red eye/epidemic conjunctivitis, innate, five types of female sterility, five types of male sterility。

尽管魏迺杰先生一直大力提倡直译中医的概念和术语,但在有些情况下意译还是有所体现的。如"乌轮赤晕"是中医上一个有关眼睛病变的术语,按照魏迺杰的通行译法,大概应该译作 black wheel red dizziness,但他在自己的辞典中则将其译作 red areola surrounding the dark of the eye,颇为明确地再现了原文的实际含义,但显然属于意译,而不是直译。可见在实际翻译中,意译之法并不是完全可以排除不用的,尤其是中医名词术语的翻译。

② 误译之因

由于中医理论和实践与现代医学差异巨大,很多概念和术语在结构上和字词的选择上特别具有民族文化的色彩。如现代医学上的"颈椎骨",在中医学上被称为"天柱骨"。如此称谓与"天人相应"的理念和对人体结构的认识,自然有着密切的关系。

在中国人看来,所谓的"颈椎骨"就像"天柱"一样重要,一旦倒塌就会导致天崩地陷。但将其翻译成英文时,如果译作 elestial pillar,似乎有一定的道理,但又显得有些虚无缥缈,不知所指为何。因为"天柱骨"毕竟指的是人体的一个具体的结构部分,所以欧明教授将其译作 cervical vertebra,还是颇为符合实际的,就像如今将中医五脏直接译作 heart, liver, spleen, lung, kidney 一样。同样的,"天柱骨倒"指的颈椎骨虚弱(即项软),译作 flaccidity of cervical vertebra 显然意思是清楚的,表达是明确的,且符合自然性原则的基本要求。魏迺杰先生将其译作 tumbled celestial pillar,便显得有些空虚,其具体语意还需要作进一步的阐释。

从这个角度来看，所谓的误译不仅与语言因素相关，而且在更大程度上与文化的元素相关。因此，为了避免信息的误传和误导，在翻译时不仅仅要注意相关语言的表达方式和相关文化元素的体现，而且要注意交流的对象和背景。交流的对象不同，背景不同，所采用的表达方式和所选择的切入之点也需要根据实际情况来确定，而不是简单地按照翻译的一般程序和常规范式予以操持。

③ 综合之见

就经典著作的翻译而言，一般来说直译之法还是比较有利于保持原文的语言特色、修辞风格和医学原理，有利于再现中国传统的关联性思维、文理结合的学术理念和天人相应的哲学观念，有利于向西方输入中医独特的概念和表达方式。

魏迺杰先生将"天柱骨"译作 celestial pillars，在一般的译文中显得比较空泛，不知所云。但若在翻译《黄帝内经》等中医古典著作时，如此之译显然更有利于再现中国医学在远古时期的基本理念和观念。所以在翻译《黄帝内经》等中医古典著作时，基本概念的音译和直译应该是最为理想的翻译之法。当然，在具体的翻译实践中，每一个经过音译或直译的概念，都需要附加既简明扼要，又深入系统的注解和说明。就像将"黄帝"译作 Yellow Emperor 一样，如果不附加五行配五方、五行配五色的关联性说明，很难使西方读者理解中国人为何将轩辕帝恭称为"黄帝"。

在中医长期的对外翻译和交流中，意译之法得到了比较普遍的使用，其目的就是为了更好地再现原文的语意，因为翻译的基本要求就是表达清楚原文的意思，即 translation is to translate the meaning。所以在中医的对外翻译中，为了保持译文的回译性以利于中外的交流，能直译的还是直译为好。如果直译有碍于对原文基本意思的表达或容易引起读者的误解，当然还是意译为妥。如将"风水"直译为 wind water，就有碍于对原文实际含义的表达，也不利于读者对原文实际所指的了解。在这种情况下，还是将其意译为 wind edema 比较符合实际一些，比较有利于再现原文的语意，比较有利于读者对原文所指的了解。

3. 如何使用音译之法翻译某些中医的概念和术语

① 音译的必要性

在谈到中医用语的翻译方法时,我们强调了借用现代医学用语的必要性以及使用直译法与意译法的重要性。但在实际翻译时便会发现,只强调这三点是很不够的。因为在中医语言中,还有一部分用语在现代医学既没有对应语,在西方各国语言中也没有类似的说法。为什么会出现这种情况呢?答案在"语言国情学"里。

"语言国情学"是研究语言和民族文化背景之间关系的一门新兴学科。其理论核心是:世界上任何一种语言中的绝大多数词语在别国的语言中都能找到相应的词语,这些词汇是全人类语言的"共核",反映了世界各民族共有的事物和现象。这就是我们通常讲的"对应语"。但是语言国情学还认为,一种语言中总有一些反映该民族特有事物、思想和观念而在别国语言中找不到对应语的词语。如中国儒家信奉的"礼",中医的阴阳等。所幸的是,这类词语在一国的语言中所占的比例很小。但是尽管如此,它们的作用却是极为重要的。因为它们反映着一个国家和民族的文化特色,是一种文化区别于另一种文化的象征。

对于中医语言来说,大部分用语也都处于人类语言的共核之中,但也有一小部分词语是中医所独有的。一般来讲,这类词语反映着中医基本理论的核心及辨证论治的要旨,所以应该加以音译,以便保持中医的文化特色和医理特色。

② 音译的范围

在中医基本名词术语的翻译上,无法直译或意译的术语范围是非常具体的,即中医理论与实践的核心概念和术语以及中药、方剂和穴位的名称。此外,还有一些中医特有的疾病名称、治疗方法和生理概念,如"丹田"、"推拿"等。

对于独具民族文化和语言特色的概念或术语,欧洲各国在交流中一般都采用原词照借的方式予以解决。由于众所周知的原因,我们在进行英汉或汉英翻译时,显然不能采用原词照借的办法,而只能采用音译法,如将阴阳音译为 yin and yang 或 yinyang,把气音译为 qi 等等。

这样，就避免了理解上的偏差。

在我国的古代，人们很早就注意到了语言中的民族性问题。如唐代翻译家玄奘（602—664 A. D.）在翻译佛经时，就提出了"五种不翻"的观点。《翻译名义集》序中称这"五种不翻"作了如下概括：

1. 秘密故，如陀罗尼（真言、咒语）；

2. 含多义故，如薄伽梵具六义（自在、炽盛、端言、名称、吉祥、尊贵）；

3. 此无故，如阎浮（胜金）树，中夏实无此木；

4. 顺古故，如阿耨菩提（正偏知）。……皆掩而不翻。

5. 生善故。

玄奘这里说的"不翻"实际上就是音译，音译就是不翻的翻法。长期以来人们对于玄奘的观点多有指责。从中医翻译的实践来看，这种指责显然是片面的。在中医翻译上，"五种不翻"是完全符合翻译实际的。我们之所以音译阴阳、气等概念，就是因为这些概念"含多义故"。如气，从中医上讲，有功能之气，也有物质之气，有先天之气，也有后天之气，有元气、宗气、营气、卫气等等。这么多气该如何翻译呢？过去一直译为 vital energy，但总感到意思不清、概念不明，不如干脆译成 qi。这样元气可以译为 primordial qi，营气可以译为 nutrient qi，卫气可以译为 defensive qi 等等。

③ 音译的限定

总的来看，某些具有民族性的用语予以音译是比较合理的。需要说明的是，这样的词语在中医语言中所占比例很小。不可将音译当成权宜之计，凡遇到不会翻译的地方，音译便随意使用。这种现象的出现，不但没有体现民族的文化色彩和中医的医理特色，而且还妨碍了基本信息的传递和再现，影响了读者对相关问题的理解和感受。

从中医对外翻译三个多世纪以来的发展来看，需要音译的中医基本概念和术语的范围基本一定确定，而已经为国内外所普遍接受的音译的中医基本概念和术语也基本得到了明确的限定。在翻译实践中只要遵循了这样一个发展的趋势，就可以避免音译的滥用。当然，在具体的翻译实践中，音译也是可以根据实际需要而略加发挥的，但这样的发挥也是有先决条件的,而不是随意就可操控的。比如说我们在翻译一篇论文或著作的时候,对于其中一些独特的概念或术语,尤其是作者赋予新意的概念或术语,也可以加以音译。但在音译的同时,也必须附有一定的注解和说明,以便于对着明确其意。若仅仅是单纯的音译,显然无法向读者传递必要的信息,也因此而失去了翻译的意义。

就翻译的实质性而言,音译其实是不得已而为之的办法,即不是办法的办法。如果有一定的办法可以加以翻译,又何必采用音译这一无法之法呢?从跨文化的交流来看,一般的音译总会给读者的理解造成很大的困难,总会影响原文基本信息的传达,总会增加不同民族之间交流的隔膜。而且从语言的角度来看,音译显然无法使读者见词名意,所以对读者学习和记忆相关学科和专业的理法会造成一定的困难。同时,对推广和普及相关学科和专业也产生很大的妨碍作用。因此,除非万不得已,一般还是少用音译为好。

三、音意结合　多法并举

在中医用语的翻译上有一种现象,一个词语翻译成英语时一半是音译一半是意译,如 five zang-organs(五脏), six fu-organs(六腑),primordial qi(元气),Jing-Well(井穴)等等。这类用语的翻译就属于"音意结合"。

"音意结合"式的翻译并不是中医翻译上的独创,实际上这种译法在其他领域的翻译中也使用得很普遍。如在现代汉语中,英语中的rifle, jeep, tango, flannel, card, beer, cigar, truck 被分别译作来复枪、吉普车、探戈舞、法兰绒、卡片、啤酒、雪茄烟、卡车,即为典型之例。在我们的日常生活中,这些词语天天都在使用,几乎将其看作我们汉语固有的词汇。其实这些词语都是外来语,其翻译方式就是"音意结合",即前面一部分是音译,后面一部分是为了便于理解而加的注解,可以看作是意译。如"吉普车"中的"吉普"是 jeep 的音译,而"车"则是对jeep 功能的注解。再如"啤酒"中的"啤"是 beer 的音译,而"酒"则是对beer 属性的解释说明。

在中医翻译上,"音意结合"式翻译也是经常使用的,也是中医翻译颇具特色的译法之一。这样的译法不仅仅是现代译者的偏好,在20世纪之前西译的中医文献资料中,这样的做法也是比较普遍的。从目前对中医翻译实践的总结来看,"音意结合"的译法主要体现在以下几个方面。

1. 以音意结合之法翻译中医脏腑的概念和术语

脏腑在中医上有其特定的内涵,特别是"五脏""六腑"等概念。以前人们多将"五脏"译作 five solid organs,将"六腑"译作 six hollow organs。这种译法在一定意义上揭示了这两类脏器的结构特点,但并不十分准确。

正因为如此,近年来人们逐步采用音意结合的方式将"五脏"译为 five zang-organs,将"六腑"译作 six fu-organs。也有人将"五脏"译为 five zang-viscera,将"六腑"译为 six fu-viscera。但前者较为普遍。这种译法显然是为了体现中医的特色,为了便于读者理解,在音译的 zang 及 fu 后加上了 organ 或 viscera。至于音译部分是大写还是小写,主要取决于译者的翻译理念。大写自然是为了突出该词语的"源外性"。

不过从实践的角度来看,大写小写均可,小写显得更自然一些。不过国外有些学术刊物和出版机构要求将音译的中医用语,甚至是直译或意译的中医特有用语首字母大写。这又另当别论。目前的情况是大写和小写均很流行,平分秋色。

2. 以音意结合之法翻译与"气"相关的概念和术语

"气"现在已基本统一音译为 qi 或 Qi,但和其相关的用语或术语基本上都是"音意结合"式的翻译。如:元气(primordial qi; original qi; congenital qi)、正气(healthy qi; right qi; genuine qi; vital qi)、宗气(pectoral qi; thoracic qi; ancestral qi)等。

从上面的翻译可以看出,这类译语很不统一(各脏器之"气"的翻译除外)。这就是"音意结合"中"意"的"灵活性"的体现。只要意译,那么译者都可以根据自己对原文的理解来释义。另外,由于语言中同义词的大量存在,为意译者提供了较大的选择余地。这样"音意结合"中的"意"就很难统一起来。例如"元气"中的"元"究竟译为 primordial 好,还是译为 original 佳,还是译为 congenital 具体? 可以说都不错。但作为一个专业术语,应该有比较一致的说法。

从长期的翻译探索和交流实践来看,像这样一些术语还是音译为好。事实上现在已经有人开始使用 yuan-qi, zheng-qi, zong-qi, ying-qi, wei-qi 等音译形式了。这应该看作是一个发展方向。至于各脏器之气,因其一般较为确定,易于统一,所以仍可采用"音意结合"式翻译法予以翻译。如 kidney qi(肾气),heart qi(心气),liver qi(肝气),spleen qi(脾气)。

有时我们还可看到 renal qi(肾气),splenic qi(脾气)等形式的译法。在音译各脏器之气时,究竟使用有关脏器英语名称的名词形式还是形容词形式呢? 这其实没有实质性的区别。使用形容词形式有时是为了修饰的自然,有时是为了读音的流畅。例如,将"肺气"译作 pulmonary qi 就比译作 lung qi 读起来要流畅得多。但从目前的发展情况以及标准化的发展趋势来看,还是采用名词修饰名词的方式进行翻译比较妥当,不必以形容词修饰名词。

3. 以音意结合之法翻译经脉及特定经穴的名称

按照传统的译法,经脉名称的翻译一般都采用"音意结合"法。但中方的"音意结合"法与西方的"音意结合"法却不尽相同。中方在翻译时,均将三阴三阳予以音译,"手""足"及"经"三个字予以意译。而西方则将三阴三阳即采用了"音意结合"法予以翻译。这样在结构上中西方就存在着一定的差异。

比如人民卫生出版社 1987 年出版的《汉英医学大词典》中,十二经脉的名称翻译如下:

手厥阴心包经:The Pericardium Channel of Hand-Jueyin

手少阳三焦经:The Tri-jiao Channel of Hand-Shaoyang

手少阴心经:The Heart Channel of Hand-Shaoyin

手太阳小肠经:The Small Intestine Channel of Hand-Taiyang

手太阴肺经:The Lung Channel of Hand-Taiyin

手阳明大肠经:The Large Intestine Channel of Hand-Yangming

足厥阴肝经:Liver Channel of Foot-Jueyin

足少阳胆经：Gall Bladder Channel of Foot-Shaoyang

足少阴肾经：Kidney Channel of Foot-Shaoyin

足太阳膀胱经：Urinary Bladder Channel of Foot-Taiyang

足太阴脾经：Spleen Channel of Foot-Taiyin

足阳明胃经：Stomach Channel of Foot-Yangming

方廷钰教授 2013 年主编出版的《新汉英中医学词典》中，对十二正经名称的翻译依然采用了同样的译法，只是将"经"译为 meridian 而已。这说明，这样的"音意结合"译法在中医翻译界还是普遍使用的。在谢竹藩教授 2004 年主编出版的《中医药常用名词术语英译》中，对十二经脉名称的译法与方廷钰先生的译法保持一致，只是将"音意结合"部分置于括号之中，其目的大约是为了与 WHO 西太区的译法基本保持一致。

在西方中医翻译界代表人物魏迺杰编写出版的《实用中医英文辞典》中，十二正经名称的翻译虽然也采用的"音意结合"法，但却体现在三阴三阳方面，因而与中国译者的普遍译法存在着一定的差异。其具体翻译如下。

手厥阴心包经：hand reverting yin pericardium channel

手少阳三焦经：hand lesser yang triple burner channel

手少阴心经：hand lesser yin heart channel

手太阳小肠经：hand greater yang small intestine channel

手太阴肺经：hand greater yin lung channel

手阳明大肠经：hand yang brightness large intestine channel

足厥阴肝经：foot reverting yin liver channel

足少阳胆经：foot lesser yang gallbladder channel

足少阴肾经：foot lesser yin kidney channel

足太阳膀胱经：foot greater yang bladder channel

足太阴脾经：foot greater yin spleen channel

足阳明胃经：foot yang brightness stomach channel

魏迺杰先生将"经"译作 channel，是很有道理的，说明他对中医主旨精神的认识还是比较深入的。但将三阴三阳予以"音意结合"式的翻译，却是值得商榷的。不过他的这一译法在中国中医翻译界，也是有先例的。比如罗希文教授在翻译中医典籍时，对三阴三阳也采取了"音意结合"式的翻译。此外，魏迺杰先生完全采用词对词的直译，似乎有些从质直发展为僵直了。如此翻译的十二正经名称，读起来有些拗口，逻辑关系上似乎不太符合名词术语的基本结构。不过在"世界中联"制定的国际标准中，魏迺杰先生的这一译法得到了采纳。

在 WHO 西太区所制定的标准中，十二正经的名称则采取了简单化的译法，目的是取消了三阴三阳，以避免使用音译。这显然是受日韩影响的结果。比如，手厥阴心包经、手少阳三焦经、手少阴心经、手太阳小肠经、手太阴肺经、手阳明大肠经只简单地分别译作 pericardium meridian，triple energizer meridian，heart meridian，small intestine meridian，lung meridian，large intestine meridian。中医经脉命名法中的三大元素——手足、阴阳、经脉——被删除了两个，非常遗憾。某种意义上讲，这也是地缘政治影响的结果。

在 WHO 西太区所制定的针灸经穴名称国际标准中，穴位均采用音译加代码，但特定穴位采用了直译或意译之法。如此译法实际上与国际上流行的译法也是有一定差距的。这种情况的出现一如对十二正经名称的翻译一样，存在地缘政治之嫌。在传统的翻译实践中，特定穴的翻译一般都采用了"音意结合"法。例如，五腧穴一般译为：Jing-Well（井穴），Ying-Spring（荥穴），Shu-Stream（输穴），Jing-River（经穴），He-Sea（合穴）；原穴一般译作 Yuan-Primary point 或 Yuan-Source point，但也有人将其意译为 source point；络穴一般译作 Luo-Connecting point，但也有人采用意译法将"络穴"译为 collateral point 或 network point；郄穴："郄穴"一般译作 Xi-Cleft point，也有译作 cleft point 的；募穴："募穴"一般译作 Front-Mu acupoint，国外也有译作 alarm point 的。

在方廷钰教授主编的词典中，特定穴位的翻译与传统的译法保持一致。在刘占文教授、镐京学者等所编写的汉英中医词典中，特定穴的翻译也与传统的译法保持一致。近年来，随着中西方交流的深入开展，国内一些学者在研究制定中医名词术语英译标准时，也借鉴了西方的一些译法,将特定穴名称的翻译由"音意结合"转变为纯粹的意译。在 WHO 西太区和"世界中联"的标准中,特定穴位名称的翻译基本保持一致,即将五输穴译为 five transport points(其中的经穴译为 river point,输穴译为 stream point,荥穴译为 brook point,井穴译为 well point,合穴译为 sea point),将俞穴译为 transport point,将络穴译为 connecting point,将郄穴译为 cleft point,将原穴译为 source point,将募穴译为 alarm point。这一译法与魏迺杰和谢竹藩教授主编的词典中的译法基本一致,唯一的不同就是对"荥穴"的翻译。魏迺杰和谢竹藩教授将"荥穴"的"荥"译作 spring,是比较传统的译法。

"音意结合"翻译特定穴位的名称,除了体现中医特色外,也是为了将其与一般穴位加以区分。按照 WHO 的规定,采用汉语拼音音译的穴位名为国际标准穴位名称。如果特定穴名不增加意译的成分,很难将其与一般穴位区分开来。但如果不采用"音意结合"法进行翻译,似乎既无与传统译法保持一致,又使其失去了中医文化色彩。但如果此简化译法逐步成俗,也只能顺其自然了。

四、简洁之法　适加应用

所谓"简洁法"就是指对采用其他翻译法翻译的中医用语进行简洁化的一种方法,主要体现在简化、缩写和合并等三个方面。

1. 简化法

在中医翻译的发展过程中,尤其是在其中期阶段(即 20 世纪的翻译中),为了便于西方读者准确了解中医基本概念和术语的含义,为了比较完整地在译文中再现中医基本概念和术语的信息,中国译者多采用词典解释性翻译之法,将颇为简洁的中医概念和术语翻译得颇为冗长,甚至极为繁琐,非常不利于中西方之间的实际交流。

前面所提到的"辨证论治"的翻译就是如此。将如此简明扼要的中医概念译作 diagnosis and treatment based on the overall analysis of symptoms and signs,虽然含义可能是比较明确的,但由于其形式的冗长繁琐,不利于其实际的应用,更不利于中西方人士之间的实际交流。

"奔豚"也是颇为典型的一例。作为中医上特有的一个疾病名称,其表达方式和实际含义的确比较特殊,如果不详加说明,读者显然无法理解,基本信息自然也无法传达。但将其译作 a syndrome characterized by a feeling of gas rushing up through the thorax to throat from the lower abdomen,显然又太过冗长,缺乏实用性。"虚胀"的此前的翻译,也存在着同样的问题。将其译作 flatulence due to yang-deficiency of the spleen and kidney,意思还是比较明确的,但形式上也显得比较繁琐,无助于实际交际。

正是由于这些问题的存在以及对中西方交流的影响,自 20 世纪 90 年代以来,中医基本概念和术语英译的简洁化逐步在中医翻译界形成共识,为简洁化中医基本概念和术语的英译奠定了基础。从此之后,此前翻译的比较繁琐的中医概念和术语便逐步被简洁化。如"辨证论治"的译文被简洁化为 treatment based on syndrome differentiation 或 syndrome differentiation and treatment,"奔豚"的译文被简洁化为 running piglet,"虚胀"的译文被简洁化为 deficiency flatulence。这样的简洁化译法在目前的国内外中医翻译界,已经得到了普遍的认同,成为中医基本概念和术语英译的有效方法。

2. 缩写法

在中医学的理论和实践中,有些概念和术语在翻译时既不能借用西医用语,又不能采用其他简洁的译法,而只能采用常规手法加以翻译。如将"中医"译作 traditional Chinese medicine,意思是明确的,而且也在国际上得到了普遍的应用。特别是 2015 年 6 月 1—4 日的 ISO/TC249 第六次全体会议上,经过各国的投票,最终决定以 traditional Chinese medicine 为 TC249 的名称。这一决定,实际上也标志着"中医"traditional Chinese medicine 成为"中医"的国际标准译法。

将"中医"译为 traditional Chinese medicine,当然也是我们国家最为理想的译法,也是我们国家在 WHO 和 ISO 中一直努力的方向。但从结构上看,traditional Chinese medicine 所占用的空间(space)远远大于"中医"的原文,显得有些冗长。如何简洁"中医"的这一译法呢?

国内有些译者和机构将"中医"的译文简化为 Chinese medicine，虽然形式上有些简洁了，但翻译上却不是特别准确。因为 Chinese medicine 是一个颇为宏观的概念，指的是在中国所有的医学体系，包括中医、西医、中西医结合、藏医、蒙医、壮医等等。同时，由于中日韩在 WHO 和 ISO 中的斗争，是否将"中医"译作 traditional Chinese medicine 已经不仅仅是翻译的问题，而是政治问题，特别是与民族文化主权密切相关的问题。所以将"中医"译作 traditional Chinese medicine，虽然有所冗长，但必须保持，一点也不能改变。

但从技术化的角度来看，虽然将"中医"译作 traditional Chinese medicine 不可改变，但将其简洁化还是可以予以技术性的操作。所谓技术性的操作，就是缩写。现在普遍流行的 TCM，就是 traditional Chinese medicine 的缩写。"中医"的英译形式最早是谁先缩写为 TCM 的（也许他或她是无意间完成了这个创举），目前还没有什么文献资料可以证明，但这一缩写形式却很快在国内外传播开来。我们虽然至今仍不了解这个缩合词由谁首创，但知道这一缩合形式具有极强的生命力。它是中医基本概念和术语英译中最为难得的一个早已规范化了的译语。

除了 TCM 之外，中医名词术语英译方面还有其他的缩写形式吗？除了一些比较流行的学术组织和学术刊物的名称外（如 WFCMS，即 World Federation of Chinese Medicine Societies 的缩写；WFAMS，即 World Federation of Acupuncture and Moxibustion Societies 的缩写；JIM，即 Journal of Integrative Medicine 的缩写），似乎还没有像 TCM 这样完全普及的缩写形式。但在一般的翻译实践中，缩写的自行做法还是比较普遍的。这种自行做法虽只体现在某一特定文章或著作的翻译中，但对该文章或著作的翻译而言，无疑也起到了一定的简洁作用。如某一篇文章若专门研究的是"心血不足"，并在该文中反复出现，译文首次翻译时可以将其明确地译为 insufficiency of heart blood，但可以将其缩写为 IHB(abbreivated as IHB in the following analysis)，并在以下的译文中加以应用。

3. 合并法

所谓合并法,就是将一些理解比较准确、表达比较完整、翻译比较流行,但形式却比较冗长的英译的中医概念或术语加以合并,以便使其能简洁化。在目前的翻译实践中,比较流行的合并中医英译术语有两个,一个是针灸,一个是穴位。

针灸的英译方式 acupuncture and moxibustion 有着悠久的历史,且为全球所普遍采纳,也是中医基本概念和术语英译中最早统一起来的规范译法。与中医的原文"针灸"比较起来,acupuncture and moxibustion 就显得比较冗长。特别是出现在文章的标题和单位的名称中,如此之译就会使标题或名称显得太过冗长。若将其缩写为 AM,则显得比较简单,不够完整。一般来说,缩写的名称如果有三个字母,则显得比较平衡一些。所以 WHO 西太区 2007 年所颁布的所谓西太区传统医学标准中,由于将 traditional Chinese medicine 改为了 traditional medicine,因而将缩写由 TCM 改为 TRM。之所以将 traditional medicine 缩写为 TRM 而不是 TM,就是为了平衡缩写。

在 21 世纪初,我们就将 acupuncture and moxibustion 合并为 acumox,以便使其既简洁,又明确。如果缩写为 AM 或 ACM,一般读者看了很难立刻将其与 acupuncture and moxibustion 联系在一起。但如果看到了 acumox 这个合并的词语,自然就会将其与 acupuncture and moxibustion 关联在一起。后来在翻阅英国的针灸文献资料时,我们发现一部名为 The Journal of Chinese Medicine(《中医杂志》)的杂志。该杂志在 2000 年 10 月的一期中发表了 Franz Zehentmayer 与 Cinzia Scorzon 撰写的一篇题为 Famous Contemporary Chinese Physicians Professor Li Ding(当代著名中医家李鼎)的文章。该文介绍了针灸学家李鼎教授的学术思想,将 acupuncture and moxibustion 合并为 acumoxa,与我们此前的合并比较一致。这样合并的英译中医术语如果能在学术界和翻译界广泛传播开来,无疑非常有益于中医术语英译的简洁化进程。

在国内外的中医翻译界,比较流行且能为许多译者接受的合并中医英译术语,是穴位的译法 acupoint。穴位的译法一直以来较为流行的译法为 acupuncture point，虽然文树德等人对此译法有一定的看法，但如此之译还是比较不合中医原文的实际所指。随着针灸学在全球的广泛传播和发展，acupuncture point 这一译法也越来越普及起来。但在实际应用中，这一译法正如针灸的译法 acupuncture and moxibustion 一样，显得不够简明。不知从什么时候开始，由谁率先将其合并为 acupoint，但其在中西方中医界和翻译界的应用，还是比较普遍的，值得借鉴的。这一译法在"世界中联"的标准中已被采用，但在 WHO 西太区的标准中，则没有采用。

从简洁化的发展趋势来看，如此合并的简洁译法在其他一些比较重要但译文却比较繁琐的中医名词术语中，也能加以推广应用，从而使英译的中医基本概念和术语不但简明，而且经济。"脾主运化"中的"运化"一词就是典型一例。"运化"一词目前在国内外比较流行的译法是 transportation and transformation，虽然术语仿造译法，但由于长期的交流和运用，已经逐步成为"运化"的英语对应语了。但正如 acupuncture and moxibustion 一样，虽然对应，但却冗长。目前 acupuncture and moxibustion 已经合并为 acumox 了，有一定的实践基础。但 transportation and transformation 目前还没有成功的合并。其中一个重要的原因，就是 transportation 和 transformation 两个英语单词在结构上比较接近，开头都是 trans，结尾也都是 ation，只有中间的 port 和 form 不同。所以很难像 acumox 那样将其合并在一起。

简化、缩写和合并这三种简洁之法，对简洁化中医英译——尤其是中医基本名词术语英译——具有一定的实际意义和指导作用，应该引起中医翻译界译者和学者的重视。在现有实践的基础上，如果能借用这三种简洁译法对一些重要的中医概念和术语的英译加以调整，一定会使其成为简洁明了的中医概念和术语，一定会有益于中西方的交流和合作。

思考题

1. 中医翻译方法的形成
2. 中医翻译方法的理念

3. 中医翻译方法的多样性

4. 中医翻译方法的差异性

5. 中医翻译的直译与意译

6. 中医翻译的音译与释义

7. 中医翻译的全译与简化

8. 中医翻译的多法并举

9. 中医翻译的基本路径

10. 中医翻译的运作程序

第二十二课 中医名词术语国际标准的发展

　　中医名词术语英译的标准问题，一直是翻译界和中医界所关注、所思考的问题。但这一问题，目前似乎还没有完全形成定论。这就是为什么在目前的中医翻译领域，基本概念和术语的翻译还存在着这样那样的差异。从文化和学术的角度来看，出现这样的差异其实也是非常正常的，因为任何一个事物和现象总是具有多面性的，而不是单一性的。所以不同的学者和译者，总会从不同的角度、以不同的切入点对同一个问题进行别样的思考和分析，因而也就会形成一些颇有差异的看法和颇具偏差的结论，尤其是在文科领域。这也是学术研究得以持续发展的重要缘由。

　　就中医名词术语英译的标准而言，虽然目前还没有最终形成一个完全统一和系统的标准体系，但标准的观念和标准的实践，还是普遍存在的，还在宏观上指导和影响着中医英译事业的发展。如果没有这样的观念和实际，中医英译就不可能顺利地发展起来，中西方在中医领域的交流也不可能有效地推动起来。从历史发展来看，在不同的发展时期，中医名词术语英译标准的概念和实践还是比较明确的，也是比较实际的。所以在探讨中医名词术语英译的标准时，必须以其发展的历史背景为基础，以当前的发展趋势为方向，努力梳理思路，明确目标。只有这样，才能对未来的发展有一个既理想又客观的展望和规划。

一、初期标准

所谓"初期标准",指的是 20 世纪之前的传教士、医务人员和学者翻译介绍中医时所秉持的基本理念及所坚持的基本方法。为了简化翻译研究,为了明确中医翻译的发展历程,从中医对外交流的历史发展来看,中医翻译的初期阶段,大致起始于 17 世纪中叶、终结于 19 世纪末。以下所总结的中医初期翻译标准,大致就是以此阶段的翻译史料为基础,从中分析、归纳和综合早期中医翻译者的翻译理念、标准和方法。

无论从事任何领域的翻译,从最初的翻译实践开始,任何译者都有一个规范或标准的意识或概念,尽管这样的希望和要求都存在着很大的困难和挑战,尤其是中医名词术语的翻译。当 18 世纪荷兰东印度公司的旁特等医务人员想了解中医并向西方传递有关中医的信息时,都有正确理解、规范表达和完整再现其基本概念和术语的意识,采用词素翻译法将"针刺术"和"艾灸术"分别译作 acupuncture 和 moxibustion,就充分体现了这一点。

1. 正确理解

正确理解是中医名词术语早期翻译中最为基本的要求。实际上这样的要求自始自终都是中医翻译以及其他任何领域翻译的基本原则和标准。尽管在早期很多译者所翻译的资料和所撰写的有关著作中,并没有明确提出和论证如何正确理解中医基本概念和术语的要求,但其解读、表达和选词方面却皆有明确的体现。

1683 年荷兰东印度公司医务人员旁特编写出版了一本名为《针刺术》的专著。该书在介绍有关针灸的信息时,之所以将"针刺术""艾灸术"这两个重要的中医概念分别译作 acupuncture 和 moxibustion,就是以词素翻译、形象结构和音译结合来体现其独特性和语意性。"经络"的翻译也是如此。旁特等人从日本首次接触到有关中医的文献资料时,感到非常困惑,以为中国人不了解人体的血管体系。经过多年的交际和了解,西方人终于对"经络"有了一定的认识,明白这是中国人对人体气血津液循行路线的综合而独特的认识。虽然"经络"和现代医学上的血管有一定的联系,但毕竟有其独特的含义和实际所指,显然不可以像翻译"脏腑"一样直接借用西医术语将其译作 vessel,而是将其译作 meridian。这样的译法虽然在内涵上还不是十分准确,因为 meridian 是地理学上想象出来的经线,但用其表达中医的"经络"还是在一定程度上体现了中医的独特性,因为现代医学上是没有这样一个概念的。

20 世纪初中国学者伍连德和王吉民先生撰写《中国医学史》时,首先总结、分析和归纳了自伏羲以来中国医学的发展史。在介绍中国医学的历史、理论和方法的时候,自然涉及到为数众多的中医概念和术语。如何正确、完整、系统地理解和表达这些概念和术语,自然是伍连德和王吉民先生努力的目标。从他们对中医基本概念和术语的理解、翻译和解释方面,即可看出其认真努力和全面再现。

2. 规范表达

在早期的中医翻译实践中,由于中西方交流的有限和翻译实践的不足,很少能够看到有学者或译者对如何翻译和表达中国基本名词术语的分析、总结和要求。但从其译文和介绍,还是可以看出其规范表达的理念和举措。在时下的很多中医译文和译著中,不同程度存在着译语的不统一、表达的不一致。但在早期译者的翻译实践中,这种情况相对而言还是比较少见的。这当然与早期学者治学严谨的精神有着很大的关系,伍连德和王吉民先生编写的《中国医学史》,就充分说明了这一点。

清朝后期来华的西方人德贞(Dudgeon J.)先后翻译介绍了多部有关中医药的书籍和资料,其中包括清朝学者王清任撰写的《医林改错》和明朝学者高濂撰写的《遵生八笺》。其译文不仅严谨,而且忠信。如谈到"七情"时,将其译作 the Seven Ch'ing 情〔emotions or passions〕,既采用音译又采用文内注解,比较客观、规范地表达了原文的含义。在谈到"七情"伤身的问题时,将"喜伤心、怒伤肝、悲伤肺、思伤脾、恐伤肾"等分别译作 joy injures the heart; anger, the liver; grief, the lungs; doubt, the spleen; fear, the kidneys,从结构到语意不仅较为清楚地揭示了原文的含义,而且还比较规范地翻译了原文的概念和术语,全文上下系统一致。这正是现代译者所要认真学习和继承的早期译者的翻译精神。

2015 年 6 月 1—5 日,ISO/TC249 第六次全体会议在北京召开,WG5(第五工作组)在讨论中医术语的翻译问题时,美国和德国的两位代表在发言中提出,将"本草"译作 materia medica 是不妥当的。他们指出,无论用拉丁语还是英语翻译"本草",西方人都很难接受,原因是西方人都习惯使用音译的 Bencao 了。他们的这个提议,非常有利于中国在 ISO 和 WHO 就术语翻译问题与日韩之间的斗争。在这两个国际组织中,日韩始终拼死拼活地反对音译,因为音译能比较好地保持中医的文化特色和渊源,不利于日韩从中谋取中国医学的民族文化主权。从这一点出发,我们自然对他们的发言感到温馨。

但从历史的发展来看,似乎还不得不采用 materia medica 翻译"本草"。对"本草"的如此翻译,不仅仅是为了约定俗成,而且还在一定意义上体现了其比"草药"更经典、更雅致的文化内涵。事实上将"本草"译作 materia medica 并不是现代译者的主张,而是从 19 世纪传承至今的传统译法。如 1871 年美国人斯密斯(Smith F. P.)编译了一部书,其英文名称为 Contributions towards the Materia Medica & Natural History of China(中文译名为《中国药料品物略释》)。在其英文名称和具体内容中,凡谈到"本草"这一概念时,均使用了 materia medica 这一译法。1911 年司徒柯德(Stuart GA)撰写了一部有关中医药的著作,书名为 Chinese Materia Medica:Vegetable Kingdom(中文译名为《中国药物草木部》),"本草"这一概念的译法也是 materia medica。由此可见,早期的译者对术语翻译规范化的追求,还是非常明确的,非常值得今天的翻译者认真借鉴。

3. 完整再现

所谓"完整再现",指的是对原文基本含义和相关信息在译文中的完整再现。这也是任何时期译者都必须要认真考虑、努力完善的工作。这项工作在早期译者的翻译实践中,体现得最为深刻,最为系统。这也是当代学者需要向早期学者认真学习的一个重要方面。

德贞 19 世纪中叶翻译《遵生八笺》时,就非常重视对原文基本含义和相关信息的再现，如对"苟日新，日日新，又日新"的翻译，就充分地体现了这一点。其译文为 The founder of the Shang Dynasty（c. 1766 B. C.）had engraved in the bathtubs："Renew thyself each day completely；make it anew，still anew，and always anew." 如此之译，不仅在语意上较为完整地再现了原文的基本含义，而且还在结构上较为形象地体现了原文的精神。更为重要的是，还在译文中充实了一些与原文相关的信息，以利于读者更好地理解原文的主旨精神。"苟日新，日日新，又日新"见于《盘铭》，是商汤王在器皿（即浴盆）上刻制的一句箴言，成为后人的励志之言。所以在译文中，德贞就附加了 The founder of the Shang Dynasty（c. 1766 B. C.）had engraved in the bathtubs 这样一句话，为读者提供了这一箴言来源的基本信息，比较完整地再现了原文之意。

在翻译人体三宝"精气神"时，德贞不仅将其直接音译为 Ching，Ch'i 和 Shen，而且还将其进一步地加以解释：The Chinese acknowledge three principles or forces upon the regular arrangement of which human life depends—the vital spirits Ching 精，or organic forces，produce the animal spirits Ch'i 气，or forces，and from these two springs a finer sort，free from matter and designed for the intellectual operations，termed Shen 神。音译中医的核心概念，无疑是非常合乎实际的，也非常符合语言国情学的基本要求，但必要的解释和注释却是不可或缺的，这样更有利于读者完整准确地了解原文的基本含义。

在概述中，德贞将"阴阳"音译为 yin 和 yang，同时也附有这样的解释：The forces or spirits ... have two organic principles，which pervade all parts of the body，from the union of which the human being is made and life depends. The one is yang，vital heat，light，the male principle；the other is yin，radical moisture，darkness in nature，the female principle。对"命门、三焦"等也采用了同样的译法，首先将其音译为 Ming-men 和 San Chiao，然后又作了必要的解释。如对"命门"的释义为：The left kidney is the real one，and mates with the five viscera. The right kidney is called the Ming-men 命门 or "Gate ot Life", and in the male secretes the semen, in the female the fetal membrane。这一解释不仅仅是对其语意的阐释，而且还对其渊源进行了比较客观的说明。

在中医学上，"命门"有两层含义。《黄帝内经》对其释义为，"命门者，目也"。而《难经》则认为："肾两者，非皆肾也。左者为肾，右为命门"。《难经》的这一发挥对后来者影响巨大。所谓的"命门学"，就是依据《难经》的发挥而构建的。德贞的这一注解，即立足于《难经》，颇具深意。对"三焦"，德贞的释义为：San Chiao, the three divisions or functional passages，也比较完整地再现了这一概念在中医学上的实际所指。

从以上各例可以看出，完整再现原文的基本信息，是早期译者最为基本的理念和追求，也应该是今天的译者努力发扬光大的精神。

二、中期标准

20 世纪为中医翻译的中期发展阶段。这是中医对外传播和交流以及中医走向世界的极其重要的一个历史转折时期。中医翻译的实践总结、理论研究、方法探讨以及术语翻译的标准化发展，都是在 20 世纪得以全面开展和深入拓展。

进入 20 世纪以后，随着中医在西方的传播和交流，翻译问题便被提到了议事日程，尤其是术语的翻译及其准确性、明确性、统一性和规范性问题。为了解决术语翻译的问题，国内外学界和译界均对此进行了较为深入的讨论，提出了较为明确的意见和建议，制定了较为实际的规划和方案。

1. 约定俗成

约定俗成是荀子谈到"名"和"实"的关系问题所总结出的语言发展的基本规律。这一规律始终在影响和指导着语言的发展和术语的规范，也是人们使用语言和运用术语时所具有的一种潜在的意识。旁特等人 18 世纪时所翻译的"针刺术"和"艾灸术"，一直使用到今天，便是

典型一例。从原文的含义以及术语的背景来看,将"艾灸术"译作
moxibustion,显然是非常不妥当的,因为"艾草"或"艾绒"并不是
moxa,而是日本人对其的发言。所以 1984 年何宗禹先生在《中国针
灸》杂志第 4 期上发表一篇题为"中国针灸传布国外进程中在译名与定
义上所反映的问题"的文章,建议将 moxibustion 改为 aibustion,因为
"艾灸术"源自中国,而不是日本。

　　从理论上讲,何宗禹先生的这一建议是非常合情合理的。但却一
直没有得到学术界和翻译界的响应,就是因为中国的学界和译界没有
予以接受。主要的原因就是,这一译法已经约定俗成,为大家所普遍接
受了。如果对其加以修改,可能会妨碍中西方的交流。这样的分析当
然也是很有道理的,完全符合约定俗成这一语言基本规律。在 20 世纪
80 年代出版的一些英译的针灸学著作或论文中,也有学者和译者将
"针灸学"创造性地译作 zhenjiuology,以便体现"针灸学"的中国特色
和文化渊源。但在后来的发展中,这一译法也没有能够在学术界和翻
译界得到应用,而 science of acupuncture and moxibustion 及其类似
译法却颇为流行。其主要原因也与旁特等人早期的翻译及其广泛的流
传有着密切的关系。

　　当然,约定俗成并不是钢打铁铸的大法,并非不可动摇的规则,其
例外情况也是屡见不鲜的。从现代的标准化发展来看,尤其是从中医
术语翻译的"规定性"原则的要求来看,如果政府有关方面规定将"艾灸
术"译作 aibustion,将"针灸学"译作 zhenjiuology,并将这一规定告知
世界各国,是完全可以突破约定俗成这一基本原则的。今天所谓的"首
尔",就是如此。作为韩国人的首都,"汉城"这一名称从古代一直传承
到现代,自然是约定俗成的中文名称。但是,为了人为地将其与中国文
化的历史渊源加以区别,韩国政府宣布将"汉城"汉译为"首尔"。所谓
的"首尔",其实就是"汉城"英译名 Seoul 的音译。其首都自古以来传
承下来的经典名称,居然按现代英语的译法加以音译,并以政府的名义
加以颁布,从而使其成为法定的中文名称,可谓滑稽之至。虽然滑稽之
至,但还是从此广为流传了,尤其在中国。何也? 规定性原则的作用
是也。

从"汉城"到"首尔",这是韩国人以规定性原则为跳板突破约定俗成规律的经典一例,对于我们今后规范化中医名词术语的翻译以及其他重要概念和名词的译法,也有非常现实的指导意义。如果在 WHO 启动 ICD - 11 修订版和 ISO 成立 TC249 之前,中国政府明确通告世界各国,"中医"必须译作 traditional Chinese medicine,简称为 TCM,那么其后发生的诸多中日韩之间的论争,可能就会因之而淡化,为中国在国际上的话语权注入极大的能量。

2. 简洁明了

在早期的翻译中,为了比较完整准确地再现中医基本概念和术语的深刻内涵,一般译者——尤其是中国的译者——大多都采用了词典解释性译法,将简明扼要的中医概念和术语翻译得比较冗长,影响了其实际应用。如 20 世纪 70 年代的时候,中国的译者一般将"气郁"译作 depressive syndrome due to disorder of vital energy,将"气肿"译作 edema due to disorder to vital energy,将"气泻"译作 diarrhea due to disorder of vital energy。类似概念和术语中的"气"均译为 disorder of vital energy,含义是非常清晰的,因为造成"郁""肿"和"泻"等症状的,就因为"气"的运行失常(即 disorder)而造成的。

这样的翻译虽然意思是比较清楚的,表达也是比较完整的,但文字却太过冗长,不利于其实际应用,更不利于中西方之间的实际交流。为了解决这一问题,译语的简洁化便日益提到议事日程。为了解决这一问题,翻译界首先对"气"的翻译进行了广泛的讨论,并逐步采用了音译法将其译为 qi 或 Qi。如此翻译"气"不但简化了此前的译法,而且还充分考虑到了其深刻的内涵和多层的语意。将"气"译作 energy 或 vital energy 也是早期译者为了明确揭示"气"的具体含义而采用的惯常译法。如此翻译"气"当然有一定的道理,但也仅仅揭示了"气"具有推动作用的一面,其温煦、护卫、运化和固摄的作用却没有能够体现出来。

此外,对于早期译文中对"气"的运动失常所造成的病变机理的阐释,也做了简洁化处理。早期译文中的 disorder due to,就是为了明确阐释相关病变的机理问题。如此阐释非常有利于读者对原文的理解,但却是译文冗长而繁琐,不利于其实际应用。所以在嗣后的简洁化过程中，翻译界逐步将"气郁"改译为 qi depression，将"气肿"改译为 qi edema，将"气泻"改译为 qi diarrhea，可谓简洁之至。在 20 世纪 90 年代的时候，如此简洁化的译法在国内翻译界还有一定的争议。但在目前中医英译及其国际交流中，如此简洁译法已经为国内外翻译界所普遍接受，并已经成为相关术语几乎国际标准化的译法。

由此可见，从 20 世纪后期开始逐步推动的简洁化中医术语译法的理念，还是颇为符合中医国际交流发展需要的，也客观地顺应了中医术语翻译简洁化和规范化的发展趋势。当然，这一发展趋势与中医在西方的普遍传播和广泛使用也有密切的关系。中医术语翻译之所以能简洁化，就是与其基本理论和方法逐步得到西方人士的普遍理解有一定的关系。如果西方人不了解"气"这一概念，不明白"气"的运动失常对人体的危害，当然无法理解 qi depression，qi edema 和 qi diarrhea 的实际含义。

3. 统一规范

统一和规范中医名词术语的英译，是 20 世纪中医对外传播、交流和翻译所面对的重要任务。在 20 世纪初期的时候，这一问题就引起了西方人士的关注，并采取了一定的措施试图加以解决。针灸穴位就是其面对的首要问题。由于语言的差异问题，穴位的名称很难比较自然地翻译成西方语言。如将"足三里"译作 three miles of foot 或 foot three miles，将"人中"译作 the middle of man 或 man middle，不但无法将原文的实际含义揭示出来，还容易引起读者的种种误解。从文化交流的角度来看，比较实际的译法自然还是音译为佳。

所以欧美的许多国家，19 世纪以来都采用音译之法翻译针灸穴位。随着时代的发展和中医在西方的传播，音译的穴位名称在西方各国均得到了一定的普及应用。西方人规范化的意识一直比较强烈，音译的针灸穴位名称在各国均得到了一定统一化和规范化，形成了各自的标准体系。但到了 20 世纪之后，各国之间的交流不断深入，针灸穴位名称的国际标准化也逐渐被提到了议事日程。虽然西方各个国家皆有自己的音译标准，但却由于各自的发音不同，同一名称的音译还存在着很大的差异。显然，音译的统一只能在语内，而不能在语际。

　　为了解决这一问题,西方人开始探索采用编码的形式翻译针灸穴位的名称。从学术交流的角度来看,这样的做法还是很有实际意义的,有利于国际标准的制定。但从文化交流的角度来看,这样的做法却显得比较肤浅,缺乏文化内涵。从文化、翻译、交际和科学的角度来看,比较理想的做法是编码和音译并举,以免因编码而淡化了其文化内涵和医学渊源。1982 年 WHO 西太区受 WHO 总部的委托,组织各国专家制定针灸经穴名称的国际标准时,由于日韩的谋取,使得编码成主流,音译被淡化,影响了中医文化在国际上的传播。

　　20 世纪初,中医基本名词术语翻译及其统一化和规范化问题,也引起了中西方学术界和翻译界的关注。虽然这方面的研究文献目前还比较罕见,但从不同译者的翻译实践及其对中医术语翻译的具体做法方面,还是可以展现出其基本的理念和方法的。如在《中国医学史》"中国医学"部分的第七章 "Medical Conditions During the Chou Dynasty"中,伍连德先生和王吉民先生将中医的"痢"译作 dysentery,并作了如下解释:

　　The word for dysentery is *li*（痢）. It is an old character and shows that the disease has been prevalent for five thousand years. This also is composed of the radical for disease（疒）, and inside is a symbol which indicates the cutting of grain with a reaping hook, *li*（利）. The original meaning of this phonetic was to cut or to reap with a hook, an operation which did violence to the standing grain; and, as dysentery is very painful and destructive, this phonetic was adopted. Dysentery is spoken of generally as *li chi*（痢疾）. The second character also has the radical for disease, and the symbol of an arrow beneath it（矢）. A *Chi* disease was one that came suddenly, like an arrow wound. It also means a serious ailment. The two terms, *li chi*（痢疾）, together describe the disease very properly.

　　如此这样的解释,一方面说明了"痢"在中医上的确切含义,另一方面也说明了如此翻译"痢"的合理性和规范性。对于"药""病""医""瘅"

"痘""癫""狂"等概念的翻译,伍连德先生和王吉民先生也作了同样的分析和说明,非常有利于读者了解这些概念的历史渊源、实际含义及规范翻译。这样的译法和做法深刻地体现了译者的翻译理念和方法,非常有利于统一和规范相关概念和术语的翻译,为嗣后中医名词术语翻译的统一化和规范化奠定了实践基础。

到了 20 世纪 50 年代的时候,中医名词术语翻译的统一化和规范化得到了进一步的推进。译者不仅仅从个人翻译的角度努力使相关概念和术语的翻译统一化和规范化,而且从中医名词术语整体翻译的角度对其进行分析、总结和研究,并且提出了颇具引领作用的意见和建议,甚至还制定出了划时代的统一方案。满晰博先生采用拉丁语为中医所制定的术语系统,就是最为经典、颇具影响的一例。虽然由于使用了拉丁语而没能普及开来,但对嗣后开展的中医名词术语英译标准研究,还是非常有启发意义的。后来的词素翻译提倡者,就在一定程度上受到了满晰博先生标准方案的影响,并因此而为中医名词术语的英译独辟了蹊径。蒙尧述先生 20 世纪 70 年代所提出的以词素翻译法规范中医名词术语的英译,就是最值得思考的一例。

进入 20 世纪 70 年代,中医翻译获得了实质性的发展。随着中西方在中医领域交流的逐步拓展,中国学者参与中医翻译的力度不断加强,思考中医翻译问题的意识不断增强,研究中医翻译理念和方法的能力不断提高。其代表人物南有欧明、李衍文、蒙尧述、帅学忠等先生,北有马堪温、谢竹藩、黄孝楷、方廷钰等先生。他们先后编写了多种汉英中医词典,系统总结了几个世纪以来中医对外翻译和传播的经验和方法,以词典的形式提出和论证了中医基本名词术语英译的思路和方法。同时,还以论文和介绍的形式分析和总结了中医名词术语英译的基本原则和方法,极大地影响和推进了中医英译事业的发展。

进入 20 世纪 80 年代,中医英语翻译事业又有了进一步的发展,其突出表现有三。一是 WHO 委托西太区制定针灸经穴名称的国际标准化方案,为其后中医基本名词术语国际标准化发展开辟了一条颇为理想的路径。二是中医英译研究有了一定的发展。在《中国翻译》《中国中西医结合杂志》《广州中医学院学报》等刊物上,先后发表了几篇总结翻译经验、思路翻译问题、论证翻译方法的文章。虽然数量不多,但影响巨大。正是这些为数不多的经验总结性文章,开辟了中医英译翻译研究的先河。三是汉英对照系列中医著作的问世,将中医的基本理论和临床治疗比较完整、系统地介绍到了西方国家。其代表作即为山东中医药大学的张恩勤先生和徐象才先生。他们先后组织了国内多个中医院校有一定中医翻译经验和能力的学者和专家,商讨和制定了中医基本名词术语英译的理念和方法,翻译出版了两大系列汉英对照中医著作,为中医的西传和中医名词术语的英译奠定了良好的实践基础和传播桥梁。尽管当时人们对中医基本名词术语的英译问题还存在着这样那样的不同看法,但在翻译这两大系列中医著作时,两大团队则基本形成了比较一致的看法,采取了比较一致的译法,基本实现了中医名词术语英译的统一化,为其进一步的规范化奠定了一定的基础。

进入 20 世纪 90 年代,中医英译事业有了更为深入的发展。其突出表现,就是中医英译研究论文和论著的出版,提出了中医英译的原则、方法和标准,初步构建了中医英译的理论体系和标准体系。其代表作就是镐京学者 1991 年起在《中国翻译》《中国科技翻译》《上海翻译》《中国中西医结合杂志》《中医管理杂志》以及 Translato 等国内外学术刊物上发表《论中医翻译的原则》等系列研究论文,比较系统深入地研究和论证了中医英译的理法方要,开辟了中医翻译理论研究的先河。西北大学出版社 1993 年出版的《中医翻译导论》是国内外出版的第一部中医翻译研究专著。人民卫生出版社 1997 年出版的《中医英语翻译技巧》是国内外出版的第一部理论与实践相结合的中医翻译学术著作。镐京学者撰写出版的这两部学术著作,为中医英语翻译的理论体系、标准体系和学术体系建设奠定了建设的基础。

三、未来标准

中医英译的所谓"未来标准",就是理想标准,更是现实标准。不过,由于历史的原因和时代的因素,这一标准在目前的中医对外交流和翻译中还没有完全得到实现。但是,这一标准的理念和趋势,还是比较统一的,还是颇具意义的。这正如 WHO 西太区制定针灸经穴名称的国际标准时,虽然将 meridian 作为"经络"首译之法,但 channel 之译依然非常流行,且语意与原文更为接近。虽然完全标准化的理想并没有完全实现,但标准化的趋势却是明确无误的。因此,meridian 和 channel 即成为"经络"概念英译的两个并行的对应语。

与"经络"的英译标准化相比,其他中医概念和术语英译的标准化距离似乎还更为遥远一些。比如"五脏""六腑"的英译,学术界和翻译界比较统一的做法有二。一是采用笼统译法,将其简单地译作 viscera 或 internal organs。这一译法也有一定的道理,但具体应用时需要考虑相应的语境。如果只是非专业的学术交流或通俗的文化交流,如此之译还是比较简明扼要,有利于一般读者或听众理解的。二是采用音译结合之法,将其或者译为 five zang-viscera 和 six fu-viscera,或者译为 five zang-organs 和 six fu-organs。虽然意译部分采用了 viscera 和 organ 两个形式不同的单词,但基本意思的表达还是比较一致的,因而也可以视为"五脏""六腑"的两个并存的对应译法。但在 WHO 西太区 2007 年颁布的所谓西太区传统医学术语国际标准中,则将"五脏"译作 five viscera,将"六腑"译作 six bowels,颇为别异,与比较流行的、有一定实践基础的译法颇为偏颇。

如何才能从理论到实践——尤其是实践方面——比较理想地实现中医基本名词术语英译的标准化呢? 如何才能使中医基本名词术语英译的标准化由理想而变为现实呢? 对此,三大领域的引领至关重要。这三大领域包括学术界的研究,国家的指导和国际的合作。

1. 学界标准

学界标准统一问题时所提出的那样,学者的鼓吹和学会的审定是译名统一的基础,因为译名的统一是学术问题,需要学者和学术组织从理论到实践加以研究、探索和推动。中医翻译领域也是如此。自 20 世纪 70 年代以来,中国的学者就中医英译问题从理论到实践已经做了较为深入的研究和探索,提出和论证了中医翻译的基本原则、标准和方法,归纳和总结了中医翻译的历史发展,分析和研究了中医翻译存在的问题和挑战,尤其是中医基本名词术语的翻译,从不同的侧面和切入点对中医翻译所涉及的语言、文化和医理等问题进行了较为深入的研究和探索,初步形成了不同的理念和流派,为中医翻译的学科建设和学术研究奠定了理论和实践基础。

对于中医名词术语的英译而言,这些不同的理念和流派似乎有碍于其标准化的实现。但就学术而言,不同的理念和流派意味正从不同的角度所提出的意见和建议。对其综合分析和应用,无疑将有益于从更广阔的视野研究和制定中医名词术语英译标准化的方法和方案。而要实现对不同理念和流派的综合分析和应用,需要相关的学术组织和团体积极发挥其主导和引领的作用,团结和凝聚各方力量,去粗取精,去伪存真,完成标准化方法和方案的制定,并努力将其在学术界加以推广和应用。只要获得了学术界的认可,只要得到了学术组织的推广,相关方法和方案就会得到有效的推广和应用。这也是环球学术领域发展的基本趋势。

但在中医翻译界,其学术组织的作用和影响还有待于进一步的发展。由于中医翻译的特殊性,中医翻译界始终没有形成一个完整的学术组织和学术团体。从 1991 年中国中西医结合学会建立的中医外语专业委员会,到 1996 年中华中医药学会建立的翻译专业委员会,再到 2008 年"世界中联"建立的翻译专业委员会,中医翻译界的学术组织从国内组织发展到了国际组织,应该是一个比较重大的突破。但就翻译的理论研究、实践探索和体系建设等学术而言,这些组织还存在着巨大的差异,还没有能够进入到实质性的发展时期。参加这些学术组织的人员,有中医工作者,有外语工作者,有翻译工作者,但将中医与外语和翻译密切结合在一起,并因之而形成既统一又独特的学术思想、学术观念和学术成就的人员,还不是很普遍,从而使这些学术组织的学术发展还处在促创时期。这一现实状况使得这些学术组织在学术发展方面始终面临着各种的困惑和挑战,更使得其在推动中医基本名词术语英译标准化方面遭遇了各种困难和阻力。

从目前的发展来看,中医翻译界首先要发展的是合格翻译人员的培养、杰出翻译人才的选拔以及科研水平与能力的孵化。只有培养和选拔出了合格的中医翻译人员和杰出的中医翻译人才并成功孵化了中医翻译者的研究水平和能力,才能为学术组织的发展奠定学术基础。只要奠定了坚实的学术基础,学术组织才能发挥好其引领和指导的作用,从而为中医翻译——尤其是其名词术语翻译的标准化——开辟理想的路径。在目前的发展中,只有"世界中联"组织国内外专家和学者研究制定和颁布了《中医基本名词术语英译中英对照国际标准》,在国内外产生了重要的影响,充分发挥了学术组织的引领和指导作用,成为中医翻译界"学术标准"的标志。

总而言之,学术标准要想得到较好的发展,三方面的因素必须慎加注意,一是学者的认真研究,二是学术界的积极响应,三是学术组织的大力推进。只有学者认真研究了,深入探索了,才能从不同的角度和不同的层面对中医名词术语的翻译及其规范化和标准化问题有客观的认识,有清醒的思考,有综合的分析,有全面的总结。只有这样,才能为中医名词术语英译及其标准化的研究和探索奠定学术基础。学者的研究,尤其是个别学者的深入研究和认真分析,如果得到了学术界的关注和重视,并因此而激发了更多学者的研究和探索,无疑将为相关疑难问题的解决开辟更为宽广的路径,为相关标准的制定奠定更为坚实的基础。在学术界关注学者研究和响应学者意见和建议的基础上,学术组织更应采取积极措施,凝聚学界力量,综合各方研究成果,组织学者和专家研究中医基本名词术语英译及其标准化的原则和要求,并在此基础上制定出标准化的方案,为国际标准的制定奠定基础。

2. 国家标准

学界标准经学术领域的各级专家论证和学术组织审定之后,最终需要国家有关职能部门根据学术界和学术组织的研究和审定,在国家的层面上重新组织专家学者进行综合研究,制定方案,并对其进行评审和颁布,从而确定国家标准,成为中医基本名词术语英译的法定标准。国家各个学科、各个领域、各个行业的法定标准,就是这样确立的,中医基本名词术语的英译标准,也理应如此。

自20世纪末以来,国家中医药管理局和国家标准委就已经开始关注中医基本名词术语的英译问题,并以不同的方式指导和推动专家学者以及相关的学术组织开展标准化研究。经过多年的努力,这方面的研究终于得到了一定的发展,并在 21 世纪初形成了系列的国家标准。从理论上说,中医基本名词术语英译的这一系列国家标准的颁布,应当成为法定的国家标准,直接引导着学术界和翻译界的理论研究和实践探索,并从此解决了中医基本名词术语英译不统一、不规范、不完善的长期问题,也从此解决了中医翻译领域随意所谓的历史作风。但从目前的翻译实践来看,这样的理想依然没有能够完全实现。基本原因大致有三,一是不同部门制定不同标准,二是不同标准有不同的观念,三是不同观念造成了同一术语翻译的不统一。

为了推进中医名词术语英译的标准化发展,1998 年夏全国科学技术名词审定委员会开始筹备成立中医药学名词审定委员会。经过两年多的酝酿准备,该委员会于 2000 年 8 月 18 日在北京成立并依托中国中医药研究院及中国医史文献研究所开始研究制定中医基本名词术语英译的标准化方案。这一研究项目得到了国家科技部的大力支持。2003 年 12 月 23 日,国家科技部组织专家评审验收后,2004 年正式颁布了《中医药学名词》(Chinese Terms in Traditional Chinese Medicine and Pharmacy),每个名词均附有相应的英文翻译,所以可以视为首部中医名词术语英译的国家标准。该标准的简介中指出:"内容包括:总论、医史文献、中医教材理论、诊断学、治疗学、中药学、方剂学、针灸学、推拿学、养生学、内科疾病、外科疾病、妇科疾病、儿科疾病、眼科疾病、耳鼻喉科疾病、肛肠科疾病、皮肤科疾病、骨伤科疾病 18 部分,共 5283 条。这些名词是科研、教学、生产、经营以及新闻出版等部门应遵照使用的中医药学规范名词。"嗣后该项目组又于 2010 年和 2013 年颁布了中医外科和中医各科的基本名词术语标准。经过十多年的研究和总结,该项目组基本完成了中医理论和临床各科核心概念和术语及其英译标准的制定,并得到了国家相关职能部门的审定和批准,可谓中医国际交流发展史上划时代的重要成果。

2006 年,中华人民共和国国家质量监督检验检疫总局和中国国家标准化管理委员会颁布了《中医基础理论术语》(Basic theory nomenclature of traditional Chinese medicine)。该标准在其简介中指出:"GB/T 20348 - 2006 中医基础理论术语国家标准(GB)GB/

T20348－2006 标准界定了中医基础理论中阴阳、五行、脏象、气血精津液、经络、体质、病因、病机、养生、预防、治则、五运六气等的术语及定义；适用于中医教学、医疗、科学研究、管理、出版及国内外学术交流。"该标准的提出单位、归口单位和主管部门是国家中医药管理局，起草单位为辽宁中医学院（即现在的辽宁中医药大学）。该标准的每个词条也都附有相应的英文翻译，也可视为中医基本理论术语英译的国家标准。

作为国家的系列标准，从理论上说应该是前后统一的，完全规范的，从而成为中医名词术语中文和英文的法定标准，并因此而成为翻译界必须严格遵守的标准，不可以有任何的偏差。但在目前的翻译实践中，这些标准的具体应用还非常的有限，甚至翻译界很多人都不太了解这些标准，因而随意翻译的现象依然比较普遍。为什么会出现这样的现象呢？自然与该系列标准制定的机制、颁布的程序和推进的方式有很大的关系。

从机制上看，作为国家的系列标准，无论是哪个部门组织制定的，无论是哪个单位主持起草的，无论是那个机构组织评审的，都应该遵循同样的原则、方法和标准，这样才有利于国家标准的发展和完善。但从目前所颁布的这一系列标准来看，这样的目标似乎还未达到。从时间上看，后来颁布的相关标准的相关内容应与先前颁布了的相关标准的相关内容保持一致，这样国家的系列标准才能自成一体，才能对中医名词术语及其英译标准化的实现铺平道路。但从目前已经颁布的系列标准来看，彼此之间的差异还是比较明显的。这些差距的存在，自然影响了国家标准的完善，也影响了其对翻译实践的指导和引领。

在《中医药学名词》中，"中医基础理论"的译文为 basic theory of traditional Chinese medicine，"天人相应"的译文为 correspondence between human body and natural environment，"辨证论治"的译文为 treatment based on syndrome differentiation，"理法方药"的译文为 principle-method-recipe-medicines，"阴阳对立"的译文为 opposition of yin-yang。在《中医基础理论术语》中，这几个基本概念的译文分别是 fundamental theory of TCM；correspondence between man and environment；treatment upon syndrome differentiation；theory, principle, prescription and medicinal; opposition between yin and yang. 整体来看,两个标准对这几个基本概念的翻译还是比较接近的,但在用词方面还是存在着一定的差异。从标准化的要求来看,两个标准之间还存在着不统一、不完整的问题。

在《中医药学名词》中,"生之本"的译文是 root of life,"阴阳互根"的译文为 mutual rooting of yin-yang,"阴阳转化"的译文为 mutual convertibility of yin-yang,"阴平阳秘"的译文为 relative equilibrium of yin-yang,"五行"的译文为 five-phase theory,"三焦"的译文为 sanjiao,"肺开窍于鼻"的译文为 lung opening at nose,"养生"的译文为 health maintenance。在《中医基础理论术语》中,这几个基本概念的译文则依次为 origin of life; interdependence of yin and yang; inter-transformation of yin and yang; sound yin and firm yang; five-element theory; triple energizer; lung beijing window of nose; health preservation。在这两个标准中,这几个基本概念的英译显然存在着较大的差异,自然会给译者带来很大的困惑,不知应该以何者为准。

就这两大系列标准本身来看,似乎也存在着诸多需要进一步完善之处。如在《中医药学名词》的"总论"部分中,"温病学"的译文为 science of epidemic febrile disease of traditional Chinese medicine,即将"温病"译作 epidemic febrile disease。但在"医家"部分,"温病学派"的译文为 school of warm diseases,即将"温病"又译作 warm disease,不同于"总论"部分中"温病"的译法。再如在"医史文献"部分,"黄帝内经"的译文为 Huangdi Neijing, Inner Canon of Huangdi, Inner Canon of Yellow Emperor。同一个术语居然有三则译文,似乎缺乏了标准化的意识。在时下的翻译实践中,由于一般译者对"黄帝"的"黄"和"内经"的"内"的实际含义缺乏了解,因而使"黄帝内经"这个名称出现了各种各样不同的译法,这是事实。但作为国家标准,则应该根据"黄帝内经"的实际含义并结合翻译实践中较为流行的译法,最终确定一个比较合情合理的译法作为其标准翻译。关于"黄帝内经"这一名称的翻译问题,我在《中医英语翻译研究》中作了较为深入的研究分析,这里不再赘述。

　　当然,从学术发展的角度来看,这两个标准体系还是极大地推进了中医名词术语英译的规范化发展,还是为国家标准的实现开辟了道路。在这两个标准体系中,虽然存在着这样那样一些差异,但相同和相近之处还是颇为显著的。如在《中医药学名词》和《中医基础理论术语》中,"中医"皆译为 traditional Chinese medicine,"整体观念"皆译为(concept of)holism,"消长"皆译为 waxing and waning,"藏象"皆译为 visceral manifestion(s),"脏腑"皆译为 zang-fu viscera,"湿热"皆译为 dampness-heat,"虚实"皆译为 deficiency and excess。这些比较统一的译法,显然是对长期以来中医基本名词术语英译较为流行译法的总结和借鉴,反映了标准制定者基本理念的一致。其他一些术语的翻译之所以出现各种各样的差异,可能与领导和主持标准化方案制定者的组织和审定有一定的关系。如果组织者对此能慎加把握和严格要求,这样的差异一定会大为减少。这一现象的出现,也为下一步国家标准的制定和完善提出了更为规范的要求。

　　从目前颁布的中医名词术语系列国家标准来看,其英译部分仅仅局限于术语本身,其定义则没有任何相应的译文。从术语英译的标准化要求来看,这样做似乎是理所当然的。但从标准化深层次的发展来看,尤其是中医国际化的发展来看,规范化和标准化中医基本概念和术语的定义也是极为必要的。所以为了参与 WHO/ICD‐11/ICTM,国家中医药管理局委托我们翻译并向 WHO 提交的国家1995和1997年颁布的中医临床术语,即包括对所有术语定义的英文翻译,这样才能比较完整、系统地、规范地介绍中医基本的理论体系和临床体系。希望在以后所制定的中医基本名词术语英译国际标准中,各个概念和术语定义的英译也能包含其中。

　　总的来说,国家标准的制定必须注意三个问题,一是统一性,二是完整性,三是普及性。作为国家的标准,无论任何一个部门管理,无论任何一个单位主持,无论任何一位专家评审,都必须与此前颁布的国家标准保持一致,至少是对此前颁布标准的修订和完善,而不是纯粹的创新。这样就能实现国家标准的统一性。其次,作为国家标准,其对中医核心概念和术语的筛选和定义,必须根据相应的原则和要求使其完整准确,前后一致,或者至少是对此前颁布标准的补充完善,而不是自主所为。这样就能实现国家标准的完整性。国家标准颁布之后,有关职能部门应制定一定的政策、提出一定的要求对其加以具体的落实,推动其在各界的实际应用。这样国家标准的权威性就会充分体现出来,就能充分发挥其引领的作用,就能有效地指导学术界的理论研究、实践探索和文化交流。这样就能实现国际标准的普及性。

3. 国际标准

就中医名词术语英译的标准化发展而言,学术标准是最为基础的发展,国家标准是最为核心的发展,国际标准是最为广阔的发展。随着中医国际化进程的不断加快,中医基本名词术语英译的国际标准化成为中医走向世界亟待搭建的重要桥梁。没有这样一座坚实而明确的桥梁,中医的国际化和中西方的交流与合作皆面临着巨大的影响。正是由于这样一个重要的原因,中医基本名词术语英译的国际标准化问题很早便引起了中西方学术界的注意、学术组织的关注和相关国家的重视。

作为国家标准,最终需要国家特定的职能部门——如国家标准化管理委员会、国家名词术语审定委员会等——审定和颁布。只有国家特定职能部门审定和颁布的标准,才是国家标准,才具有法律效力,才可能得到了普遍的执行和运用。作为国际标准,最终则需要相关的国际学术组织——如 WHO 和 ISO 等——审定和颁布。从这点来看,要使中医基本名词术语国际标准化,首先必须引起相关国际学术组织的重视,并利用其平台和资源努力加以推进。当然,这一问题也要引起相关国家的重视。只有相关国家重视了这一问题,才能积极参加相关国际组织启动的相关工程,才能有效地帮助相关国际组织顺利完成相关任务。中医名词术语的国际标准化从过去到现在的发展,即充分证明了这一点。

20 世纪 80 年代初,WHO 即密切关注了中医在西方的传播,也关注了中医术语英译的国际标准化问题,并想方设法对其加以积极推进。1982 年,WHO 委托西太区启动针灸经穴名称国际标准化工程以来,中医基本名词术语英译的国际标准化已就此而被逐步提到了议事日程。1991 年 WHO 西太区颁布了针灸经穴名称国际标准之后，极大地促进了针灸的国际化，也为中医走向世界拨开了迷雾。尽管这一标准中依然存在着许多需要进一步完善和充实的问题，但毕竟开启了中医基本名词术语英译国际标准化的先河，非常值得思考、分析和总结，以便为中医基本名词术语英译的国际标准化开辟更为平坦而宽广的道路。正是出于这样的考虑，国内外中医翻译界的学者和译者就此问题展开了颇为深入的研究和探讨，发表了大量的文章，从不同的角度和层面提出了各种颇具实际意义的意见和建议。20 世纪 80 年代的时候，蒙尧述先生以词素翻译为基础提出的中医基本名词术语英译国际标准化方法，就是颇具创新意义的意见和建议。1990 年代的时候，镐京学者在《中国中西医结合杂志》第 3 期上发表的《关于中医名词术语英译标准的思考》一文，提出和论证中医名词术语英译标准化的基本概念、原则与方法，进一步拓展了其在《中国翻译》《中国科技翻译》和《上海翻译》等杂志上所发表的系列研究论文的思路和理念。

在西方，中医基本名词术语的英译及其标准化问题，也引起了很多学者的重视和研究，并发表了一系列重要的研究论文，提出了颇具影响力的方法和要求。其代表人物，就是英国的汉学家魏迺杰先生。魏迺杰先生在 20 世纪 80 年代的时候，即对中医英译问题进行了较为深入的研究和分析，在西方发表了大量的研究文章，提出了独具特色的译理和译法。我们在思考和探索中医基本名词术语英译及其标准化问题时，认真学习和研究了魏迺杰先生的论述，从中颇受启发和影响。1998 年，镐京学者曾在《中国科技翻译》发表了一篇题为"Nigel Wiseman 的中医翻译思想评介"的文章，总结和介绍了魏迺杰先生的中医翻译思想，分析和研究了他的翻译思路和方法，提出和说明了值得我们借鉴的方法和方略，同时也指出了一些值得商榷的译例和译法。

在国内外学术界和翻译界学者和译者的不断探索和呼吁下，中医名词术语英译的国际标准化问题再次引起了国际学术组织的关注。2004 年，WHO 西太区在 1991 年所颁布的针灸经穴名称国际标准的基础上，启动了中医基本名词术语英译国际标准工程，其首次研讨会议在北京召开。在这次会议上，中方提交了两个方案，日韩双方没有提交方案，其他国家的代表只是作为参与者出席了会议，也没有提交方案。作为中医翻译在世界上最具影响力的魏遒杰先生也出席了会议，其发言也在一定程度上影响了这次会议的议题。最后经过投票，以谢竹藩教授为主制定的标准化方案获得了通过，成为 WHO 西太区制定标准化方案的蓝本。这个结果应该是非常有意义的，非常有利于其最终方案的系统性、完整性和规范性。作为此次会议的应邀参加者，我们对此结果极为振奋，也极为感慨，曾在《中西医结合学报》发表文章，欢呼这一重大工程的启动和中国推荐方案的入选。

2007 年 WHO 西太区在北京召开新闻发布会，颁布了其最终制定的标准化方案。这一方案在一定程度上吸收借用了谢竹藩教授为主制定的方案，但也纳入了日韩所谓的"汉方"和"韩医"的一些名词术语，并因此而将 TCM 改为 TM，从而达到了日韩一直以来所期盼的目标。在该标准的前言中，西太区的主持者指出：

In the Western Pacific Region, the major system of traditional medicine which originated from ancient China has continued to develop not only in China but also in neighbouring countries and areas, particularly in Japan, the Republic of Korea and Viet Nam, with certain variations in accordance with local conditions, i. e. availability of natural resources, indigenous culture and political climate. Different names have been designated for this system of traditional medicine as it developed in various countries, such as Oriental medicine, traditional Chinese medicine, traditional Korean medicine, Kampo medicine and traditional Vietnamese medicine. They are collectively called traditional medicine（TRM）in the Western Pacific Region.

意思是说：

在西太区，其主要传统医学来自古代的中国，不仅仅在中国得到了持续的发展，而且在其邻国——尤其是日本、韩国和越南——

均与当地的环境(如自然资源、当地文化和政治气候)结合而有了
独特的发展。这一传统医学在这些国家也有不同的称谓,如东方
医学、中医学、韩医学、汉方和越医学等。因而在西太区综合性地
将其成为传统医学(TRM)。

这一分析虽有一定的道理,但也为日韩拼命去中国化提供了口实。
这从 WHO 西太区制定的标准中所提出的一个主要原则,即可看出几
分潜在的用意来。这个主要的原则,就是排除音译,即消除掉中国的元
素,去中国化。该原则的原文如下:

Avoidance of pinyin(Romanized Chinese)use.

For certain TRM terms, it is extremely difficult to determine
English equivalents, and many publications use pinyin. However, it
should be stressed that Romanized Chinese is still Chinese and
pinyin is not a real translation. In addition, Han characters are
similar in Chinese, Japanese and Korean, but the pronunciation
differs greatly. The titles and author names of classical texts are
described in the original pronunciation.

意思是说:

> 避免使用拼音(罗马字母化的中文):
> 对于很多的传统医学术语而言,很难在英语中找到对应语,所
> 以很多出版物都使用了拼音。但是,需要强调的是罗马字母化的
> 中文依然是中文,采用拼音音译根本不是真正的翻译。另外,汉字
> 在中文、日本和韩文中虽然是相似的,但发音是不同的。古典文献
> 的题目和作者的名字即按照原有的发音描述。

这一原则听起来似乎也是很有道理的,但实际上却是无道无理的。
语言国情学的基本理论,名从主人的国际惯例,翻译学的基本法则,音
译的中医核心概念以及中药和方剂在西方的广泛传播和普遍应用,即
明确地证明了这一点。作为 WHO 的一个重要的机构,在制定有关中

医的国际标准时,居然将排除音译作为其重要的原则,那么其所制定的所谓标准符合客观实际吗? 能正确地引导中医在国际上的正常传播和发展吗? 比如 yin,yang,qi 等音译的中医概念,不仅仅在西方的中医界广为传播,而且还纳入到了英语的普通词汇之中。如果取消其音译,不但西方中医界无法接受,就是西方的普通读者也无法理解。ISO/TC249 的第六次全体会议上,西方代表在发言中反对以英语或拉丁语翻译中药名称,就是因为音译的中药和方剂名称在西方已经得到了普遍的接受。

从这个角度来看,日韩要求取消音译的中医概念和术语,完全是为了去中国化而采取的政治策略,其不可告人的目的可谓暴露无遗。近年来日韩在 WHO/ICD‑11/ICTM 工程中以及 ISO/TC249 的项目评审中的表现,可谓无人不知,无人不晓。在这两个国际组织有关中医标准的未来发展中,这一状况必将持续,必将激起中国与日韩之间更大的争议。对此,中国翻译界——尤其是中医翻译界——务必予以充分的关注。

所以,作为中医名词术语的国际标准,三大要素必须慎加考虑,一是遵守约定俗成的语言规律,二是遵循标准化发展的历史轨迹,三是尊重概念和术语的文化内涵。只有遵守了约定俗成这一语言的基本原则,才不会因某些国家去中国化的企图而对其加以放纵。比如"三阴三阳"(即太阴、少阴、厥阴、太阳、少阳、阳明)的音译,早已成为约定俗成的国际通用译法,但在 WHO 西太区的标准中,则采用音意结合的方式将其另外加以翻译,如将"太阴"译作 greater yin 及 big yin,将"少阴"译作 lesser yin 及 small yin。如此之译,当然是为了放纵日韩去中国化的做法,但却显然违背了约定俗成这一语言学的基本原则。

中医名词术语英译的国际标准化问题,东西方学者对此都进行了长期的研究和总结,提出了论证了许多的方法和方案。作为国际标准的制定者,理应充分考虑到国际学术界的长期研究结果和实践基础,而不要太多遭受某些政治因素的影响。作为中医的基本概念和术语,其基本的含义和所指与中国的传统文化和价值观念有些密切的关系,在对这些术语和概念进行解读和翻译时,不能不客观地考虑中国文化的元素,否则对其释义就会出现这样那样的偏差,影响到相关概念和术语实际内涵的再现。比如在 WHO 西太区 1991 年所颁布的针灸经穴名称国际标准中,"三焦"被译为 triple energizer,与中医的实际含义有着较大的差异。在 WHO 启动 ICD-11 修订工程后,在多次有关 ICTM 的讨论会中,中方代表多次提出将"三焦"的译法加以修订,以便更完整地表达其实际含义,但都因日韩的反对而搁置。2011 年在日本东京召开的会议上,韩国代表团团长崔晟勋主动提出音译"三焦",并得到了会议的通过。但在嗣后的会议上,韩国的反悔又使这一建议付诸东流。

由此可见,国际标准的制定,在一定的意义上,并不纯粹是学术的问题,更不完全是翻译的问题,而是涉及到民族文化的主权问题。对此,国内的学者和译者必须要有这样的意识,不然就无法理解这样一种说法:"从某种意义上讲,中医名词术语英译的国际标准化不是学术问题,而是政治问题。"

思考题

1. 中医翻译标准化的目的
2. 中医翻译标准化的意义
3. 中医翻译标准化的原则
4. 中医翻译标准化的方法
5. 中医翻译标准化的理论
6. 中医翻译标准化的程序
7. 中医翻译标准化的制定
8. 中医翻译标准化的现状
9. 中医翻译标准化的问题
10. 中医翻译标准化的挑战

第二十三课　中医基本概念和术语翻译分析

　　中医基本名词术语大致可以分为基本理论、临床治疗和中药方剂等三大类。所谓基本理论术语，即能反映中医基本理论与实践要旨的概念和用语。这方面的中医基本概念和用语主要体现在阴阳五行学说、藏象理论、气血津液、经络俞穴和病因病机等方面。临床治疗方面的术语主要体现在疾病名称、诊疗手段和治疗方法等方面。而中药方剂方面的术语则主要体现在药剂名称、性味用制和配伍剂型等方面。

　　本课将根据中医相关理论和实践的基本要求并结合目前中医基本概念和术语英译的发展，特别是 WHO 西太区和"世界中联"所颁布的中医名词术语国际标准以及国家中医药管理局组织制定的 1995 和 1997 中医国家标准的英文版，按照本项目所研究的中医基本名词术语英译的原则、方法和标准，对不同类型中医术语的结构、语义及其英译等问题进行分析研究，并在此基础上制定中医基本名词术语英译的标准化方案。

一、阴阳学说基本概念和术语的翻译

　　中国古典哲学是中医的理论基础，特别是阴阳学说和五行学说，更是中医理论的理论、基础的基础。这方面的概念和术语很多，且含义均较为抽象和玄密，在英语中很难找到对应的词语，一般多采用意译、直译或音译结合的方法加以翻译。如"阴阳学说"（theory of yin and yang)中"阴中求阳"（obtain yang from yin）、"阴平阳秘"（Yin is harmonious while yang is compact）、"阴阳偏盛"（exuberance of yin and yang）等术语的翻译中，"阴阳"即采用的是音译，相关术语中的"求""平""密""盛"则采用的是意译，整个术语的翻译形式上是直译，内涵上是意译，结构上是音意结合。

"阴阳"是中国古代哲学中的一对概念，很早就传入了西方。最初，人们曾试图以采意译之法对其翻译，如将其译为 masculine and feminine（男女），或 negative and positive（阴极与阳极）等等。英语中的 masculine and feminine 和 negative and positive 所反映的品性和特点自然也包含在"阴阳"之中，但却并不能涵盖"阴阳"的所有寓意。事实上，阴阳的内涵非常丰富，外延亦非常宽泛，绝不是一两个英语单词所能涵盖得了的。

在中国古典哲学中，阴阳既可代表相互对立的事物，又可用以分析一个事物内部所存在着的相互对立的两个方面。同时阴阳二气对立统一的结果，又是物质世界形成的原动力。宇宙间的任何事物都可以概括为阴和阳两大类，任何一种事物内部又可分为阴和阳两个方面，而每一事物中的阴或阳的任何一方，还可以再分阴阳，这种事物既相互对立而又相互联系的现象，在自然界是无穷无尽的。由此可以看出，阴阳之含义是多么的丰富而多样，无论是 masculine and feminine 还是 negative and positive，其实都无法准确完整地揭示阴阳的主旨内涵。这就是为什么阴阳被逐步音译为 yin and yang 且广为人们所接受的根本原因。这一做法，其实也颇符合"语言国情学"的理论要求。目前"阴阳"的音译形式 yang and yang 已普遍为海内外学者所接受并已收入《韦氏大词典》（Webster's Dictionary）。

当然，采用音译之法翻译诸如阴阳这样的中医基本概念，必要的解释和定义是必不可少的，不然就无法准确地在译入语中再现原文的实际内涵。事实上在现行的翻译实践中，音译加注已经成为中医基本概念对外翻译的一种常规做法，在实际翻译中已逐步形成了一定的规范。WHO 西太区 2007 年所颁布的《WHO 西太区传统医学国际标准术语》（WHO International Standard terminologies on traditional medicine in the Western Pacific region)即采用了这一做法。下面这一组有关阴阳的术语，即选自该标准，从中可以看出音译加注这样的译法在中医术语英语中的具体应用。

阴阳　yin and yang——the general descriptive terms for the two opposite，complementary and inter-related cosmic forces found in all matter in nature. The ceaseless motion of both yin and yang gives rise to all changes seen in the world

阴中之阳　yang within yin——the yang aspect of the yin category，for example，the night is regarded as yin in relation to daytime，the period between midnight and dawn is the yang part within yin

阴中之阴　yin within yin——the yin aspect of the yin category，for example，the night is regarded as yin in relation to daytime，the period from nightfall to midnight is the yin part within yin

阳中之阳　yang within yang——the yang aspect of the yang category，for example，the daytime is regarded as yang in relation to night，and the period between dawn and noon is the yang part within yang

阳中之阴　yin within yang——the yin aspect of the yang category，for example，the daytime is regarded as yang in relation to night，and the period between midday and nightfall is the yin part of yang

阴阳对立　opposition of yin and yang——the mutually opposing，repelling relationship between yin and yang and contending

阴阳互根　mutual rooting of yin and yang——the mutually dependent relationship between yin and yang，the same as interdependence between yin and yang

阴阳消长　waxing and waning of yin and yang——alternation

of strength and prevalence between the paired yin and yang，the same as natural flux of yin and yang or inter-consuming-supporting relationship of yin and yang

阴阳平衡　yin-yang balance——the state in which yin and yang are balanced

阴阳调和　yin-yang harmony——the state in which yin and yang are in harmonious coordination

阴阳转化　yin-yang conversion-the property of the same thing can be transformed between yin and yang，also called inter-transformation of yin and yang

上面这些概念虽深奥玄密，但其核心成分皆为"阴""阳"。由于"阴""阳"目前统一音译为 yin 和 yang，相关概念中其他成分的翻译则皆可按照直译与意译之法加以处理。事实上，只要遵循阴阳二字的音译形式，相关术语中其他成分的处理便可迎刃而解。如"阴中求阳"之"求"，无论译作 obtain 还是 get，均不影响整个概念的理解、表达和统一。当然，从标准化的要求出发，这些概念和术语中的其他相关部分的翻译一般也需统一，以便符合规范化实践的基本要求。但在具体操作时，特别是文本翻译的处理上，也可灵活变通，不必亦步亦趋。

二、五行学说基本概念和术语的翻译

所谓五行，指的是木、火、土、金、水五种物质的运动。这一学说的形成，与我国古代人民长期的生活和生产实践密切相关。在日常生活中，古人认识到木、火、土、金、水是其生活中不可缺少的五种最为基本的物质。这就是五行最初称作五材的历史原因。有关这方面的发展，古代文献亦有记载。

涉及"五行学说"基本概念是"木""火""土""金""水"，现一般直译作 wood，fire，earth，metal，water。与其理论相关的概念和用语较多，如"相生""相克""相乘""相侮""相须"等。这部分概念和用语多采用意译法译之，但一般均有两个以上的流行译法，如"相生"既可译作

mutual promotion，也可译作 mutual generation（刘占文，1994：277）。两种译法均揭示了"相生"的基本内含，标准化时很难强加取舍。较为可取的做法是两相兼顾，暂作并列。这种现象在西医用语中也是较为常见的。

在 WHO 西太区 2007 年所颁布的《WHO 西太区传统医学国际标准术语》中，基本采用了时下较为流行的一些译法翻译与五行学说相关的概念和术语，如将"木""火""土""金""水"，现一般直译作 wood，fire，earth，metal，water 等。当然在 WHO 西太区的标准中，也采用了一些中国译者不太常用但在西方却较为流行的译法，如将"相生"之"生"译作 engender，将"相乘"之"乘"译作 overwhelm（中国译者多译作 subjugation 或 over restriction），将"相侮"之"侮"译作 rebellion（中国译者则多译作 reverse restriction 或 counter-restriction）。

另外，"五行"较为流行的译法是 five elements，但在该标准中，"五行"则被译作 five phases。虽然将"五行"译作 five elements 并不准确（关于这个问题，冯友兰先生在其《中国哲学史》一书中专门有过分析），但似已约定俗成。当然，将"五行"译作 five phases 也不是什么新的创造，此一译法也早已有之，但似不如 five elements 之流行广泛。需要说明的是，five phases 其实也没有准确地揭示"五行"的基本含义。按照中国古典哲学的理论，"五行"之"行"是"运动"的意思，即 movement 或 interaction。所谓"五行"，即木、火、土、金、水五种物质之间彼此相生、相克、相乘、相侮的运动关系，即 the movement of wood，fire，earth，metal and water，或 the interaction of wood，fire，earth，metal and water. 由此看来，无论将"五行"译作 five elements 或 five phases，其实都是不准确的。在这种情况下，以"约定俗成"之法取之，似乎还是比较合理的。

此外，"相克"之"克"，中国译者常常 restrict 和 restrain 并用，而 WHO 西太区标准中则只选用了 restrain 一词对译"克"。从标准化的角度来讲，WHO 西太区的做法显然是较为可取的。但由于 restrict 和 restrain 是意义相近之词，在实际翻译中，似乎仍然可以交替使用，特别是在非术语的翻译过程中。同时，在翻译诸如"木生火""火生土"等

词语时,中国译者往往将其视为一个术语,将其按照术语的要求译作
wood promoting/generating fire 和 fire promoting/generating
earth。但在 WHO 西太区的标准中,这样的词语皆视为句子,所以均
按照句子的结构译作 wood promotes fire 和 fire promotes earth。

从上面这些词语的中文结构来看,显然均属句子,且是主谓宾齐全
的句子。由于在中医数千年的学术发展和临床实践中,这些句子被人
们不断地反复使用,已经具有了名词术语的功能,所以在中医上常常将
其视为术语,而不是句子。这就是为什么中国译者倾向于将其译作术
语而不译作句子的原因。从交流和理解的角度来看,将其译作句子可
能更有利于西方读者了解和把握这些独特的词语中各个成分之间的
关系。

下面这一组有关五行学说的概念和术语,即选自 WHO 西太区的
标准,从中可以看出该标准在制定过程中东西兼顾、常异并举的基本理
念和做法。其对相关概念和术语的解释和定义,虽然简单,但却明了,
值得我们在研制相关标准时参考。

五行学说　five phase theory：one of the philosophical theories
of medical practice in ancient China, concerning the composition
and evolution of the physical universe, epitomized by the nature and
the inhibition-generation relationships of the five phases, wood,
fire, earth, metal and water, serving as the guiding ideology and
methodology of physiology, pathology, clinical diagnosis and
treatment, also known as five elements theory

五行　five phases：the five phases：wood, fire, earth, metal
and water, and their movements and changes, also known as
five elements

木　wood：one of the five phases, with which the season
spring, the color blue or green, the taste sourness, and the liver and
gallbladder in the body are associated

火　fire：one of the five phases, with which the season
summer, the color red, the taste bitterness, and the heart and small

intestine in the body are associated

土 earth: one of the five phases, with which the season of late summer, the color yellow, the taste sweetness, and the spleen and stomach in the body are associated

金 metal: one of the five phases, with which the season autumn, the color white, the taste acridity-pungent, and the lung and large intestine in the body are associated

水 water: (1) one of the five phases, with which the season winter, the color black, the taste saltiness, and the kidney and bladder in the body are associated; (2) pathologic aspect of body fluid

相生 engendering: the relationship in which each phase and its associated phenomena give rise to or promote another sequential phase, also the same as generating

相克 restraining: the relationship in which each phase and its associated phenomena restrict/check/control another phase

相乘 overwhelming: abnormally severe restraining of the five phases in the same sequence as normal restraining, also known as over-acting

相侮 rebellion: restraining opposite to that of the normal restraining sequence of the five phases, also known as insulting

五常 five constants: a collective term referring to wood, fire, earth, metal and water in normal movement

制化 inhibition and generation: the engendering and restraining for maintaining a relative balance coordination in the five phase theory relationships and normal

所谓的"五常",仍然指的是"五行"。为便于理解和交流,似乎直接译作 five elements 或 five phases 即可。当然按照其字面之意译作 five constants,从表达法的多样性方面来看,似乎也有一定的意义。但对于一般读者而言,恐怕很难通过字面的翻译完全理解"五常"和"五行"的内在联系,很可能将其理解成另外一个完全不同的概念。所以为了便于读者的理解,还是应该将"五常"视为"五行"的同义词。

此外,五行学说中还有"母子"之说,指的是具有"我生"和"生我"关系的两"行"。具体到五行配五脏的关系来说,所谓的"母子"则指的是具有"我生"和"生我"的两脏。在汉语中虽然使用的是"母"和"子"两个字,但因为语境和文化的原因,读者并不难理解其实际内涵和具体所指。但将其翻译成英文时,由于语言、文化和语境的差异,读者很难感悟到其实际内涵和具体所指。在这种情况下,必要的文内注解就显得至关重要。这就是为什么译者习惯上在翻译时均在 mother 和 child 之后缀以 element 或 phase 或 organ 或 viscus。

由此可见,WHO 西太区标准中有关五行学说有关术语的翻译——尽管大部分是客观实际的——仍然有进一步提高和深化的必要。

三、生理方面基本概念和术语的翻译

中医生理学方面的基本概念和用语主要体现在藏象学说、气血津液和经络俞穴等方面,反映着中国人对人体结构、脏器功能及其相互关系的独特认识。中医的生理学方面的概念和术语可以分为三类,即名异实同,名同实异,独有概念。下面试对这三类术语的特点及其翻译问题加以简要的分析说明。

1. 名异实同

所谓名异实同,指这类术语的名称与其实际内涵相互对应。如中医对人体肌肤、肢体和孔窍的认识和命名,即是如此。虽然这些术语名实俱同,但在汉英两种语言中的表述方式和结构特点却不尽相同。如"筋",可以译作 tendon 或 sinew。但与之相关的"宗筋"、"经筋"的翻译,却颇费思量,不是按部就班就可以解决得了的。

再以"眼"或"目"为例,翻译成英语时自然可以简单地译作 eye。与之相关的"白睛"和"黑睛"也可以通俗地译作 the white of eye 和 the black of eye。但其他与之相关的概念——如气轮、血轮、风轮、水轮、肉轮——的翻译，却不那么容易解决，因为这既涉及到对相关概念的解读，也涉及到对相关译法的选择。

对于这样一些概念和用语，翻译时有些需要直译，有些需要意译，有些则需要酌译。所谓酌译，指的是对一些内涵比较具体但表述却比较独特的中医概念和用语，需要根据语义特点、结构特色和翻译习惯加以规范。比如中医上的"毛孔"和"汗孔"，当然可以直接译作 sweat pore。但其同义词"气门"和"玄府"究竟该如何翻译呢？直接译作 sweat pore，自然是可取的，但原文所包含的文化内涵，却丧失殆尽。但如果按照原文所可能包含的文化特点将其译作 qi gate 和 mysterious mansion，似乎也显得过于玄密。

下面试根据 WHO 西太区和"世界中联"标准所收录的有关术语，对这类术语的理解和翻译加以分析说明。

① 与肌肤相关的术语

形体 body constituent：a collective term for skin，vessels，flesh，sinews and bones

所谓"形体"，实际上指的就是"人体"，似乎译作 body 即可，无须译作 body constituent。如果一定要将"体"译出来，似应译作 body and constituents 才较为妥当。

皮毛 skin and（body）hair：a collective term for the skin and its fine hair

皮毛一般译者多直接译作 skin and hair。但中文里的皮毛实际上指的是皮肤和体毛，所以译作 skin and body hair 是准确的。在英语中，hair 还指头发。但在汉语中，"发"用以指"头发"，而"毛"则指"体毛"。为了笼统地表达"体毛"和"头发"这两个概念，汉语常常使用"毛发"这一词语。

腠理 interstices：a term referring to the striae of the skin，muscles and viscera，and also to the tissue between the skin and muscles

所谓"腠理"，指的是皮肤、肌肉的纹理及皮肤与肌肉之间的间隙，是气血流通的门户和排泄体液的途径之一，其翻译不是很统一。有的词典译作 interstitial space，有的则译作 striae。"世界中联"将其译作 striae and interstice，综合了两种较为流行的译法，不失为一种值得关注的尝试。

玄府　mysterious mansion：another name for sweat pore. It is so named because it is too minute to be visible

所谓"玄府"，即汗孔的另外一个说法，似乎可以直接译作 sweat pore，这也是"世界中联"的译法。之所以称其为"玄府"，是因为 it is too minute to be visible。但若直接译为 sweat pore，感觉又很苍白，原文所蕴涵的神韵气质便无从再现。从这个意义上说，WHO 西太区的译法倒是值得回味的。

气门　qi gate：another name for sweat pore

所谓"气门"，也是汗孔的一个特别的说法，若也译作 sweat pore，似乎减损了中医丰富的语言表达体系，但直译作 qi gate，目前似乎又缺乏必要的关联性。所以"世界中联"还是将其直白地译作 sweat pore。

赤白肉际　border between the red and white flesh：the skin boundary between the palm or sole（red in color）and the back of the hand or foot（white in color），respectively

筋　sinew：tough band or cord of tissue that joins muscle to bone

正如 WHO 西太区注解中所说的那样，"赤白肉际"有明确的所指，所以也常译作 dorsoventral boundary of the hand or foot。从语义上看，WHO 西太区的译法略显笼统。

② 与胸腹部相关的术语

胃脘　stomach duct：（1）stomach cavity and adjoining section esophagus；（2）epigastrium of the stomach

正如 WHO 西太区的注解文字所说的那样，"胃脘"实际上指的是胃的空腔，其体表部位相当于上腹部（the cavity of the stomach with the superficial position corresponding to the epigastrium），译作 stomach duct 似乎有些偏离原文之意。

胸胁　chest and hypochondrium：the portion of the body between the neck and the abdomen and the superolateral regions of the abdomen，overlying the costal cartilages

脐傍　para-umbilical region：that part of abdomen lateral to the umbilicus

脐下　infra-umbilical region：that part of abdomen inferior to the umbilicus

其实在一般的翻译中，"脐傍""脐下"也常简单地译作 beside the navel/umbilicus 和 below the navel/umbilicus。因为"脐傍""脐下"实际上是 common expression，而不是像"五脏""六腑"这样的 technical，所以翻译时可以 free 一些。

③ 与骨骼相关的术语

骸；百骸　skeleton：the supportive structure or framework of the body

眉棱骨　eyebrow bone：the upper ridge of the orbital bone

"眉棱骨"在"世界中联"的标准中译作 supraorbital ridge，似比 eyebrow bone 更专业一些。但通俗的 eyebrow bone 可能更便于一般交流。

颈骨　cervical vertebrae：a collective term for the cervical vertebrae

脊　vertebrae：a collective term of the thoracic，lumbar and sacral vertebrae，the same as spine

腰骨　lumbar vertebrae：lumbar bone

辅骨　assisting bone：the bony prominences on the sides of the knee，namely，the condyles of femur and the condyles of tibia

高骨　high bone：any bony process of the body surface，particularly referring to the styloid process of the radius

在"世界中联"的标准中，"腰骨"译作 lumbar bone；"辅骨"释作二义：(1)fibula and radius，(2)condyles at knee；"高骨"亦作二义释译：(1) protruding bone，(2)lumbar vertebra。这些译法都是"从实而译"，含义

很具体。相比较而言，WHO 西太区的译法不但通俗，而且与中文字面相应，可能更符合目前中医名词术语翻译通俗化这一基本趋势。

肿　prominent muscle：（1）paravertebral muscle（2）the muscle below the iliac crest

"肿"在 WHO 西太区标准中释为二义。其实"肿"只是指高起丰满的肌肉群而已，脊椎两侧的肌肉（paravertebral muscle）和髂骨部髂脊以下的肌肉（the muscle below the iliac crest）只是两个例子而已，并不意味着其为"肿"的二个含义。

④ 与头面五官相关的术语

脑户　back of the head：the occipital region

官窍　orifice of sense organ：a general term for the external opening of organs sense

五官　five sense organs：a collective term of the nose，eyes，mouth，tongue and ears，associated with five phase theory

七窍　seven orifices：a collective term of the two ears，two eyes，two nostrils and the mouth

上窍　upper orifices：the eyes，ears，mouth and nose

下窍　lower orifices：the anus and genito-urinary openings

大眦　inner canthus：the canthus closer to the nose，the same as greater canthus

锐眦；小眦　outer canthus：the canthus closer to the temple，the same as lesser canthus

泪堂　lacrimal orifice：the opening from which tears flow

"世界中联"将"泪堂"译作 lacrimal punctum。punctum 是拉丁语，意思是"点"或"尖"，其复数是 puncta。相比较而言，WHO 西太区的译法似乎更为通俗易解。

白睛　white of the eye：the white opaque part of the outer surface of the eyeball

黑睛　dark of the eye：the transparent membranous structure forming the central anterior part of the eye，i.e. the cornea

对于一些名称较为玄密,但内涵较为具体的形体概念,WHO 西太区的标准多采用了意译之法,即按照术语的含义进行翻译。如将"百骸"译作 skeleton,将"太阳"译作 temple,将"泪堂"译作 lacrimal orifice,将"白睛"译作 white of the eye,将"黑睛"译作 dark of the eye,等等。这些译法基本揭示了原语的实际内涵,所以是可取的。

瞳神　pupil：the opening at the center of the iris, posterior to the cornea, through which light enters the eye

神水　aqueous humor：the fluid produced in the eye, occupying the space between the crystalline lens and cornea

神膏　vitreous humor：the clear eyeball with transparent jelly

"瞳神""神水""神膏"三词中都有"神"字,这反映了中国古人对这三个概念所指之实的认识。在 WHO 西太区与"世界中联"的标准中,这三个词的翻译都是"从实而译",没有按字面之意将"神"译作 spirit 或 magic 或 mysterious,反映了中医翻译中的"虚实"观,值得探究。

目系　eye connector：the cord connecting the eye with the brain

目眶;目眶骨　eye socket：the bony cavity that contains the eye

目上网　sinew mesh above the eyes：upper palpebral musculature

目下网　sinew mesh below the eyes：lower palpebral musculature

"世界中联"将"目上网"和"目下网"分别译作 meridian/channel sinew mesh above eye 和 meridian/channel sinew mesh above eye。这里所谓的"目上网"和"目下网"实际上就是中医上的"目上纲"和"目下纲",指上下眼睑的意思,也就是 upper eyelid 和 lower eyelid。"纲"是"网维"的意思,有约束之意。所以与其将"目上纲"和"目下纲"翻译得如此繁琐,还不如直截了当一些为好。

另外,中医上还有目上弦和目下弦之说,指上下眼睑缘,即 margin of upper eyelid 和 margin of lower eyelid。在有些汉英中医辞典中,将目之纲和弦视为同一,这是不妥的。

明堂　bright hall：an ancient term for nose, especially the apex of the nose

"明堂"在"世界中联"的标准中释义有四：（1）nose；（2）tip of

nose；(3)acuipoint chart；(4)another name of Shangxing (GV 23)。

鼻准　tip of the nose：the most distal portion of the nose，the same as apex nasi

山根　root of the nose：the upper portion of the nose，which is situated between the eyes，the same as radix nasi

頞；鼻茎　bridge of the nose：that part of the nose formed by the junction of its lateral surfaces，the same as dorsum nasi

真牙　wisdom tooth：the third molar tooth

蒂丁；小舌　uvula：the pendular fleshy lobe in the middle of the posterior border of the soft palate，usually referring to uvula palatina

喉核　throat node：faucial or palatine tonsil，a pair of prominent masses that lie one on each side of the throat

喉关　throat pass：that part of the throat formed by the tonsils，uvula and back of the tongue

喉嗌　pharynx：the part of the throat through which food or drink is swallowed

喉底　retropharynx：the posterior part of the pharynx

"世界中联"将"喉核"译作 tonsil,是准确的,因为"喉核"是一生理之物。而 WHO 西太区将其译作 throat node,则有别生他意之嫌,因为 node 给人的印象总是"结节"之类的赘生物。"喉关"和"喉底"在"世界中联"的标准中被分别译为 isthmus of fauces 和 posterior laryngeal wall。前者似乎有些生僻,不及 throat pass 通俗直观,后者倒颇能见词明意。

颃颡　nasopharynx：the upper part of the pharynx continuous with the nasal passages

⑤ 与前后阴相关的术语

睾　testicle：the male reproductive organ where the sperms are produced

前阴　anterior yin：the external genitalia including the external orifice of the urethra

后阴　posterior yin：the anus，the posterior opening of the large intestine

"前阴"译作 anterior yin，"后阴"译作 posterior yin，似乎比译作 external genitalia 和 anus 要婉转许多，但总有些意犹未尽。但从"委婉语"的要求考虑问题，则"前阴"和"后阴"译作 anterior yin 和 posterior yin 似乎又是很有必要的。所以在翻译一个概念的时候，我们既要考虑其实际内涵，也须考虑其情境、意境之趣。

2. 名同实异

所谓"名同实异"，指的是有些中西医概念和术语的名称虽然相同，但实际所指并不相同。中医对五脏六腑的认识，即属典型之例。中西医均有心、肝、脾、肺、肾五脏，但却名同而实有异。如在中医学中，心除了"主血脉"之外，还"主神志"，具有思维的功能；而在西医学中，心却只有泵血的功能，与思维无关。再如脾，根据中医理论，"脾主运化"（即与饮食的消化与营养物质的输布有着直接关系），为人体的"后天之本"，缺失不得；而在西医上，脾则只是个淋巴器官，与饮食消化无关，病变后可以切除。所以译界一直有人反对采用相应的西医用语翻译这些中医概念（镐京学者，1997：44—45）。

从目前的发展来看，借用西医用语对译此类中医概念，似已约定俗成，且为海内外医界学人所普遍接受。但从 WHO/ICTM 的研制情况来看，借用西医术语的传统做法受到了一定的质疑，并有逐步终止的倾向。西方译者长期以来倾向于用意译或直译之法翻译此类中医概念。关于这方面的概念和术语，五脏六腑可能是比较典型的实例。关于这些概念和术语的翻译，本书的有关部分中有专门的探讨，这里不再赘述。

3. 独有概念

对于人体生理结构的认识，中西基本一致。但在长期的发展中，中医也形成了一些独具特色的理论和见解，"三焦""命门""经脉""气血"等即是如此。这些概念为中医理论所独有，在西医中缺乏对应之语。对这部分概念的翻译，有的采用直译，如将"命门"译作 life gate，但易挛歧义；有的采用意译，如将经脉译作 meridians，虽有瑕疵，却较为流行；有的采用音译，如将气译作 qi，虽然拗口，却已成俗。

在这些概念的翻译上，争议最大的是第三类。因其内含丰富、外延宽泛，故而直译意译均难达意。如"三焦"曾被译作 three burners，three heaters，three warmers 等等，颇不合原文之意。在 WHO 西太区制定的针灸经穴名称国际标准化方案中，又被译作 triple energizer，语义亦不甚确。根据"语言国情学"的理论，此类概念最好音译，以免引起不必要的混乱。下面试根据 WHO 西太区和"世界中联"所颁布的标准，举例对其翻译问题加以讨论。

1. 宗筋　ancestral sinew：a collective term for sinews/male external genitalia

"宗筋"在中医上有两层含义，一指阴部（the external genitals），二指阴茎（penis）。所以早期曾将其音译为 zongjin。这里直译作 ancestral sinew，仔细推敲，也蛮有意味。在"世界中联"的标准中，"宗筋"按二义翻译：（1）all tendons；（2）penis and testes，比较具体化。

2. 溪谷　muscle interspace：the gap junction or depression between two muscles

"溪谷"指肢体肌肉之间相互接触的缝隙或凹陷部位。大的缝隙处称"谷"，小的凹陷处称"溪"。正如《素问·气穴论》所言："肉之大会为谷，肉之小会为溪"。所以这里将"溪谷"译作 muscle interspace，是比较笼统的。如果加以区分的话，那么"溪"应该是 small muscle interspace，而"谷"则应是 large muscle interspace。另外，"溪谷"也泛指经络俞穴。"谷"相当于十二经脉循行的部位；而"溪"则相当于三百余个经穴的部位。正如《素问·五脏生成篇》所言："人有大谷十二分，小溪三百五十四，少十二俞"。

3. 精室　essence chamber：the part of the body where the semen is stored in a male

4. 精窍　essence orifice：the external orifice of the male urethra，from which the semen is discharged

"精室"和"精窍"，前者译作 essence chamber，后者译作 essence

orifice,均不甚确切。"精室"指的既然是 the part of the body where the semen is stored in a male,其"精"自然不是 essence,而是 semen。"精窍"指的既然是 the external orifice of the male urethra, from which the semen is discharged,其"精"显然也不是 essence,而是 semen。

5. 藏象　visceral manifestation

6. 藏象学说　visceral manifestation theory

"藏象"之"藏"指藏于人体内部的内脏,"象"指表现于外的生理和病理现象。"藏象"在 20 世纪 80 年代出版的汉英中医辞典中译为 state of viscera,也有的译作 phase of viscera 或 picture of viscera,似未明了"象"的实际内涵。之后译界逐步将其译作 visceral manifestation。因此译法基本揭示了"藏"与"象"的实际内涵,故逐渐为大家所普遍接受。

7. 脏腑　viscera and bowels

"脏腑"的翻译一直不是很统一,从最初的 solid organs and hollow organs 到 zang-organs and fu-organs/zang-viscera and fu-viscera,再到目前 WHO 西太区标准中所使用的 viscera and bowels,其发展可谓一波三折。这似乎与译界的总体实践和研究者的个人偏爱有些关联。

"脏腑"的翻译出现如此巨大的跳跃,令身处一线的翻译实践者不禁有些瞠目结舌。其实,出现这种情况并不奇怪,因为翻译和翻译实践既紧密相关,又独立行事。换句话说,翻译实践和翻译研究是两回事。作为研究者,我们尽可以对已经约定俗成的译法进行不同角度、不同层次的理论研究,但这些研究并不意味着要对现行译法立刻进行"正本清源",而是要为今后的翻译实践提供指导和借鉴。如果翻译研究者不明白这一点,那么其研究工作本身就可能对翻译实践活动造成某种程度的干扰。在标准化的研究中,尤其应该注意这一点。

8. 三焦　triple energizer

以上各有关脏腑的翻译,自然十分对应,没有什么问题。惟"三焦"的翻译颇值一论。"三焦"的译法曾一度比较混乱,常见的译法有 three warmers, three heaters, three burners, tri-jiao 等等。WHO 西太区在 1991 年颁布的针灸经穴名称的国际标准化方案中,将"三焦"译为

triple energizer。虽不准确,但已基本为大家所接受。在 WHO 2010 年 12 月在日本东京召开的 ICTM 第二次会议上,决定终止 triple energizer 这一译法,以音译的 Sanjiao 取而代之。但后来又因韩国的反对而搁置。

9. 奇恒之腑 extraordinary organs

"奇恒之腑"包括脑、髓、骨、脉、胆和女子胞(a collective term for the brain, marrow, bones, blood vessels, gallbladder and uterus)。"奇恒之腑"的翻译不是很统一,一般译作 extraordinary fu-organs 或 extraordinary fu-viscera,也有的译作 peculiar hollow organs 或 extraordinary organs。这些译法虽各有不同,但用 extraordinary 对译"奇恒之腑"中的"奇恒"却基本一致。这主要是因为 WHO 西太区在针灸经穴名称的国际标准化方案中采用 extraordinary 对译"奇经八脉"中的"奇"字。在"世界中联"的标准中,"奇恒之腑"的译法也是 extraordinary fu-organ。

10. 髓海 sea of marrow

"髓海"指大脑,中医认为脑为诸髓之海,所以称其为"髓海"。正因为如此,在实际翻译中,有的译者就将其简单地译作 brain。这种译法看似正确,其实疏漏很大。因为"髓海"所反映的是中医对脑本质的一种认识,而 brain 却不承载有这方面的信息。比较恰当的译文也许就是 sea of marrow,这也是目前比较流行的译法。

11. 血室 blood chamber

"血室"的翻译与"髓海"的翻译一样,虽然指的是 uterus,但若直白地译作 uterus,则中医关于 uterus 的基本认识便无从再现。需要说明的是"血海"在中医学上有三层含义:一指冲脉,如《素问·上古天真论》说:"冲脉者为十二经之海",王冰注:"冲为血海";二指肝脏,《素问·五脏生成篇》注:"肝藏血,心行之,人动则血运于诸经,人静则血归于肝脏,何者? 肝主血海故也";三指一足太阴脾经上的一个穴位。

12. 心血 heart blood

13. 肝血 liver blood

在"五脏"之中,只有"心"和"肝"与血直接相关,因为"心主血""肝藏血"。所以习惯上将"心血"译作 heart blood,将"肝血"译作 liver blood。"世界中联"的译法也是如此。

14. 膻中 chest center：the center of the chest between the nipples

"膻中"有两层含义,一指左右两乳的正中部位(the center of the chest between the nipples),一是指穴位。若指前者,译作 chest center 也算达意。

15. 募原；膜原 membrane source：（1）pleurodiaphragmatic interspace；（2）interior-exterior interspace where the pathogens of epidemic febrile disease tends to settle

把"膜原"译作 pleurodiaphragmatic interspace,倒是很具体。早期译者将"膜原"多音译为 moyuan,因为这个概念其实并不非常具体。在《素问·举痛论》中,有这样的记载:"寒气客于肠胃之间,膜原之下",首次提出了"膜原"这个概念,但并未明确其具体位置。唐人王冰在注解时说,"膜,谓膈间之膜;原,谓膈肓之原"。日本人丹波元简在《医剩附录·膜原考》中认为,"盖膈幕(膜)之系,附着脊之第七椎,即是膜原也",说得非常具体。另外,"膜原"在温病辨证中指病邪在半表半里的位置,如《温疫论》说,"其邪去表不远,附近于胃。……邪在膜原,正当经胃交关之所,故为半表半里"。《中医辞典》综合各家之论,将"膜原"定位于"胸膜与膈肌之间"。WHO 西太区和"世界中联"对"膜原"的翻译,大约是按此一说而释义的。

16. 膏肓 cardiodiaphragmatic interspace：the space inferior to the heart and superior to the diaphragm

"膏肓"一般多采用音译,因为其含义并不十分确切。按照中医的说法,"膏"指心下之部,"肓"指心下膈上之部,主要用来说明病位的隐深,形容病情慎重。译作 cardiodiapharagmatic interspace,自然十分具体。但过于具体则有"水清无鱼"之虞。

17. 小腹；少腹 lower abdomen：the part of abdomen between the umbilicus and the upper margin of pubic bone

"小腹"和"少腹"是中医上的一对独特概念,在很多词典中也都视为同义词,一概译作 lower abdomen。根据《中华人民共和国国家标准中医基础理论术语》(Basic theory nomenclature of traditional Chinese medicine),"小腹"和"少腹"是不同的两个概念,前者指脐以下至趾骨联合毛际处,少腹指小腹的两侧。所以笔者将前者译为 lower abdomen,后者译作 lateral sides of the lower abdomen,比较完满地表达了这两个概念的基本内涵,且使其在结构上有了明确的区分性。

18. 丹田　cinnabar field: three regions of the body to which one's mind is focused while practicing qigong: the lower cinnabar field-the region located in the upper 2/3 of the line joining the umbilicus and symphysis pubis; the middle cinnabar field-the xiphoid area; and the upper cinnabar field-the region between the eyebrows

"丹田"的内涵比较复杂,所以一般多将其加以音译。按照中医学的理论,"丹田"有三层含义。一为穴名,即石门穴的别称,但阴交、气海、关元穴也有称为丹田的,而通常关元穴则多称丹田。二为气功意守部位的名称,共分三处,脐下部称下丹田,心窝部称中丹田,两眉之间称上丹田。三为道家用语,道家称人身脐下三寸为丹田,是男子精室和女子胞宫所在之处。由此看来,无论如何翻译"丹田",都很难达意。倒是西方译者将其想当然地译作 cinnadar field,给人们的理解留下了很大的想象空间,值得品味。

19. 卫气营血:

卫分　defense aspect: the most superficial stratum of the body apt to be invaded at the initial stage of an acute febrile disease, often referring to the lung

气分　qi aspect: the second stratum of the body deeper than the defense aspect, often referring to the lung, gallbladder, spleen, stomach and large intestine

营分　nutrient aspect: that stratum of the body between the qi and blood aspects

血分 blood aspect：the deepest stratum of the body involved in the severest stage of an acute febrile disease

"卫分""气分""营分"和"血分"之"分"也常译作 phase 或 level。在翻译实践中，也有词典和译者将这四个概念加以音译，以便能保持其内涵的原质性。但随着对外交流的深入开展，意译之法的使用已日趋广泛。

20. 精明之府 house of bright essence：an expression referring to the head

"精明之府"自然指的是头部，所以有时人们就将其简单地译作 head。这样的译法实际上没有揭示出"精明之府"丰富的文化内涵。《素问·脉要精微论》说："头者，精明之府"。《医部全录·头门》对此的注解是："诸阳之神气，上会于头，诸髓之精，上聚于脑，故头为精髓神明之府"。根据这一解释，"精"指"精髓"（essence of marrow），"明"指"神明"（mentality 或 mind）。这里将"明"译作 bright，显属字面释义，内涵不够。在"世界中联"的标准中，"精明"的释义有三：（1）eye；（2）vision；（3）Jingming（BL 1）。但作为穴位，Jingming（BL 1）指的是"睛明"，而不是"精明"。

21. 苗窍 sprout orifices：the sense organs that reflect the change of qi，blood，yin and yang，also known as signaling orifices/sense organs

所谓"苗窍"，就是指五官。因五官是五脏的外候，就像从内向外发出的枝苗一样，所以称为"苗窍"，一般常简单地译作 sense organs。这里按字面译为 sprout orifices，倒也别具一义。从内涵上讲，将"苗窍"译作 sprout orifices 比译作 sense organs 更具关联性和对应性。"世界中联"将"苗窍"译作 signal orifices，亦颇有新意。

22. 五轮 five wheels：five regions of the eye from the outer to the inner：the flesh wheel，blood wheel，qi wheel，wind wheel and water wheel，also the same as five orbiculi

"五轮"之说见于《秘传眼科龙木论》，是肉轮、血轮、气轮、风轮和水轮的合称。肉轮指上下眼皮部位，属脾；血轮指两眦血络，属心；气轮指白睛，属肺；风轮指黑睛，属肝；水轮指瞳孔，属肾。Five wheels 是"五轮"比较常见的直观译法,在 20 世纪 80 年代出版的《汉英中医辞典》中,即采用了这样的直译之法。"世界中联"将"五轮"译作 five orbiculi,也不失为一种更为专业化的尝试。

如果从原文的质与意出发考虑问题,似乎将"五轮"之"轮"译作 wheel 比译作 orbiculu 要生动一些。在 WHO 西太区的标准中,气轮、水轮、血轮、风轮、肉轮分别翻译为 qi wheel(the bulbar conjunctiva and sclera),water wheel(the pupil),blood wheel(the canthus),wind wheel(the cornea),flesh wheel(the eyelids)。"世界中联"对以上五轮的翻译依次为 qi orbiculus,water orbiculus,blood orbiculu,wind orbiculus,flesh orbiculus。

23. 八廓　eight belts:a collective term of the eight external ocular regions

"八廓"见于葆光道人《眼科龙术集》,指外眼划分的八个部位或方位,历代命名繁多,一般多用自然界八种物质现象或八卦名称来命名。由于历代医家对于"八廓"的位置、内应脏腑以及临床意义认识不一,它在临床上的应用远不如五轮普遍。"世界中联"则将"八廓"译作 eight regions。就释义的明晰度而言,无论将"八廓"之"廓"译作 belts 或 regions,若不修饰以 ocular,则意义便不甚明确。

24. 娇脏　delicate viscus

"娇脏"指肺,因其易遭外邪侵袭,故称"娇脏"(referring to the lung which is the viscus most susceptible to invasion by external pathogens),译作 delicate viscus 倒是比较流行的做法。

25. 贮痰之器　receptacle that holds phlegm

"贮痰之器"亦指肺脏,因其与痰的生成与排泄有密切的关系(the organ where phlegm collects,referring to the lung),将其译作 receptacle of phlegm 也许更简洁一些。

26. 水之上源　upper source of water

"水之上源"指肺,因其位于上焦,而三焦具有通调水道之用(an expression referring to the lung,which is situated in the upper energizer regulating water metabolism),所以称其为"水之上源",译

作 upper source of water 与原文在形式和内涵上都较为对应。

27. 天癸　heavenly tenth

"天癸"来源于肾精,是调节人体生长、生殖机能,维持妇女月经和胎孕所必需的物质(that upon which development of the reproductive organs and maintenance of reproductive function depends, derived from the kidney essence when it is abundant),长期以来多采用音译之法译之,意译是近些年的尝试,但还不甚流行。如有的译作 sex-stimulating essence,很不确切。WHO 西太区将其按"天干"译作 heavenly tenth,有些费解。"天癸"之"癸"与"天干"的"癸"确是同一个字,但却未必是同一个义。"世界中联"将其译作 reproduction-stimulating essence,倒有些可取之处。不过,像这样具有典型中国文化特质的中医概念,最好按阴、阳、气的翻译方法,还是加以音译为妥。

28. 先天　innate

"先天"有两层含义,一是指源于父母之精,对个体生长、发育起重要作用,一般译作 innate 或 innateness,也有的译作 inborn 或 congenital;二是指出生之前,即 prenatal stage。

29. 先天之本　root of innate endowment

"先天之本"指肾,但若直接译作 kidney,则原文的意趣所指便大为别样。"先天之本"一般译作 prenatal base/function of life,带有一定的解释性。WHO 西太区的译法与国内近年来出版的一些词典的翻译基本一致。在"世界中联"的标准中,"先天之本"则译作 innate foundation,译得简洁而明确。

30. 开窍　open into

这里的"开窍"不是指治疗学上的"开窍"疗法,而是指内脏的生理和病理状况在体表某个特定部位的反映,如心开窍于舌。用"开窍"来比喻内脏与外官之间的联系,实在是中国医学的一大发明。但翻译为英语时,却难得统一。早期将"开窍"译作 the orifice of,如将"心开窍于舌"译作 the tongue is the orifice of the heart。但也有人不赞同这一译法,因为 tongue 显然不是一个 orifice。

以后"开窍"又逐渐译作 open into,如将"心开窍于舌"译作 The

heart opens into the tongue,将"肝开窍于目"译作 The liver opens into the eyes,等等。相比较而言,这种译法比较直观,在一定意义上表达了中医的"开窍"之意,所以这一译法渐渐流行开来。

但也有人觉得将"开窍"译作 open into 太直。于是建议将其译作 as the window of,as the orifice of,specific body opening to 等等。但从使用情况来看,这些不同的译法均不如 open into 应用得广泛深入。这一译法与 WHO 西太区的译法基本接近,差异只在 into 和 at 之间。就 open 在英语语言的使用情况来看,open 和 at 的搭配比较少见。就"开窍"的含义而言,open into 显然比较贴切。在 WHO 西太区的标准中,与"开窍"相关概念包括心开窍于舌、肺开窍于鼻、脾开窍于口、肝开窍于目、肾开窍于耳,可依次分别译作 heart opens at the tongue,lung opens at the nose,spleen opens at the mouth,liver opens at the eyes,kidney opens at the ears。

31. 经络　meridian and collateral

在中医药的对外交流中,针灸是率先走出国门并为西方世界所接受的中医疗法。其传入西方的历史远远早于中医药学的其他领域。正因为如此,其用语的英语翻译在国际上相对比较一致。WHO 西太区方案中收录有关经络学说的术语 43 条,"世界中联"的标准则收录了 87 条。

传统上"经脉"译为 channel 或 meridian,"络脉"译作 collateral。当然还有其他一些译法,例如德国慕尼黑大学的 Paul U. Unschuld 先生将"经脉"译作 conduits,将"络脉"译为 network-vessels。不过这些译法都仅仅是个人的实践,不代表中医翻译发展的大趋势。

在 WHO 西太区 1991 年所颁布的针灸经穴名称国际标准化方案中,"经脉"译作 meridian,但事实上 meridian 和 channel 这两种译法都很流行。从规范化的发展来看,我们似应逐步终止使用 channel 而改用 meridian。但从实际运用情况来看,这两种译法并驾齐驱,很难说孰优孰劣。因此从长远的发展来看,这两个译语很可能成为"经脉"的两个并行的对应语。

"络脉"译作 collateral,一般比较统一。亦曾见过有人译作 branch

channel 等，但均属个别现象。当人们将"经络"作为一个概念使用时，多以 meridian 统而谓之，只有特别强调"络脉"的情况下才使用 collateral。

在欧明教授 1986 年所编写出版的《汉英中医辞典》中，"经脉"译作 channel，而"经络"则译作 meridian。显然，作者试图将"经脉"和"经络"加以区分。这种区分有无道理呢？这是一个不太好回答的问题。

上海中医药大学李鼎先生在 1984 年主编的高等医药院校统编教材《经络学》开篇指出，脉的本义是血管。而"经"和"络"的概念出现的较晚，是对"脉"的进一步分析，并按"脉"之大小、深浅的差异分别称作"经脉"、"络脉"和"孙脉"。之后，"经脉"和"络脉"又简称为经络，并按气血虚实和阴阳部位将其分为"虚经""盛经""阴经""阳经""阴络""阳络""大络""浮络"等。这许多名词的出现，主要是为了分析各种各样的气血运行通道。而最为具体而直观的通道就是血管，也就是"脉"。但古人由此而扩展出许多概念，实际上已大大超出了"脉"的应有范围。

从李鼎先生的分析可以看出，"经"和"脉"其实早已"水乳交融"，难分彼此了。从而使我们在翻译"经"和"脉"时感到棘手不已，不知如何布局方妥。特别是当"经"和"脉"合而为一时，则更不知如何释义。在"世界中联"的标准中，"经脉"即直接译作 meridian；channel，"脉"的意味似乎被淡化掉了。而在 WHO 西太区的标准中，"经脉"则译作 meridian vessel，初看起来似乎有"多此一举"之感，但仔细琢磨，竟颇有几分道理。

手与足的三阴经和三阳经的英语翻译，国内外的译法大致与 WHO 西太区的做法相同，差异在 meridian 和 channel 的选用之间。"十四经""十二经"又称"十四正经""十二正经"，所以经常译作 fourteen regular meridians/channels 和 twelve regular meridians/channels。这里的"正"，指的是正常的循行路线。

十二经的英语名称曾由有关的脏器名称＋经脉名称＋of＋手或足＋阴阳所构成，如"手太阴肺经"即译为 the lung meridian of hand-taiyin。以后逐步作了简化，将经脉英文名称中的手足和阴阳部分略去，只保留脏器和经脉名称。特别在一般交流中，这种简洁化的翻译方法使用得十分普遍。上面所罗列的这些经脉英文名称，即是简化的结果。各经脉的代码也经历了一些发展变化，如在 1982 年的代码中，肺经为 L，胃经为 S，心经为 H，膀胱经为 B，肾经为 K，心包经为 P，胆经为 G，肝经为 Liv。1989 年 WHO 西太区对经穴代码作了进一步得调整，均采用二字母制，这样肺经改为 LU，胃经改为 ST，心经改为 HT，膀胱经改为 BL，肾经改为 KI，心包经改为 PC，胆经改为 GB，肝经改为 LR。

"正经"与"奇经"相对而言，常见的译法是 regular meridian。但若从主从的关系来考虑，将"正经"译作 main meridian 也是可以的。

32. 奇经　extra meridian

"奇经"是"奇经八脉"的简称，一般译作 extra meridian。但这里的 meridian 最好用复数，因为"奇经"有八条之多。

"奇经八脉"常译作 eight extra meridians，包括督脉、任脉、冲脉、带脉、阴跷脉、阳跷脉、阴维脉、阳维脉，依次分别被译作 governor vessel，conception vessel，thoroughfare vessel，belt vessel，yin heel vessel，yang heel vessel，yin link vessel，yang link vessel。

按照 WHO 西太区在 1991 年颁布的针灸经穴国际标准化方案，"奇经八脉"之"脉"译为 vessel。这一做法一直存有争议，因为"奇经八脉"虽称为"脉"，其实还是"经"。"世界中联"的标准沿用了 WHO 西太区的做法，只是增加了其他六脉的代码，冲脉为 TV，带脉为 BV，阴跷脉为 Yin HV，阳跷脉为 Yang HV，阴维脉为 Yin LV，阳维脉为 Yang LV。

33. 络脉　collateral vessel

每条正经皆有一个络脉，此外脾经尚有一个大络，总共为十五络脉（a collective term referring to the main collaterals derived from the fourteen meridians and together with the great collateral of the spleen，fifteen in all），一般译作 fifteen collaterals 即可，似不必一定加上 vessel。"脾之大络"起于大包穴（SP21），散于胸胁（the major collateral of the spleen emerges from the Dabao point and spreads over the thoracic and hypochondriac regions），有时也译作 the major spleen collateral。

34. 孙络　tertiary collateral vessel

"孙络"指经脉的细小分支（small branches of the collateral/network），所以也译作 minute collaterals 或 fine collaterals，国外还有的直接译作 grandchild collateral vessel。WHO 西太区和"世界中联"标准中的 tertiary collateral vessel，是从分级的角度对其进行翻译的，因为 tertiary 是第三级的意思。这样处理似乎也有一定的道理。

35. 浮络　superficial collateral vessel

"浮络"指浮现于体表的络脉（collateral/network vessels in the superficial layers of the body），直接译作 superficial collateral 即可，vessel 似可略去不用。

思考题

1. 中医翻译的直译与意译
2. 中医翻译的音译与释义
3. 中医翻译的全译与简化
4. 中医翻译的统一与规范
5. 中医翻译的标准与差异
6. 中医翻译的路径与程序
7. 中医翻译的方法与技巧
8. 中医翻译的任务要求
9. 中医翻译的国际发展
10. 中医翻译的东西合璧

第二十四课 中医临床诊疗基本概念和术语的翻译

中医对疾病的发生、发展与预后,形成了自己独具特色的理论和观点。与之相关的概念和用语虽在西方语言中多有其形,但却鲜有其实,"虚实""寒热""风火"等便是如此。英语中有"虚"(empty)、"实"(solid)、"风"(wind)、"火"(fire)等词语,但却没有"肾虚""胃实""心火""肝风"等等说法。

如何翻译这些中医特有概念,曾是困惑中医翻译界的一大难题。早期将"心火"译作 heart fire 时,曾使西方读者颇感困惑,不知 heart 之中的 fire 从何而来。经过几十年来中医在西方的传播和应用,西方读者现在基本上理解了"心火""肝风"等概念的实际含义,也接受了 heart fire, liver wind, kidney deficiency 这样一些不同寻常的概念(谢竹藩,2004:32—34)。于是直译此类用语,逐渐在海内外形成共识。

中医临床用语为数甚众,依其名实关系,大致可分三类,即疾病名称、诊疗手段和治疗方法。

一、疾病名称

中医的疾病名称与西医既有名实俱同的,也有名异实同的,还有名同实异的以及名实俱异的。对这些术语的翻译进行标准化时,须从实制宜,明辨异同。

1. 名实俱同

所谓名实俱同,即有些中西医疾病的名称相同,所指也一致,如感冒（common cold）、麻疹（measles）、痛经（dysmenorrhea）、腰痛（lumbago）、胃痛（stomachache）、牙痛（toothache）、水痘（variola）、痢疾（dysentery）、疟疾（malaria）、夜盲（night blindness）、脚气（beriberi）、心悸（palpitation）、腹痛（abdominal pain）、黄疸（jaundice）、水肿（edema）、遗尿（enuresis）、发热（fever）、骨折（fracture）、鼻衄（epistaxis）、呕吐（vomiting）、尿血（hematuria）。

对于这样一些名实与西医俱同的中医疾病名称,翻译时常规的做法就是借用相应的西医疾病名称来翻译相关的中医疾病名称,如将水肿译作 edema,等等。这种做法也一直存有争议,特别是对一些西医色彩过浓的疾病名称,翻译时还是慎加借用为好。如与其将中风译作apoplexy,似乎不如译作 wind stroke 更具传统色彩。

2. 名异实同

所谓名异实同,即某些疾病的名称在中西医上虽然不尽相同,但其具体所指之疾患在病理上却基本一致,如流行感冒（influenza）、瘰疬（scrofula）、瘿（goiter）、噎膈（dysphagia）、疠风（leprosy）、痄腮（mumps）、痉症（convulsion）、产后痉（puerperal tetanus）、劳瘵（pulmonary tuberculosis）、缠腰火丹（herpes zoster）、脏躁（hysteria）、瘾疹（pruritus）、桃花癣（pityriasis simplex）、阴蚀（ulcus vulvae）、鼻渊（sinusitis）、乳蛾（tonsillitis）、白喉（diphtheria）、雪口（thrush/aphtha）。

对于这类与西医相关疾病名称相异但所指却基本相同的中医疾病名称,以往的翻译实践中常常采取两种方法予以处理;即借用相应的西医疾病名称,或按照中医疾病名称之意予以直译或意译。相比较而言,国内译者一般习惯借用相应的西医疾病名称翻译此类中医疾病名称。但西方的一些译者,却不大赞同借用西医疾病名称翻译中医疾病名称的做法。

如"缠喉风"相当于急性喉部感染,所以国内译者多译作 acute laryngeal infection,而西方一些译者则将其译作 throat-entwining with wind。再如"风瘾疹"相当于荨麻疹,所以国内译者多译作 urticaria,而西方一些译者却更愿意将其按字面之意译作 wind dormant papules。

3. 名同实异

所谓名同实异,指有些中西医疾病的名称虽然相同,但其实质并不相同。对于这类疾病名称,亦须据实而译,切忌对号入座。如中医上的"伤寒"与西医学的"伤寒"名虽同,但实际所指却大相径庭。中医上的"伤寒"有三层含义,一为多种外感热病的总称,二为感受寒气而引发的病症,三指冬季受寒(欧明,1986:167)。而西医学上的"伤寒"(typhoid),则指的是因伤寒杆菌而引起的病症。所以,中医上的"伤寒"不可译作 typhoid。以前中医的"伤寒"多译作 seasonal febrile disease(即季节性温热病),因其在形式上与中文的"伤寒"相去甚远,故已逐步为更简洁的译法 cold attack 或 cold damage 所取代。

4. 名实俱异

所谓名实俱异,指有些中医疾病的名称和实质与西医皆不相同。这类中医上的疾病,多反映中医特有的病理观念,直译很难达意,故以前多用意译。如"肾咳"指的是由肾脏病变影响到肺而引起的咳嗽,过去常意译为 cough due to disorder of the kidney。但因过于冗长,现多直译为 kidney cough,体现了中医用语英译简洁化的发展趋势(Nigel Wiseman,2002:325)。

二、诊疗手段基本概念和术语的翻译

中医诊断疾病的传统手段,无非望、闻、问、切"四诊"而已,外加按、压、抚、扣等辅助手法。这些方法一般都比较具体直观,并不难译,但要完全统一,却非易事。因为这些诊疗手段的名称皆属普通用语,在英语中一般都有两个以上的对应之语。

"四诊"在国内常译作 four diagnostic methods,但在西方则多译作 four examinations。从语义上讲,两种译法均较为清晰地表达了中文的意思。但从结构上看,后者显然较前者简洁。所以在 WHO 西太区西太区所制定的国际标准中,即将采用了后者。

中医的临床诊断,是在"八纲"的指导下进行的。所谓"八纲",指的是辨证的八个纲领(guiding principles of pattern identification/syndrome differentiation, that is, yin and yang, exterior and interior, cold and heat, deficiency and excess)。"八纲"的译法以前不是很统一,有译作 eight principal syndromes,也有译作 eight parameters 等等。随着中医名词术语英译简洁化进程的发展,eight principles 逐步取代了其他一些较为别异的译法。这一发展自然是值得肯定的。在 WHO 西太区西太区所制定的国际标准中,即采用了这一译法。

就"四诊"的具体内容而言,"望诊"译作 observation 或 inspection 均可,医患交流中甚至可以直接用 look。从近年来的国际交流来看,inspection 的使用频率渐高于 observation。

"问诊"曾译作 interrogation,且使用得较为普遍。但由于 interrogation 含有审问、质问之意,与"问诊"之"问"不尽相同。所以"问诊"现一般多译作 inquiry。

"闻诊"的翻译比较复杂。在汉语中,"闻"含有"听"和"嗅"两层意思,即医生通过听病人说话的声音和嗅其所散发的气味来辨别疾病。所以翻译"闻诊"时,两层意思均须表达。以前曾经将"问诊"译作 auscultation and olfaction,但由于过度"西化",现多为 listening and smelling 这样的通俗译法所取代。通俗化亦是目前中医英语翻译的一个发展趋势。

"切诊"也有两层含义,即"切脉"和"触诊"。"切脉"一般多译作 take the pulse 或 feel the pulse,而"触诊"一般则译作 palpation。

围绕着四诊手段,衍生了许多相关概念和术语。以"望诊"为例,相关的术语有"望精神""望形态""望颜色""望恶露""望指纹"等等。但只要"望"的翻译准确统一,其他相关术语的翻译及其标准化亦可迎刃而解。

和"四诊"相关的,还有一个重要的概念,即"四诊合参",即 comprehensive consideration of the data obtained from the four examinations（inspection，listening and smelling，inquiry，and palpation）for making diagnosis。中医对疾病的诊断，往往是多种手法并用。所谓"四诊合参"，就是将通过望、闻、问、切四种方法所获得的有关病人基本情况的信息加以综合分析，从而保证诊断的准确性。在其他一些辞典中，这一概念则被译作 comprehensive analysis by four methods of examination 或 comprehensive diagnosis by four methods。辞典解释性译法则有 synthetic analysis of the data collected through the four diagnostic methods，可谓不一而足。

就语义的明晰性而言，"四诊合参"的内涵无疑是清楚而明确的。但在具体翻译时，不同译者往往有不同的译法。即便在现行的国际标准中，这一概念的翻译也是如此。如在 WHO 西太区西太区的标准中，"四诊合参"被译作 correlation of all four examinations。而在"世界中联"的国际标准中，这一概念则被译作 comprehensive analysis of four examinations。相比较而言，将"合参"译作 correlation 倒是别出心裁的。

关于诊疗手段，还有其他一些相关的术语，这里也一并加以论述。这些术语包括"诊籍""揆度奇恒""司外揣内"等。

所谓"诊籍"，指的是中医传统使用的医案，即 case record traditionally used。而"揆度奇恒"则是源自《黄帝内经》的一个古典概念。在 WHO 西太区的标准中，这一概念被译作 assessment of the normal and abnormal。关于"揆度奇恒"的基本内涵，笔者在英译《黄帝内经·素问》（世界图书出版公司 2005 年出版）时，根据历代注家的阐释，对这一概念作了如下注解：

There are different explanations about Kuiduo（揆度 measure）and Qiheng（奇恒 extraordinary）. One explanation is that Kuiduo（揆度 measure）and Qiheng（奇恒 extraordinary）are the names of two ancient books. The other explanation is that Kuiduo（揆度 measure）means to measure or to consider and Qiheng（奇恒 extraordinary）means to be different from the normal.

所谓"司外揣内"，也是源自《黄帝内经》的一个经典概念，意思是根据外在的表现推断内脏的变化,即 to understand the internal changes of the body according to the external manifestations 或 making judgment of the condition inside the body based on the signs observed from the outside。这是中医的一个传统的重要诊法。在 WHO 西太区的标准中,这一概念被译作 judging the inside from observation of the outside。而在"世界中联"的标准中,这一概念则被译作 inspecting exterior to predict interior。相比较而言,"世界中联"的译法似乎更为可取一些,但结构上似仍有进一步调整的必要。如在 exterior 和 interior 前加上定冠词,可能结构上会更完整一些。

三、中医治则治法基本概念和术语的翻译

1. 治则

所谓治则,指的是治疗疾病的法则。中医治疗的方法疾病灵活多样,其治则自然也颇为众多,概括起来大致有治病求本(to focus treatment on the primary aspect of diseases)、扶正祛邪(to reinforce healthy qi to dispel pathogenic factors)、调整阴阳(to adjust yin and yang)、调整脏腑功能(to adjust the functional states of the viscera)、调整气血关系(to adjust the relationship between qi and blood)、因时因地因人制宜(to decide treatment according to seasonal, regional and individual factors)等几个大类。下面试对与治则相关的一些概念和术语的翻译问题,加以概要的分析说明。

治则:治则常直译作 therapeutic principle,也有的译作 treatment principle。相比较而言,前者的使用频率远高于后者。WHO 西太区和"世界中联"的标准即采用了后者。

标本:所谓标本,指的是疾病的主要矛盾和次要矛盾。即"本"指的是疾病的主要矛盾或内在原因,常译作 primary aspect 或 root aspect;"标"指的是疾病的次要矛盾或外在表现,常译作 secondary aspect 或 tip/branch aspect。在 WHO 西太区的标准中,"治本"和"治标"被分别译作 treat the root 和 treat the tip,显然是直译。但从目前

的发展情况来看,直译已逐渐成为中医术语英译的基本方法。

正治:所谓"正治",指的是常规治疗方法,所以常译作 routine treatment。中医的"正治"法包括"寒者热之"(to treat disease cold in nature with herbs heat in nature)、"热者寒之"(to treat disease heat in nature with herbs cold in nature)、"虚则补之"(to treat disease marked by deficiency with tonifying methods)、"实则泻之"(to treat disease marked by excess with purging methods)。在 WHO 西太区的标准中,这四个术语分别被译作 treat cold with heat,treat heat with cold,treat deficiency by tonification,treat excess by purgation。相比于现行译法,WHO 西太区之译显然要简洁和直观一些。

除此之外,中医上还有其他"正治"之法。如"留者攻之""微者逆之""坚者削之""客者除之""盛者泻之""结者散之""燥者濡之""急者缓之""散者收之""损者温之""逸者行之""惊者平之""劳者温之"等等。在"世界中联"的标准中,这十几个术语分别被译作 treating retention with purgation,treating mild syndrome with counteraction,hardness should be whittled,exogenous pathogen should be expelled,treating excess with purgataion,treating pathogenic accumulation with dissipation,treating dryness with moistening,treating spasm with relaxation,treating dispersion with astringent,treating impairment with warming,treating stagnation by moving,treating fright by calming,treating overstrain with warming。从结构上看,这些术语有的译为短语,有的译为句子,似乎不够统一。虽然这些中医术语在汉语里都是主谓结构,译为句子似乎更为自然一些,而译为名词短语,则显得不够完整。

反治:所谓"反治",指的是与常规治疗方法相反的治法,是疾病出现假象且对正治法产生抵抗时所采用的一种治疗方法,所以常译作 contrary treatment。比如,热性病的常规治法是使用寒凉之法。如其本质属寒却表现为热,则可采用温热之法治疗。这一治疗方法即属于反治之法。在 WHO 西太区的标准中,"反治"被译作 paradoxical treatment,似不及 countrary treatment 直观明确。"反治"包括"寒因寒用""热因热用""通因通用""塞因塞用"等几个方面。在以往的翻译中,"寒因寒用"常被译作 treating false cold syndrome with herbs cold in nature 或 using herbs of cold nature to treat pseudocold syndrome,"热因热用"常被译作 treating false heat syndrome with herbs heat in nature 或 using herbs of heat nature to treat pseudoheat syndrome,"通因通用"常被译作 treating diarrhea with catharics 或 treating incontinent syndrome with dredging method,"塞因塞用"常被译作 treating the obstruction-syndrome with tonics 或 treating obstructive diseases by tonification 等。这些译法在揭示原文内涵方面,可谓各有千秋。在 WHO 西太区的标准中,这四个反治之法被分别译作 treating cold with cold, treating heat with heat, treating the unstopped by unstopping, treating the stopped by stopping。"寒因寒用"与"热因热用"的翻译似可理解,但"通因通用"与"塞因塞用"的翻译,就有些费解了。

在"世界中联"的标准中,"寒因寒用"与"热因热用"的译法与 WHO 西太区标准之法相同,但"通因通用"与"塞因塞用"的译法却与 WHO 西太区的译法不同。所谓"通因通用",指的是对某些本质属实的疾病,即便有泄泻等通利症状,仍使用通利之法进行治疗的方法。所谓"塞因塞用",指的是对某些本质属虚的疾病,即便有闭塞不通的症状,仍使用补法进行治疗的方法。在"世界中联"的标准中,这两个反治之法分别译作 treating incontinent syndrome with dredging method 和 treating obstructive syndrome with tonics。相比较而言,"世界中联"对"通因通用"与"塞因塞用"的翻译,语义似乎更明确一些。而 WHO 西太区的译法,结构似乎更直观一些。

病治异同:所谓"病治异同",指的是"同病异治"和"异病同治"的方法。这两种治疗方法常被译作 treating different diseases with the same method 和 treating the same diseases with different methods。在 WHO 西太区标准中,这两个术语分别被译作 same treatment for different diseases 和 different treatments for the same disease。

WHO 西太区对这两个术语的翻译,语义上似不如现行译法清晰明确。而"世界中联"的标准中,则没有收录这两个术语。

（二）治法

中医治法甚众。概括起来不外乎"汗"（sweating）、"吐"（vomiting）、"下"（purgation）、"和"（harmonizing）、"温"（warming）、"清"（clearing）、"消"（resolving）、"补"（tonifying）等八种方法,即众所周知的八法（eight therapeutic methods）。这八法其实是指导中医临床治疗的八个纲要。

对这八个基本治法的翻译,目前基本采用直译之法。其中"温""清""和""吐""下"等五法的翻译目前比较统一,一般多译作 warming, clearing, harmonizing, vomiting 和 purgation。其他三法的翻译却不很统一,如"汗"法有 sweating 和 diaphoresis 之译,"消"法有 resolving 和 dispelling 之译,"补"法有 nourishing 和 tonifying 之译。这些译法在揭示原文的实际内涵方面,各有侧重。在对这些之法的翻译进行标准化时,需从实际出发,既要考虑其语义的明晰度,也要注意其实际应用情况。如果使用频率很高,且为中外译者所普遍接受,则应酌加采用。

在长期的临床实践中,在"八法"的指导下,中医发展了许多颇具特色的治疗方法。这些疗法因其直接由"八法"发展而来,从结构到内含都比较明晰具体,常可直译为英文。下面试根据 WHO 西太区和"世界中联"标准中所收录的与八法相关的术语及其翻译,以"清""温"和"补"法为例,概要介绍与之相关的一些常见疗法及其现行译法。WHO 西太区和"世界中联"的译法基本上与现行译法一致。在以下所选录的译理中,个别术语的翻译根据其实际内涵作了必要的调整和修改。

在以往的翻译实践中,"清"多译作 clear away,若"清心火"习惯上译作 clear away heart fire,"清热"习惯上译作 clear away heat。但在近来的翻译实践中,人们逐渐省略了 away,只用 clear 对译"清"。这从 WHO 西太区和"世界中联"的标准中即可看出几分端倪。下面是一组与"清"法相关的常见疗法及其翻译。在这组术语中,clear 都是动词。

清气凉营　clear the qi aspect and cool the nutrient aspect

气营两清　　clear and cool both the qi aspect and the nutrient aspect

清营凉血　clear the nutrient aspect and cool the blood aspect

清营透疹　clear the nutrient aspect and promote eruption

清热凉血　clear heat to cool the blood

清营祛瘀　clear the nutrient aspect and eliminate stasis

清热生津　clear heat and engender fluid

在"世界中联"的标准中,"清营祛瘀"译作 clearing nutrient aspect and dispelling stasis,将"清热生津"译作 clearing heat and promoting fluid production,与 WHO 的译法略有出入。

与"清"法之译相比,"温"法的翻译就比较统一一些,从过去到现在,"温"法基本上都直译作 warm。下面是一组与"温"相关的常见疗法及其翻译,在这组术语中,warm 都是动词。

温里散寒　warm the interior to dissipate cold

温里祛寒　warm the interior to dispel cold

温中散寒　warm the middle and dissipate cold

温中祛寒　warm the middle and dispel cold

温中和胃　warm the middle to harmonize the stomach

温中止呕　warm the middle to check vomiting

温肺散寒　warm the lung and dissipate cold

温阳行水　warm yang to move water

温经止痛　warm the meridian to relieve pain

温经散寒　warm the meridian to dissipate cold

温经回阳　warm the meridian to restore yang

温经扶阳　warm the meridian to support yang

温经行滞　warm the meridian to remove stagnation

温经养血　warm the meridian to nourish blood

与"清"和"温"法比较起来,"补"法的翻译就相对比较复杂一些。这是因为在汉语中,和"补"同义或近义的字词比较多。如中医上使用的"滋""养""育"等,都含有"补"的意思。所以,英语中的 nourish 常用来翻译"补""滋""养"。这些字词在汉语中其实是有细微差异的，但统一翻译成英语的 nourish 后，其差异便消失殆尽。为此，WHO 西太区在制定标准时，对这些意义相同或相近的汉字，专门进行了区分性地翻译。如将"补"统一译作 tonify 即是其所采取的措施之一。下面是一组与"补"法相关的疗法及其翻译。

大补元气　greatly tonify the original qi

补气壮阳　tonify qi and invigorate yang

补气生血　tonify qi and engender blood

补益气血　tonify qi and replenish blood

温补命门　warm and tonify the life gate

补益中气　tonify and replenish the middle qi

补养心血　tonify and nourish heart blood

补火助阳　tonify fire and assist yang

补肾益气　tonify the kidney and replenish qi

调肝补肾　regulate the liver and supplement the kidney

由于中医理论具有医哲交融的特点，其用语也深深打上中国古典文化的烙印。这一特点在其名词术语上也有一定的体现。上面所罗列的各种疗法，其名称从结构到语义都比较具体，易于理解和翻译。但中医治则和治法中，还有一些以典故命名，或以比喻之法命名。如"釜底抽薪"，"逆流挽舟"。这些治法之名，因使用了比喻之法，所以从字面上是很难明确其实际含义的。

所谓"釜底抽薪"，指的是用性寒且具有泻下作用的药物清泻大便以消除实热的治疗方法。若采用意译，则不具有回译性，很难将其与原术语关联在一起，不利于中外交流。而直译作 take away firewood from under the cauldron，又显得过于直白，不像一个医学术语。但经过中文多年的交流和实践，这一直译之法竟渐渐为译界所逐步接受，其使用频率亦愈来愈高。"逆流挽舟"也是如此。"逆流挽舟"指用解表、清热、利湿和消滞药物治疗痢疾初起的方法，意译难免冗长，且缺乏回译性，现多采用直译之法译作 save a boat in adverse current 或 haul the boat upstream。与原文相比，这样的译文显然雅致不够。但从目前的翻译实践来看,这看似诘屈聱牙的译法,已逐步为译界所接受。

中医治法中,还有一部分与五行学说有着密切的关系,如"培土生金""滋水涵木""泻南补北"等等。这些治疗方法的名称看似怪异难解,其实不然。只要明白了其与五行学说的关联性,便不难理解其实际寓意。

所谓"培土生金",指的是通过补脾(脾在五行属土)达到补肺(肺在五行属金)的方法,可意译作 tonify the spleen to nourish the lung,亦可直译意译结合将其作 bank up earth to generate metal 以使其具有回译性。所谓"滋水涵木",指的是通过养肾(肾在五行属水)达到补肝(肝在五行属木)的方法,可意译作 nourish the kidney to tonify the liver,亦可直译意译结合将其作 enrich water to nourish wood 以使其具有回译性。所谓"泻南补北",指的是通过泻心火(心在五行属火,南在五行配五方中亦属火)达到补肾水(肾在五行水,北在五方配五行中亦属水)的方法,可意译作 reduce heart fire to tonify kidney water,亦可直译意译结合将其作 reduce the south to tonify the north 以使其具有回译性。

思考题

    1. 中医翻译中的普通翻译与专业翻译

    2. 中医翻译中的语内翻译与语际翻译

    3. 中医翻译中的国内翻译与国外翻译

    4. 中医翻译中的古代翻译与现代翻译

    5. 中医翻译中的医界翻译与译界翻译

    6. 中医翻译中的西医翻译与中医翻译

    7. 中医翻译中的文化翻译与学术翻译

    8. 中医翻译中的术语翻译与句法翻译

    9. 中医翻译中的典籍翻译与文献翻译

    10. 中医翻译中的实践翻译与研究翻译

第二十五课　中药方剂基本概念和术语的翻译

中药和方剂是中医学中的两门基础学科,与这两门学科相关的概念和术语比较多。与中医基础学科的概念和术语比较起来,中药和方剂的概念和术语一般内涵都比较具体,语义比较单一,易于翻译。但在实际操作中,由于不同方法的采用和不同理念的影响,其翻译还是存在着一定的差异,仍有待于进一步的统一和规范。

一、中药名称的翻译

中药一般包括三个方面,即植物药(medicinal herbs),如甘草(Radix Glycyrrhizae)等;矿物药(medicinal minerals),如硫磺(Natrii Sulfas)等;动物药(animal parts),如蛇胆(Fel Sperpentis)等。

在中医学中,植物、矿物和动物药有千余种之多,历代医家所研制的方剂有上万之众。以我国明代医药学家李时珍(1518—1593 年)所撰之《本草纲目》为例,即可略见一斑。该书共 52 卷,约 200 万言,收中药 1892 种(新增 374 种),附方剂 11000 余种。

中药名称和方剂名称的翻译,曾经是一个颇为棘手的问题。但经过译界长期艰苦的努力和中西方在中医药领域交流的不断深入,其翻译目前已日渐统一。在过去很长一段时间,中药名称一直采用拉丁语翻译。以植物药为例,其拉丁语名称来源于植物学名,是由学名中的属名或种名(有时也用全称)附其根花、叶实、茎块等药用部分组成,如天麻 Rhizoma Gastrodiae(用属名),枳壳 Fructus Aurantii(用种名),秦艽 Radix Gentianae Macrophyllae(用全称名)。

中药名称的翻译不同于其他自然科学名称的翻译,因为中药名称在翻译时必须按照药源和入药部分名称来进行。在生药方面,应体现同物异名(如 Radix Isatidis 板蓝根与 Folium Isatidis 大青叶)与同名异物(如 Bulbus Frityllaviae Cirrhosae 川贝母与 Bulbus Frityllariae Thunbergii 浙贝母)的译名区别。对入药部分比较笼统的名称应予以具体化。例如,"二花"其实是"忍冬"的花蕾入药,所以只有译成 Gemma Lonicerae 方能体现其原意,而不能译成 Flos Lonicerae。对于临床上常用的一些炮制或加工了的中药,在原有名称的基础上还需予以界定,如麦芽 Fructus Hordei Germinatus,阿胶 Gelatina Corii Asini,神曲 Massa Medicata Fermentata,焦三仙 Massa Trimedicata Usta,饴糖 Oryzanosum Cum Malto,鸡黄 Ovum Centracithale Galli 等。

从上面所举各例可以看出,用拉丁语翻译中药名称结构复杂,难写难认。用拉丁语翻译中药名称虽然易于规范、易于区别,但却难以辨认、难以上口。拉丁语是一种死亡了的语言,就是在西方也很少有人能熟练地应用拉丁语。所以,虽然过去人们多采用拉丁语翻译中药名称,但在实际交流中却阻力重重。于是人们开始尝试使用英语翻译中药名称,即采用英语植物名称对译中药名称,如将大黄译作 rhubarb,将代代花译作 bitter orange flower,将鸡冠花译作 cockscomb flower,将蒲公英译作 dandelion herb,将贯众译作 basket fern。

其实,英语中很多植物名称源自拉丁语。也就是说,很多英语植物名称其实就是其拉丁名称的英语化,如栝楼的英语名称是 trichosanthes fruit(其拉丁语名称为 Fructus Trichosanthis),黄芩的英文名称是 scutellaria root(其拉丁语名称为 Radix Scutellariae),黄芪的英文名称是 astragalus root(其拉丁语名称为 Radix Astragali seu Hedysari),黄连的英文名称是 coptis root(其拉丁语名称为 Rhizoma Coptis)。这几个常见中药的英文名称,其实同其拉丁语名称一样,仍然存在着难读、难认、难记的问题。另外,英语中一个植物的名称可能包括中医上的几种药物，因此容易造成混乱。

由于以上所述各种原因，学界和译界近年来逐步开始推广音译中药名称的做法。这一译法目前已为海内外所普遍接受，为其翻译的国际标准化开辟了一条新的途径。为了使中药名称由拉丁语和英语翻译转为汉语拼音音译的这一过程转轨顺利，现在一般采用汉语拼音加拉丁语或英语的办法进行过度，如厚朴 Houpo（magnolia bark；Cortex Magnoliae Officinalis）、甘草 Gancao（licorice root；Radix Glycyrrhizae Uralensis）、半夏 Banxia（pinella rhizome；Rhizoma Pinelliae Ternatae）、当归 Danggui（Chinese angelica root；Radix Angelicae Sinensis）。

在西方，为了保证中药名称翻译的准确性，不但在音译的名称之后以括号形式附上其英语和拉丁名称，而且还附上汉字，这就是所谓的"四保险"译法。作为中药名称国际标准化过渡时期的举措，这一做法自然是值得提倡的。

二、方剂名称的翻译

中医方剂数量十分庞大，仅《本草纲目》就收录了万余种。一则方剂无论含有多少味药物，总不外乎四个大类，即君、臣、佐、使。方剂名称的来源各种各样，其构成亦较为复杂，概括起来，大约有以下十种。

1. 由所含诸药的名称构成。如"麻杏石甘汤"即是由该方所含的麻黄（Herba Ephedrae）、杏仁（Semen Armeniacae Amarum）、石膏（Gypsum Fibrosum）、甘草（Radix Glycyrrhizae）等四味药物的名称组合而成；"甘麦大枣汤"即是由该方所含的甘草（Radix Glycyrrhizae）、小麦（Fructus Tritici Levis）和大枣（Fructus Ziziphi Jujubae）等三味药物组合而成；"良附丸"即是由该方所含的高良姜（Rhizoma Alpiniae Officinarum）和香附（Rhizoma Cyperi）组合而成。

2. 以方中君药命方名。如"桂枝汤"以该方君药桂枝（Ramulus Cinnamoni）命名，"香薷散"以该方君药香薷（Herba Elsholtziae seu Moslae）命名，"黄连汤"以该方君药黄连（Rhizoma Coptidis）命名。在有些方剂中，君药有两味并同时出现在方名中。如"竹叶石膏汤"即是以该方的两味君药竹叶（Herba Lophatheri）和石膏（Cypsum Fibrosum）命名的。有些方剂名称中所出现的两味药，其实并不都是君药，而是一君一臣。如"升麻葛根汤"中的升麻（Rhizoma Cimicifugae）为君药，葛根（Radix Puerariae）为臣药。这类方剂名称的翻译比较简单，传统上采用直译之法即可行之，如将"桂枝汤"译作 Ramulus Cinnamoni Decoction，将"黄连汤"译作 Rhizoma Coptidis Decoction。

3. 以所含诸药的数量命名。如"四物汤"之所以如此命名，是因为该方含有当归（Radix Angelicae Sinensis）、川芎（Rhizoma Ligustici Chuanxiong）、白芍（Radix Paeoniae Alba）和地黄（Rhizoma Rehmanniae Praeparatae）等四味药物。类似的还有"四君子汤""八珍汤"等。这类方剂名称的翻译，一般多采用意译之法行之，如欧明教授主编的《汉英中医辞典》即将"四物汤"译作 Decoction of Four Drugs，将"四君子汤"译作 Decoction of Four Mild Drugs（亦有人译作 Four Gentlemen Decoction），将"八珍汤"译作 Eight-Ingredient Decoction for Tonifying Energy and Blood（亦有人译作 Eight-Treasure Decoction）。

4. 以功效命名。如"温脾汤"（Decoction for warming the spleen）即以"温补脾阳，攻下冷积"（warm and tonify spleen yang and purge cold accumulation）之功效而命名；"清营汤"（Decoction for clearing the nutrient aspect）即以"清营透热，养阴活血"（clear the nutrient aspect to dissipate heat and nourish yin to activate blood）之功效而命名。

5. 以君药加功效命名。如"黄连解毒丸"即是以其方中君药黄连（Rhizoma Coptidis）加上其泻火解毒的功效而命名之。类似的还有"葛根解肌汤""半夏泻心汤""朱砂安神丸"等。这类方剂名称，多可以采用直译加意译之法予以翻译，即中药名称采用直译，功效表述采用意译。如"黄连解毒丸""葛根解肌汤""半夏泻心汤""朱砂安神丸"可采用此法依次译为 Rhizoma Coptidis for Removing Toxin, Radix

Puerariae Decoction for Relieving Muscles，Rhizoma Pinelliae Decoctin for Purging Heart，Cinnabaris Pill for Tranquilizing Spirit。

6. 以君药加其余诸药数目命名。如"当归六黄汤"之所以如此命名,是因为该方中当归(Radix Angelicae Sinensis)为君药,其他六味药分别为生地黄（Rhizoma Rehmanniae）、熟地黄（Rhizoma Rehmanniae Praeparatae）、黄柏（Cortex Phellodendri）、黄连（Rhizoma Coptidis）、黄芩（Radix Scutellariae）、黄芪（Radix Astragali seu Hedysari）。

7. 以方中所含诸药数目加炮制法命名。如"十灰散"之所以如此命名,是因为该方含有大蓟(Herba seu Radix Cirsii Japonici)、小蓟(Herba Cephalanoploris)、厕柏叶（Cacumen Biotae）、茜根（Radix Rubiae）、大黄（Radix et Rhizoma Rhei）、栀子（Fructus Gardeniae）、棕榈（Petiolus Trachycarpi）、丹皮（Cortex Moutan Radicis）、荷叶（Folium Nelumbinis）、茅根（Rhizoma Imperatae）等十味药组成。使用时,将此十味药烧灰存性,然后研成细末备用。这就是其名称中"灰"的基本含义。

8. 以使药命名。如"十枣汤"之所以如此命名,是因为该方在使用时,需加十枚大枣作为使药。以这种方式命名的方剂名称不是很多,但颇为独特,故另加归类,以示其特。

9. 以比喻之法命名。如"舟车丸"以"舟车"命名,喻其行气逐水之功效。再如"疏凿饮子"以"疏凿"命名,喻其泻下逐水,疏风发表之功效。又如"金锁固精丸",以"金锁"命名,喻其强力固精之功效。这类方剂名称语义清晰,比喻生动,便于理解和记忆。但翻译时若加直译,则不免别生他意。例如若将"舟车丸"译作 Boat and Cart Pill,在英语中恐怕很难产生中文原有的关联意义,难免会使读者感到莫名其妙。

10. 以易卦作方名。如"交泰丸"取义于地天泰卦,"清宁丸"（又名乾坤得一丸）取《老子》"天得一以清,地得一以宁"之义,"资生丸"取义坤象卦辞"至哉坤元,万物资生,乃承顺天"等。这类方剂名称文化气息浓郁,但翻译时却很难表达清楚。如"交泰丸"之"交泰",在翻译时该如何再现其内涵呢？再如"清宁丸"之"清宁"，似乎可以译作 clear and calm，但和"天得一以清，地得一以宁"之义比较起来，显得过于轻浅。而"清宁"所蕴含的"一"之哲理，则更难揭示。所以，无论采用直译还是意译之法，这类方剂名称的实际内涵都很难明确地再现出来。根据"语言国情学"的理论，这类方剂名称大概只能音译。

此外，还有些方剂是以方中所含诸药数加功效命名（如"三物备急汤"）或以方中所含诸药数加君药命名法（如"六味地黄丸"）。

在以往的翻译实践中，方剂名称多采用直译或意译之法加以翻译。如"麻杏石甘汤"以前译作 Decoction of Herba Ephedrae，Semen Armeniacae Amarum，Radix Glycyrrhizae and Gypsum Fibrosum，除 decoction 和 and 两个英语单词外，其他均为拉丁语，既冗长又难念。后来又逐渐将其英译为 Decoction of Ephedra，Apricot Kernel，Gypsum and Licorice，虽有所简化，但仍然拗口。因为除杏仁外，其他三味药物的英文名称，其实都是英语化的拉丁语。

采用直译之法翻译的方剂名称时，其翻译方式如下：以方中君药命名的方剂，多采用主药名＋剂型名的结构方式进行翻译，如"麻黄汤"即译为 Herba Ephedrae Decoction 或 Ephedra Decoction；以主治病证命名的方剂，多采用病证名＋剂型名的结构方式进行翻译，如"疝气汤"即译为 Hernia Decoction；以动物命名的方剂，多采用动物名＋剂型名的结构方式进行翻译，如"白虎汤"即译为 White Tiger Decoction，"青龙汤"可译为 Blue Dragon Decoction；以借喻法命名的方剂，多采用借喻物＋剂型名的结构方式进行翻译，如"碧玉散"即译为 Jasper Powder，"玉女煎"可译为 Jade Maiden Decoction；以服药时间命名的方剂，多采用时间＋剂型名的结构方式进行翻译，如"鸡鸣散"即译为 Rooster-Crowing Powder，"鸡苏散"即译为 Rooster-Waking Powder；以颜色命名的方剂，多采用颜色＋剂型名的结构方式进行翻译，如"桃花汤"即译为 Peach Blossom Decoction，"紫雪丹"即译为 Purple-Snow Bolus；以加减方式命名的方剂，多采用君药＋剂型名＋plus（加）或 minus（减）＋加上或减去的药物名称的结构方式进行翻译，如"桂枝加（减）芍药汤"即译为 Ramulus Cinnamoni（或 Cinnamon

Twig)Decoction Plus Radix Paeoniae(或 Peony)。

　　采用意译之法翻译的方剂名称时,多使用主药＋剂型名＋for＋功效的结构方式进行翻译,如"朱砂安神丸"即译为 Cinnabaris(或Cinnabar)Decoction for Tranquilizing the Mind,"黄连解毒汤"即译为 Rhizoma Coptidis(或 Coptis)Decoctioin for Relieving Toxin;以功效命名的方剂,多采用功效＋剂型名的结构方式进行翻译,如"温脾汤"即译为 Spleen-Warming Decoction 或 Decoction for Warming the Spleen;以方中所含诸药数加功效命名的方剂,多采用所含诸药数＋剂型名＋for＋功效的结构方式进行翻译,如"五味消毒饮"即译为 Five-Ingredient Decoction for Eliminating Toxin。

　　为了使方剂名称的翻译简洁化,以往人们虽采用拉丁语翻译中药名称,但采用英语翻译方名中出现的中药名称。如将"银花解毒汤"译作 Honeysuckle Decoction for Relieving Toxin,将"栀子赶姜汤"译作 Gardenia and Dry Ginger Decoction,将"大黄甘草汤"译作 Rhubarb and Licorice Decoction。如果完全采用拉丁语翻译方剂名称中出现的中药名称,必然会使方剂的译名结构繁琐。例如"大黄甘草汤"若采用拉丁语翻译,就不得不译为 Radix et Rhizoma Rhei and Radix Glycyrrhizae Uralensis Decoction,既拗口,又繁琐。

　　从目前的翻译实践和标准化的发展趋势来看,音译已经成为方剂名称翻译的基本形式,且已为译界所广泛接受。如"麻黄汤"可译为Mahuang Decoction,"桂枝汤"可译为 Guizhi Decoction。从目前的发展来看,方剂的剂型(如汤、散、煎、丸、丹等)也可以音译。采用音译的方式翻译方剂名称,不但有利于统一,而且还能保持中国文化的特质,可谓一举两得。总的来说,方剂名称的翻译大致经历了一个由拉丁语翻译到英语翻译,再到音译这样一个变化过程。了解这样一个发展过程,对于我们研制其翻译的标准化方案,不无借鉴意义。

三、其他相关术语的翻译

　　与中药方剂相关的术语较多,大致可以分为以下六类。

1. 性(property of herbs)："性"指的是中药的药性，一般分为寒(cold)、热(heat)、温(warm)、凉(cool)四种，通称为"四气"(four properties)。"四气"的"气"指的是药物的性质(nature 或 property)，与"气血"之"气"不同。西方译者常将"四气"译作 four Qi，是值得商榷的。

2. 味(taste)："味"指中药的气味。中药的气味一般分为辛、甘、酸、涩、苦、咸、淡七类。大概受五行学说的影响，中医习惯上将中药的气味归纳为五类，即所谓的"五味"(five tastes 或 five flavors)。就翻译而言，甘、酸、苦、咸、淡四味的翻译目前还是比较一致的，一般分别译为 sweet, sour, bitter, salty, bland。但"辛"和"涩"的翻译则不是很统一。有的译者将"辛"译作 acrid，但也有的译作 pungent。有的译者将"涩"译作 astringent，但也有的译作 puckery。相比较而言，用 puckery 翻译"涩"还是比较可取的，因为 puckery 表示的就是口感的涩滞。而 astringent 的意思是"收涩"，不是涩滞的口感之味。

3. 用(action)：所谓"用"，指的是中药升、降、浮、沉的四种作用趋势。"浮""沉"一般较为统一地译作 floating 和 sinking。但"升"和"降"的翻译则比较多样，有的译作 lifting 和 lowering，有的译作 ascending 和 descending，还有的译作 upbearing 和 downbearing (Nigel Wiseman，2002：145,638)。

4. 制(processing)：所谓"制"，指的是中药的炮制之一法，包括"修制"(purified processing)、"水制"(water processing)、"火制"(fire processing)、"水火之制"(water and fire processing)和"他制"(other processing methods)。

5. 配伍(compatibility)：所谓"配伍"，指的是中药的配合使用，包括相须(mutual reinforcement)、相使(mutual assistance)、相畏(mutual restraint)、相杀(mutual suppression)、相恶(mutual inhibition)、相反(incompatibility)。

6. 剂型(forms of drugs)：中医的药物剂型既有与西医相同的丸(pill)、散(powder)、膏(ointment)、片(tablet)等，更有其独有的汤(decoction,)、饮(beverage)、丹(bolus)、露(syrup)、霜(frost)等剂型。

中药剂型比较多,除了上面所提到的几种外,还有很多其他形式的剂型,如酒剂(Vinum)、茶剂(Medicinal Tea)、锭剂(Lozenge,Pastille,Troche)、糖浆剂(Syrup)、冲服剂(Granule)、针剂(Injection)、栓剂(Suppository)、胶囊剂(Capsule)。此外,有的剂型还可再加细分。如丸剂还可分为蜜丸(Honeyed Bolus)、水丸(Water Pellet)、糊丸(Paste Pill)、浓缩丸(Condensed Pellet);膏剂还可分为流浸膏(Liquid Extract)、浸膏(Extract)、煎膏(Decocted Paste)、软膏(Ointment,Paste)、硬膏(Plaster)等。

思考题

1. 17 世纪的中药和方剂翻译方法
2. 18 世纪的中药和方剂翻译方法
3. 19 世纪的中药和方剂翻译方法
4. 20 世纪的中药和方剂翻译方法
5. 21 世纪的中药和方剂翻译方法
6. 中药和方剂翻译的语言应用
7. 中药和方剂翻译的多元化
8. 中药和方剂翻译的规范化
9. 中药和方剂翻译的基本现状
10. 中药和方剂翻译的未来走势

第二十六课　针灸穴位名称的命名方式、基本含义及其翻译

　　针灸穴位是中医用针和施灸的重要部位,其名称含有浓厚的中国古典文化色彩。由于经络学说创立于远古时代,其穴位命名独特,寓意深奥,给翻译造成了很大困难。在以往的中医翻译实践中,针灸穴位名称一般均采用音译和编码。这种做法在目前的国际标准中均被采用。但在中国针灸界 20 世纪 80 年代制定的针灸经穴名称英译标准中,在魏迺杰先生编写的汉英中医词典中,针灸穴位的名称均予以意译,以便能将其实际喻意传达给西方的读者。从中西方的交流来看,这样的译法的确很有文化内涵。本课根据古典医籍的记载并结合作者自己的长期研究,对针灸穴位的命名方式、基本含义及其翻译方法等问题进行了分类研究,探讨了穴位名称翻译的基本思路与方法。

一、问题的提出

　　穴位是中医药学特有的一个解剖概念,指人体脏腑经络气血输注于体表的部位。针灸疗法就是通过在人体的一定穴位施以针刺或艾灸以预防和治疗疾病的一种治疗方法。

　　自上世纪 70 年代以来,随着中国针刺麻醉术的研究成功,中国古老的针灸疗法逐步为西方世界所认识。由于中医理论古奥玄密,基本概念晦涩难懂,将其翻译成西方语言颇为不易。穴位名称的翻译就是其中一个较为棘手的问题。因其富含中国古典文化色彩,寓意极为深

刻,很难准确地翻译成西方语言。为了省却翻译之劳,西方各国早期在传播和运用针灸疗法时,一般都采用代码的形式处理穴位名称。如"中府"是肺经的第一个穴位,于是就标为 LU 1,LU 代指肺经(即 lung meridian),1 指肺经的第一号穴位。

由于西方各国语言的差异和编码原则的不同,使得穴位代码在国际上一度极为混乱。有鉴于此,世界卫生组织(WHO)20 世纪 80 年代初委托西太区研究制定国际标准化穴位名称。经过近十年的努力,WHO 最终于 1991 年颁布了针灸经穴名称的国际标准化方案。在这个方案中,针灸穴位名称一律采用国际代码,并辅以汉语拼音。如"睛明"穴是膀胱经的第一个穴位,于是就标记为 BL 1 Jingming。其中 BL 是膀胱经 Bladder Meridian 的缩写,1 指膀胱经第一号穴位,Jingming 为汉语拼音(WHO,1991:9)。

WHO 所颁布的针灸经穴名称国际标准化方案,对于规范针灸的国际传播和交流,发挥了积极作用。但其沿用代码的形式处理经穴名称的翻译,却在实际应用中造成了诸多不便,使读者无法根据其名称了解相关穴位的定位、主治和用法。同时,代码使得穴位名称所包含的文化、生理和诊治意义丧失殆尽。如"睛明"穴的名称表明,此穴是治疗眼疾的要穴,是保证目光精锐的关键。如果西方针灸医师了解了"睛明"穴名称的含义,这对于其准确便捷地掌握该穴的主治和用法,无疑是大有裨益的。

此外,音译的穴位名称虽然在一定程度上保留了穴位名称的中国特色,但却很难见词明意。并且由于汉语同音字较多,也使得一些穴位名称的音译有些混淆不清。例如"伏兔"穴与"扶突"穴的音译均为 Futu,"腕骨"穴与"完骨"穴的音译悉为 Wangu,"中渚"穴与"中注"穴的音译皆为 Zhongzhu。这种似是而非的音译,非常不利于中医学的国际交流。

由于穴位代码存在着这样一些弊端,人们在采用代码和音译穴位名称的同时,也对其加以意译,以便能为西方读者和学者提供理解和掌握相关穴位主治与功用的必要信息。

由于针灸穴位的命名年代久远、方式多样、内含丰富,有时很难准确把握其真实含义,翻译时难免望文生义,造成亥豕之讹、鱼鲁之误。而医学又是性命攸关之学,稍有疏忽,便有性命之虞。有鉴于此,本课试根据中国古典文献的记载和作者自己的长期研究,对针灸穴位的命名方式、实际内含及其翻译原则与方法等问题加以分析研究,借以抛砖引玉。

需要说明的是,由于中医属于中国固有的医学体系,其理论和用语与西方医学迥然不同。为了保持中医理论和用语的传统特色,经过长期的翻译实践和国际交流,中外译者逐步形成一致共识,即中医基本概念的翻译宜直译不宜意译,宜通俗不易古奥。穴位名称的翻译亦当如此。正是基于这一考虑,笔者提出了穴位名称翻译的三个原则,即尊重历史,保持原貌;简洁明了,便于交流;多法并举,明确寓意。这三个原则符合穴位名称翻译的实际,有一定的实践指导意义。

二、穴位名称的命名方式、基本含义及其英语翻译

根据中医学的理论,人体共有 12 条正经(regular meridians)和八条奇经(extraordinary meridians),每条正经和部分奇经上都有数量不等的穴位。据记载,人体共有穴位 361 个。这些穴位的命名有一定的规则和含义。所以孙思邈在其《千金翼》中说:"凡诸孔窍,名不徒设,皆有深意"。(王德深,1988:41)有关穴位命名的含义,《黄帝内经·素问·骨空论》中就有明确解释。如谈到"譩譆"穴名称的意义时,它说:"譩譆在背下侠脊旁三寸所,厌之令病者呼譩譆,譩譆应手"。(杨甲三,1984:4)隋唐时期,杨上善著《黄帝内经太素》时,对十五络穴穴名的意义,也作了较为完整的解释。如谈到"通里"一穴的名称含义时,他说:"里,居处也,此穴乃是手少阴脉气别通为络居处,故曰通里也。"(杨甲三,1984:4)唐人王冰注解《素问》时,也对穴位的名称进行了必要的解释。如谈到"鸠尾"穴时,他说:"鸠尾,其正当心蔽骨之端,言其垂下,如鸠鸟尾形,故以为名也。"(杨甲三,1984:4)

这些记载都说明,穴位名称具有生理、解剖和主治意义,对其正确的理解和翻译有助于读者掌握相关穴位的功能和主治。根据古典文献

的总结和笔者的研究,穴位名称的命名方式大致可以分为天文、地理、物象、解剖、方位和其他等六大类。了解穴位命名的方式,有助于我们准确理解其实际内含并将其恰当地加以翻译。

1. 天文类

古人根据天人相应的理论,将人置于天地之间,以象征的手法解析人体的生理功能和病理变化。如对一些位于人体上部并具有特殊功能的穴位,则按照日月星辰在天空的分布规律加以命名。类似这样的穴位很多,大致可以分作星象与天象两类。

① 星象

所谓"星象",就是以日月星辰之名而命名的穴位,如日月、上星、紫宫等。

"日月"为胆经之穴,是治疗肝胆疾病的要穴。根据五行配五脏的理论,胆在五行属阳,阳为日;肝在五脏属属阴,阴为月。因此穴主治肝胆疾病,所以命之为"日月",可直译为 Sun and Moon。

"上星"为督脉之穴,位于头部。根据中医取类比象的理论,人头为圆形,且居于人体之上,就像浑圆的苍天一样。而"上星"穴又位于头上,所以命之为"上星",可直译为 Upper Star。

"紫宫"是任脉之穴,位于心脏部位。心为"君主之官","紫宫"代表帝王在天庭的居所,故该穴以"紫宫"命之,可译为 Purple Palace。

② 天象

所谓"天象",就是以天象比喻有关穴位的功能和主治,如华盖、太乙、天枢等等。

"华盖"属任脉之穴,位于肺部,肺居心之上,如心之华盖。因此"华盖"穴可译为 Canopy。

"太乙"属胃经之穴,位于腹部中央。古时"太乙"指"中央",即《河图》中的"中宫"。若按方位之意翻译,此穴之名当可译作 Center。若按《河图》之论翻译,则可译作 Central Palace。有人将"太乙"译作 Supreme Unity,颇值商榷(Wiseman,2002:741)。

"天枢"穴的位置与人体脐部平行。按照阴阳学说的理论,脐部是人体阴阳的分水岭,脐部以上为天属阳,脐部以下为地属阴。"天枢"穴位于人体阴阳的分界线上,所以被看作是天地阴阳的枢纽,因此命之为"天枢",可译作 Heaven Pivot。

2. 地理类

在古书上,很多穴位都是以大地的形态并结合穴位的位置来命名的。大地形态复杂,以其命名的穴位也异彩纷呈,大致可以分作四类:

① 山脉

这一类穴位主要以山、陵、丘、墟等地理名称而命之,借以形容有关穴位的结构特点。这类穴位很多,较为典型的如承山、大陵、丘墟等。

"承山"穴为膀胱经之穴,位于高突如山的腓肠肌之二肌腹,有承受山脉重压之势,故命之曰"承山",其名可译为 Mountain Supporter。

"大陵"为心包经之穴,位于手掌根部突起处,势若丘陵,故命之曰"大陵",可译为 Great Mound。

"丘墟"为胆经之穴,位于外踝与跟骨滑车之间突起如丘处,有大有小,小者称"丘",大者称"墟",故命之曰"丘墟",可译为 Mound and Hill。

② 水域

这类穴位主要以海、泽、泉、渊、渠等水域名称而命名,借以形容其生理功能及主治特点,如血海、涌泉、太渊等。

"血海"穴位于脾经,善治各种血症,犹如聚血归海,故命之为"血海",可直译为 Blood Sea。

"涌泉"穴是肾经的起始穴,肾主水,该穴位于足心陷中,经气自下而上,如涌出之水泉,故命之为"涌泉",可译为 Gushing Spring。

"太渊"穴位于肺经,因此处脉气旺盛如深渊,故命之"太渊",可译为 Great Abyss。

③ 沟壑

这类穴位主要以溪、谷、沟、渎等而命之,借以比喻有关穴位的外在形态,如陷谷、水沟、中渎等。

"陷谷"为胃经之穴,位于第二跖骨间凹陷中,其处凹陷若谷,故命之曰"陷谷",可译为 Deep Valley。

"水沟"为督脉穴,又称"人中",位于鼻唇沟之中。因鼻唇沟形似水沟,故称该穴为"水沟",可以按字面译作 Water Trough,亦可按实际内含译作 Middle Philtrum。曾见有人将"人中"穴译作 Middle of Man,显属误解。

"中渎"为胆经穴,位于股外侧两筋之间,如在沟渎之中,故名"中渎",可译为 Middle Ditch。有些西方书籍将"中渎"译为 Central River,似不确切。

④ 道路

这类穴位主要以街、道、市、冲等名而命之,借以描述有关穴位的通路或处所,如灵道、太冲、风市等。

"灵道"为心经之穴,位于尺侧腕屈肌腱桡侧沟,犹如通向神灵之道,故以"灵道"命之,可译为 Spirit Pathway。

"太冲"为肝经之穴,位于足背,脉气盛大,为肝经之要穴,故以"太冲"命之,"冲"指重要部位。所以"太冲"穴可译为 Supreme Pass。

"风市"为胆经穴,位于胆经,市疏散风邪的要穴,故命之为"风市",可直译为 Wind Market,因其像市场一样有聚有散。

3. 物象类

古人以"取象比类"(analogy)之法认识自然和人体,常借助于周围物体的形态来揭示其生理功能和临床主治,并以此命名穴位。以此法命名的穴位很多,大致可以分为三类。

① 宫府

这类穴位主要以宫、堂、府等名称命名,借以强调有关穴位的主治和功能,如劳宫、神堂、中府等。

"劳宫"属心包经之穴,位于手掌之中,手主劳作,故名"劳宫",可译作 Labor Palace。此处之"宫"实指中心之意,因"宫"居"京都"之中。

"神堂"属膀胱经之穴,因其与心俞平列,如心神所居之殿堂,故命之为"神堂",可译为 Spirit Hall。

"中府"位于中焦,为肺经的起始穴,是中焦脾胃之气汇聚肺经之处,故命之为"中府",可译为 Middle Mansion。

② 庭廊

这类穴位主要以房、屋、庭、廊等名称命名,如库房、屋翳、步廊等。

"库房"为胃经之穴,位于锁骨下,呼吸之气由此进入肺中,犹如肺气储存之库,所以命之为"库房",可译为 Storehouse。

"屋翳"胃经之穴,位于胸之中部,呼吸之气至此如深藏幽室之中,故命之为"屋翳"("翳"是深藏的意思),可译为 House Concealment。

"步廊"为肾经之穴,位于中庭旁,经气至此如步行于庭堂之廊,故命之曰"步廊",可译为 Corridor Walk。

③ 门户

这类穴位主要以门、户、窗、牖等名称命名,比喻其通畅调达的主治功能,如云门、天牖、目窗等。

"云门"为肺经之穴("云"指肺气),位于胸之上部,如肺气出入的门户,故命之为"云门",可直译为 Cloud Door。

"天牖"为三焦经之穴,位于颈部侧上方,能开上窍,故命之曰"天牖",可译为 Heaven Window。

"目窗"为胆经之穴,位于目之上方,善治目疾,犹如眼目之窗,故命之为"目窗",可译为 Eye Window。

4. 方位类

这类穴位主要根据其位置的上下、内外、前后等方位所命名,比较直观,易于理解和把握。这类穴位比较多,如"上廉"与"下廉","外关"与"内关","前谷"与"后溪"等等。

"上廉"和"下廉"指位于前臂背面近桡侧缘之上下穴,位置相对,都属大肠经之穴,所以可以分别译作 Upper Edge 和 Lower Edge。

"外关"穴和"内关"穴分属于不同的经脉,彼此在位置和功能上没有联系。"外关"是三焦经穴,位于前臂外侧,如外侧之关隘,可直译为 External Pass;"内关"属心包经穴,位于前臂内侧,犹如内侧之关隘,可译为 Internal Pass。

"前谷"穴和"后溪"穴均为小肠经之穴,分别位于第五掌指关节前后凹陷中,前凹陷貌似峡谷,后凹陷形如沟溪,可分别译为 Front Valley 和 Back Brook。

5. 解剖类

这类穴位主要以人体的生理特点、形态结构及脏腑器官而命名,形象生动,见词明意。这部分穴位大致可以分为三种,即形态、骨骼和脏腑。

① 形态

这类穴位的名称看似深奥玄密,琢磨不定,其实所指非常具体,描述十分客观。略加深究便会发现,这些名称实际上就是对相关穴位位置形象而关联的描述。迎香、命门、神阙就是典型之例。

“迎香”属大肠经之穴,从其名称可以知道,其位置必然在鼻旁。事实亦是如此。该穴位于鼻旁,主治鼻病,改善嗅觉,故谓之能迎来香气,故可译作 Fragrance Reception。

“命门”为督脉之穴,位于肾俞之间,为肾气出入之门,而肾又为生命之原,故称其为“命门”,可译作 Life Gate。

“神阙”穴为任脉之穴,位于脐中,而脐为胎儿气血运行之要道,如神气出入之宫门,故命之为“神阙”(“阙”是宫门的意思),所以可译作 Spirit Gate。

② 骨骼

这类穴位往往根据其所在位置的骨骼之形或名而命之,便于明确定位和主治,非常实用,如腕骨、髀关、缺盆等。

“腕骨”为小肠经穴,位于腕部骨间,故命“腕骨”,可译为 Wrist Bone。

“髀关”属胃经穴位,位于股关节部位,故命之为“髀关”(“髀”指股,“关”指节),可译为 Femoral Joint。

“缺盆”为胃经之穴,位于锁骨上窝凹陷中,故称之为“缺盆”(“缺”指凹陷;“盆”指上窝),可形象地译为 Basin Depression。国外有人将其译作 Empty Basin,误解了“缺”的含义。

③ 脏腑

有些穴位与人体脏腑直接关联,故以相关脏腑的名称而命之,如肝俞、心俞、脾俞、肺俞、肾俞、胃俞、胆俞、大肠俞、小肠俞、三焦俞等等。

这里的“俞”是“输注”的意思,可译 Transport。这些穴位多位于背部,是相关脏腑之气转输于体表的部位,可依次译为 Liver Transport,Heart Transport,Spleen Transport,Lung Transport,Kidney Transport,

Stomach Transport，Gallbladder Transport，Large Intestine Transport，Small Intestine Transport，Triple Energizer Transport。

有些经外奇穴直接以主治之脏器命名，如髋骨、阑尾、胆囊、子宫等，可以直接译为 Hipbone，Appendix，Gallbladder，Uterus。

6. 其他类

在针灸穴位中，还有很多穴位是以其他方式命名的，有的以动物命名，有的以器物命名，有的以音乐命名，有的以色彩命名，有的以阴阳命名，有的以神灵命名。

① 动物

以动物命名的穴位如伏兔、犊鼻等。"伏兔"属胃经之穴，位于肌肉隆起之处，形如俯伏之兔，故命"伏兔"，可译为 Crouching Rabbit。"犊鼻"为胃经之穴，位于髌骨下两侧凹陷中，形似牛鼻孔，故命"犊鼻"，可译为 Calf Nose。

② 器物

以器物命名的穴位如天鼎、悬钟等。"天鼎"为大肠经之穴，位于耳下。头在身体上部，故视为天；头形圆实，故喻为鼎。所以此穴之名可译为 Heaven Tripod。"悬钟"为胆经之穴，位于外踝上，是古时小儿悬挂脚铃之处，故命之为"悬钟"，可译为 Suspended Bell。

③ 音乐

以音乐命名的穴位如少商、商丘等。以前有人将"少商"译作 Young Merchant，将"商丘"译作 Merchant Hill，曲解了"商"之含义。此处之"商"是五音子、角、宫、商、羽之"商"，在五行属金，与"商人"没有关系。"少商"是肺经之穴，肺属金，系肺经之末穴，其气少而不充，故称其为"少商"。此穴名翻译较为复杂。若安五音之名翻译，则"商"只能音译。若安五行配五音翻译，"商"则可译作 Metal。从此穴的位置、功能和主治来看，按五行配五音之法译作 Lesser Metal 似较为妥当。"商丘"为脾经之穴，位于内踝下方，在五行属金，故可仿"少商"翻译之法译作 Metal Hill。

④ 色彩

以色彩命名的穴位多与白色相关，因为古人常常根据肌肉的赤白之色来确定穴位的位置,如隐白、太白等。"隐白"为脾经首穴,穴居隐蔽之处,其色为白,故可译作 Hidden White。"太白"亦属脾经之穴,位于大趾宽阔的白色肌肉之处,故名"太白",可译为 Great White。

⑤ 阴阳

以阴阳命名的穴位为数不少,主要表示穴位的位置方向,外侧的以阳命之,内侧的则以阴命之。如"阴谷"穴位于膝关节内侧,局部凹陷如谷,故命之为"阴谷",可译为 Medial Valley。而"阳谷"穴位于腕骨外侧凹陷中,其势如谷,故命之为"阳谷",可译 Lateral Valley。这里的"阴"和"阳"表示的是方位走向,不是阴阳学说之"阴"和"阳",所以不宜采用音译。

⑥ 神灵

以神灵命名的穴位,主要表示相关穴位与脏腑功能之间的关系,并无鬼怪灵异之意。这类穴位为数较多,如本神、灵墟等等。"本神"为胆经之穴,位于脑部,而脑为元神之府,故命之为"本神",可译为 Primordial Spirit。"灵墟"为肾经之穴,此穴内应心脏,外居肌肉隆起之处,可译为 Spirit Mound。"墟"的意思是土堆,而不是 ruin。有人将"灵墟"译作 Spirit Ruins,显属误解。

三、结论

穴位是中医用针、施灸、敷药的重要部位,其名称含有浓厚的中国古典文化色彩。对其准确和恰当的翻译,有助于西方读者了解和把握有关穴位的定位、功能和主治。由于经络学说创立于远古时代,其穴位名称用词玄密,内含深奥,很难准确把握其意。

要译好这些古老的穴位名称,就必须了解穴位的命名方式及其文化内涵和诊疗意义。只有准确把握了其具体寓意,才能从实而译,才能为读者提供准确的信息。若非如此,则不免望文生义,误解作者,误达读者。

正是基于这一考虑,我们根据古典文献的记载并结合自己的研究,对穴位名称的翻译进行了初步的分类研究和比较分析,提出了一些建设性的意见和建议。

思考题

  1. 中医翻译的研究方法：从翻译实践出发

  2. 中医翻译的研究原则：从翻译历史出发

  3. 中医翻译的研究思路：从民族文化出发

  4. 中医翻译的研究理论：从发展趋势出发

  5. 中医翻译的研究程序：从翻译标准出发

  6. 中医翻译的研究批评：从学科发展出发

  7. 中医翻译的研究意义：从国家战略出发

  8. 中医翻译的研究进展：从中外现状出发

  9. 中医翻译的研究展望：从国际发展出发

  10. 中医翻译的研究反思：从对外传播出发

戊　篇

中医典籍翻译历史与发展研究

第二十七课　中医典籍翻译的历史发展

一、中医典籍翻译对推进中国文化走向世界的重要意义

1. 中医典籍是中国传统文化的传承和发展

《黄帝内经》《难经》《神农本草经》《伤寒杂病论》等典籍是中医从古至今最为重要的四大经典。《黄帝内经》由《素问》和《灵枢》两部典籍所构成。明代李时珍撰写的《本草纲目》(1590 年出版)是对《神农本草经》的补充和完善。该书共 190 多万字,载有药物 1892 种,收集医方 11096 个,是中国古代医药的集大成者,从而在一定程度上取代了《神农本草经》。所以,《本草纲目》的翻译实际上就是对《神农本草经》的翻译。《伤寒杂病论》被后世编辑为《伤寒论》和《金匮要略》,成为中医临床医学的两大重要典籍。

中医的这四大经典不仅代表着中医最为核心的理论和方法,而且还代表着中华文化最为核心的思想和观念,特别是《黄帝内经》,几乎涉及中国古代自然科学、社会科学和语言文化的各个方面。除深入论述医药的基本理论、方法和要求以及疾病的发生、发展与防治等重大问题之外,《黄帝内经》还系统地探讨了人与自然、人与社会、人与自身的关系,记述了大量古代天文、气象、物候等学科的基本知识,为各有关学科的研究提供了重要的文献史料。所以中医典籍也是我国国学典籍和中华文化不可分割的一个重要组成部分。

2. 中医典籍翻译为中国文化走出去奠定了坚实的历史和文化基础

作为中国文化一个重要组成部分的中医典籍,从夏商周三代时期到秦汉唐三朝时期,已经系统完整地传播到了我国的周围区域,特别是东南亚地区,为汉文化圈的形成奠定了坚实的历史和文化基础。自 17世纪以来,中国文化逐步传入西方,其突出代表就是中医的理法方药。明清时期,通过西方来华的传教士、外交人员和医务人员的努力,在中国学者的帮助和指导下,中医典籍的基本思想和理论已经逐步介绍到了欧美国家,阴阳学说、五行学说、精气学说等中国传统哲学的基本理论和思想也因此而在西方广泛传播开来。今天,中国文化的重要概念阴(yin)、阳(yang)、qi(气)等音译形式已经成为西方语言中的通用语,这就是中医典籍西译和西传为中国文化走出去作出的一大贡献,也为今天我国大力推进中国文化走出去奠定了坚实的历史、文化和语言基础。

3. 中医典籍翻译是中国文化走向世界的独特桥梁

中国文化要西传,要走向世界,自然需要有一个各国学术领域、文化领域和民间人士所关注的方面,借以引导各界人士关注中国文化。汉唐时期西域佛教界人士千里迢迢到中原地区宣扬佛教,明清时期西方传教士远赴重洋到中国传播基督教,医药一直是他们凝聚人心和人力的一个重要的路径。作为中国传统文化不可分割的一个重要组成部分,中医典籍翻译对于推进中国文化走向世界不仅具有凝聚异国他乡人心和人力的一个重要渠道,而且是直接传播和传扬中国传统文化的一个重要的桥梁。任何一位想要学习、了解和借鉴中医理法方药的外国人士,首先必须要学习和掌握阴阳学说、五行学说、精气学说等中国传统文化的基本理论和思想,这已经成为国际间的一个共识。由此可见,要使中国文化全面、系统地走向世界并为世界各国越来越多人士心诚意正地理解和接受,中医典籍的翻译和传播无疑是一个理想而独特的坚实桥梁。

二、中医典籍翻译对完整准确地对外传播中医理论与实践的 重要作用

1. 中医典籍是构成中医药理论和临床体系的基础

中医典籍,尤其是中医的四大经典,是对远古到秦汉时期中国思想文化以及中国医药理法的系统总结、分析和研究,从而构建了一个博大精深、传承至今的理论和方法体系,今天依然是国内外中医院校教学和实践的基础。对其准确地理解、释义和翻译对于完整、准确地对外传播中医基本理论和临床实践具有至为重要的意义。

2. 中医典籍翻译是完整准确对外传播中医的桥梁

自汉唐以来,中医药已经全面系统地传播到东南亚地区。由于东南亚地区处于汉文化圈之内,中医典籍的传播基本上不存在翻译和释义的问题。但自 17 世纪中医开始传播到西方以来,由于中西方语言、文化和思维方面存在的巨大差异,为中医基本理论和方法的西传造成了极大的困难。这也是导致目前中医在西方传播中存在的种种差异和变异的主要原因。医学是与人体健康和生命密切相关的一门学科,其翻译和传播中出现的任何差异和变异都可能造成直接影响健康和生命的严重后果。之所以会出现这样的差异和变异,与中医典籍未能系统完整地翻译以及未能客观准确地理解和释义有着密切的关系。要使中医的理论和方法能够完整准确地传播到西方及世界各地,对其典籍完整系统的翻译及其深入准确的释义至为重要。只有将中医典籍完整准确地翻译为西方及世界各地的语言,才能为中医真正走向世界搭建一个坚实的桥梁。

3. 中医典籍翻译是加快中医药国际化进程的动力

中医典籍是中医理法方药的凝聚,是中华思想文化的结晶。中医典籍完整准确的翻译,必将成为中医国际化的理想渠道和桥梁。目前世界上很多国家,尤其是欧美各国,均建立有很多中医院校、研究机构和学术组织。要使这些国际中医院校、研究机构和学术组织能够凝聚力量,拓展思路,联合发展,中医典籍准确的翻译和完整的传播不仅将为其奠定文化、学术和交流的基础,而且也将成为国际中医界统一理

论、统一认识、统一方法、统一标准的一个重要依据。

三、中医典籍翻译对中医与中国文化国际传播战略与策略的重要影响

1. 中医典籍翻译对推进中医国际化的重要意义

从古到今,中医典籍始终是构建中医基本理论和临床实践体系的基础。要使中医在国际上得到全面系统的传播和推广,典籍翻译及其学习和应用将是一个重要的先决条件。在中医界,四大经典之后的任何一部重要的学术著作,基本都是从某个角度对某些问题进行较为深入的研究、分析和总结。而对中医从理论到方法进行全面系统的研究、分析和构建,只有中医的四大经典。所以,要使中医真正地走向世界,真正地实现中医的国际化,完整准确的翻译、介绍和传播中医的重要典籍,无疑是至为重要的战略和策略。这就像当年马克思主义传入中国一样,首先必须将《资本论》完整准确地翻译成汉语,为中国共产党的建立和中国革命的发展奠定理论和思想基础。

2. 中医典籍翻译对维护中医文化主权的重要意义

从先秦到汉唐,从 17 世纪到 20 世纪 50 年代,中医在国际上的传播和推广一直处于自然和谐的状态。但自 20 世纪 70 年代世界卫生组织委托西太区制定针灸经穴名称的国际标准到 2009 年世界卫生组织总部启动 ICD－11(国际疾病分类第十一版)修订工程将中医纳入其中(第二十三章为中医所专用)到 2010 年世界标准化组织成立 TC249(中医药国际标准化技术委员会)以来,中医翻译就与民族文化主权密切关联在一起。

为了谋取中医的文化主权,韩国和日本联合欧美一些国家一直在与中国进行明争暗斗,在一定程度上影响了中医的国际传播。韩国所谓的"四象医学",日本所谓的"汉方",实际上就是中国传统医学自先秦到汉唐以来在其国的传承和传播。但韩国却一直通过各种方式向世界传递这样一个信息:中国的中医是从韩国传入的。韩国曾经向世界卫生组织提交一份文件,强调所谓的"韩医"在韩国有 4332 年的记载史,

实际上就是想说明中国的中医是从韩国传入的。

为了使世界各国明确中医与中国历史和文化密不可分的关系,唯有将中医的重要典籍完整准确地翻译成世界上各种影响最为广泛的语言,才能为中医在国际上以正视听。所以,对于中医重要典籍完整准确的翻译,不仅能系统深入地在国际上传播中医,而且能使各国人士认识到中医与中国历史和文化是不可分割的,中医的文化主权是属于中国的,而不是日韩的。

3. 中医典籍翻译对于中国文化国际传播的重要意义

作为中国传统文化不可分割的一个重要组成部分,中医的对外传播和交流就是中国文化走向世界的突出体现。自 20 世纪 70 年代以来,中医在国际上的传播越来越广泛,越来越深入,越来越全面。据天津中医药大学张炳立教授等近期的调查总结,目前亚洲各国(除中国之外)有 125 个中医教育研究机构,欧洲有 126 个,美洲有 80 个(其中美国有 54 个),大洋洲有 12 个,非洲有 5 个。这说明在中国文化的国际传播和交流中,中医的体现最为突出,也最为普及,且其发展趋势越来越显著。中医也是中国传统文化的重要组成部分,也传承和发扬着中国传统文化的精气神韵。要推进中国文化走向世界,中医是一个最为理想的桥梁,中医典籍的翻译更是一个最为重要的渠道。

思考题

1. 如何完善中医翻译的理论体系

2. 如何完善中医翻译的标准体系

3. 如何完善中医翻译的专业建设

4. 如何完善中医翻译的教学方法

5. 如何完善中医翻译的教学程序

6. 如何完善中医翻译的师资队伍

7. 如何完善中医翻译的教材建设

8. 如何完善中医翻译的教学内容

9. 如何完善中医翻译的人才培养

10. 如何完善中医翻译的考核体系

第二十八课　中医典籍翻译的历史与现状研究

一、17—19 世纪：中医对外传播及中医典籍翻译与国际传播的探索阶段

1. 17 世纪：中医典籍基本信息的传播

明清时期，西方不少传教士先后来到中国。在向中国传播西方宗教的同时，也将中国的一些信息介绍到西方，其中就包括一些中医的信息，但没有特意向西方介绍中医，更没有翻译中医的经典著作。17 世纪中后期，西方来华的一些传教士逐步学习和了解了中医的基本理论和方法，撰写和出版了一些介绍中医药的书籍。如 1682 年德国法兰克福（Cleyer）出版社出版的《中国医法举例》（Specimen Medicine Sinicae），即为波兰耶稣会来华的传教士卜弥格（Boym）用拉丁文所撰写，其中介绍了中医舌苔及 289 种中药，附有经络和脏腑插图 68 幅。1656 年维也纳传的《中国植物志》（Materia Medica），也是卜弥格用拉丁文所撰写，选译了部分中医药典的内容。

除传教士之外，一些在亚洲的西方医务人员也向西方传递了一些有关中医的信息。如 1676 年德国马尔堡（Marburg）出版了 Geilfusius, B. W. 以德文撰写的《灸术》（De Moxa），1683 年该出版社又出版了 Gehema, J. A. 以德文撰写的《应用中国灸术治疗痛风》（Eroberte Gicht durch die Chinesische Waffen der Moxa），介绍了中

国灸术,在一定程度上传递了中医典籍中有关灸术的基本信息。1676
年英国伦敦出版了 Busschof, H. 用荷兰文撰写后又翻译为英文的《痛
风论文集》(Treatise of the Gout),也介绍了中医灸法。1683 年伦敦
出版社出版了 Ten Rhyne, W. 撰写的《论关节炎》(Dissertatio de
Arthride),首次向西方介绍了中国针刺术。1684 年荷兰阿姆斯特丹
出版社出版了 Blankaart, S. 用荷兰文撰写的《痛风专论》
(Verhandelinge van bet podagra en Vliegende Jicht),再次介绍了中
国的针灸术,1690 年其德文译本在莱比锡出版,对中国针灸术在西方
的传播发挥了一定的作用。

2. 18 世纪:中医典籍基本知识的传播

进入 18 世纪之后,东亚各地——如朝鲜、日本、越南等——依然延
续着使用中国文字和文化的传统,继续以中医为自己的民族医学,依然
以中医典籍作为学习和发展民族医学的基础。所以在东南亚这些地
区,中医和中国文化依然无需翻译。中国与非洲等地的交往还比较稀
少,国际交流依然以西方为基础。

在中西方的交流过程中,中医依然是一个重要的方面。来华的传
教士在向西方介绍中国文化时,继续传递着有关中医理法方药的基本
知识。如 1776—1791 年法国巴黎出版的 15 卷拉丁文版《在北京的传
教士关于中国科学和艺术的记录》,其中 13 卷和 15 卷介绍的是中国医
学的基本理论和方法。这些介绍虽然不是对中医典籍的翻译,却是对
中医典籍基本思想的介绍,依然有传递中医典籍基本信息的意义。
1788 年瑞典乌普萨拉(Uppsala)出版社出版的 Hallman, J. G. 撰写
《灸灼在医学上的应用》(De Moxae Atque Ignis in Medicina Rationali
Usu.),1799 年英国伦敦出版的 Witthoff, S. A. 撰写的《灸术的应用》
(De Usu Moxae),进一步介绍了中医典籍所研究和制定的针灸术。

1781 年法国巴黎出版的由 Buchoz 撰写的《中国药用植物标本》
(Herbier ou Collection das Plantes Medicales de la Chine),向西方进
一步传递了来自《神农本草经》和《本草纲目》的一些重要知识。所以,
18 世纪西方学者和传教士对中医典籍基本知识的传播,为中医嗣后在
西方的发展奠定了一定的基础。

3. 19 世纪：中医典籍基本理论的传播

19 世纪是中医在西方的传播和发展比较重要的一个阶段。从现有的资料来看,19 世纪中医在西方得到了较为全面的传播。王吉民先生和傅维康先生在 20 世纪 60 年代的时候,广泛收集整理了 1656 年到 1962 年西方和东方所出版的大量外文版的有关中医的书籍和刊物。这些书籍和刊物大部分是有关传教士、医务人员和学者根据自己的体会和感受所编辑而成的,其中也引用了一些中医典籍的内容,可以视为对中医典籍重要概念、思想和方法的介绍性节译。中医通论性介绍有 11 部,医史介绍有 9 部,临床各科介绍有 9 部,针灸介绍 46 部。如 1858 年德国柏林出版的德文版《中国医学》(Die Chinesischen Medizin),1868 年法国巴黎出版的《中国医学》(La Medicine chez les Chinois),1882 年莫斯科出版的俄文版《中国人的生活状况和疾病治疗》,从理论到实践对中医典籍的基本思想和方法作了一定的介绍。由于当时针灸在西方的广泛传播,与针灸有关的一些中医古籍的部分内容被译作西文。如 1863 年法国驻中国领事达布理(Dabry, P.)所著的《中国医学大全》,其中就节译了明代杨继洲所著的《针灸大全》。这样的节译,实际上只是作者论述、分析或介绍有关问题时对中医典籍的引用,并不完全属于对中医典籍的翻译。但这种引用式的翻译,对于嗣后中医典籍的翻译,也有一定的参考意义。

二、20 世纪：中医对外传播与中医典籍翻译与国际传播的发展阶段

1. 20 世纪初期：中医典籍翻译的起步时期

进入 20 世纪之后,虽然中国在经济和军事方面远远落后于西方,但在医药方面却依然具有明显的优势和特色。据史料记载,进入 20 世纪之后,虽然西医在理论和技术上有了突飞猛进的发展,但在临床效果上还不及中医。所以中医在西方依然在继续传播,不仅有大量有关中医的书籍和刊物在西方出版,而且中医的一些重要的典籍也得到了一定程度上的译介,从而启动了中医典籍外译的先河。如 1954—1961

年,法国先后出版了四卷由 Chamfrault,A. et Ung Kan Sam 编辑和翻译的《中国医学大纲》(Traite de Medicine Chinoise)。1957 年出版的第二卷共 575 页,主要译述了《黄帝内经·素问》及《脉学》的部分内容。1959 年出版的第三卷主要记述了中国历朝历代的本草,其中也涉及到《神农本草经》和《本草纲目》的一些基本内容。

1911 年上海美华印书馆(Presbyterian Mission Press)出版了 Stuart,G. A. 编写的《中国药物:草木部》(Chinese Materia Medica: Vegetable Kingdom: Extensively revised from Dr. F. Porter Smith's Work)。该书大致译介了《本草纲目》第 12—37 卷的药物,按照拉丁字母次序排列,有中英文及植物名称三种索引。这是首次对《本草纲目》主要内容的译介。从 1928 到 1941 年,北平出版社先后出版了 Read 翻译的《本草纲目》中的《金石部》《麻黄部》《兽部》《禽部》《鳞部》《麟部》《介部》和《虫部》等多卷译本,首次以比较完整的方式对中医典籍进行翻译。但这一时期对中医典籍的翻译,基本上还集中在《本草纲目》等药物学著作方面,对《黄帝内经》《难经》和《伤寒杂病论》等核心典籍的翻译,还仅仅停留在基本信息的传递和重要内容的介绍方面,还没有系统完整的翻译。

1929 年德国利锡出版了柏林大学医史副教授许保德(F. Hubotter)翻译的德文版《难经》。该译文刊行于其所著的《中华医学》(Die Chinesisehe Hedizin)第 195—238 页。这是西方对《难经》的首次完整的翻译。王吉民先生 1936 年在《中华医学杂志》第二十二卷第十二期上发表的《西译中医典籍重考》一文中指出,广州孙逸仙医学院院长黄雯医师曾经翻译了《黄帝内经》二章,刊登于《中华医学杂志》,属于中国学者首次翻译《黄帝内经》。王吉民先生本人也曾经翻译了《黄帝内经·素问》的第一篇"上古天真论",但因事务繁杂,没能实现翻译《黄帝内经》的梦想。

2. 20 世纪中期:中医典籍翻译的初创时期

20 世纪中期,是世界各国政治、经济、文化交流的一个非常时期。随着第二次世界大战的爆发,东西方很多国家均处在炮火连天的危急时期。在这一危急时期,中医典籍的翻译却出人意料地被提到了议事日程上,尤其是中医最重要的典籍《黄帝内经》。首次翻译《黄帝内经》的是美国化学家林达沃(Lindau,J.W.)。林达沃在 20 世纪 30 年代注意到《黄帝内经》并对其进行了系统的学习和研究,认为这是一部非常重要的学术著作,开始对其进行认真的翻译。遗憾的是,1942 年去世前,林达沃还没有来得及出版其译文。他的译稿被家人公布后,引起了西方学者的注意。

美国约翰·霍普金斯大学医学史研究所所长亨利·西格里斯(Henry E. Sigerist,1891 - 1957)建议其研究所的博士生威斯女士(Veith Ilza)在林达沃译稿的基础上,重新翻译《黄帝内经》。在洛克菲勒基金会的赞助下,威斯博士以宋刻本《黄帝内经》为基础,花了两年的时间,只翻译了《黄帝内经·素问》前 34 篇,但仍然以《黄帝内经》的名称(The Yellow Emperor's Classic of Internal Medicine)出版。虽然仅仅只翻译了《素问》的前 34 篇,但因为是基于翻译的理念对这 34 篇作了系统完整的翻译,因此成为世界上第一部《黄帝内经》译本,在西方产生了极大的影响。自此以来,中医典籍翻译的历史进程才真正地开启起来。

3. 20 世纪后期:中医典籍翻译的发展时期

20 世纪 70 年代以来,随着中国针刺麻醉师的研究成功和中美关系的逐步改善,中医在西方的传播更加迅速地开展起来。其突出表现有三,一是"针灸热"在欧美再次兴起,二是世界卫生组织关注中医并在世界各地建立起传统医学国际合作中心,三是中医典籍翻译工程全面启动,特别是中医的四大经典的翻译。这一时期翻译中医典籍的,既有西方的译者,也有东方的译者。

在西方,很多德国学者开始学习和翻译中医典籍,有的用德语翻译,也有的用英语翻译。德国学者克劳斯· C. 施诺伦贝格(Schnorrenberger,Claus C. Hrsg.)所翻译的《黄帝内经·灵枢》(Des Gelben Kaisers Klassiker der Akupunktur Huang-ti-nei-ching-ling-shu),1987 年由德国弗莱堡(布莱斯高)高校出版社(Freiburg [Breisgau]:Hochschulverl)出版社。德国学者沃尔夫冈·海因克(Wolfgang Heinke)翻译的《黄帝内经·素问》第一卷(Hoang-ti-nei-king-so-ouenn Band 1)和第二卷(Hoang-ti-nei-king-so-ouenn Band 2)1977 年由约尔岑医学文献出版社(Med. -Literarische Verl. -Ges)出版。1993 年,德国学者彼得·F.楚丁(Tschudin,Peter F.)翻译的《本草纲目》(Bencao-kangmu：grosse Pharmakopöe des Li Shizen 1596)由德国三多姿化学有限公司(Sandoz Chemicals Ltd)出版。1998 年,德国学者穆罕默德·沃尔夫冈·G. A. 施密特(Wolfgang G. A. Schmidt)翻译的《黄帝内经·灵枢》(Lingshu oder die wundersame Türangel im Klassiker des Gelben Kaisers zur Inneren Medizin [Mikroform]：der älteste Therapieklassiker zur traditionellen chinesischen Medizin)由韩泽尔－霍亨豪森出版社(Hänsel-Hohenhausen)出版,1999 年德国学者穆罕默德·沃尔夫冈·G. A. 施密特(Wolfgang G. A. Schmidt)翻译的《难经》由德国维阿德米卡出版社(Viademica-Verl)出版。1986 年德国著名汉学家文树德先生(Pau lU. Unschuld)英译的《难经》由美国加利福尼亚大学出版社出版,成为《难经》英译的一个经典译本。另外,《难经》俄文译本 1991 年在前苏联科学出版社出版,译者为杜勃罗文。这也是《难经》首次被译为俄文并传播到俄国。

此外,在西方的一些华人和在东南亚的其他一些学者也在 20 世纪后期开始翻译中医典籍。其中有代表性的是加拿大华人学者吕聪明博士、在美国的华人吴连胜、吴奇父子和来自台湾的 Maoshing Ni 以及在法国的越南学者阮文。吕聪明博士 1973 年所翻译的《黄帝内经·灵枢》英译本及 1978 年翻译的《〈黄帝内经〉与〈难经〉全集》(The Yellow Emperor's Classic of Internal Medicine and The Difficult Classic：complete translation of Nei Jing and Nan Jing)由东方文化学院(Academy of Oriental Heritage)出版。吴连胜、吴奇父子所翻译的《黄帝内经》英译本(Yellow Emperor's Canon Internal Medicine)1997 年由中国科学技术出版社出版。阮文所翻译的《黄帝内经》法文版(Hoang Ti Nei King)1975 年在法国出版,后又在此基础上转译为德文版和其他多语种版本。

20 世纪中医典籍翻译中另外一个值得注意的现象,就是东南亚语种的翻译,尤其是韩语和日语的翻译。从先秦到汉唐,中医典籍全面系统地传入了朝鲜、日本和越南等东南亚地区。由于这些东南亚地区完全接受了中国语言和文化,所以中医典籍不存在翻译的问题。但进入到 20 世纪之后,由于韩国和日本逐步发展了自己的文字,中医典籍的翻译便被提到了议事日程。据文献记载,鈴木真海、白井光太郎等于 1929—1934 年期间翻译了 15 卷《本草纲目》,题为《頭註国訳本草綱目》,由春阳堂书店出版。该书以金陵本为底本,将原书译成日语,附校注、解说及索引,成为最为完善的一部《本草纲目》日语译本。1974 年由春阳堂书店出版对该译本重新进行了校注,再次出版,题为《新註校定国訳本草綱目》。同样的情况也出现在韩国。韩国人朴明熙所翻译的《本草纲目》韩文版,1985 年由汉城高文社出版。蔡仁植所翻译的《金匮要略》韩文版,1965 年由东洋通信大学出版社出版。从此开启了中医典籍日文翻译和韩文翻译的先河。

三、21 世纪: 中医对外传播及中医典籍翻译与国际传播的辉煌时期

1. 中医典籍翻译的普及时期

21 世纪是中医在西方发展的辉煌时期,也是中医典籍翻译的大力推进时期。19 世纪的时候,中医在西方的传播总是以传递信息为基础,虽然很多中医核心典籍的基本思想都有一定的传播,但整体的翻译则一直没有实现。20 世纪中后期,中医典籍翻译在西方逐渐开展起来,《黄帝内经》《难经》《本草纲目》(包括《神农本草经》)等中医经典均有一定的译本,但《伤寒杂病论》的两个分册《伤寒论》和《金匮要略》的完整译本,还没有问世。进入 21 世纪,中医典籍翻译全面开展起来,中医的四大经典在不同的地域以不同的语种先后问世,为中医国际化的发展开辟了宽阔的路径。除此之外,历朝历代中医名家编辑的一些重要文献或撰写的另外一些重要著作也先后被译为西方语言,进一步丰富了中医西传的内容。同时,我国中医院校不同时期出版的各种规划教材的重要部分,也先后被译为西方语言,以推进中医教育事业在西方

的发展。

21 世纪中医典籍翻译中值得注意的一个现象，就是积极推进中医典籍外译的不仅仅是西方的汉学家和在异国他乡的华人，也包括中国自己的学者。事实上，从 20 世纪 80 年代以来，很多中国的学者就已经积极加入了推进中医走向世界的队伍。在从事日常翻译活动的同时，他们也在认真地学习和翻译中医的四大经典。经过多年的努力，他们所翻译的中医经典终于在 21 世纪先后问世，为中医走向世界做出了应有的贡献。其代表人物有罗希文、镐京学者和朱明。罗希文教授英译的《本草纲目》2004 年由北京外文出版社出版，英译的《伤寒论》和《金匮要略》2007 年由新世界出版社出版。镐京学者英译的《黄帝内经·素问》和《黄帝内经·灵枢》本分别于 2005 年和 2008 年由世界图书出版公司出版。镐京学者英译的《难经》作为一个分册附在《黄帝内经·灵枢》英译本之后。朱明英译的中医院校五版教材《内经讲义》（该教材选择了部分内容原文）以《黄帝内经》的名称 2001 年由北京外文出版社出版。

经过多年的努力，中国学界终于完成了中医四大经典的英译，为准确、完整、系统地对外传播中医提供了重要的文献资料，也为培养中国中医翻译队伍发挥了一定的引领作用。但目前中国还缺乏将中医典籍翻译成其他语种的译者，这是中医走向世界所面临的另外一个颇值关注的问题。

2. 中医典籍翻译的完善时期

中医典籍翻译 19 世纪已经有所启动，20 世纪已经有所完成。进入 21 世纪之后，由于中医在西方的广泛传播和应用，使得中医典籍的翻译更为完善。完善的中医典籍翻译主要体现在以下三个方面。

① 结构完善

所谓结构的完善，指的是在译文中对中医典籍从内容到形式较为完整的再现。在以往的中医典籍翻译中，有些译者采取的是信息介绍的方式，有的译者采取的是内容选择的方式，有的译者采取的是解释性翻译。这些翻译方式虽然均在一定程度上传播了中医典籍的基本理论和方法，但还没有从内容到形式完整地再现中医典籍的理法方药和精气神韵。21世纪的译者,在以往译者翻译实践的基础上,为了完整再现中医典籍的思想和风貌,大多严格恪守中医典籍的语言风格和思辨方式,在译文中充分体现原文的结构形式、表达方式和分析模式,较好地在译文中保持了原文的精神风貌。

要真正完善中医典籍的翻译,除了完整地翻译其内容和保持其表达风格之外,还必须要有较为详细的注解,说明其核心的概念、观点和术语的确切含义和实际所指。以往的译本中,这样的注解比较缺乏,甚至比较随意。21世纪出版的一些中医典籍译本中,注解比较系统全面,有利于读者比较客观地了解和掌握中医经典的实际含义。镐京学者所翻译的《黄帝内经》,注解就比较系统。为此还专门编译了《简明汉英〈黄帝内经〉词典》(人民卫生出版社2011年出版),非常有利于读者学习和了解《黄帝内经》的基本理论和方法。

② 体系完整

中医的四大经典皆有独具特色的内容和体系,要想完整、准确地翻译中医的核心典籍,就必须深刻地把握好其内容和掌握好其体系。《黄帝内经》由《素问》和《灵枢》两部经典著作所构成,但在以往的翻译中,很多译者只关注了《素问》的全文或部分原文,而缺少对《灵枢》的翻译。21世纪中外译者所翻译的《黄帝内经》,基本上都包括了《素问》和《灵枢》。如德国汉学家文树德(Unschuld, Paul U.)2001年完成《黄帝内经·素问》英文版的翻译(2003年由美国加州大学出版社出版),嗣后又完成了《黄帝内经·灵枢》的翻译(德国柏林崔格努斯出版社2013年出版其中的第一二卷,2015年出版了其中的第三卷)。德国学者穆罕默德·沃尔夫冈·G. A. 施密特(Schmidt, Muhammad Wolfgang G. A.)翻译的德文版《黄帝内经·素问》《黄帝内经·灵枢》以及《难经》(Der Klassiker des Gelben Kaisers zur inneren Medizin [Suwen & Lingshu] und Der Klassiker der schwierigen Fragen [Nanjing]),从2004年到2014年先后由德国柏林维阿德米卡出版社(Viademica-Verl)出版。

在中国,译者在翻译中医典籍时,也努力保持了内容和体系的完善。以往的译者在翻译和介绍《本草纲目》时,基本上都采取的是选择性翻译,完整系统的翻译则比较缺乏。罗希文教授在翻译《本草纲目》时,按照原文的结构和体系,逐一加以翻译和介绍,保持了原文的完整性和系统性。镐京学者在翻译《黄帝内经》时,也完整系统地翻译和注解了《素问》和《灵枢》,同时也将《素问》因遗失而被后人补充的第七十二篇"刺法论篇"和第七十三篇"本病论篇"纳入其中,从而使《素问》的内容充实,结构完整。

③ 语种多样

17 世纪西方介绍中医典籍思想的文章和书籍,主要是拉丁语、英语、法语和德语等西方语言,虽然偶尔也有个别其他语种,但一直非常稀少。如 1640—1899 年,西方出版的 19 部有关中医典籍思想的书籍,5 部为拉丁语,5 部为法语,4 部为英语,4 部为德语,1 部为荷兰语。1900—1948 年,西方出版了 200 部有关中医的书籍和刊物,其中 160 部为英语,16 部为法语,16 部为德语,6 部为俄语,2 部为拉丁语。1949—1975 年,西方出版了 91 部有关中医的书籍和刊物,其中 21 部为英语,32 部为法语,16 部为德语,21 部为俄语,1 部为越南语。但就中医典籍的翻译而言,依然是以英语、德语和法语为主体。21 世纪以来,随着中医在国际上的广泛传播及其国际化进程的不断加快,中医已经被翻译成世界上很多种语言。中医典籍翻译的语种也在不断增加,其中甚至还包括了日语、韩语和越南语这样一些处于汉文化圈的他国语言。

④ 中医典籍翻译的研究时期

自 17 世纪中医开始传入西方以来,向西方介绍和传播中医的传教士、外交官和医务人员,都面临着如何在外国语言中比较准确地再现中医基本概念、理论和方法的问题。但从医学和翻译的角度,从语言和文化的层面对其进行分析、研究和探索的学者,则比较稀少。尤其是为此专门撰写论文和论著的学者,则更少。自 20 世纪 90 年代以来,国内外的专家和学者开始关注这一问题,并为此进行了较为深入的研究和探讨,编辑出版了首创性的汉英中医词典,发表了一系列的研究论文,撰写出版了填补空白的研究著作。

中国学者欧明、帅学忠、谢竹藩等教授是中国中医翻译事业的奠基人,他们先后在 20 世纪 70 年代编写、80 年代出版了三部影响深远的汉英中医词典。这是国内外中医翻译界首次编辑出版的汉英中医词典。镐京学者 1993 年撰写出版的《中医翻译导论》,1997 年撰写出版的《中医英语翻译技巧》,就是国内外中医翻译领域首次出版的研究专著。在海外,也有很多的学者开始研究中医典籍思想和中医理论方法的翻译问题。英国汉学家魏迺杰(Negil Wiseman)在 20 世纪 90 年代的时候,先后在欧美和中国出版了独具特色的汉英英汉中医词典,深刻地影响和引领了中医翻译事业在国际上的发展。

进入 21 世纪之后,在 20 世纪 70 年代以来对中医翻译研究的基础上,国内外的学者进一步深化了中医翻译的研究内涵,尤其注重对中医典籍翻译的研究和总结。德国汉学家文树德先生 2003 年出版的《黄帝内经·素问》(Huang Di Nei Jing Su Wen),从本质、知识和想象的角度,对其核心概念和思想进行了深入的分析和总结,为中医典籍的理解和翻译开辟了跨文化交流的独特蹊径。美国加州大学出版社 2008 年出版的由文树德和 Hermann Tessenow 编写的《〈黄帝内经·素问〉词典》(A Dictionary of Huang Di Nei Jing Su Wen),更加深入地比较和研究了《素问》的基本概念和术语的语意和翻译。英国汉学家魏迺杰 2002 年在我国人民卫生出版社出版的《实用英文中医辞典》(A Practical Dictionary of Chinese Medicine)的前言中,将中医核心概念和术语中所涉及的 800 多个汉字逐一进行语意分析,提出了颇具实际的翻译原则,制定了颇为完整的翻译方法。这些核心概念和术语基本上都来自中医的四大经典,对其严谨的分析、比较和研究,非常有利于中医典籍的翻译和释义。

国内学者对中医典籍翻译的研究,则更加深入和广泛。为此不少中医院校的学者开始建立中医典籍翻译语料库,撰写发表了大量的研究论文,比较分析了国内外有关中医典籍翻译的实践,提出了颇具建设性的意见和建议,对于未来中医典籍翻译的开展非常有借鉴意义。2011 年人民卫生出版社出版的《简明汉英〈黄帝内经〉词典》是国内外首部对《黄帝内经》所有概念、术语和表达法的完整分析、总结和翻译。上海三联书店 2013 年出版的《中医英语翻译研究》一书,就是对中医典籍翻译研究的汇总，充分体现了中国学者从中国文化和历史的角度对中医典籍的理解、分析和表达。

思考题

  1. 中医典籍翻译的目的意义

  2. 中医典籍翻译的历史发展

  3. 中医典籍翻译的语言要求

  4. 中医典籍翻译的文化要求

  5. 中医典籍翻译的专业要求

  6. 中医典籍翻译存在的问题

  7. 中医典籍翻译面临的挑战

  8. 中医典籍翻译的发展现状

  9. 中医典籍翻译的中西差异

  10. 中医典籍翻译的比较研究

第二十九课　中医典籍翻译的特征 与现状

一、中医典籍翻译的品种

1. 中医四大经典

中医的四大经典，即《黄帝内经》《难经》《神农本草经》（明代之后以《本草纲目》取代之）和《伤寒杂病论》（包括《伤寒论》和《金匮要略》），其主要的思想和观点从 17 世纪中叶开始已经通过各种途径传播到了西方。其传播者的代表人物，就是波兰传教士卜弥格（Michel Boym，1612—1659）。卜弥格 1645 年来到中国，在中国的 14 年间，在传播基督教的同时，也撰写了《中国植物志》（1656 年维也纳出版）、《中国医药概说》（此书现藏法国巴黎国立图书馆）和《中国诊脉秘法》（此书现藏大英博物馆）。这些书中引用和介绍了中医四大经典的基本理论和方法，向西方传递了中医的基本知识和文化。

20 世纪初期，随着中西方交流的不断拓展，中医典籍的翻译便被提到了议事日程。一些东西方学者开始尝试将其核心内容翻译成西语。如柏林大学的许保德（Hubotter）在 20 世纪初撰写了《中华医学》（Die Chinesische Medizin）一书，其中就有《难经》的译文以及明代李时珍撰写的《频湖脉学》的部分内容的译文。在民国初年，中国也有一些学者开始关注中医典籍的翻译。1948 年王吉民先生在《中华医学杂志》四十卷第二期上发表了"西译中医典籍考"一文，感慨地说："考吾国经史各书,大都有译作。即小说一类,如《三国志》《红楼梦》《西游记》《聊斋志异》《今古传奇》等,亦有译本。独关系人类消长之医书,尚不多见。同志中有欲振兴中医,发扬国粹者,尽秉生花之笔,选重要之书,亟为移译,以供西方学者之研究,而促世界医学之进步,是以吾辈应负之责也。"

早在民国初年,王吉民先生已经与伍连德先生联合撰写了《中国医史》(History of Chinese Medicine)一书,上卷为中医史,比较系统全面地介绍了《黄帝内经》等中医典籍,对其最为核心的概念、观点和论点进行了翻译和介绍。在撰写该书期间,他决定亲自翻译《黄帝内经》,但由于事务繁忙,也仅仅翻译了《素问》的第一篇。当时广州孙逸仙医学院院长黄雯先生也欲翻译《黄帝内经》,由于种种原因也只完成了《素问》前两篇的翻译。到了 20 世纪中后期,经过几代学人的努力,中医典籍翻译终于系统深入地开展起来。到了 20 世纪 90 年代的时候,《黄帝内经》等中医重要的典籍已经被完整系统地翻译为较为流行的欧洲语言,并在全球广泛地传播开来,为中医走向世界奠定了理论和实践基础。特别值得注意的是《神农本草经》的翻译。由于《本草纲目》的逐步取代,《神农本草经》的外文译本一直比较少见,尤其是国内的中医翻译界。1998 年,美国蓝罂粟出版社(Blue Poppy Press)出版了中国学者杨守忠英译的《神农本草经》,可谓填补了中医典籍翻译的空白。

2. 历朝医籍

自汉唐到明清,历朝历代都有很多中医师撰写了不少颇有学术思想和医疗水平著作,编辑整理了不少颇为经典的文献研究。这些学术著作和文献研究,均是对中医四大经典的继承和发扬。如对《内经》的分类研究,始于晋朝王叔和的《脉经》和皇甫谧的《针灸甲乙经》,后有唐朝杨上善的《太素》,元朝滑寿的《读素问钞》,明朝徐春甫的《医经旨要》、张介宾的《类经》、李中梓的《内经知要》,以及清朝汪昂的《素问灵枢类纂约注》、薛雪的《医经原旨》、黄元御的《素问悬解》和《灵枢悬解》等。其中的《脉经》和《针灸甲乙经》的基本思想很早就传入西方,其完整外文译本 20 世纪之后就已经问世。

历朝历代的中医学术著作很多,药王孙思邈所撰写的《千金方》和

《千金翼方》，李时珍撰写的《本草纲目》，影响最为深远。作为《神农本草经》的代表，《本草纲目》已经有了完整的外文译本。此外，李时珍撰写的《频湖脉学》的主要内容也被翻译介绍到了国外，《千金方》等学术著作也是如此。为了将药王的学术思想完整系统地介绍到国外，罗希文先生曾经将《千金方》翻译为英文，但由于英年早逝，至今尚未出版。随着中医在海外的传播，宋元明清时期的很多医学著作也相继被译为外文。如明代杨继洲著的《针灸大成》的主要内容很早就被译为英、法、德等多种语言，民国初年的时候法国汉学家苏理将其翻译为法文，嗣后又被转译为英文和德文。1991 年 Richard Berschinger 翻译 Churchill Livingstone 出版社出版的《金针》(The golden needle and other odes of traditional acupuncture：book two of Yang Jizhou's "Grand Compendium")，也是对杨继洲《针灸大成》中歌赋部分的翻译。

清代医师所撰写的论著，有些也被译为西方语言。如王清任(1768—1831)撰写的《译林改错》出版于道光十年(1830 年)，1893 年在华英国伦敦教会传教士德贞(John Dudgeon，1837 - 1901)即将其上卷有关人体脏腑知识和图谱翻译为英文，发表于 1893 年 12 月第四期和 1984 年 3 月第一期的《博医会报》上。清代薛生白所撰写的《湿热病篇》，近期被希腊汉学家秦济成(Ioannis Solos)翻译为英文。类似这样的例子还有很多。虽然这些医学著作是汉唐之后历代医师所著，但从理论到实践都是对中医四大经典的传承和发展。所以对这些学术著作的翻译，也是对中医四大经典翻译事业的补充和拓展。从某种意义上说，历朝历代医家所撰写的学术著作，不仅是对中医典籍的继承和发扬，也是中医典籍不可分割的一个重要的组成部分。

3. 现代论著

所谓现代论著，指的是现代学者对中医典籍理法方药整理、总结和研究的成果。为了继承和发扬基于中医典籍而创建的中医理论和临床体系，20 世纪 50 年代以来国家先后在每个省、每个自治区和最初设立的三个直辖市分别建立一所中医院校，同时在每个县也建立一所中医医院，为发展民族传统医学开辟了一条宽广的道路。为了深化和普及中医的理论研究和临床实践，各中医院校和中医医院的专家和学者利用现代科学技术,对基于中医典籍思想和体系的传统理论与临床实践进行了多层次、多角度的研究和分析,编写了多种规范化的教材,撰写了大量的研究著作,成为推进中医国际化和现代化的桥头堡。对这些现代教材和学术著作的翻译,不仅以更加通俗易懂的方式向全球传播了中医的理论和方法,而且也以更加清晰明了的方式向全球阐释了中医典籍的基本思想和学说。所以,对现代中医研究著作的翻译,也是从另外一个角度对中医典籍更为宽泛的介绍和传播。目前在全球流传最为广泛的,就是现代中医教材和学术著作的译本。

二、中医典籍翻译的语种

1. 拉丁语

17世纪中医开始传入西方的时候,拉丁语是西方通用的学术用语,所以很多介绍中医的文章和书籍都是用拉丁语撰写的。其中所涉及的一些中医典籍的内容,也是用拉丁语翻译的。如17世纪在华的波兰传教士卜弥格编写的《中国医法举例》《中国植物志》《中国医药概说》和《中国诊脉秘法》,都是用拉丁语编写的,其中也涉及到对中医四大经典主要内容的翻译和介绍。从17世纪到18世纪,西方出版的19部中医书籍汇总,有5部为拉丁语。从18世纪到19世纪,西方出版的137部中医书籍,其中有21部为拉丁语。

到20世纪之后,拉丁语的翻译基本终止。如从20世纪初期到中期,西方出版的291部中医书籍和刊物中,只有2部为拉丁语。20世纪中期以后,再也没有任何学者完全用拉丁语翻译中医典籍或中医学术著作了。在目前中医典籍的翻译中,拉丁语的使用仅仅局限在中药名称的翻译方面(中药名称翻译的基本走势是,以拼音的音译为主,拉丁语和英语翻译为辅)及个别中医概念的翻译方面(比如由于传统的习惯,"本草"比较通行的译法依然是拉丁语 materia medica)。

2. 法语

17世纪中医开始传入西方的时候,西方出版的很多介绍中医的文献资料和书籍即为法语版。如从17世纪到18世纪,西方出版的19部中医书籍中,有 5 部为法语。从 18 世纪到 19 世纪,西方出版的 137 部中医书籍,其中有 46 部为法语。20 世纪 60 年代之前西方出版的 291 部中医书籍中,有 48 部为法语。从文献记载来看,自 19 世纪以来,由于法语在西方的影响以及法国驻华外交官对中医的推崇,法语即成为中医在西方传播的重要桥梁。如 19 世纪中叶法国驻华领事达布理(Dabry,P)用法语编著的《中国医学大全》,对中医典籍中有关针灸的理论和方法作了较为系统的介绍,其中也译述了杨继洲《针灸大成》的部分内容。

20 世纪初,法国驻华使节苏理耶(Soulie de Morant,1878-1955)成为推进中医在西方传播的代表人物。在中国的 20 年间(1907—1927),苏理耶认真学习中医,特别是针灸。1934 年出版了《真正的中国针刺术》(Traite d'Acupuncture),在法国和欧洲产生了很大的影响,先后被转译为欧洲其他语言。此外,他还出版了数部有关中国针灸的书籍,成为在西方传播中医的核心人物。在他的影响下,法国的一些学者以及在法的一些来自亚洲的学者也开始研究和翻译中医的四大经典以及历朝历代中医大家所撰写的其他书籍。1982 年,Van Nghi Nguyen,Viet Dzung Tran,Recours 和 Nguyen Christine 等所翻译的法文版《针灸大成》(Art et pratique de l'Acupuncture et de la Moxibustion)出版。1998 年,Yazhou Han 和 Chuncai Zhou 所翻译的法文版《黄帝内经》(BIBLE MEDICALE DE LA CHINE ANCIENNE)出版。2002 年,Nguyen Van Nghi 翻译的法文版《脉经》(Classique des Pouls)出版。2004 年,Constantin Milsky 翻译的法文版《针灸甲乙经》(Classique Ordonné de l'Acupuncture)出版。2012 年,Tuan Anh Tran 翻译的法文版《难经》(Classique des Difficultés Traduction et Commentaires)出版。

这些法文版的中医典籍以及其他中医古籍,不仅有力地推进了中医在法国的发展,也推进了中医在以法语为官方语言的其他国家的传播,如卢森堡、比利时(部分)、瑞士(部分)、加拿大(部分)、海地、摩纳哥、科特迪瓦、乍得、卢旺达、中非、多哥、加蓬、几内亚、马里、布基纳法索、刚果(金)、喀麦隆、刚果(布)、贝宁、尼日尔、布隆迪、塞内加尔、吉布提、马达加斯加、科摩罗、塞舍尔、瓦努阿图等。

3. 英语

英语是世界上使用最为广泛的国际性语言,也是中医走向世界所凭借的最为宽广的平台。自中医开始传入西方的 17 世纪起,英语就成为对外介绍中医理法方药和翻译中医典籍的基本用语。17 世纪到 18 世纪西方出版的 19 部中医书籍中,有 4 部为英语。18 世纪到 19 世纪西方出版的 137 部中医书籍中,其中有 50 部为英语。20 世纪 60 年代之前西方出版的 291 部中医书籍中,有 181 部为英语。由于英国在 19 世纪已经逐步发展成为"日不落帝国",其母语英语在全球得到了广泛的传播。进入 20 世纪之后,特别是 20 世纪 70 年代以来,英语基本上成为中医走向世界的主要桥梁。中医的四大经典以及历朝历代中医大师所撰写的学术著作和所编辑整理的中医文献资料,均通过英译而传播到世界各地。

即便是其他国家的学者,在翻译中医典籍时也往往借助英语这一广泛流行的国际用语。如意大利中医学家马万里(Giovanni Maciocia)的《中医诊断学》(Diagnosis in Chinese Medicine),就是用英语撰写的。德国汉学家文树德翻译的《难经》和《黄帝内经》也是用英文翻译的,所编写的《黄帝内经·素问》词典也是用英文编写的。出生于捷克、供职于德国的汉学家满晰博出版的不少中医书,也是用英语撰写和翻译的。这些异国他乡的学者之所以使用英语翻译和撰写中医书籍,目的就是为了使其译著和专著能得到更为广泛的传播和应用。

目前在世界很多国家,之所以还没有使用自己的民族语言翻译中医典籍和书籍,原因就是由于英语的普及而借用了英译的中医文本来学习、传播和研究中医。由此可见,英语语言在中医国际化进程中的确发挥着无可替代的作用。自 20 世纪 70 年代以来,中医在国际上的翻译和研究,特别是其名词术语的国际标准化发展,一直以英语语言为核心。

4. 德语

德语也是中医自 17 世纪以来西传的一个重要语言。17 世纪到 18 世纪西方出版的 19 部中医书籍中,有 4 部为德语。18 世纪到 19 世西方出版的 137 部中医书籍中,其中有 10 部为德语。20 世纪 60 年代之前西方出版的 291 部中医书籍中,有 32 部为德语。从 20 世纪后期到 21 世纪的今天,中医的四大经典及其历朝历代的一些重要中医古籍已经完整系统地被译为德文,在德国和以德语为官方语言的国家(如奥地利、瑞士、比利时、列支敦士登、卢森堡等)也得到了较为广泛的传播。从 1974 年克劳斯·C. 施诺伦贝格和江景林(Claus C. Schnorrenberger u. Kiang Ching-Lien)翻译出版的《灵枢经·中国传统针灸:黄帝内在医学教科书,第二部》([Ling-shu ching〈dt.〉] Klassische Akupunktur Chinas:des gelben Kaisers Lehrbuch d. inneren Medizin, 2. Teil)到 2015 年文树德(Paul U. Unschuld)翻译出版的《中国医学古代经典·第三部:黄帝内经灵枢:完整中文原文配以注释性德语译文》(Antike Klassiker der Chinesischen Medizin. Teil:3. Huang Di Nei Jing Ling shu:der vollständige chinesische Text mit kommentierter deutscher Übersetzung),中医的四大经典在德国已经出版了多种译本。

5. 俄语

中国与俄罗斯为邻邦,但中医在俄罗斯的传播却似乎晚于欧洲其他国家。在 17—18 世纪欧洲出版的 19 部中医书籍中,没有一部俄语版本。直到 19 世纪中后期,俄罗斯才出版了 4 部有关中医的书籍,内容都比较肤浅。如 1879 年出版的《论中国的卫生条件和医学》,1882 年出版的《中国人的生活状况和疾病治疗》,都属于一般性介绍,基本上没有涉及中医典籍的基本理论和方法。直到 20 世纪以后,中医在俄罗斯才逐步传播开来,相继翻译出版了多部中医书籍。如 1959 年俄罗斯出版的《中国医学》一书,对中医的基本理论和临床实践作了一定的介绍,1961 年出版的《中医学简述》,比较系统地介绍了中医典籍所创建的理论体系和临床体系,为中医在俄罗斯的发展创造了必要的条件。在 20 世纪 60 年代之前西方出版的 291 部中医书籍中,有 27 部为俄罗斯语。

20 世纪后期,更多的中医书籍被译为俄文,同时中医典籍翻译在俄罗斯也逐步开展起来。1991 年杜勃罗文翻译的《难经》(Нань цзин)

在俄罗斯科学出版社出版。《难经》原文总共只有12000多个汉字,该俄语译本共有227页,说明译者对译文作了许多必要的注解和说明。21世纪以来,中医典籍在俄罗斯的翻译得到了更大的发展。2007年,维诺格罗斯基翻译的《黄帝内经》(Трактат Жёлтого Императора О Внутреннем)在莫斯科普罗菲特-斯达伊尔出版社出版。同一年,维诺格罗斯基翻译的《针灸大成》(Чжэнь Цзю Да Чэн)也在莫斯科出版。2011年杜勃罗文和哈尔穆拉特翻译的《伤寒论》(Шан Хань Лунь)在俄罗斯信息技术出版社出版。

6. 荷兰语

17世纪最早向西方介绍中医基本信息的语言,就是荷兰语。据文献记载,最早了解中医并向西方介绍中医的,是在荷兰东印度公司工作的医师旁特(Dane Jacob Bondt,1598 - 1631)、布绍夫(Buschof,H.)和瑞尼(Rhjne,W.)。旁特1658年出版的一部有关印度自然史和医药的书,介绍了中国针刺术对疾病的治疗和效果。布绍夫用荷兰语撰写文稿,介绍了中医的灸术。他的文稿后来编辑成《痛风论集》并译成英文,1676年在伦敦出版。瑞尼1673年在日本搜集了大量中医文献,将其译为荷兰文。在此基础上又用拉丁语撰写了《论针刺术》,这是西方第一部详细介绍中医针灸学的著作,1683年出版。从18世纪以来,由于英国、法国和德国在欧洲和全球影响的扩大,荷兰语的使用便逐步淡化。但其在17世纪时对中医西传所做出的贡献,还是值得纪念的。

7. 西班牙语

西班牙语在中医西传的历史上,一直处于空白状态。但进入21世纪以后,西班牙语对中医典籍的翻译却日益加快。2007年西班牙学者胡里奥·加西亚(Julio García)翻译的《难经》(Canon de la Difuculdades)由JG出版社出版。胡里奥·加西亚(Julio García)翻译的《黄帝内经·灵枢》[Eje Espiritul(Huang Di Nei Jing:Ling Shu)]和《黄帝内经·素问》[Canon de Medicina Interna de Emperador Amarillo(Huang Di Nei Jing:Su Wen)]分别于2009年和2014年由JG出版社出版。爱德华·赫尼斯·索尔(Eduard Genil Sol)翻译的《本草纲目》(Pequeño compemdio de materia médica china)出版。同

时,《伤寒论》(Tratado Sobre Enfermedad Febriles)和《针灸甲乙经》(Tratado Clasico de Acupunturay Moxibustion)的西班牙语译文也相继出版。

8. 日语

自汉唐时期中医已经传入日本。由于日本当时继承了中国文化,使用了汉字,还没有发展自己的文字,所以根本不需要翻译中医的典籍。19 世纪后期,特别是 20 世纪以来,日本对汉字的使用非常有限,中医典籍的日语翻译也就被提到了议事日程。为了更好地让一般的日本学者熟悉和了解中医典籍的基本思想和学说,20 世纪以来中医典籍便逐步被译为现代日文。如铃木真海翻译的《本草纲目》(頭注国訳本草纲木),1929—1934 年由东京春阳堂书店出版。丸山清康翻译的《伤寒论》(傷寒論 全訳),1965 年由明德出版社。中泽信三和铃木達也翻译的《伤寒论》1978 年由中国汉方出版社出版。

9. 韩语

与日本一样,韩国在 1945 年之前虽然已经发展了自己的文字,但依然在继续使用汉字,所以中医典籍也一直没有翻译成韩语。第二次世界大战之后,出于民族独立发展的考虑,韩国逐步废除了汉字,全面推进自己民族文字的使用。经过半个多世纪的发展,现在的韩国中青年人懂得汉字的极少。为了推进传统医学在韩国的发展,韩国的学者自 20 世纪后期以来,便开始将中医的典籍翻译为韩语。1965 年,蔡仁植翻译的《金匮要略》(금궤요략)由首尔东洋通信大学出版社出版。1985 年,朴明熙翻译的《本草纲目》(본초강목)由首尔高文社出版。1988 年,广成翻译的《脉经》(매경)由江苏古籍出版社出版。2002 年,池田政翻译的《难经》(남경)由清潭出版社出版。2004 年,全勇民翻译的《黄帝内经》由东元文化社出版。2006 年,棚桥黄峰翻译的《神农本草经》(신농본초경)由象声堂出版社出版。

10. 其他语种

由于英语、法语和德语在世界各地的流行,特别是英语的普及,使得很多其他的语种至今依然很少翻译中医典籍。目前能够找到中医典籍翻译的其他语种,大约只有波兰语和越南语。自中医传入西方以来,中医典籍几乎从未译为波兰文。近年来,随着中医在世界各地广泛地传播和发展,波兰学术界也开始关注中医典籍的翻译问题。该国波兹南大学人类学博士 Agnieszka Krzemińska 经过多年的努力,用波兰文翻译的《黄帝内经》(Kanon medycyny chińskiej Żółtego Cesarza)于2012 年出版,填补了中医典籍在波兰的空白。越南与日本和韩国一样,曾经全面传承中国文化,广泛使用汉字,所以自古以来就无需翻译中医典籍。1945 年 8 月之后,越南用拼音文字取代了汉字。自此以来,越南认识汉字的人越来越少,翻译中医典籍就成了越南发展传统医学的必备条件。

三、中医典籍翻译的现状

经过国内外学者多年的努力,中医四大经典翻译已经得到了系统完整的发展,历朝历代中医大师所撰写的学术著作也在逐步译为外文,推进了中医的对外传播,加快了中医的国际化进程。这是特别值得肯定的。由于中外语言、文化和思维方式的差异,中医典籍翻译始终面临着各种各样的挑战,亟待分析、研究和解决。

1. 值得肯定的发展

① 译本增加

20 世纪之前,西方传教士、外交官和医务人员以不同的方式向西方介绍了中医典籍的基本思想和学说,也引用和翻译了其中的部分内容。自 20 世纪 40 年代以来,中医典籍翻译逐步开展起来,且译本也在不断增加。20 世纪 50 年代前后,先后有三个节译本出版,Dawson 的节译本 1925 年以论文形式发表在《医学史通报》(Annals of Medical History)上,威斯(Ilza Veith)的节译本 1949 年由威廉姆斯·威尔金斯出版社出版(Baltimore:Williams & Wikins),黄雯的节译本 1950 年发表在《中华医学杂志》第 68 卷第一和第二期上。《黄帝内经》截至目前已经有十多部英文译本。

20 世纪 70 年代以来,《黄帝内经》的完整译本逐渐问世。加拿大华人吕聪明先生英译的《黄帝内经·灵枢》和《黄帝内经和难经全集》（The Yellow Emperor's Classic of Internal Medicine and The Difficult Classic：Complete translation of Nei Jing and Nan Jiing）分别由东方文化学院（Academy of Oriental Heritage）1973 年和 1978 年出版，2004 年又由温哥华中医药国际学院出版社（International College of Traditional Chinese Medicine）再版。美国华裔中医师 Maoshing Ni 的《黄帝内经·素问》英译本（The Yellow Emperor's Classic of Medicine：A New Translation of the Neijing Suwen with Commentary）1995 年出版，美籍华人吴连胜和吴奇父子的《黄帝内经》完整译本 1997 年出版，美籍华人吴景暖的《黄帝内经·灵枢》（Ling Shu：The Spiritual Pivot）英译本 2002 年由夏威夷大学出版社（University of Hawaii Press）出版。国内译者镐京学者英译的《黄帝内经》全译本先后于 2005 年和 2008 年出版。

20 世纪 70 年代之后的《黄帝内经》译本，依然有一些节译本和解释性译本。如中国学者朱明 2001 年出版的《黄帝内经》译本就是对中医院校《内经讲义》的翻译。2009 年中国中医药出版社出版的罗希文翻译的《黄帝内经》，主要节译了《素问》的前 22 篇，并对其学术思想和理论体系进行了较为系统的介绍。德国汉学家文树德 2003 年出版的《黄帝内经·素问》（Huang Di Nei Jing Suwen：Nature, Knowledge, Imagery in an Ancient Chinese Medical Text），除了引用和翻译《素问》原文之外，主要是对其源流、内容、书名含义以及历代相关著作的评述和注解。

② 语种增多

20 世纪后期，特别是 21 世纪以来，除了多种英文译本之外，中医四大经典的多语种译本也先后问世。在欧洲，德语译本、法语译本、波兰语译本，西班牙语译本，俄罗斯语译本皆有出版，甚至同一语种也有多种译本。在亚洲，曾经无需翻译中医典籍的韩国、日本和越南，由于放弃了汉字而不得不开始翻译中医典籍，各种译本也相继出现。中医典籍多语种译本的问世对于推进中医国际化的发展，有着至为重要的意义。

③ 内容丰富

经过多年的努力,不同地区、不同领域的不同译者以不同的方式和目的先后翻译出版了中医的四大经典及其他相关著作。无论是节译本还是全译本,均在译文中有丰富和完善原文内容的举措。大部分译者在翻译中医典籍时,对其基本概念的含义和历朝历代颇有差异的释义,均有较为深入的分析和总结,为读者学习和了解其实际意义提供了重要的文献资料。有的译者不仅仅是翻译,更重要的是对中医典籍的分析、总结和介绍,以利于读者能更深入系统地了解中医典籍的思想、思维和思辨,为有效传播中医典籍所创建的基本体系、方法体系和标准体系创造条件。德国汉学家文树德和中国学者罗希文对《素问》的译介目的和方法,就是如此。

④ 质量提高

随着中国文化在世界各地的传播,中医在国际上发展的路径不断拓展,越来越多的外国学者对中医基本理论和方法的了解更加全面,对中医典籍理法方药的掌握更加深入,从而逐步提高了中医典籍的翻译水平。从威斯对《素问》的节译本和文树德对《素问》的节译和分析介绍来看,文树德的节译本和分析介绍显然远远优于威斯的译本,因为文树德对中国文化的了解、对中医理法的掌握、对中医典籍的感悟,显然高于威斯。英国学者伊博恩(Read B. E., 1887－1949)翻译的《本草纲目》(20 世纪 30 年代分卷出版)和中国学者罗希文翻译的《本草纲目》也存在着同样的问题。伊博恩翻译《本草纲目》,四气、五味、采取、功效、主治、炮制以及附方等内容均未翻译,只从药物分析的角度对《本草纲目》中的中药用英文加以说明。2003 年出版的罗希文翻译的《本草纲目》,共 6 卷 600 多万字,对其原文作了全面系统的翻译和分析说明,不但完善了《本草纲目》的翻译,还大大提高了质量和水平。

⑤ 逐步普及

中医典籍翻译的逐步普及包括三个方面,一是译者,二是语种,三是地区。由于中医国际传播的不断发展,使得国内外医学界很多学者开始认真学习外语和翻译,外语界很多学者开始学习中医和翻译,翻译界很多学者开始研究如何翻译中医,从而使得中医典籍翻译的实践逐步在医学界、外语界和翻译界得到了一定的普及和发展。随着中医在世界各地的传播,中医典籍的翻译涉及的语种越来越多,从而拓展了中医典籍翻译的领域。此外,由于英语等欧洲语言在世界各地的普遍流行,其中医典籍译本也因此而在世界各地得到了广泛的传播和影响。

2. 亟待完善的方面

经过百年来的发展,中医典籍翻译在世界各地得到了较为理想的发展,但依然存在着很多亟待解决的问题,主要体现在人才培养、翻译研究和语言扩展等方面。

① 人才培养

从中医典籍翻译的发展及其水平来看,目前国内外中医翻译界,尤其是国内中医翻译界,亟待培养知识结构完善、文化底蕴深厚、翻译经验丰富以及跨学科、跨专业和跨文化的杰出人才。在目前国内外的中医翻译界,具有如此高素养、高水平的译者还比较缺乏。国外从事中医典籍翻译的一些专家或对中国文化有一定的了解,或对中医有一定的研究,但对中医典籍所融汇的百家之学以及所体现的天人相应之精神,还缺乏深入的感悟,因此其翻译往往会出现各种各样的偏差。美国学者 ILza Veith 对《素问》前 34 篇的翻译,就在很多方面反映了这一问题的客观存在。

在 20 世纪之前,中国基本上还拥有一些合璧东西、贯通古今的中医翻译人才,如广州中医药大学的欧明教授、北京大学的谢竹藩教授和北京中医药大学的方廷钰教授。如今这些颇具国际影响力的专家年事已高,而能继承和发扬他们翻译能力和水平的后来者却非常少,在很大程度上影响了中医对外翻译事业的发展以及中医国际化进程的推进。这是我国目前推动中医走向世界所面临的严峻问题之一。

② 翻译研究

要完善中医典籍的翻译,要培养中医翻译的杰出人才,也需要对中医典籍现有译本从语言、文化和医理等方面进行深入、系统的比较研究,从中疏理思路,总结经验,发现问题,为进一步完善中医典籍的翻译开辟路径。目前在国内外,有不少的学者很早便开始比较研究中医典籍翻译的不同译本,也总结出很多具有实际意义的经验和方法,发现了

很多值得研究和分析的问题和现象,但由于研究者在一定程度上缺乏
理想的中医典籍翻译者所必须具有的文化素养、知识结构和翻译能力,
所以其所总结的经验和所发现的问题也是非常值得商榷的。

③ 语言扩展

要使中医典籍真正地传播到世界各地,为中医的国际化奠定理论
和实践基础,在充分利用国际上较为流行的西方语言——如英语、德
语、法语等——的同时,还必须努力将中医典籍翻译为更多的语种,以
便能将中医思想和文化更加广泛地传播到世界各国。比如在非洲、阿
拉伯世界和除了日韩越之外的亚洲其他国家和地区,目前似乎还没有
学者用自己的母语翻译中医典籍,基本上都是借用国际上流行的英、
法、德等语种的译本。如果能有非洲和亚洲地方语言以及阿拉伯语的
译本,无疑将会更加有效地推进中医在这些地区的传播和发展。为了
推进这一工程,中国政府可采取措施尽快培养中国在这方面的人才,帮
助这些国家和地区用其母语翻译和传播中医典籍。

3. 需要思考的问题

① 中外合璧

从目前中医典籍翻译在国际上的发展来看,国内译者和国外译者
均有其优,但也均有不足。相比较而言,国内译者在揭示原文的实际内
涵方面较国外译者更深入一些,更明确一些。而国外译者在语言表达
方面,则比国内译者更自然一些,更顺畅一些。所以目前在世界各地比
较流行的中医典籍译本,大多是国外译者的翻译。这些译本尽管流行,
但在揭示原文实际内涵方面依然存在着诸多的不足,因为国外的译者
无论多么熟悉中国文化和文字,无论多么了解中医的理论和方法,但毕
竟缺乏中国文化基因,所以对中医典籍核心概念、术语和字词的理解,
往往会出现一定的偏差。要从根本上提高中医典籍的翻译水平,中外
译者的精诚合作应当是最为理想的途径。中外译者合作的译本,在理
解和表达方面一定会优于中外译者独自的翻译。

② 古今贯通

由于中医典籍,尤其是中医的四大经典,主要成书于秦汉前后,语
言古奥,理法玄秘。作为翻译人员,除了了解中医常规的理法方药、熟

悉外国语言文化、具有丰富的翻译经验之外,还需要熟悉中国古典文化和诸子学说,特别是文言文,不仅要熟悉其文法、句法和修辞,而且还要能熟练地运用。只有具有了这样的古典文化素养,只有达到了这样的古文文化水平,才能比较客观地了解中医典籍核心概念和词语的实际含义,才能比较完整地掌握中医典籍的基本理法方药,才能比较深入地感悟中医典籍的精气神韵,从而才能保证中医典籍翻译的准确性和完整性。而这方面的素养,正是目前国内外中医典籍翻译者需要努力完善之处。

③ 学科交融

以《黄帝内经》为代表的中医典籍,不仅体现的是中国传统医学的理法方药,而且也是对中国秦汉前后从语言到文化、从人文到自然、从政治到学术等各个领域理论和实践发展的汇总。比如清代徐大椿在《医学源流论》中谈到的"用药如用兵",就是对中医典籍将药学与兵学相结合基本观念的体现。所以,要真正完整准确地理解和掌握中医典籍的基本精神,就必须熟悉和了解中国古代各个领域的核心思想和发展理念。只有如此,才能保证中医典籍翻译中理解的准确性、表达的完整性。目前国内外中医翻译界,具有如此完整知识结构和文化素养的译者,还是相当缺乏的。

四、中医典籍翻译传播的国家和地区

1. 亚洲

亚洲,尤其是东亚,是中医自古以来传播最为系统和深入的地域。自秦汉以来,中医主要的典籍就已经传入朝鲜和越南等周边区域,隋唐时期传入日本等东南亚地区。由于自古以来朝鲜、日本和越南等地区完全传承了中国语言文化,所以基本上不存在中医典籍的翻译问题。第二次世界大战之后,韩国和越南放弃了汉字,日本减少了汉字,从而才开启了中医典籍翻译的先河。从 20 世纪中后期以来,中医典籍的韩语、日语和越南语译本相继问世。其他亚洲国家目前流行的中医典籍,基本上是英语译本,依然缺乏本国语言的译本。

2. 欧洲

欧洲是亚洲之外中医传播最为持久和深入的地区。自 17 世纪以来，中医典籍的基本信息和知识已经通过传教士、外交官和医务人员传播到了欧洲。20 世纪中后期以来，中医典籍不同语种的完整译本在欧洲相继问世。目前在欧洲比较流行的中医四大经典以及历朝历代传承下来的其他一些中医古籍，主要是英语、德语和法语译本。而且同一个中医典籍在同一种欧洲语言中，目前已经出现了不同的译本。这些不同时代、不同译者的译本，在一定程度上相互补充和推进了中医典籍在欧洲的翻译和传播。

3. 美洲

在美洲，中医传播得比较深入广泛的地区是美国和加拿大。中医典籍在美洲的翻译和传播，主要起源和发展于美国和加拿大。在美国，世界其他地区译者对中医典籍的翻译，也经常在美国相关出版社出版。如德国汉学家文树德翻译和研究的《黄帝内经·素问》、中国学者杨守忠翻译的《神农本草经》、英国汉学家魏迺杰翻译的《金匮要略》等中医典籍，就是通过美国一些出版社的出版而传播于全球。虽然中医在美洲其他一些国家也有一定的传播，但中医典籍在这些国家至今还没有译本出现，这说明中医在这些国家的传播还十分有限，还有待于通过中医典籍的翻译和传播加以推进。

4. 大洋洲

中医在大洋洲很多国家和地区均较为普及，尤其是澳大利亚和新西兰。这些国家和地区多以英语为官方语言，所以虽然一直没有学者翻译中医典籍，但中医典籍的英文版本在这些国家和地区还是比较流行的，从而有效地推进了中医在这些国家和地区的传播和发展。澳大利亚是世界上第一个为中医立法的国家，说明中医在该国得到了深入的发展，具有巨大的影响。这与英译的中医典籍在该国的广泛传播有一定的关系。

5. 非洲

中医在非洲的传播大约起始于 20 世纪 60 年代。由于种种的客观原因，中医在非洲大部分国家的传播还是比较有限的，远不如欧美等地区那么的广泛和深入。在非洲,中医典籍的非洲语言译本至今还未出现。但由于非洲的不少国家以英语或法语为其官方语言,中医典籍的英语译本和法语译本在这些国家的相关领域还是有一定程度的传播,这对于未来中医在这些国家和地区的发展,也有一定的推动作用。

五、中医典籍翻译的人员结构

1. 中方人员结构

① 中西医结合专家

在中国,最早翻译中医典籍的,是中西医结合专家。如民国初年伍连德和王吉民先生用英语撰写《中国医史》时,即对中医四大经典核心内容作了一定的介绍和翻译。王吉民先生嗣后开始翻译《黄帝内经》,但由于事务繁杂及仅完成了《素问》第一篇"上古天真论"的翻译。在同一时期,广州孙逸仙医学院长黄雯先生也翻译和发表了《黄帝内经·素问》前两篇的译文。他们虽然是西医专家,但对中医也非常熟悉,与1949年之后中国培养出的中西医结合专家颇为一致,特别是20世纪70年代中国中医翻译事业的奠基人欧明、谢竹藩、马堪温等中西医结合专家。

② 外语专家

中国外语界开始学习和翻译中医及其典籍,大约起始于20世纪70年代。随着中医在世界各地的广泛传播和发展,世界各地来华学习中医的人士越来越多,特别是欧美等地。为了推进中医的对外传播和教育,中医院校和研究机构的外语教学和翻译人员便开始学习和翻译中医,进而探索翻译中医典籍的途径。先后翻译出版《本草纲目》《伤寒论》《金匮要略》的罗希文教授,翻译出版《神农本草经》《针灸甲乙经》《脉经》的杨守忠教授,翻译出版《黄帝内经》《难经》的镐京学者,均来自于外语界。目前更多外语界的学者加入了中医翻译队伍之中,努力探索和研究如何翻译中医典籍。

③ 中医专家

20世纪80年代之前,由于历史的原因,国内中医界熟悉某种外语、具有一定翻译经验的人士非常缺乏,所以当时有能力参与中医和中医典籍翻译的中医界人士极为罕见。20 世纪 80 年代之后,由于中医界对外语教育的重视,特别是中医界与西方交流与合作的深入,为中医界培养具有良好外语基础和翻译能力的专业人士开辟了路径。自此以来,中医界具有中医翻译能力的人士不断增加。2001 年翻译出版《内经讲义》的湖南省中方县中医医院负责人朱明、2003 年翻译出版《金匮要略》的浙江中医药大学的阮继源、张光霁等就是其中的代表。

2. 外方人员结构

① 汉学家

从 17 世纪开始将中医信息传入西方到 19 世纪将中医典籍介绍到西方的,大致有三类外方人士,即来华的传教士和外交官以及来亚洲的医务人员。从今天的视角来看,当时在华的传教士和外交官都是杰出的汉学家,因为他们都具有深厚的中国文化和语言基础,尤其是古典文化和文言文。正是在他们的努力下,中医典籍所构建的中医理论和临床体系才被介绍到了西方。20 世纪之后,将中医典籍系统完整地翻译介绍到西方的,主要也是西方各国著名的汉学家,德国的文树德、满晰博、英国的魏迺杰、美国的威斯等,就是其中杰出的代表。

② 中医专家

在西方,汉学家学习和翻译中医,但却不很少从事中医临床实践,所以对中医的理解主要基于理论层面,缺乏实践基础。20 世纪以来,西方逐步培养出了一些具有深厚中医理论基础和实践基础的中医专家,法国的苏理耶就是其中的突出代表。苏理耶不仅在西方学习和传播中医,而且也在悬壶济世,通过针灸疗法有效治疗了哮喘病人。20世纪 70 年代以来,由于国内中医界留学人员的不断增加以及国外中医院校的建立,培养出了许多既能从事中医临床实践又能翻译和传播中医文献和典籍的的中医师。比如在目前的美国,已经建立了 50 多所中医院校和教育机构,为西方培养了越来越多的中医师。意大利中医专家马万里(Giovanni Maciocia)和希腊中医专家秦济成(Ioannis Solos)就是 20 世纪 70 年代之后西方与中方合作培养的杰出中医师。他们不仅研究和实践中医,而且也在认真地翻译和传播中医的典籍。

③ 华人学者

在国外的华人中医师越来越多,其中有一部分在中医国际传播和发展中也发挥了重要的作用。由于他们既熟悉中西方语言,又精通中医理法方药,更具有中华文化基因,因此能比较完整准确地理解和翻译中医典籍和文献。加拿大翻译《黄帝内经》的吕聪明、美国翻译《黄帝内经》的吴连胜吴奇父子、Moshing Ni、吴景暖等以及澳大利亚翻译《频湖脉学》的黄焕松等,就是其中最具影响力的代表。20 世纪 70 年代以来,国内中医界很多学者先后移居世界各地,其中一些学者不仅以中医为谋生的手段,而且也利用一切途径和机会介绍、传播和翻译中医,从而成为海外传播和翻译中医及其典籍的重要力量。

思考题

1. 中医典籍翻译在西方的发展
2. 西方翻译中医典籍的理念
3. 西方翻译中医典籍的方法
4. 西方翻译中医典籍的选择
5. 西方翻译中医典籍的人才
6. 中医典籍在中国的发展
7. 中国翻译中医典籍的理念
8. 中国翻译中医典籍的方法
9. 中国翻译中医典籍的选择
10. 中国翻译中医典籍的人才

第三十课　中医典籍翻译的问题
　　　　　　与策略

一、中医典籍翻译存在的问题

1. 语言与文化的差异

由于中外语言、文化和思维方式的巨大差异,尤其是中医独具特色的语言表达方式和融合诸子百家学说的理论和方法,使得其核心概念和术语在汉文化圈外的其他国家语言中,几乎无法找到比较接近的对应语。即便是像"心、肝、脾、肺、肾"这样一些常用的普通解剖术语,中外语言之间依然存在着颇为巨大的差异,使得中医典籍在翻译中无法客观准确地再现其实际内涵。比如在西方医学中,"心"的基本功能是泵血。但在中医里,"心"不但"主血脉",而且还"主神志"。因此,中医独特的术语体系是目前中医典籍对外翻译中面临的最大问题,就是像"三焦"、"命门"、"经脉"这样一些颇具解剖性质的术语,都无法完整准确地译为外文。

2. 理解与表达的差异

中医典籍翻译中理解和表达的差异,主要体现在五个方面,即不同流派、不同专业、不同文化、不同时代和不同目标所造成的一定差异。

① 不同流派理解和表达的差异

经过两百多年的译介传播,中医翻译在国内外形成了不同的流派(西方包括拉丁派、考据派和通俗派;中方包括简洁派、解释派、联合派、词素派、理法派、标准派等）。不同流派的译者往往从不同的角度理解和表达中医基本概念和术语的含义，从而在选词和释义方面存在较大的差异。这是导致目前中医典籍对外翻译时同一概念、同一术语出现各种各样颇具差异的译法的一个重要原因，也是导致目前中医基本名词术语国际标准化所面临的最大挑战。要从根本上解决这一问题，就需要政府和学术组织宏观统筹，微观掌控。

② 不同专业理解和表达的差异

所谓不同专业，指的是译者自己的专业背景不同。专业背景不同的译者，翻译的理念和方法也有一定的差异。如具有中医理论研究背景的译者，在翻译中医典籍时注重的是中医概念和术语文化内涵的揭示和表达；具有中医临床实践背景的译者，在翻译中医典籍时注重的是中医概念和术语实际意义的释义和表达；具有外语专业背景的译者，在翻译中医典籍时注重的是中医概念和术语结构方式的风格和表达。

③ 不同文化理解和表达的差异

所谓不同文化，指的是译者自己文化背景的不同。从目前的翻译实践和现状来看，具有不同语言和文化背景的译者，其翻译的理念和方法存在着较大的差异。如具有西方语言和文化背景的译者，在翻译中医典籍时注重以直译或音译的方式直截了当地再现中医基本概念和术语的字面含义，达到见词明义的目的；具有中国语言文化背景的译者，在翻译时注重的是以意译或借用西医术语的方式翻译中医基本概念和术语，以利于西方读者理解和掌握中医典籍的基本思想。

④ 不同时代理解和表达的差异

在中医两百多年的对外传播过程中，尤其是 20 世纪 70 年代中医典籍完整系统的翻译工程启动以来，时代的不同与理解和表达的差异日益突显出来。20 世纪之前西方来华的传教士和外交官在向西方介绍中医理法方药时，经常会引用和翻译中医典籍中的一些重要内容。他们在翻译时对中医核心概念和术语的翻译往往采取音译和汉字并用，并作了较为客观的分析和介绍，从而比较有效地再现了中医基本概念和术语的实际含义。因为那时在华的传教士和外交官对中国诸子学说和文言文都比较熟悉，且能实际应用，所以都是杰出的汉学家，对中医典籍的理解和表达明显优于今天西方的汉学家。

进入 20 世纪之后,中国学者开始翻译中医典籍。20 世纪初期和中期的译者——如伍连德、王吉民、黄雯等——虽然从事西医工作,但由于其具有深厚的民族文化底蕴和民族思想观念,所以对中医的理法方药依然理解深入。同时,由于他们精通西方语言,熟悉西方文化所以在翻译中医典籍时对一些核心概念和术语的表达也比较完整和准确。他们虽然仅仅翻译了中医典籍的部分内容,但其理解的深入性、释义的准确性和表达的完整性,还是非常值得肯定的,也非常值得现在的译者学习和借鉴。现在中国的译者,虽然具有中国的语言和文化的背景,但由于时代的变化使得他们民族文化的底蕴和民族思想的观念比较淡薄,从而影响了他们对中医典籍基本思想和观念的准确理解和完整表达。

⑤ 不同目标理解和表达的差异

由于目的和需求的不同,中医典籍的翻译往往也会出现一定的差异。就中医典籍翻译的历史发展来看,有的译者是为了传播中国文化,所以往往从文化的角度对中医典籍的思想和观念进行译介;有的译者是为了推广中医的实际应用,所以常常从临床实践的角度对中医典籍的理论和方法进行解释和表达;有的译者是为了研究中国人的传统思想和观念,所以一般皆从思维和思辨的角度对中医典籍的基本思想和观念进行分析和说明;有的译者为了普及中医的基本理论和疗法,所以经常从通俗的角度对中医典籍进行译介,现在流行的一些中医典籍外文图解就是如此。

3. 古代与现代的差异

① 古籍之间的差异

由于历史的发展,中医典籍在不同时期,也会出现一些变化。这些变化所体现的,显然是中国传统文化的发展和中医理论与方法的发展。比如《黄帝内经》中谈到"命门"时指出:"命门者,目也。"(即"命门"指的是眼睛)但《难经》在"三十六难"则中指出:"肾两者,非皆肾也,左者为肾,右为命门。"由于中医典籍对同一概念和术语的释义存在着一定的差异,使得译者在翻译时必须对其有明确的认识和深入的研究,否则就会导致典籍翻译中概念的混乱。

② 历代诠释的差异

在中国,历朝历代的学者都从不同的角度对中医典籍——特别是中医的四大经典——进行深入研究、分析和释义。他们的研究、分析和释义有力地推进了中医典籍的传承和中医理论和方法的发展,但也导致了学界对中医典籍统一概念和方法理解的差异。这种差异也是中医的传统特色。现在中医院校颇为重要的学科"各家学说",就是对中医界这种颇具特色的差异的总结和传承。这种差异虽然对中医的内涵建设颇具意义,但却给中医典籍的外译造成了很大的困难,因为一般的译者是很难对中医的"各家学说"融会贯通的,因此在翻译时就很难对中医典籍中一些颇具争议的概念和术语作出符合实际的释义和表达。

③ 现代理解的差异

由于时代的发展,现代学者对中医典籍理解的偏差比以往更大,主要原因有三,即古今有待贯通、医译有待贯通、中外有待贯通。

A. 古今有待贯通

即从事中医典籍翻译的学者,其古典文化的底蕴有待深厚。对中国古典文化了解不够深入,显然无法准确地解读和翻译中医典籍,因为中医典籍是中国古典文化的集大成者。这种情况不仅仅存在于中国的学界,也普遍地存在于国际汉学界。国外现在的汉学家和 20 世纪之前在华的汉学家比较,对中国古典文化和语言掌握的深度和广度依然有较大的差距。这是目前从事中医和中医典籍翻译的学者亟待完善的一面。

B. 医译有待贯通

即从事中医典籍翻译的学者不仅要认真学习中医的理论和方法以便掌握中医典籍的基本思想和观念,更重要的是要与中医界的学者和临床医师保持密切的联系,随时向他们请教中医典籍中一些重要概念、术语的实际含义,并且要利用一切机会到临床上去体验中医一些基本方法的实际操作程序和要求。只有如此才能比较客观地掌握中医典籍基本概念和方法从理论到实践的实际寓意。这是目前从事中医和中医典籍翻译的学者亟待重视的一点。

C. 中外有待贯通

即中外从事中医和中医典籍翻译的中外学者,需要寻找一切机会和途径彼此合作。这样才能比较好地完善中医典籍的翻译。外国从事中医和中医典籍翻译的学者虽然精通其母语,熟悉其民族文化,具有翻译的实践经验,且具有一定的中医和中国语言文化的基础,但毕竟缺乏中国文化的基因,所以对中医典籍核心概念和思维方式的理解还是比较肤浅的。中国从事中医和中医典籍翻译的学者虽然具有坚实的民族文化基因、良好的外国语言基础和丰富的翻译实践经验,但对某一外国语言和文化的掌握毕竟不如该国的学者那么自然顺畅。所以,中外学者的密切合作,必将是有效提高中医典籍翻译质量和水平的必由之路。

二、中医典籍翻译面临的挑战

1. 中医在国际上的传播亟待深化

经过两百多年的努力,中医在世界各地已经得到了普遍的传播,大部分国家和地区都建立了中医学术组织、学术团体和学术结构。但从学术发展和临床应用的角度来看,中医在世界各国普遍接受的程度还比较有限的,还有待于进一步的提高。只有中医在各国的接受度提高了,其实际应用范围才会拓展,其学术研究水平才会提高,才能为中医典籍的翻译和国际传播奠定必要的理论和实践基础,才能有效地加快中医的国际化进程。

2. 中医国际标准的制定亟待完善

中医要真正地走向世界,中医典籍要有效地在世界各地得以翻译和传播,在一定程度上取决于以不同的语言对中医基本名词术语国际标准的制定。为了推进这一重要工程,世界卫生组织西太区 1982 年启动、1989 年完成了针灸经穴名称国际标准的制定,2004 年启动、2007年完成了亚洲传统医学(即中医)术语国际标准的制定;世界卫生组织总部 2009 年启动了 ICD－11 修订工作,将传统医学(即中医)纳入其中,目前正在研制标准体系;世界中医药联合会 2004 年启动、2007 年之后先后完成了中医基本名词术语英文、法文、俄文、德文、西班牙文等国际标准的制定;2010年世界标准化组织建立了中医国际标准化技术委员会(即 TC249),研制与中医相关的各类标准。

经过这些国际组织的努力,中医基本名词术语国际标准已经逐步形成,但各组织所制定的标准彼此之间依然存在一定的差异。这些标准在一定程度上推进了中医基本名词术语国际标准的发展,但也在一定程度上影响中医名词术语国际标准化的实现。要从根本上解决这一重大问题,除了深入的学术研究之外,还需要这些国际组织彼此之间的密切合作和协调。中医基本名词术语国际标准化的真正实现,对于中医典籍的翻译和国际传播,无疑将会起到重要的推进作用。

3. 中医在法律上的认定亟待推进

尽管中医在世界各地传播了几百年或几十年,但各国法律上对中医的认可度还是非常有限的。除了大多数亚洲国家和大洋洲的澳大利亚之外,中医在其他国家和地区还缺乏法律上的认可,从而严重影响了中医及其典籍在这些国家和地区的传播和影响。只有获得法律的认可,中医才能在这些国家和地区得到深入的传播和发展,才能为中医典籍的翻译和传播开辟更为现实的路径。目前很多在外国的华人和从事中医传播和研究的外国学者,正在努力推进中医在该地的立法。中国政府与相关国家和地区的合作和交流,无疑是从根本上推进中医在该地区立法的重要渠道。

三、中医典籍翻译的应对策略

1. 制定中医药走出去的国家战略

中医走向世界一直以来是国家努力推进的一项重要工作。正是在国家的努力推进下,中国目前已经与160多个国家和地区签署了合作协议,为中医国际化奠定了坚实的基础,也为中医典籍的外译和传播铺平了道路。为了更加有效地推进这项工程,国家可在中医国际传播和发展的现有基础上,进一步制定深化和拓展中医走向世界的战略方针和政策策略,以精诚合作的渠道推进中医在世界各国的教育和发展,以润物无声的方式推进中医国际化的进程,以默默无闻地举措强化中医在国际传播的力度和广度,尽量避免被对中国存有异议的外国人士所阻挠。在国家战略方针的指引下,中医典籍翻译可以"大中华文库"工程为借鉴,以中外合作为基础,规范化、系统化、统一化地完善中医上古、中古和晚古典籍的翻译和传播,为中医走向世界奠定完善的文化、理论和实践基础。

2. 完善中医药基本术语国家标准

要实现中医典籍翻译和传播的规范化、系统化和统一化,中医基本概念和术语国际标准的制定和完善至为重要,而中国国家标准的制定和完善则更为重要,因为中国是中医和其典籍形成和发展的发源地。中国所制定的中医名词术语外译国家标准对于中医国际标准的制定和完善,无疑将会发挥重要的指导作用。目前的中医名词术语外译——特别是英译——国家标准已经制定和颁布,但其中依然有很多值得完善之处。

首先,中医基本名词术语外译国家标准应该是唯一和统一的。但目前中医名词术语外译的国家标准却有多种,有国家中医药管理局主持制定的标准,有全国科技名词审定委员会主持制定的标准,还有国家标准化管理委员会主持制定的标准。这些标准虽然都是国标,但由于是不同部门组织不同的专家和学者所制定的,所以对同一概念和术语的翻译却存在着一定的差异,从而影响了国家标准的发展和推进。

其次,中医基本名词术语的选择和释义,也需要国家统一组织中医理论与临床的专家和学者进行筛选和审定,制定统一规范的中医基本名词术语体系,并为每个概念和术语提供简洁而完整的定义,为其外译标准化的实现奠定学术基础。

最后,国际上需要统一组织国内外中医翻译界颇具学术影响力和翻译经验丰富的学者和译者,就目前中医基本名词术语的翻译现状和存在的问题进行系统深入的分析和研究,在此基础上制定比较符合实际的、具有前瞻性的标准体系,统一颁布,统一执行。这对于推进中医走向世界和中医典籍翻译及其国际传播,无疑将奠定重要的语言基础。

3. 培养多元化中医典籍翻译人才

要从根本上实现中医典籍翻译的完整性、准确性和规范性,并使其在国际上得到广泛的传播和发展,多元化中医典籍翻译人才的培养至关重要,而这也是目前国内外中医翻译界最为缺乏的人才。要实现这一培养目标,就需要国家制定特别的政策,要求一些重点中医院校和研究机构(如中国中医科学院)制定培养方案,与国外相关院校和学术机构建立类似于外语院校高级翻译学院一样的培训机构。重点培养既熟悉中国传统文化和中医理法方药,又熟悉某一外国语言和文化,并具有丰富的翻译实践经验和跨学科、跨专业和跨文化交际能力的中医翻译者。如此理想的多元化中医典籍翻译人才的培养,无疑将为中医典籍的翻译和国际传播奠定人才基础,从而成为中医和中医典籍国际化的排头兵。

思考题

1. 中医翻译人才的知识结构
2. 中医翻译人才的能力水平
3. 中医翻译人才的文化基础
4. 中医翻译人才的境界视野
5. 中医翻译人才的古今贯通
6. 中医翻译人才的东西合璧
7. 中医翻译人才的思维观念
8. 中医翻译人才的目标任务
9. 中医翻译人才的志向追求
10. 中医翻译人才的奉献精神

图书在版编目(CIP)数据

中医翻译研究教程/李照国著.—上海:上海三联书店,2019.6
ISBN 978-7-5426-6680-2

Ⅰ.①中… Ⅱ.①李… Ⅲ.①中国医药学－英语－翻译－教材 Ⅳ.①R2

中国版本图书馆 CIP 数据核字(2019)第 078459 号

中医翻译研究教程

著　　者 / 李照国

责任编辑 / 杜　鹃
装帧设计 / 一本好书
监　　制 / 姚　军
责任校对 / 张大伟

出版发行 / 上海三联书店
　　　　　(200030)中国上海市漕溪北路 331 号 A 座 6 楼
邮购电话 / 021-22895540
印　　刷 / 上海惠敦印务科技有限公司

版　　次 / 2019 年 6 月第 1 版
印　　次 / 2019 年 6 月第 1 次印刷
开　　本 / 640×960　1/16
字　　数 / 480 千字
印　　张 / 29.25
书　　号 / ISBN 978-7-5426-6680-2/R·115
定　　价 / 98.00 元

敬启读者,如发现本书有印装质量问题,请与印刷厂联系 021-63779028